黄帝内经灵枢译释

（第三版）

南京中医药大学　编著

主　编　孟景春　王新华

上海科学技术出版社

图书在版编目(CIP)数据

黄帝内经灵枢译释/南京中医药大学编著. —3 版.
—上海:上海科学技术出版社,2011.8(2024.11重印)
ISBN 978—7—5478—0946—4

Ⅰ.①黄... Ⅱ.①南... Ⅲ.①灵枢经—注释
Ⅳ.①R221.2

中国版本图书馆 CIP 数据核字(2011)第 152316 号

黄帝内经灵枢译释(第三版)
南京中医药大学 编著

上海世纪出版(集团)有限公司
上海科学技术出版社 出版、发行
(上海市闵行区号景路159弄A座9F-10F)
邮政编码 201101 www.sstp.cn
山东韵杰文化科技有限公司印刷
开本 889×1194 1/32 印张 20.25 插页 4
字数:390 千字
1986 年 3 月第 1 版
2011 年 8 月第 3 版 2024 年 11 月第 19 次印刷
ISBN 978—7—5478—0946—4/R·313
定价:55.00 元

内 容 提 要

《黄帝内经灵枢》一书是中医学主要理论的基础之一。全书运用阴阳五行以及天人相应的整体观阐述了脏象、经络、病机、诊法、治则等中医学的基本理论,尤其是对经脉、腧穴、针刺及营卫气血等,均有独特的发挥和系统精详的论述。

为了便于读者对《黄帝内经灵枢》原著的阅读和掌握,本书对原文进行了校勘、注释、语译,并对每篇增加题解、本篇要点等内容,对于原文中重要理论和主要论点则增补按语,提示其对临床实践的指导意义和应用价值。本书使文简义深的《黄帝内经灵枢》原文通俗易懂、浅显明了,易为读者掌握和运用,是阅读和研究《黄帝内经灵枢》的重要参考书。

第 三 版 前 言

本书 1986 年 3 月初版,2006 年经过全面修订后再版,至今共 25 年了。其中虽经多次重印,销售仍久盛不衰,深受广大读者的欢迎,故今再次修订出版发行,以飨读者。

《黄帝内经灵枢》与《黄帝内经素问》,合之简称为《内经》,是中医古籍中的经典著作之一,并称其为经典中之经典。经典的价值是无穷的。我们后学者,必须像对待《黄帝内经素问》一样,从中吸取精华,以提高自己的理论水平。所以中医经典医籍是我们中医工作者必须永远珍藏,反复阅读,并牢记其精义而用之以指导临床实践的重要著作。

这次再版前,由王新华教授仔细通读全书,认真核对原文,对书中个别文字与少数标点符号的错讹或欠当之处,均一一进行了订正,在体例和内容上均未作改动,以保持其原貌。

编著者

2011 年 5 月

第 二 版 前 言

本书自 1986 年 3 月出版以来,深受广大读者的欢迎。现应读者要求,进行再版。再版前,我们对之进行了全面的修订。这次修订的内容,主要包括以下几方面:①根据底本核对原文,并进行必要的校勘,纠正和增补了少数原文错漏之处,增加校语,补入注释项中;②注释项中,除增加了部分校语条目外,对原注释中有意义欠透彻者加以修改,对原文中有难解的词语而漏注者加以补注,对生僻字的注音均改用汉语拼音加同音字,对所引古代医家名或字者则统一使用人名;③按语项中,除对原按语作了必要的修改外,对于原文中的重要理论和主要论点,则增补按语,提示其对临床实践的指导意义和应用价值;④题解和本篇要点项中,作了一些必要的修改,使其更加突出篇名含义和各篇的重点内容;⑤语译项中,在语言文字上,与原文逐句对照,进行润饰加工,使其更加符合经文原意,更加浅显易懂;⑥对全书标点符号,亦进行了统一核对修改,纠正了少数错讹不当之处。

总之,这次修订的重点是在注释和按语方面,以冀便于读者阅读和掌握,并从中得到启迪,有利于指导临床实践。通过这次修订,虽然在质量方面较之第一版有所提高,但错误和缺点恐仍难免,诚望读者批评指正。

编著者

2005 年 3 月

前　言

　　《灵枢》是我国现存重要的古典医籍之一。后世学者因见晋·皇甫谧《甲乙经》序文有"按《七略》、《艺文志》:《黄帝内经》十八卷,今有《针经》九卷,《素问》九卷,二九十八卷,即《内经》也"的记载;以及唐·王冰次注的《黄帝内经素问》序言中有"班固《汉书·艺文志》曰:《黄帝内经》十八卷,《素问》即其经之九卷也,兼《灵枢》九卷,乃其数焉。"所以自唐宋以后,各家对本书的考证,尽管存在着不同的看法,而历代相沿以《灵枢》即是《针经》,为《黄帝内经》的组成部分这一观点,在中医界中还是比较一致的。

　　《灵枢》一书,在中医学理论体系上和《素问》一致,即均以阴阳五行以及天人相应的整体观作为阐述脏象、经络、病机、诊法、治则等基本理论的思想体系。就其具体内容而言,本书除部分和《素问》相同外,其余均有它独特的发挥,尤其是对经脉、腧穴、针刺及营、卫、气、血等,则更为系统精详。由此可见,《灵枢》、《素问》两书都是中医学术的源泉,它们共同奠定了中医学主要理论的基础。

《灵枢》与《素问》同为文简义深的古典著作。两者相较,虽然有一些差异,可是对初学者来说,在阅读《灵枢》原著时,仍然是有一定困难的,所以如何使其通俗易懂,浅显明了,易为读者掌握和运用,则用现代语加以译释,显然是非常必要的;同时在中医教学上,该书也是重要的参考资料。因此,我们早在 1957 年就编写这本《黄帝内经灵枢译释》初稿,曾在教学过程中,也作了数度修改。1963 年承上海科学技术出版社的敦促,我们曾作了出版本书的计划,后来由于种种原因,未能按时出版。今查阅该书原稿,已丢失大半,这次是由孟景春、王新华两位老师在所存原稿的基础上重新编写的。错误和不当之处,希望读者多予批评和指正。

本书原文系以明·赵府居敬堂刊本为主,同时参考《医统》本及《甲乙经》、《黄帝内经太素》等书作了一些订正。在体例上,与《黄帝内经素问译释》相同,以求一致。

编著者

1980 年 8 月

黄帝素问灵枢经叙

昔黄帝作《内经》十八卷,《灵枢》九卷,《素问》九卷,迺①其数焉。世所奉行②唯《素问》耳。越人③得其一二而述《难经》,皇甫谧④次而为《甲乙》。诸家之说,悉自此始。其间或有得失⑤,未可为后世法⑥。则谓如《南阳活人书》⑦称:"咳逆者,哕也。"谨按《灵枢经》曰:"新谷气入于胃,与故寒气相争,故曰哕。"举⑧而并之,则理可断矣。又如《难经》第六十五篇,是越人标⑨指《灵枢·本输》之大略,世或以为流注。谨按《灵枢经》曰:"所言节者,神气之所游行出入也,非皮肉筋骨也。"又曰:"神气者,正气也。神气之所游行出入者,流注也。井、荥、输、经、合者,本输也。"举而并之,则知相去不啻⑩天壤⑪之异。但恨《灵枢》不传久矣,世莫能究。

夫为医者,在读医书耳。读而不能为医者有矣,未有不读而能为医者也。不读医书,又非世业,杀人尤毒于梃刃⑫。是故古人有言曰:为人子而不读医书,犹为不孝也。

仆本庸昧,自髫⑬迄壮,潜心⑭斯道,颇涉其理。辄不自揣,参对诸书,再行校正家藏旧本《灵枢》九卷,共八十一篇,增修音释,附于卷末,勒⑮为二十四卷。庶使好生⑯之人,开卷易明,了无差别。除已具状经所属申明外,准使府指挥依条申转运司⑰,选官详定,具书送秘书省⑱国子监⑲。今崧专访请名医,更乞参详,免误将来,利益无穷,功实有自。

　　　时宋绍兴乙亥⑳仲夏望日㉑　　锦官史崧题

注释

① 逎:"乃"的异体字。

② 世所奉行:世,时代,如近世。奉行,遵照执行。世所奉行,近世所通行的意思。

③ 越人:人名。姓秦,名越人,战国时勃海郡郑人。

④ 皇甫谧:人名。姓皇甫,名谧,字士安,晋·安定朝那人,著《针灸甲乙经》。

⑤ 得失:在此有正确与错误的意思。

⑥ 法:效法。

⑦《南阳活人书》:又称《类证活人书》,二十二卷。宋·朱肱撰。

⑧ 举:提出的意思。

⑨ 标:揭示、指明。

⑩ 不啻:啻(chì 翅),仅。不啻,不仅,何止。

⑪ 天壤:犹言天地,比喻相距极远。

⑫ 梃刃:梃,棍棒。刃,指有锋刃的兵器,如刀剑之属。在此为兵器的总称。

⑬ 髫(tiáo 条):古代小孩时下垂头发,引申以指童年。

⑭ 潜心:专心。

⑮ 勒:在此作"刻"解。

⑯ 好生:爱护生灵。《书·大禹谟》:"好生之德,洽于民心。"

⑰ 转运司:古时官署名称。

⑱ 秘书省:古时掌管图书的官署。

⑲ 国子监:亦称国学。是我国封建时代的教育管理机关和最高学府。

⑳ 绍兴乙亥:绍兴,宋高宗年号。乙亥,指绍兴二十五年,即公元

1155年。

㉑ 仲夏望日：仲夏，农历五月，为夏季之中。望日，即十五日。

语译

从前黄帝著作《内经》计十八卷，《灵枢》九卷，《素问》九卷，就是《内经》十八卷之数。近世所通行的只有《素问》一书。秦越人撷取了其中一部分理论而著述《难经》，皇甫谧予以编次而成为《甲乙经》。后世各家的学说，大都是从这个基础上发展起来的。其中有正确的，也有错误的，不能完全给后世人效法。例如《南阳活人书》中说："咳逆者，哕也。"而《灵枢经》上说："新谷气入于胃，与故寒气相争，故曰哕。"如果把这两种说法作一比较，则谁是谁非便可判断，显然《南阳活人书》中的论述是错误的。又如《难经》第六十五篇中，秦越人已经明白指出是概述《灵枢·本输》篇的，而近世有人则以为讲的是"流注"。可是《灵枢经》说："所言节者，神气之所游行出入也，非皮肉筋骨也。"又说："神气者，正气也。神气之所游行出入者，流注也。井、荥、输、经、合者，本输也。"把这两种说法比较一下，可见近世人的理解，与《灵枢》、《难经》的论述，是存在着很大的距离的。但遗憾的是《灵枢》失传已久，世人无法把它搞清楚罢了。

凡是做医生的人，在于多读医书。读了医书而不能做医生是有的，但没有不读医书而能成为医生的。不读医书，又不是世传的医生，则他伤害人命的危险性比用兵器杀人还要厉害。所以古人有一句话说，作为人子而不读医书，就等于对父母的不孝。

我本来平庸愚昧，但从幼年至壮年，一直专心钻研医道，了解了很多的医学原理。因此，自己不估量自己的庸昧，参考和核对了各种有关书籍，再行校正我家旧藏的《灵枢》九卷，合计八十一篇，增添读音和注释，附于卷末，刻成二十四卷。或许能使爱护生灵的人,在打开书本阅读的时候易于了解,不致有什么差错。除了已经陈述情况向有关部门说明外,还恳府里的指挥依据条例申请转运司指定官员作详细审定,备办文书送秘书省和国子监。现在我又专门访问和聘请名医,进一步请他们作审慎的参订,以免贻误今后的读者。这样,对人们来说,利益是无穷的,而在医学方面,也有我一份贡献。

时在宋绍兴二十五年五月十五日　　锦官史崧题

目　录

九针十二原第一

题解

本篇主要介绍古代九种针具的名称、形状、用途以及有关针刺的疾、徐、迎、随、开、阖等手法和补泻作用;并叙述了分布在肘、膝、胸、脐等处的十二个原穴及脏腑疾病分别取用十二原穴的道理。故篇名"九针十二原"。

黄帝问于岐伯曰:余子①万民,养百姓,而收其租税。余哀其不给,而属②有疾病。余欲勿使被毒药③,无用砭石④,欲以微针通其经脉,调其血气,营其逆顺出入之会。令可传于后世,必明为之法,令终而不灭,久而不绝。易用难忘,为之经纪⑤,异其章,别其表里,为之终始,令各有形,先立《针经》。愿闻其情。

注释

① 子:爱的意思。

② 属(zhǔ 主):接连。

③ 被毒药:被,受的意思。毒药,治病药物的通称。汪机:"以能攻病,皆谓之毒。"

④ 砭石:古代用来刺治疾病的尖石。

⑤ 经纪:条理的意思。

语译

黄帝问岐伯说:我爱护万民,抚养百姓,并征收他们的租税。我怜悯他们生活不能自给,还接连发生疾病。对于他们的疾病的治疗,我想不采用药物和砭石,而用微针疏通经脉,调和气血,使气血在经脉中往返出入会合以恢复正常。同时,要将这种治法流传到后世去,必须阐明针刺的理法,使它永远不会湮没,历久而不失传。要做到容易运用而牢记难忘,必须条理分明,区分章节,辨别表里,自始至终理论结合实践,并将九针的不同形状写清楚。为此,必须先创立《针经》。我想听你讲讲对这个问题的意见。

岐伯答曰:臣请推而次之,令有纲纪,始于一,终于九焉。请言其道。小针①之要,易陈而难入②。粗守形③,上守神④。神乎,神客在门⑤,未睹其疾,恶知其原?刺之微,在速迟。粗守关⑥,上守机⑦。机之动,不离其空⑧。空中之机,清静而微。其来不可逢⑨,其往不可追⑩。知机之道者,不可挂以发;不知机道,叩之不发。知其往来,要与之期。粗之闇⑪乎,妙哉!工独有之。往者为逆,来者为顺⑫,明知逆顺,正行无问。逆而夺之,恶得无虚?追而济之,恶得无实?迎之随之,以意和之,针道毕矣。

注释

① 小针:亦称微针,即现代所用的毫针。

② 易陈而难入:张介宾:"易陈者,常法易计也。难入者,精微难及也。"

③ 粗守形:粗,粗工,指技术低劣的医生。马莳:"下工泥于形迹,徒守

刺法。"

④ 上守神：上，上工，指技术高明的医生。马莳："上工则守人之神，凡人之血气虚实，可补可泻，一以其神为主，不但用此针法而已也。"

⑤ 神乎，神客在门：丹波元简："按《小针解》曰：'神客者，正邪共会也。神者，正气也。客者，邪气也。在门者，邪循正气之所出入也。'据此，则神乎二字句。神客，谓神与客也。"

⑥ 粗守关：指技术差的医生只知守着四肢关节附近的穴位进行治疗。

⑦ 上守机：机，指气的动静。上守机，技术高明的医生等待着经气来往的动静，以施补虚泻实的针法。

⑧ 不离其空：空，通"孔"，指腧穴。不离其空，即气的来往，离不开腧穴。

⑨ 其来不可逢：当其邪气正盛的时候，不可迎而补之。张志聪："如其气方来，乃邪气正盛，邪盛则正气大虚，不可乘其气来，即迎而补之，当避其邪气之来。"

⑩ 其往不可追：当邪气衰，正气未复之时，不可施用泻法。张志聪："其气已往，则邪气已衰，而正气将复，不可乘其气往，追而泻之，恐伤其正气，在于方来方去之微，而发其机也。"

⑪ 阁："暗"的异体字，暗昧不明。

⑫ 往者为逆，来者为顺：往，指气去；来，指气至。张介宾："往，气之去也，故为之逆；来，气之至也，故为之顺。"

语译

岐伯说：让我尽自己所知道的，按次序来谈，这样才能有纲有纪，从一至九，始终不乱。首先谈一谈针刺治病的一般道理。小针治病的要点，说起来比较容易，技术要达到精妙的地步却较困难。低劣的医生只能拘守形迹，不知变化；高明的医生则能根据病人神气的盛衰，采用补泻手法。因为血气循行于经脉，出入有一定的门户，邪气经门户侵入人体，医生若不详细审察病情，怎么能了解病变发生的原因呢？至于针刺的巧妙，关键在于下针部位的适当和疾徐手法的正确运用。低劣的医生死守着四肢关节附近的穴位治疗，而高明的医生却能观察经气的动静，洞达虚实的变化。经气的循行，离不开腧穴。邪气是随着经气流动的，腧穴所表现的经气虚实变化是清静微妙的，必须细心体察。邪气盛时，切不可用补法，以防留邪；邪气已去，正气衰时，切不可用泻法，以防伤正。懂得气机的虚实变化，就会正确运用补泻手法，不会有毫发之差；不懂得气机的虚实变化，就如箭在弦上，找不到准确时机射出去一样，乱用了补泻手法，当然不能达到治疗的目的。所以必须掌握气的往来时机，才能掌握针刺的正确时间。低劣的医生对此昏昧无知；精妙的技术啊，只有高明的医生才能掌握它。气去时经脉空疏为逆，气来时经脉充实为顺，懂得逆顺之理，就可以大胆地依法针刺。能够迎着经脉的循行方向施用泻法，怎么不能使实邪宣泄呢？能够随着经脉的循行方向施用补法，又怎么不能使正气由弱转强呢？因此，正确掌握迎随的补泻方法，加以用心体察，针刺的主要道理，就尽在其中了。

凡用针者，虚则实之，满则泄之，宛陈则除之①，邪胜则虚之。《大要》②曰：徐而疾则实③，疾而徐则虚④。言实与虚，若有若无⑤。察后与先⑥，若存若亡⑦。为虚与实，若得若失⑧。

虚实之要，九针最妙，补泻之时，以针为之。泻曰：必持内之，放而出之⑨，排阳得针⑩，邪气得泄。按而引针，是谓内温⑪，血不得散，气不得出也。补曰：随之随之，意若妄之⑫。若行若按⑬，如蚊虻止，如留如还。去如弦绝，令左属右⑭，其气故止，外门已闭，中气乃实，必无留血，急取诛之。

持针之道，坚者为宝⑮。正指直刺，无针左右。神在秋毫，属意病者⑯。审视血脉者，刺之无殆。方刺之时，必在悬阳⑰，及与两卫⑱。神属勿去，知病存亡。血脉者，在腧横居,视之独澄⑲,切之独坚。

注释

① 宛陈则除之:宛(yù郁),通"郁",郁结。宛陈则除之,血气瘀滞日久,当排除之。如放血法。

②《大要》:古经篇名。

③ 徐而疾则实:是慢进针快出针,针出后急按针孔的刺法,属补法。

④ 疾而徐则虚:是快进针慢出针,针出后不闭针孔的刺法,属泻法。

⑤ 言实与虚,若有若无:针下有气的为实,针下无气的为虚。张介宾:"实之与虚,在有气无气耳。气本无形,故若有若无。善察之者,神悟于有无之间也。"

⑥ 察后与先:审察疾病的缓急,决定治疗的先后次序。

⑦ 若存若亡:根据气之虚实,而决定是否留针及留针的久暂。若,或者的意思。

⑧ 若得若失:形容针刺补泻法的作用。实证,泻而去之,使患者若有所失;虚证,补而实之,使患者若有所得。

⑨ 放而出之:即摇大针孔,使邪气得以排出。

⑩ 排阳得针:有三种解释:①阳指皮肤的浅表部位,排开浅表部位,使邪气随针外泄;②阳指表阳,排开表阳,以去邪气;③排阳作推扬解,如孙鼎宜:"排阳犹推扬,谓转针也。转针得法,邪自随出。"

⑪ 内温:温,同"蕴"。内温,指气血蕴蓄于内。

⑫ 意若妄之:是随意而为之,好像漫不经心的样子。

⑬ 若行若按:行,指行针导气。按,指按压孔穴以下针。

⑭ 令左属右:右手出针,则令左手急按针孔。

⑮ 坚者为宝:指针刺时,持针一定要紧固有力。

⑯ 属意病者:指精神集中于患者。

⑰ 悬阳:张介宾:"悬,犹言举也。阳,神气也。凡刺之时,必先举神气为主,故曰悬阳。"

⑱ 两卫:张介宾:"两卫者,卫气在阳,肌表之卫也;脾气在阴,脏腑之卫也。二者皆神气所居,不可伤犯。凡用针者,首宜顾此。"《甲乙经》卫作"衡"。衡指眉目之间。

⑲ 视之独澄:看得很清楚。

语译

大凡用针刺治病,正气虚用补法,邪气实用泻法,气血郁结用排除法,邪气亢盛用攻邪法。《大要》说:慢进针而快出针,针出后急按针孔的为补法,快进针而慢出针,针出后不按针孔的为泻法。针下有气的为实,针下无气的为虚,气本无形,似在于有无之间。要根据病的缓急及气的虚实来决定补泻的先后次序,根据气的行止,决定留针的久暂。如能掌握得法,就可以达到补虚泻实的目的,使患者感到补之若有所得,泻之若有所失。

虚实补泻的要妙,以九针最为理想,补泻的功效,可以从针刺手法来解决。在用泻法时,必须持针快速刺入,得气后要慢慢地将针退出,摇大针孔,排开表阳,使邪气得以外泄。若当泻而误补,先按压腧穴,慢慢将针刺入,就会使血气内蕴而不外散,邪气亦不得出。在运用补法时,应该随顺经脉循行的方向下针,好像漫不经心的样子轻轻刺入。在行针导气、按穴下针时,就像蚊虫叮咬在皮肤上那种似有若无的感觉。出针要快捷利落,像箭离弓弦一样,右手出针,左手急按针孔,则经气因而留止,不致外散,这样中气就会充实,必无留血之弊,如有皮下出血,应及时除去。

持针的手法,以坚牢有力,最为重要。对准腧穴,端正直刺,不可偏左偏右。要明察秋毫,注意病人的神态,并细心观察皮下的血脉,避开穴位上的血脉下针,这样就不会发生不良的后果。当开始针刺时,要提举病人的神气,体察病人两眉和眼神的变化。注意力不可分散,从而才能知道疾病的存在和消失。如血脉横布在腧穴周围,就比较容易看清楚,用手按摸也会有坚实的感觉。

九针之名,各不同形:一曰镵针①,长一寸六分;二曰员针,长一寸六分;三曰锓针②,长三寸半;四曰锋针,长一寸六分;五曰铍针③,长四寸,广二分半;六曰员利针,

长一寸六分;七曰毫针,长三寸六分;八曰长针,长七寸;
九曰大针,长四寸。镵针者,头大末锐,去泻阳气;员针
者,针如卵形,揩摩分间,不得伤肌肉,以泻分气;鍉针者,
锋如黍粟之锐,主按脉勿陷,以致其气;锋针者,刃三隅,
以发痼疾;铍针者,末如剑锋,以取大脓;员利针者,大如
氂④,且员且锐,中身微大,以取暴气;毫针者,尖如蚊虻
喙,静以徐往,微以久留之而养,以取痛痹;长针者,锋利
身薄,可以取远痹;大针者,尖如梃,其锋微员,以泻机关
之水也。九针毕矣。

注释

① 镵针:镵(chán 馋),《广雅·释诂四》:"镵,锐也。"因其针尖锐,故
名镵针。

② 鍉针:鍉(dí 敌),通"镝"。丹波元简:"镝也,箭镞也。"因其针形似
箭而得名。

③ 铍针:铍(pī 披),两刃小刀。因其针锋如剑而得名。

④ 氂(máo 毛,又读 lí 离):牦牛尾,也指马尾。

语译

九针的名称不同,它们各有不同的形状:第一种叫镵针,长一
寸六分;第二种叫员针,长一寸六分;第三种叫鍉针,长三寸五分;
第四种叫锋针,长一寸六分;第五种叫铍针,长四寸,宽二分半;第
六种叫员利针,长一寸六分;第七种叫毫针,长三寸六分;第八种
叫长针,长七寸;第九种叫大针,长四寸。九针的功用,也随长度
形状的不同而有所区别:镵针,针头大,针尖锐利像箭头,适用于
浅刺,以泻肌表的邪热;员针,针形如卵,针尖圆钝,用以按摩,治
疗分肉之间的疾患,但不得损伤肌肉,能疏泄分肉之间的邪气;鍉

针,针尖像小米粒一样的微圆,用以按摩经脉,流通气血,但不得深陷肌肉之内,否则,反伤正气;锋针,针锋锐利三面有刃,用以治疗顽固的疾病;铍针,针尖像剑锋,用以针刺痈疡以排脓;员利针,针的形状像马尾,针尖圆而锐利,针身略粗,用以治疗急性病;毫针,针尖细如蚊虫的嘴,可静候其气,轻缓地刺入,因其针身纤细而可以留针养气,用以治疗痛痹疾患;长针,针锋锐利,针身薄而长,可以治疗久痹;大针,针身粗大而头尖,其形如杖,其针尖微圆,用以泻去关节的积水。九针的形状与主治作用,大致就是这些罢了。

夫气之在脉也,邪气在上①,浊气在中②,清气在下③。故针陷脉则邪气出④,针中脉则浊气出⑤,针太深则邪气反沉⑥,病益。故曰:皮肉筋脉,各有所处,病各有所宜,各不同形,各以任其所宜。无实无虚,损不足而益有余,是谓甚病。病益甚,取五脉⑦者死;取三脉者恇⑧。夺阴者死,夺阳者狂。针害毕矣。

刺之而气不至,无问其数;刺之而气至,乃去之,勿复针。针各有所宜,各不同形,各任其所为。刺之要,气至而有效,效之信,若风之吹云,明乎若见苍天。刺之道毕矣。

注释

① 邪气在上:此处指风热阳邪侵犯上部而言。

② 浊气在中:浊气,指饮食积滞之气。如寒温不适,饮食不节,则浊气留于肠胃,所以说"浊气在中"。

③ 清气在下:清气,指清冷寒湿之邪。马莳:"清湿之地气中人,必从足始,故曰清气在下。"

④ 针陷脉则邪气出:张介宾:"诸经孔穴,多在陷者之中,故凡欲去寒邪,须刺各经陷脉,则经气行而邪气出,乃所以取阳邪之在上者。"

⑤ 针中脉则浊气出：中脉，指中部阳明之合穴。马莳："针其中脉，以取足阳明胃经之合，即足三里也。"针刺足三里穴，可以排除肠胃浊气。

⑥ 针太深则邪气反沉：应浅刺之病，针刺太深反会引邪深入。

⑦ 五脉：指五脏腧穴。

⑧ 取三脉者恇：三脉，指手足三阳脉。恇（kuāng 匡），衰弱。泻手足三阳经穴，致形气虚弱。

语译

大凡邪气侵犯经脉而发病，风热之邪多伤人体上部，饮食积滞则停于人体中部，清冷寒湿之邪多伤人体下部。因此，针刺的部位也各不同，刺上部各经腧穴可使风热之邪外出，刺阳明之合穴可以排除胃肠中积滞，病在浅层而针刺太深，会引邪入里，使病势加重。所以说：皮肉筋脉各有不同的部位，针刺深浅，对病各有所宜。九针的形状各不相同，要根据病情适当选用，不可实证用补、虚证用泻，这就是损不足而益有余，反会使病加重。如精气虚的病人，误泻五脏腧穴，必致阴虚而死；阳气不足的病人，误泻三阳经的腧穴，必致正气虚怯而神志错乱。总的说来，误泻阴经，耗竭了脏气，会死亡；误泻阳经，耗损了阳气，就会使人发狂。针刺误用补泻的害处，大致就是这些。

针刺时要等候经气到来，如气未至就要耐心等待，不应当拘泥于手法的次数。针下得气，就可以出针，不要再继续用针。九针各有不同的适应证，其形状不一，要根据病情选用，才能适合需要，这是针刺治病的重要环节。针时要得气才能有效，疗效显著的，好象风吹云散，天气由阴暗变为晴朗一样。这些都是针刺治病的道理。

黄帝曰：愿闻五藏六府所出之处①。岐伯曰：五藏五腧，五五二十五腧②；六府六腧，六六三十六腧③。经脉十二，络脉十五④，凡二十七气，以上下。所出为井⑤，所溜为荥⑥,所注为输⑦,所行为经⑧,所入为合⑨,二十七气所行,皆在五腧也。节之交,三百六十五会⑩。知其要者,一言而终,不知其要,流散无穷。所言节者,神气之所游行出入也,非皮肉筋骨也。

注释

① 五藏六府所出之处:指脏腑各自联属的经脉脉气所出之处。

② 五五二十五腧:马莳:"五藏者,心、肺、脾、肝、肾也。每藏有井、荥、输、经、合之五腧,则五五二十五腧也。"

③ 六六三十六腧:马莳:"六府者,胆、胃、大肠、小肠、三焦、膀胱也。每府有井、荥、输、原、经、合六腧,则六六三十六腧也。"

④ 络脉十五:十二经各有一络脉,加任、督及脾之大络,共十五络。

⑤ 所出为井:杨上善:"井者,古者以泉源出水之处为井也……人之血气,出于四肢,故脉出处,以为井也。"

⑥ 所溜为荥:荥(yíng 营),《说文·水部》"荥,绝小水也"。所溜为荥,形容脉气流过的地方,像刚从泉源流出的微小水流。

⑦ 所注为输:形容脉气流注到此后又转输到别处。张介宾:"注,灌注也。输,输运也。脉注于此而输于彼,其气渐盛也。"另《甲乙经》在此句下有"所过为原"四字。

⑧ 所行为经:形容其脉气由此通过。杨上善:"经者,通也。"

⑨ 所入为合:形容其脉气汇合之处。张介宾:"脉气至此,渐为收藏,而入合于内也。"

⑩ 节之交,三百六十五会:节之交,即人体关节等部交接之处的间隙。这些间隙共有三百六十五个,为经脉中气血渗灌各部的会合点。

语译

黄帝说:我想了解五脏六腑脉气所出之处的情况。岐伯说:五脏的经脉,分别有井、荥、输、经、合五个腧穴,五五共二十五个腧穴;六腑的经脉,分别有井、荥、输、原、经、合六个腧穴,六六共三十六个腧穴。人体有十二经脉,十五别络,经络之气共二十七,在全身上下循行。脉气所出的地方叫井，脉气流过的地方叫荥，脉气灌注输运的地方叫输，脉气通过的地方叫经，脉气汇聚的地方叫合，这二十七气的流注循行，都在这五腧之中。人体关节等部交接之处的间隙，共有三百六十五个会合处。懂得并掌握了这些要领，可以一句话就讲明白，不懂得这个要领，就会漫无系统，对这些腧穴就不易掌握了。这里所说的节，是脉气所流行出入的地方，并不是指皮肉筋骨的局部。

睹其色，察其目，知其散复；一其形，听其动静，知其邪正。右主推之①，左持而御之②，气至而去之③。

注释

① 右主推之：指右手进针。张介宾："右主推之，所以入针也。"

② 左持而御之：指用左手护持针身。张介宾："左持而御之，所以护持也。"

③ 气至而去之：得气之后即起针。张介宾："邪气去而谷气至，然后可以出针。"

语译

观察病人面部气色和眼神的变化，可知神气的消散、存在和来复；从病人形态动静、声音变化作鉴别，即可诊知邪正虚实。然后右手推而进针，并以左手护持针身，待其气至而得气时，即可出针。

凡将用针，必先诊脉，视气之剧易，乃可以治也。五藏之气已绝于内，而用针者反实其外，是谓重竭。重竭必死，其死也静。治之者辄反其气，取腋与膺。五藏之气已绝于外，而用针者反实其内，是谓逆厥。逆厥则必死，其死也躁。治之者反取四末。刺之害，中而不去则精泄，

不①中而去则致气；精泄则病益甚而恇，致气则生为
痈疡。

注释

① 不：原作"害"，据《黄帝内经太素》改。

语译

凡用针之前，必须首先诊察脉象，以了解脏气病情的轻重，才可决定治法。如五脏之气已绝于内，是阴虚证，而用针反去补其在外的阳经，使阳愈盛则阴愈虚，以致五脏精气更虚，这叫"重竭"。重竭必死，死时安静。这是因为医者违反了阴阳经气补泻的原则，而取了腋与膺部腧穴的缘故。如五脏病变导致正气虚于外，是阳虚证，而用针反去补其在内的阴经，使阴气盛则阳气内陷，引起四肢厥冷，这叫"逆厥"。逆厥亦必死，死时躁动不安。这是因为医者反取了四肢末端的腧穴，而引起阳气竭绝。凡针刺一定要掌握留针的时间，如针刺已中病所，而留针不去就必致精气外泄，如没有刺中病所而出针就会使邪气留滞不散；若精气妄泄能使疾病加重而身体虚弱，邪气不去停于肌肤而发生痈疡。

五藏有六府，六府有十二原，十二原出于四关①，四关主治五藏，五藏有疾，当取之十二原。十二原者，五藏之所以禀三百六十五节气味②也。五藏有疾也，应出十二原，而原各有所出，明知其原，睹其应，而知五藏之害矣。

注释

① 四关：即两肘、两膝之四个关节。

② 气味：孙鼎宜认为：气，当作"之"，草书形误。味，当作"会"，声误。

语译

五脏六腑之气,表里相通,脏腑经络,内外相应,故有十二个原穴,十二原的经气出于四肢关节,四关原穴可以主治五脏疾病,所以五脏有病,可以取十二原穴。十二原穴是五脏禀受水谷气味,精气注于三百六十五节,渗灌皮肤肌肉,营养全身的。故五脏有病,能反应到十二原,在十二原的部位上各有表现,清楚地了解原穴的性质,观察十二原的反应情况,就能知道五脏的病变。

阳中之少阴,肺也,其原出于太渊,太渊二。阳中之太阳,心也,其原出于大陵,大陵二。阴中之少阳,肝也,其原出于太冲,太冲二。阴中之至阴,脾也,其原出于太白,太白二。阴中之太阴,肾也,其原出于太溪,太溪二。膏之原,出于鸠尾,鸠尾一。肓之原,出于脖胦①,脖胦一。凡此十二原者,主治五藏六府之有疾者也。胀取三阳,飧泄取三阴。

注释
① 脖胦(bó yāng 勃央):指任脉经的气海穴。

语译

肺属阳中之少阴,它的原穴是太渊,太渊左右共二穴。心属阳中之太阳,它的原穴是大陵,大陵左右共二穴。肝属阴中之少阳,它的原穴是太冲,太冲左右共二穴。脾属阴中之至阴,它的原穴是太白,太白左右共二穴。肾属阴中之太阴,它的原穴是太溪,太溪左右共二穴。膏的原穴,是任脉经的鸠尾,鸠尾一穴。肓的原穴,是脐下的气海,气海一穴。以上五脏的原穴各有二穴,加膏、肓两原穴,共计十二原穴,以通脏腑表里之气,所以能治五脏六腑之病。大凡腹胀病,可取足三阳经的腧穴;飧泄病,可取足三阴经的腧穴治疗。

今夫五藏之有疾也,譬犹刺也,犹污也,犹结也,犹闭也。刺虽久,犹可拔也;污虽久,犹可雪①也;结虽久,犹可解也;闭虽久,犹可决也。或言久疾之不可取者,非其说也。夫善用针者,取其疾也,犹拔刺也,犹雪污也,犹解结也,犹决闭也。疾虽久,犹可毕也。言不可治者,未得其术也。

注释

① 雪:洗涤、擦拭的意思。

语译

现在把五脏有病的情况说一说,五脏有病,就如身上扎了刺,物体上有了污垢,绳子打了结,河道发生淤塞一样。刺扎的时间虽久,也是可以拔掉的;污垢沾染的时间虽久,也是可以洗掉的;绳结打的时间虽久,也是能够解开的;河道淤塞的时间虽久,也是能够疏通的。有人认为患病久了,就不能治愈,这种说法是不对的。凡是精于用针法的医生,治疗疾病就像拔掉刺、洗掉污垢、解开绳结、疏通淤塞一样。病的时间虽然长久,仍然是能够治愈的。如果说久病不能治,实际上是没有掌握针刺的技术。

刺诸热者,如以手探汤①;刺寒清者,如人不欲行②。阴有阳疾者③,取之下陵三里④,正往无殆,气下乃止,不下复始也。疾高而内者⑤,取之阴之陵泉;疾高而外者⑥,

取之阳之陵泉也。

注释

① 如以手探汤：形容针刺诸热病时，针法宜轻而浅，像用手探汤一样，一触即起。张介宾："如以手探汤者，用在轻扬。热属阳，阳主于外，故治宜如此。"

② 如人不欲行：留针的意思。张介宾："如人不欲行者，有留恋之意也。阴寒凝滞，得气不易，故宜留针如此。"

③ 阴有阳疾者：指热在阴分。

④ 下陵三里：即足三里穴。本书《本输》云："下陵膝下三寸。"

⑤ 疾高而内者：是指病位在上而病本属于脏。张介宾："疾高者，在上者也，当下取之。然高而内者属藏，故当取足太阴之阴陵泉。"

⑥ 疾高而外者：是指病位在上而病本属于腑。张介宾："高而外者属府，故当取之足少阳之阳陵泉也。"

语译

针刺热病，应当浅刺快刺，像用手探试沸腾的汤水一样，一触即起；针刺寒冷的病，应当深刺留针，像行人留恋而不愿离开一样。阴分有热病的人，可取阳明经的足三里穴，正确用针而不要懈怠，待邪气下退即出针，如邪气不退还可再刺。若病位在上而病本属于脏，可取足太阴经的合穴阴陵泉；病位在上而病本属于腑，可取足少阳经的合穴阳陵泉。

本 篇 要 点

一、详细介绍了古代所用的镵针、员针、锃针、锋针、铍针、员利针、毫针、长针、大针等九种针具的形状及其用途。

二、论述了针刺的疾、徐、迎、随、开、阖等手法和补泻的作用。

三、介绍了十二原穴及其主治脏腑病变的原理。

四、指出了针刺不当的副作用,并强调针刺也需辨证施治。

五、指出疾病是可治的,并要求医者要精通医术,才能提高疗效,所以明确提出"言不可治者,未得其术也"。

本 输 第 二

题解

本篇着重论述了四肢肘膝关节以下的五脏五腧(井、荥、输、经、合),六腑六腧(井、荥、输、原、经、合)等重要腧穴,以及颈项一周有手足三阳经与任督二脉的腧穴;腋下有手太阴、心主的腧穴等。推本穷源,腧穴都是经络血气的转输之处,所以篇名"本输"。

黄帝问于岐伯曰:凡刺之道,必通十二经络之所终始①,络脉之所别处②,五输之所留③,六府之所与合④,四时之所出入⑤,五藏之所溜处⑥,阔数之度⑦,浅深之状⑧,高下所至⑨。愿闻其解。岐伯曰:请言其次也。肺出于少商,少商者,手大指端内侧也,为井木⑩;溜于鱼际⑪,鱼际者,手鱼也,为荥;注于太渊,太渊,鱼后一寸陷者中也,为腧;行于经渠,经渠,寸口中也,动而不居⑫,为经;入于尺泽,尺泽,肘中之动脉也,为合。手太阴经也。

注释

① 十二经络之所终始:从十二经之整体来说,手之三阴,从胸走手;手之三阳,从手走头;足之三阳,从头走足;足之三阴,从足走腹(胸)。逐经相传,始于肺而终于肝,再注于肺。从每一经由浅入深的起止来说,十二经的

经气皆出于指(趾)端,从四肢末端逐渐深入脏腑。

② 络脉之所别处:本书《经脉》载有十五别络,从十四经别出,如手太阴经别络列缺,手阳明经别络偏历等。

③ 五输之所留:五输,在此指井、荥、输、经、合五输穴。留,作"留止"解。五输之所留,是说五输穴各有一定的部位。

④ 六府之所与合:六腑所属之阳经,同样有井、荥、输、经、合穴,与五脏所属的阴经五腧,阴阳相配,表里相合。

⑤ 四时之所出入:人体血气的运行出入,也因四时气候的推移,而有生长收藏等不同的变化。张志聪:"血气随四时之气而生长收藏也。"

⑥ 五藏之所溜处:张志聪:"五脏之血气,溜于皮肤经脉之外内者也。"溜,与"流"通。

⑦ 阔数之度:阔数,即宽窄的意思。张志聪:"经脉宽大,孙脉窄小。"

⑧ 浅深之状:张志聪:"络浅而经深也。"

⑨ 高下所至:血气循行,通及上下的意思。

⑩ 井木:五输之井、荥、输、经、合,在阴经配五行为木、火、土、金、水。本篇仅指出井穴的属性,参考《难经》,阴经以井属木,荥属火,输属土,经属金,合属水。

⑪ 鱼际:穴名。际,边缘。鱼,指手鱼,即手大指本节后有肌肉隆起者,状如鱼腹,故名。穴在手鱼的边缘,故名鱼际。

⑫ 居:作"停"或"止"解。

语译

黄帝问岐伯说:凡运用针治的道理,必须通晓十二经脉循行的起止点,络脉自经脉别行的通路,井、荥、输、经、合五输穴的所在部位,六腑阳经与五脏阴经的表里相合,四时血气出入流行的变化,五脏血气通过经脉流注于体表的部位,经络的宽窄度数与部位深浅,血气循行通及上下各处。对于这些问题,我希望听你讲解。岐伯说:请让我按次序来说明。肺脏所属经脉的血气,出于少商穴,少商在手大指端内侧,为井穴,属木;流行于鱼际穴,鱼际在手鱼的边缘,为荥穴;灌注于太渊穴,太渊在手鱼后一寸的凹陷中,为输穴;经行于经渠穴,经渠在腕后寸口中有脉动而不停之处,为经穴;汇入于尺泽穴,尺泽在肘中有动脉处,为合穴。这是手太阴经的五输穴。

心出于中冲,中冲,手中指之端也,为井木;溜于劳宫,劳宫,掌中中指本节①之内间也,为荥;注于大陵,大陵,掌后两骨之间方下②者也,为腧;行于间使,间使之道,两筋之间,三寸之中也,有过则至,无过则止③,为经;入于曲泽,曲泽,肘内廉④下陷者之中也,屈而得之,为合。手少阴也。

注释

① 本节:凡指骨接于掌骨或趾骨接于蹠骨之第一节,均称本节。

② 方下:张介宾:"正当两骨之下也。"

③ 有过则至,无过则止:马莳:"有过者有病也,有病则其脉至,无病则其脉止。"

④ 廉:边缘,边侧。

语译

心所属经脉的血气,出于中冲穴,中冲在中指之端,为井穴,属木;流行于劳宫穴,劳宫在中指本节后手掌中间,为荥穴;灌注于大陵穴,大陵在掌后腕与臂两骨之间的凹陷中,为输穴;经行于间使穴,间使在掌后三寸两筋之间,当本经有病时,在这一部位上会出现反应,无病时就无反应,为经穴;汇入于曲泽穴,曲泽在肘内侧,屈肘时才能取得,为合穴。这是手少阴经的五输穴。

按语

本节所述五穴,均属于手厥阴心包经。由于心包为心脏的外卫,古人认为心包络能代心受邪,而本篇着重论述五脏五输穴,因以心包络经之穴,用手少阴心经命名。张介宾:"按此五腧,皆属手厥阴之穴,而本经直指为心腧者,正以心与心包本同一脏,其气相通,皆心所主。故诸邪之在于心者,皆在于心之包络。包络者,心主之脉也。"按《甲乙经》另有手少阴心经的五腧穴,即自小指端内侧起,少冲为井,少府为荥,神门为输,灵道为经,少海为合。附此说明,并可参阅后《邪客》篇。

肝出于大敦,大敦者,足大指①之端及三毛②之中也,为井木;溜于行间,行间,足大指间也,为荥;注于太冲,太冲,行间上二寸陷者之中也,为腧;行于中封,中封,内踝③之前一寸半,陷者之中,使逆则宛,使和则通④,摇足而得之,为经;入于曲泉,曲泉,辅骨⑤之下,大筋之上也,屈膝而得之,为合。足厥阴也。

注释

① 指:古人以"指"通"趾"。

② 三毛:在足大趾第一节后横纹之前。

③ 踝(huái 怀,又读音 huà 化):当胫骨之下、跗骨之上的骨突。在内侧的为内踝,在外侧的为外踝。又手腕处外突之骨亦称"踝"。

④ 使逆则宛,使和则通:意即使其足尖逆而上举,则此凹陷宛宛有形,再令病人将足听其自如,则进针可通。

⑤ 辅骨:指膝傍由股骨下端的内外上髁和胫骨上端的内外侧髁组成的骨突。此处专指内侧的"内辅骨"。

语译

肝所属经脉的血气,出于大敦穴,大敦在足大趾尖端及三毛之中,为井穴,属木;流行于行间穴,行间在足大趾次趾之间,为荥穴;灌注于太冲穴,太冲在行间穴上二寸凹陷之中,为输穴;经行于中封穴,中封在内踝前一寸半凹陷之中,令病人足尖逆而上举,可见有宛宛陷窝,再令病人将足恢复自如,则进针可通,或令病人将足微摇而取得,为经穴;汇入于曲泉穴,曲泉在内辅骨之下,大筋之上,屈膝取之即得,为合穴。这是足厥阴经的五输穴。

脾出于隐白,隐白者,足大指之端内侧也,为井木;溜于大都,大都,本节之后,下陷者之中也,为荥;注于太白,太白,腕骨①之下也,为腧;行于商丘,商丘,内踝之下,陷者之中也,为经;入于阴之陵泉②,阴之陵泉,辅骨之下,陷者之中也,伸而得之,为合。足太阴也。

注释

① 腕骨:在此指第一蹠趾关节骨突,又称"核骨"。

② 阴之陵泉:穴名。通称"阴陵泉",或简称"阴陵"。

语译

脾所属经脉的血气,出于隐白穴,隐白在足大趾端内侧,为井穴,属木;流行于大都穴,大都在本节之后的凹陷中,为荥穴;灌注于太白穴,太白在本节后核骨之下,为输穴;经行于商丘穴,商丘在内踝之下凹陷中,为经穴;汇入于阴陵泉穴,阴陵泉在内辅骨之下的凹陷中,伸足取之即得,为合穴。这是足太阴经的五输穴。

肾出于涌泉,涌泉者,足心也,为井木;溜于然谷,然谷,然骨①之下者也,为荥;注于太溪,太溪,内踝之后,跟骨之上,陷中者也,为腧;行于复留,复留,上内踝二寸,动而不休②,为经;入于阴谷,阴谷,辅骨之后,大筋之下,小筋之上也,按之应手,屈膝而得之,为合。足少阴经也。

注释

① 然骨:即内踝前然谷穴上之大骨。又为然谷穴的别名。

② 动而不休：按复溜穴，在诸书记载以及实际用手切之，并无动脉。疑指太溪，错简于此。

语译

肾所属经脉的血气，出于涌泉穴，涌泉在足底心，为井穴，属木；流行于然谷穴，然谷在足内踝前大骨下陷中，为荥穴；灌注于太溪穴，太溪在内踝骨后，跟骨之上凹陷中，跳动不止，为输穴；经行于复溜穴，复溜在内踝上二寸，为经穴；汇入于阴谷穴，阴谷在内辅骨之后，大筋之下，小筋之上，按之应手，屈膝取之即得，为合穴。这是足少阴经的五输穴。

膀胱出于至阴，至阴者，足小指之端也，为井金①；溜于通谷，通谷，本节之前外侧也，为荥；注于束骨，束骨，本节之后陷者中也，为腧；过于京骨，京骨，足外侧大骨之下，为原；行于昆仑，昆仑，在外踝之后，跟骨之上，为经；入于委中，委中，腘②中央，为合，委③而取之。足太阳也。

注释

① 井金：阳经的井穴属金，阴经的井穴属木，五行相制而为用。本篇仅指出井穴的属性，参考《难经》、《甲乙经》，则六阳经的井、荥、输、经、合穴，按五行相生的次序而配为：井属金，荥属水，输属木，经属火，合属土。

② 腘：膝弯，膝部后面，又称腘窝。

③ 委：作"屈曲"解。

语译

膀胱所属经脉的血气，出于至阴穴，至阴在足小趾端外侧，为井穴，属金；流行于通谷穴，通谷在小趾本节之前外侧，为荥穴；灌注于束骨穴，束骨在本节之后的凹陷中，为输穴；过于京骨穴，京骨在足外侧大骨之下，为原穴；经行于昆仑穴，昆仑在足外踝之后,跟骨之上,为经穴;汇入于委中穴,委中在膝弯中央,为合穴,可以屈而取之。这是足太阳经脉的五输穴。

胆出于窍阴①,窍阴者,足小指次指之端②也,为井金;溜于侠溪,侠溪,足小指次指之间也,为荥;注于临泣③,临泣,上行一寸半陷者中④也,为腧;过于丘墟,丘墟,外踝之前下陷者中也,为原;行于阳辅,阳辅,外踝之上,辅骨之前,及绝骨⑤之端也,为经;入于阳之陵泉⑥,阳之陵泉,在膝外陷者中也,为合,伸而得之。足少阳也。

注释

① 窍阴:穴名。此指足窍阴穴。另本经在头部完骨之上,有穴亦名窍阴,通常称"头窍阴"。

② 足小指次指之端:即足小趾侧次趾之端,就是第四趾端。

③ 临泣:穴名。此指足临泣。另本经在头部有穴亦名临泣,通常称"头临泣"。

④ 上行一寸半陷者中:即指临泣穴在侠溪穴上一寸半的凹陷中。

⑤ 绝骨:在足外踝上三寸许之凹陷处。又该处有穴亦名绝骨,一名悬锺。

⑥ 阳之陵泉:穴名。通称"阳陵泉",或简称"阳陵"。

语译

胆所属经脉的血气,出于窍阴穴,窍阴在足小趾侧的次趾尖端,为井穴,属金;流行于侠溪穴,侠溪在足小趾与四趾之间,为荥穴;流注于临泣穴,临泣由侠溪再向上行一寸半处凹陷中,为输穴;过于丘墟穴,丘墟在外踝骨前之下凹陷中,为原穴;经行于阳辅穴,阳辅在外踝之上四寸余,辅骨的前方,绝骨的上端,为经穴;汇入于阳陵泉穴,阳陵泉在膝外侧凹陷中,为合穴,伸足取之而得。这是足少阳经的五输穴。

胃出于厉兑,厉兑者,足大指内次指之端①也,为井金;溜于内庭,内庭,次指外间也,为荥;注于陷谷,陷谷者,上中指内间上行二寸陷者中也,为腧;过于冲阳,冲阳,足跗②上五寸陷者中也,为原,摇足而得之;行于解溪,解溪,上冲阳一寸半陷者中也,为经;入于下陵③,下陵,膝下三寸,胻骨外三里④也,为合;复下三里三寸,为巨虚上廉⑤,复下上廉三寸,为巨虚下廉⑤也;大肠属上,小肠属下⑥,足阳明胃脉也。大肠、小肠,皆属于胃⑦,是足阳明也。

注释

① 足大指内次指之端:即足大趾侧的次趾尖端,也是第二趾尖端。

② 足跗:足背,又称足面。

③ 下陵:三里穴之别名,位于膝下正中的高骨下,因而称为下陵。又解溪穴亦别名下陵。

④ 胻骨外三里:胻骨,即骭骨,小腿胫、腓骨之统称。三里,即下陵穴。又手阳明经亦有三里穴,所以上文用"下陵"二字以资区别。通常称此穴为"足三里"或"膝三里"。

⑤ 巨虚上廉、巨虚下廉:《甲乙经》:"巨虚上廉,足阳明与大肠合,在三里下三寸。巨虚下廉,足阳明与小肠合,在上廉下三寸。"因臂部亦有上廉与下廉穴,故称此二穴为足上廉、足下廉,或上巨虚、下巨虚。

⑥ 大肠属上,小肠属下:大肠的经气以及病理反应,寄属于上巨虚穴,小肠的经气以及病理反应,寄属于下巨虚穴,因此,大小肠有病,可以分别取胃经的上下巨虚穴治疗。

⑦ 大肠、小肠,皆属于胃:胃为六腑之长,而大肠、小肠都与胃相连属,胃腑受纳之水谷,依次传入小肠和大肠,而大小肠之经气,寄属于足阳明胃经的上下巨虚穴。

语译

胃所属的经脉血气,出于厉兑穴,厉兑在足大趾侧的次趾之

端,为井穴,属金;流行于内庭穴,内庭在次趾外侧与中趾之间,为
荥穴;灌注于陷谷穴,陷谷在中趾的内侧上行二寸的凹陷中,为输
穴;过于冲阳穴,冲阳在足背上自趾缝向上约五寸的凹陷中,为原
穴,摇足而取得之;经行于解溪穴,解溪在冲阳之上一寸半凹陷
中,为经穴;汇入于下陵穴,下陵就是在膝下三寸,胻骨外缘的三
里穴,为合穴;再从三里下三寸,是上巨虚穴,大肠属之,自上巨虚
再下三寸,为下巨虚穴,小肠属之。由于大肠小肠,在体内连属于
胃腑之下,因而在经脉上也有连属足阳明胃脉之处。这是足阳明
经的五输穴。

　　三焦者,上合手少阳①,出于关冲,关冲者,手小指次
指之端也,为井金;溜于液门,液门,小指次指之间也,为
荥;注于中渚,中渚,本节之后陷者中也,为腧;过于阳池,
阳池,在腕上陷者之中也,为原;行于支沟,支沟,上腕三
寸,两骨之间陷者中也,为经;入于天井,天井,在肘外大
骨之上陷者中也,为合,屈肘乃得之;三焦下腧②,在于足
大指之前③,少阳之后,出于腘中外廉,名曰委阳,是太阳
络也。手少阳经也。三焦者,足少阳、太阳之所将④,太
阳之别也,上踝五寸,别入贯⑤䯒肠⑥,出于委阳,并太阳
之正⑦,入络膀胱,约下焦。实则闭癃⑧,虚则遗溺⑨;遗
溺则补之,闭癃则泻之。

注释

　　① 上合手少阳:三焦之气游行于人体上中下三部,下腧出于足太阳之
经的委阳,上出于手少阳之经,所以称"上合手少阳"。

　　② 下腧:手三阳经上行于手而下合于足,故将合于足经的输穴称为
"下腧",以示区别。

　　③ 足大指之前:根据本书《邪气藏府病形》篇及《甲乙经》、《黄帝内经

《太素》，应作"足太阳之前"。

④ 足少阳、太阳之所将：将，作"输给"解。意谓三焦经是足少阳、太阳二经的气血所输给的。

⑤ 贯：通过。

⑥ 腨（chuài 揣）肠：即腿肚，有时单称为"腨"。又腨肠穴，即承筋穴。

⑦ 太阳之正：指足太阳经脉的主干部分。

⑧ 闭癃：在此指小便不通。

⑨ 溺：音义同"尿"。

语译

三焦，上合手少阳经脉，其血气出于关冲穴，关冲在无名指之端，为井穴，属金；流行于液门穴，液门在小指与次指之间，为荥穴；灌注于中渚穴，中渚在无名指本节后之凹陷中，为输穴；过于阳池穴，阳池在腕上凹陷中，为原穴；经行于支沟穴，支沟在腕后三寸的两骨间凹陷中，为经穴；汇入于天井穴，天井在肘外大骨上的凹陷中，为合穴，屈肘取之即得；三焦之气输于下部者，在足太阳经之前，足少阳经之后，出于膝腘窝外缘，名叫委阳，是足太阳经的大络，又是手少阳的经脉。三焦虽属手少阳经，在下则有足少阳、太阳二经为之输给。所以又自足太阳经别出在外踝上五寸处，别入通过腿肚，出于委阳，与足太阳经的正脉相并，入腹内联络膀胱，约束着下焦。其气实则为小便不通，气虚则为遗尿；遗尿当用补法，小便不通当用泻法。

手太阳①小肠者，上合于太阳，出于少泽，少泽，小指之端也，为井金；溜于前谷，前谷，在手外廉本节前陷者中也，为荥；注于后溪，后溪者，在手外侧本节之后也，为腧；过于腕骨，腕骨，在手外侧腕骨之前，为原；行于阳谷，阳谷，在锐骨②之下陷者中也，为经；入于小海，小海，在肘内大骨之外，去端半寸陷者中也，伸臂而得之，为合。手太阳经也。

注释

① 手太阳：应据《黄帝内经太素》卷十一《本输》删，与前后各条一致。

② 锐骨：指腕后小指侧的高骨。

语译

小肠，上合手太阳经脉，其血气出于少泽穴，少泽在手小指外侧端，为井穴，属金；流行于前谷穴，前谷在手外侧本节前的凹陷中，为荥穴；灌注于后溪穴，后溪在手外侧小指本节的后方，为输穴；过于腕骨穴，腕骨在手外侧腕骨之前，为原穴；经行于阳谷穴，阳谷在腕后锐骨前下方的凹陷中，为经穴；汇入于小海穴，小海在肘内侧大骨之外，距离骨尖半寸处的凹陷中，伸臂取之即得，为合穴。这是手太阳经的五输穴。

大肠，上合手阳明，出于商阳，商阳，大指次指①之端也，为井金；溜于本节之前二间，为荥；注于本节之后三间，为腧；过于合谷，合谷，在大指歧骨②之间，为原；行于阳溪，阳溪，在两筋间陷者中也，为经；入于曲池，在肘外辅骨③陷者中，屈臂而得之，为合。手阳明也。

是谓五藏六府之腧，五五二十五腧，六六三十六腧也。六府皆出足之三阳，上合于手④者也。

注释

① 大指次指：此处指大指侧的次指，即食指，又称示指。

② 歧骨：在此指大指与次指本节后两骨分歧之处，即第一、二掌骨之间。

③ 肘外辅骨：指桡骨头与肱骨外上髁接合处。

④ 六府皆出足之三阳，上合于手：六腑的经脉，均以足三阳经为根本。

如大肠、小肠连属于胃,故其经又下合于足之上下廉;三焦的下焦与膀胱同主水液,故其下合在委阳。但是它们的经脉本体,主要分布于上肢,所以称"上合于手"。

语译

大肠,上合手阳明经脉,其血气出于商阳穴,商阳在食指内侧端,为井穴,属金;流行于二间穴,二间在食指本节之前,为荥穴;灌注于三间穴,三间在本节之后,为输穴;过于合谷穴,合谷在大指次指歧骨之间,为原穴;经行于阳溪穴,阳溪在大指本节后,腕上两筋之间的凹陷中,为经穴;汇入于曲池穴,曲池在肘外侧辅骨的凹陷处,屈臂取之即得,为合穴。这是手阳明经的五输穴。

以上所述,就是五脏六腑的腧穴,五脏阴经五五二十五个要穴,六腑阳经六六三十六个要穴。而六腑的血气,都出行于足三阳经脉,又上合于手。

按语

五脏五输,六腑六输,都是用井、荥、输、原、经、合等字,作为四肢肘膝关节以下各个重点穴的代词。这说明各经运行血气,从肢节而内荣脏腑的动态,就像水流一样,出入萦回,由浅入深,这在十二经脉都一致的。但由于阳经的通路比阴经为长,所以阳经的原穴与输穴各立,而阴经的原穴与输穴是同一穴位,这是六阳经与六阴经的不同点之一。另外,阳经五输与阴经五输的五行属性也不相同,阳经的井穴属金,阴经的井穴属木(参照《难经》和《甲乙经》,都是按五行相生的次序类推),金能克木,相制相成,医者利用阴阳经五腧的生克关系进行补泻,即导源于此。

缺盆①之中,任脉也,名曰天突;一次②任脉侧之动脉,足阳明也,名曰人迎;二次脉,手阳明也,名曰扶突;三次脉,手太阳也,名曰天窗;四次脉,足少阳也,名曰天容③;五次脉,手少阳也,名曰天牖;六次脉,足太阳也,名曰天柱;七次脉,颈④中央之脉,督脉也,名曰风府。腋内动脉,手太阴也,名曰天府;腋下三寸,手心主也,名曰天池。

注释

① 缺盆:指胸骨上缘正中凹陷处。

② 次:依次。在此是由前向后的次序。

③ 天容:《甲乙经》:"在耳曲颊后,手少阳脉气所发"。《铜人》:"手太阳脉气所发。"二说不同,可能由于当时分经不一。按现代临床,多从《铜人》属于太阳经。

④ 颈:在此应作"项"。前为颈,后为项。但经文中有时通用。

语译

胸骨上缘凹陷处的中央,是任脉所行之处,有穴名天突;次于任脉后第一行的动脉,是足阳明经脉所行之处,有穴名人迎;第二行是手阳明经脉所行之处,有穴名扶突;第三行是手太阳经脉所行之处,有穴名天窗;第四行是足少阳经脉所行之处,有穴名天容(?);第五行是手少阳经脉所行之处,有穴名天牖;第六行是足太阳经脉所行之处,有穴名天柱;第七行在颈(项)中央,是督脉所行之处,有穴名风府。在腋下上臂内侧的动脉,是手太阴经脉所行之处,有穴名天府;在侧胸部当腋下三寸,是手厥阴心包经脉所行之处,有穴名天池。

刺上关①者,呿②不能欠③;刺下关者,欠不能呿。刺犊鼻者,屈不能伸;刺两关④者,伸不能屈。

注释

① 上关:《甲乙经》:"一名客主人,在耳前上廉起骨端,开口有孔,手

少阳、足阳明之会。"按现代多从《铜人》,归入足少阳经。

②　呿(qū 区):张口的样子。

③　欠:形容呵欠时张口复合的样子。

④　两关:指前臂的内关、外关穴。

语译

刺上关穴,要张口而不能闭口;刺下关穴,要闭口而不能张口。刺犊鼻穴,要屈膝而不能伸足;刺内关与外关穴,要伸手而不能弯屈。

足阳明,挟喉之动脉也,其腧在膺中①。手阳明,次在其腧外,不至曲颊一寸②。手太阳,当曲颊③。足少阳,在耳下曲颊之后。手少阳,出耳后,上加完骨④之上。足太阳,挟项大筋之中发际。阴尺动脉⑤,在五里,五腧之禁⑥也。

注释

①　其腧在膺中:膺,指胸之两旁。张介宾:"自挟喉而下行于胸膺,凡气户、库房之类皆阳明之腧,故曰其腧在膺中。"

②　不至曲颊一寸:不至,即相差或距离之意。曲颊,指颊部,即面之两旁。因面颊之骨,曲如环形,故称曲颊。张介宾:"此复言扶突穴,在足阳明动脉之外,当曲颊下一寸也。"

③　手太阳,当曲颊:张介宾:"此复言天窗穴也。"

④　完骨:又名寿台骨,指颞骨的乳突,在两耳郭中部向后之处。又该处穴名。

⑤　阴尺动脉:指手太阴经由尺泽穴向上三寸处的动脉,即肘上三寸向里的五里穴,属手阳明经。

⑥　五腧之禁:意为手五里穴,禁忌屡刺。丹波元简:"逆夺之凡五,至井、荥、俞(输)、经、合五腧之血气尽,故言五腧之禁也。"参阅本书《玉版》及《素问·气穴论》。

语译

足阳明经的动脉,挟喉而行,有腧穴分布在胸之两旁膺部。手阳明经的腧穴,在它的外侧,距离曲颊一寸。手太阳经的腧穴,在曲颊处。足少阳经的腧穴,在耳下曲颊之后。手少阳经的腧穴,在耳后完骨之上,足太阳经的腧穴,在项后,挟大筋两旁发际下的凹陷中。五里穴,在尺泽穴上三寸有动脉处,不当屡刺,以防五腧之血气尽泄。

肺合大肠,大肠者,传道①之府。心合小肠,小肠者,受盛之府。肝合胆,胆者,中精②之府。脾合胃,胃者,五谷③之府。肾合膀胱,膀胱者,津液④之府也。少阳属肾,肾上连肺,故将两藏⑤。三焦者,中渎⑥之府也,水道出焉,属膀胱,是孤⑦之府也。是六府之所与合者。

注释

① 传道:即输送。马莳:"凡小肠已化之物,从此传道而下也。"道,通"导"。

② 中精:居中受精汁的意思。《难经》称胆为清净之府。马莳:"他府之所受者,皆至浊之物,而唯胆则受五藏之精汁也。"

③ 五谷:五种谷物。古代有多种说法。《素问·藏气法时论》王冰注以为是粳米、小豆、麦、大豆、黄黍。通常系泛指一切食物。

④ 津液:在此指小便。因小便为津液所化。

⑤ 故将两藏:将,在此作"统率"解。两藏,指三焦与膀胱。张介宾:"三焦为中渎之府,膀胱为津液之府,肾以水藏而领水府,理之当然,故肾得兼将两藏。将,领也。两藏,府亦可以言藏也。"

⑥ 渎(dú 独):小沟渠。

⑦ 孤:单独的意思。肝、心、脾、肺、肾,同胆、小肠、胃、大肠、膀胱,都是一脏一腑相配,独有三焦亦主水道,而所行之水输于膀胱,故称"属膀胱,是孤之府也"。

语译

　　肺合大肠,大肠是输送小肠已化之物的器官。心合小肠,小肠是受盛由胃而来之物的器官。肝合胆,胆是居中受精汁的器官。脾合胃,胃是消化食物的器官。肾合膀胱,膀胱是贮存小便的器官。手少阳也属肾,肾又上连于肺,所以能统率三焦和膀胱两脏器。三焦,是像沟渠一样行水的器官,水道由此而出,属于膀胱,没有脏来配合,是一个孤独的器官。这就是六腑与五脏相配合的情况。

按语

　　本节论述了脏腑相合的关系以及六腑的功能,其中脏腑相合,不仅说明了内脏之间的联系,同时也是阴经与阳经表里相配的内在根据。文中对肾、肺、三焦、膀胱在水液方面的协同作用,进行了重点阐发,这更体现了脏腑之间的整体性。脏腑相合的理论,对指导临床诊治,有着极其重要的意义。为脏病治腑、腑病治脏的法则奠定了基础。

　　春取络脉①诸荥②大经③分肉之间,甚④者深取之,间⑤者浅取之;夏取诸腧⑥孙络⑦肌肉皮肤之上;秋取诸合⑧,余如春法;冬取诸井⑨诸腧之分,欲深而留之。此四时之序,气之所处,病之所舍,藏之所宜。转筋者,立而取之,可令遂已。痿厥者,张而刺之,可令立快也。

注释

　　① 络脉: 此处系指十五络穴。如手太阴之列缺、手阳明之偏历等。详参本书《经脉》篇。
　　② 诸荥: 指各经之荥穴。如肺经的鱼际、大肠经的二间之类。

③ 大经：即指经脉。

④ 甚：指剧重之病。

⑤ 间：指较轻之病。

⑥ 诸腧：指各经的输穴。如肺经的太渊、大肠经的三间之类。

⑦ 孙络：由络脉再分出的细小支络。

⑧ 诸合：指各经的合穴。如肺经的尺泽、大肠经的曲池之类。

⑨ 诸井：指各经的井穴。如肺经的少商、大肠经的商阳之类。

语译

春天有病,宜取络穴、荥穴与经脉分肉之间,病重的取深些,病轻的取浅些;夏天有病,宜取输穴、孙络,孙络在肌肉皮肤之上;秋天有病,除取合穴之外,其余参照春季的刺法;冬天有病,宜取井穴或输穴,要深刺和留针。这是根据四时气候的顺序,血气运行的深浅,病邪逗留的部位以及时令、经络皮肉等与五脏相应的关系,从而决定的四时刺法。治疗转筋病,让病人站立来取穴施刺,可以使痉挛现象迅即消除。治疗痿厥病,让病人舒展四肢来取穴施刺,可以叫他立刻感到轻快。

本 篇 要 点

一、具体叙述了五脏六腑十二经脉在肘膝关节以下的重要腧穴,包括各经井、荥、输、原、经、合穴的名称与部位。

二、简介颈项间八穴,它们是手足三阳经与任、督脉上行头面所必经之处。

三、论述了脏腑相合的关系及六腑的功能。

小针解第三

题解

本篇是解释《九针十二原》篇内论"小针之要"几节内容的专文,故名"小针解"。

所谓易陈者,易言也。难入者,难著于人也。粗守形者,守刺法也。上守神者,守人之血气有余不足,可补泻也。神客者,正邪共会①也。神者,正气也。客者,邪气也。在门者,邪循正气之所出入也。未睹其疾者,先知邪正何经之疾也。恶知其原者,先知何经之病,所取之处也。刺之微在数迟者,徐疾之意也。粗守关者,守四肢而不知血气正邪之往来也。上守机者,知守气也。机之动不离其空中者,知气之虚实,用针之徐疾也。空中之机清净以微者,针以得气,密意②守气勿失也。其来不可逢者,气盛不可补也。其往不可追者,气虚不可泻也。不可挂以发者,言气易失也。扣之不发者,言不知补泻之意也,血气已尽而气不下也。知其往来者,知气之逆顺盛虚也。要与之期者,知气之可取之时也。粗之阇者,冥冥不知③气之微密也。妙哉! 工独有之者,尽知针意也。往者为逆者,言气之虚而小,小者逆也。来者为顺者,言形

气之平,平者顺也。明知逆顺正行无问者,言知所取之处
也。迎而夺之者,泻也。追而济之者,补也。所谓虚则实
之者,气口虚而当补之也。满则泄之者,气口盛而当泻之
也。宛陈则除之者,去血脉也。邪胜则虚之者,言诸经有
盛者,皆泻其邪也。徐而疾则实者,言徐内而疾出也。疾
而徐则虚者,言疾内而徐出也。言实与虚若有若无者,言
实者有气,虚者无气也。察后与先若亡若存者,言气之虚
实,补泻之先后也,察其气之已下与常存也。为虚与实若
得若失者,言补者伲④然若有得也,泻则恍然若有失也。

注释

① 正邪共会:意谓邪正相搏。
② 密意:仔细注意。
③ 冥冥不知:冥冥,形容昏暗。冥冥不知,即茫然无知。
④ 伲(bì 必):满的意思。

语译

　　所谓"易陈",是指运用小针,说来是容易的。"难入",是指
实际运用时,著落于人体就较难了。"粗守形",是指技术低劣的
医生,只懂得机械地拘守刺法。"上守神",是指技术高明的医
生,能辨别病人的血气虚实,作为补泻的根据。"神客",是正气
与邪气互相干扰。"神"是人体的正气。"客"是致病的邪气。
"在门",是说邪气随着人体正气虚弱的所在而出入。"未睹其
疾",是说应先了解邪正盛衰情况以及属于哪一经的疾病。"恶
知其原",是说应先了解哪一经的病所应当取穴的部位。"刺之
微在数迟",是说刺针手法应该掌握快慢的技巧。"粗守关",是
说技术低劣的医生,只局限于四肢的腧穴,而不知血气虚实与正

邪的进退情况。"上守机",是说技术高明的医生能掌握气机的变化。"机之动不离其空中",是要人了解气的虚实和用针的快慢。"空中之机,清净以微",是要了解用针以求得气,应仔细注意和掌握气机变化,不可失去时机。"其来不可逢",是说邪气盛时不可用补法。"其往不可追",是说正气已虚不可用泻法。"不可挂以发",是说得气的时机容易失去。"扣之不发",是说不知补泻的意义,坐失良机,使患者血气耗尽,而邪气不能祛除。"知其往来",是知道气的方来为顺为盛,气如已往为逆为虚。"要与之期",是要了解气的可取之时。"粗之阇",是说技术低劣的医生,茫然不知气的精微细密的作用。"妙哉!工独有之",是说技术高明的医生,能够完全掌握用针的意义。"往者为逆",是说邪气已去时虚而小,小就是逆。"来者为顺",是说正气来时形气和平,平就是顺。"明知逆顺正行无问",是要人了解所取孔穴的确切部位。"迎而夺之",是泻法。"追而济之",是补法。所谓"虚则实之",是指气口脉虚而当补。"满则泄之",是指气口脉盛而当泻。"宛陈则除之",是去除脉中的瘀血。"邪盛则虚之",是说诸经有邪盛的应当泻去邪气。"徐而疾则实",是慢进针而快出针,为补法。"疾而徐则虚",是快进针而慢出针,为泻法。"言实与虚若有若无",是说补法针下有热感,泻法针下无热感。"察后与先若存若亡",是说气的虚实有关乎补泻的先后,从此可以辨别气的已去与存留。"为虚与实若得若失",是说用补法要使病人有饱满的感觉,像得到了什么东西,用泻法要使病人有空虚的感觉,像不在意失落了什么东西一样。

夫气之在脉也,邪气在上者,言邪气之中人也高,故邪气在上也。浊气在中者,言水谷皆入于胃,其精气上注于肺,浊溜于肠胃,言寒温不适,饮食不节,而病生于肠胃,故命曰浊气在中也。清气在下者,言清湿地气之中人也,必从足始,故曰清气在下也。针陷脉则邪气出者,取之上。针中脉则浊气出者,取之阳明合也。针太深则邪气反沉者,言浅浮之病,不欲深刺也,深则邪气从之入,故曰反沉也。皮肉筋脉各有所处者,言经络各有所主也。取五脉者死,言病在中,气不足,但用针尽大泻其诸阴之脉也。取三阳之脉者恇[1],言尽泻三阳之气,令病人恇然不复。夺阴者死,言取尺之五里五往者也。夺阳者狂,正言[2]也。

　　睹其色,察其目,知其散复,一其形,听其动静者,言上工知相五色于目,有知调尺寸[3],小大缓急滑涩,以言所病也。知其邪正者,知论虚邪与正邪[4]之风也。右主推之,左持而御之者,言持针而出入也。气至而去之者,言补泻气调而去之也。调气在于终始一者,持心也。节之交三百六十五会者,络脉之渗灌诸节者也。所谓五藏之气已绝于内者,脉口气内绝不至,反取其外之病处与阳经之合,有留针以致阳气,阳气至则内重竭,重竭则死矣。其死也,无气以动,故静。所谓五藏之气已绝于外者,脉口气外绝不至,反取其四末之输,有留针以致其阴气,阴气至则阳气反入,入则逆,逆则死矣。其死也,阴气有余,故躁。所以察其目者,五藏使五色循明[5],循明则声章[6],声章者,则言声与平生异也。

注释

① 恇:怯弱貌。

② 正言:指上文所说的“取三阳之脉者,唯言尽泻三阳之气,令病人恇然不复”。

③ 尺寸：一说指诊寸口脉；一说寸是指寸口，尺是指尺肤。

④ 虚邪与正邪：都是致病邪气。古人认为正常气候太过，是为实风，或称正邪；不正常的气候，是为贼风，或称虚邪。例如夏季气候当热，如热之太过，就称为"正邪"；如果不热而反寒，就称为"虚邪"。

⑤ 循明：循，为脩（"修"的异体字）字形近之误。《素问·六节藏象论》作"修明"，即明润的意思。

⑥ 声章：章，与"彰"通，显扬的意思。声章，即声音高而清晰。

语译

邪气滞留在经脉中的情况：所谓"邪气在上"，是说外邪伤人多从上部而入，所以说邪气在上。"浊气在中"，是说水谷都纳入于胃，它的精气向上流注于肺，浊气溜行于肠胃，如果寒温不适宜，饮食不知调节，则病生于肠胃，所以说浊气在中。"清气在下"，是说地中的清冷湿气伤人，多从足部开始，所以说清气在下。"针陷脉则邪气出"，是说应取上部的腧穴。"针中脉则浊气出"，是说应取阳明经的合穴足三里。"针太深则邪气反沉"，是说浅表之病不宜深刺，深则反使邪气随之而沉入于内，所以叫反沉。"皮肉筋脉各有所处"，是说经络在皮肉筋脉之间各有主管的范围。"取五脉者死"，是说病在内部，真气已亏，如用针大泻五脏所属阴经，就会导致死亡。"取三阳之脉"，是说病人真气已虚而用针大泻三阳经，会使病人的正气更加怯弱而难以恢复。"夺阴者死"，是说如取本属禁刺的五里穴而反屡屡施刺，就会使阴气被夺而死。"夺阳者狂"，是说如上文"取三阳之脉……"的意义。"睹其色，察其目，知其散复，一其形，听其动静"，是说技术高明的医生能够通过望诊来观察病人眼部所表现的五色，以及切诊来了解寸口所出现小、大、缓、急、滑、涩的脉象，以判断所患何病。"知其邪正"，是要辨别虚邪与正邪的病因。"右主推之，左持而御之"，是说左右手进针出针的方法。"气至而去之"，是说经过用补法或泻法后,气已调和而去针。"调气在于终始一者",是说当用针调气的时候,要求始终如一,专心致志。"节之交三百六十五会",是说由络脉渗灌血气于周身百节的穴位。所谓"五藏之气已绝于内",是说脉口所主内部之气已经断绝不至,而反取其显现在外表的病所与阳经的合穴,并用留针法以补益在外的阳气,使阳气亢盛导致内脏阴气更加衰竭,阴气衰竭就要死亡。临死时气口之脉没有经气来鼓动,所以"静"。所谓"五藏之气已绝于外",是说脉口所主外部之气已经断绝不至,而反取其四肢之腧穴,并用留针法以补益其在内之阴气,阴气盛则导致阳气陷入,阳气陷入是逆象,所以就会死亡。临死时由于阴气偏盛而暴露于外,故出现躁的现象。所以要观察病人眼睛的道理,是由于五脏六腑的精气,都输注于目,而使五色明润。五脏六腑的精气充足,五色明润,则声音也高而清晰。病人的声音高而清晰,是与正常人有区别的。

本 篇 要 点

一、阐述了正邪的出入往来、血气的逆顺盛衰,以及用针的迎随补泻、出纳疾徐等问题。

二、指出邪气、浊气、清气的中伤人体,大致可分上、中、下三部。用针时应注意邪浅者不宜深刺等。

三、推求邪正的变化,必须察色、切脉、闻声合参。

邪气藏府病形第四

题解

本篇重点论述了邪气中人的不同原因和部位,以及五脏六腑发病后的症状(病形)和治法,因此以"邪气脏腑病形"名篇。

黄帝问于岐伯曰:邪气之中人也奈何?岐伯答曰:邪气之中人高也。黄帝曰:高下有度乎?岐伯曰:身半已上者,邪中之也;身半已下者,湿中之也。故曰:邪之中人也,无有常。中于阴则溜于府,中于阳则溜于经。

语译

黄帝问岐伯说:邪气侵犯人体的情况是怎样的?岐伯说:邪气侵犯人体的部位有上有下。黄帝又问:部位的上下有一定的常规吗?岐伯说:上半身发病,是受了风寒等外邪所致;下半身发病,是受了湿邪所致。这是一般情况。所以说:邪气侵犯人体,发病没有固定的部位。例如邪气伤了阴经,也会流传到属阳的六腑;邪气侵犯了阳经,也可能就在本经的通路上发病。

黄帝曰:阴之与阳也,异名同类,上下相会,经络之相贯,如环无端。邪之中人,或中于阴,或中于阳,上下左右,无有恒常,其故何也?岐伯曰:诸阳之会,皆在于面。中人也方乘虚时,及新用力,若饮食汗出腠理开,而中于

邪。中于面则下阳明;中于项则下太阳;中于颊则下少
阳;其中于膺背两胁亦中其经。

语译

黄帝说:经络虽有阴阳之分,但都属于整体的经络系统,内连
脏腑,外络肢节,上下会通,经脉与络脉相互贯通,如环无端。外
邪伤人,有的侵袭阴经,有的侵袭阳经,部位或上下,或左右,没有
固定的地方,这是什么道理呢? 岐伯说:手足三阳经,都会聚于头
面。邪气中伤于人,一般都是乘正气虚弱之时,以及在劳累之后,
或者饮食汗出,腠理开泄的时候,都容易被邪气侵袭。邪气侵袭
了面部,会沿着阳明经脉下传;邪气侵袭项部,则沿太阳经脉下
传;邪气侵袭颊部,则沿少阳经脉下传,邪气侵犯了胸膺、脊背和
两胁,也都分别在阳明经、太阳经、少阳经所过之处发病。

黄帝曰:其中于阴奈何? 岐伯答曰:中于阴者,常从
臂䯒①始。夫臂与䯒,其阴皮薄,其肉淖泽②,故俱受于
风,独伤其阴。黄帝曰:此故伤其藏乎? 岐伯答曰:身之
中于风也,不必动藏。故邪入于阴经,则其藏气实,邪气
入而不能客,故还之于府。故中阳则溜于经,中阴则溜
于府。

注释

① 䯒(héng 衡):足胫。
② 淖(nào 闹)泽:润泽的意思,在此作柔软解。

语译

黄帝问:邪气侵入阴经的情况是怎么样的? 岐伯说:邪气侵

入阴经,通常是从手臂和足胫部开始。臂与足胫部内侧的皮肤较薄,肌肉比较柔软,所以身体各部虽然同样受风,而仅仅损害这些部位的内侧。黄帝又问:这种邪气久留能伤及五脏吗？岐伯说:身体感受了风邪,不一定会伤及五脏。因为邪气侵入阴经时,若五脏之气充实,邪气就不能入里停留,而还归于六腑。所以外邪侵袭于阳经,能在本经上发病,外邪侵袭于阴经,能溜注到六腑而发病。

黄帝曰:邪之中人藏奈何？岐伯曰:愁忧恐惧则伤心。形寒寒饮则伤肺,以其两寒相感,中外皆伤,故气逆而上行。有所堕坠,恶血留内,若有所大怒,气上而不下,积于胁下,则伤肝。有所击仆,若醉入房,汗出当风,则伤脾。有所用力举重,若入房过度,汗出浴水,则伤肾。黄帝曰:五藏之中风奈何？岐伯曰:阴阳俱感,邪乃得往。黄帝曰:善哉！

语译

黄帝说:邪气侵犯人体而伤及五脏是怎样的？岐伯说:愁忧恐惧等精神因素能伤心。形体受寒与吃寒冷的饮食能伤肺,因为两种寒邪同时感受,皮毛与肺都受损,所以发生咳喘等肺气上逆的病变。如跌仆堕坠,瘀血留于内,又因大怒,肝气上逆,瘀血阻滞于胁下,就会伤肝。如因击仆损伤,或醉后入房,汗出当风,就会伤脾。如用力举重,再加房劳过度,或出汗后浴于水中,就会伤肾。黄帝说:五脏为风邪所伤是怎样的？岐伯说:一定要脏气先伤于内,再感外邪,在内外俱伤的情况下,风邪才能内侵入脏。黄帝说:你说得很好！

按语

本节论五脏所伤的内、外（含外伤）因素，对五脏病的诊治有很高的实用价值，对养生防病亦有其指导意义。如曰"愁忧恐惧则伤心"，则知防止心病的发生，或已有心病防其发作，均需控制愁忧恐惧等不良情绪。又如曰"形寒寒饮则伤肺"，则知防止肺病的发生，必须避免受寒和恣饮生冷，尤其是肺气虚寒之人，更要注意；若有痰饮咳喘之患者，能注意避免形寒与寒饮，则可控制其发作，即在发作时，若能注意及此，亦有利于疗效的提高。

余如伤肝、伤脾、伤肾等因素的论述，都有同等重要的意义。希读者毋忽。

黄帝问于岐伯曰：首面与身形也，属骨连筋，同血合于气耳。天寒则裂地凌冰，其卒寒，或手足懈惰，然而其面不衣，何也？岐伯答曰：十二经脉，三百六十五络，其血气皆上于面而走空窍。其精阳气上走于目而为睛；其别气走于耳而为听；其宗气上出于鼻而为臭；其浊气出于胃，走唇舌而为味。其气之津液皆上熏于面，而皮又厚，其肉坚，故天气甚寒，不能胜之也。

语译

黄帝问岐伯说：头面和全身各部，都是由筋骨支撑和联系的，同样是由于气血的循行以供给营养的。但当天寒地冻，滴水成冰的时候，突然受到寒冷，可以手足麻木而不灵活，可是面部却不怕冷，不用衣物覆盖，这是什么缘故？岐伯回答说：人体十二经脉，三百六十五络脉的血气，都上注于面而走七窍。它的精阳之气，上注于目而能视物；它的旁行之气从两侧上行于耳而能听；它的

宗气上通于鼻而能嗅；它的谷气从胃上通唇舌而能辨别五味。而
各种气所化的津液都上行熏蒸于面部，而面部皮肤较厚，肌肉也
坚实，所以虽在极寒冷的气候中，也能够适应。

按语

本节中的"十二经脉，三百六十五络，其血气皆上于面而走
空窍。其精阳气上走于目而为睛，"一段，与本书《大惑论》中"五
藏六府之精气，皆上注于目而为之精……。"其义类似。前后可
以互参。此论为后世眼科学五轮八廓的理论奠定了基础。

黄帝曰：邪之中人，其病形何如？岐伯曰：虚邪①之
中身也，洒淅动形；正邪②之中人也微，先见于色，不知于
身，若有若无，若亡若存，有形无形，莫知其情。黄帝曰：
善哉！

注释

① 虚邪：指四时反常的邪风，即虚邪贼风。
② 正邪：指四时正常的风气，也能乘人之虚，侵袭人体而引起疾病。

语译

黄帝说：病邪侵犯人体，发生的病态是怎样的？岐伯说：虚邪
伤人，病人恶寒战栗；正邪伤人，发病较轻微，开始只在面色上有
点变异，身上没有什么感觉，像有病又像无病，像邪已去又像留在
体内，或在表面有些轻微表现，可又不明显，所以不容易知道它的
病情。黄帝说：很好！

黄帝问于岐伯曰：余闻之，见其色，知其病，命曰明；
按其脉，知其病，命曰神；问其病，知其处，命曰工。余愿
闻见而知之，按而得之，问而极之，为之奈何？岐伯答曰：

夫色脉与尺之相应也,如桴鼓①影响之相应也,不得相失也。此亦本末根叶之出候也,故根死则叶枯矣。色脉形肉不得相失也,故知一则为工,知二则为神,知三则神且明矣。

注释

① 桴鼓:桴,鼓槌。桴鼓,是比喻事物相应,就像用鼓槌击鼓而有声一样。

语译

黄帝问岐伯说:我听说观察病人气色的变化而知道病情的,叫做明;切按脉象而知道病情的,叫做神;询问病人而知道病的部位的,叫做工。我希望了解为什么望色能知道疾病,切脉能知道病情的变化,问诊可了解疾病的所在,其道理究竟何在? 岐伯说:病人的气色、脉象、尺肤都与疾病有一定的相应关系,犹如桴鼓相应一样,是不会不一致的。这也和树木的根本与枝叶一样,所以根本衰败,枝叶就枯槁。诊病时要从色、脉、形肉全面观察,不能有所偏废,所以知其一仅为一般医生,称为工,知其二是为比较高明的医生,称为神,知其三是为最高明的医生,称为神明。

黄帝曰:愿卒闻之。岐伯答曰:色青者,其脉弦①也;赤者,其脉钩②也;黄者,其脉代③也;白者,其脉毛④;黑者,其脉石⑤。见其色而不得其脉,反得其相胜之脉⑥,则死矣;得其相生之脉⑦,则病已矣。

注释

① 弦:弦脉端直以长,如张弓弦,为肝脉。
② 钩:钩脉来盛去衰,为心脉。

③ 代：此处为脾之平脉，有更代的意思。

④ 毛：毛脉轻虚而浮，为肺脉。

⑤ 石：石脉沉濡而滑，为肾脉。

⑥ 相胜之脉：相胜就是相克，如肝病见肺之毛脉，是金克木，这就是相胜之脉。

⑦ 相生之脉：如肝病见肾之石脉，是水生木，即为相生之脉。

语译

黄帝说：我希望全面地听你讲讲这个道理。岐伯回答说：一般疾病，色脉是相应的，出现青色，是弦脉；红色，是钩脉；黄色，是代脉；白色，是毛脉；黑色，是石脉。若见其色而不见其脉，或反见相克之脉，主预后不良；若见到相生之脉，虽然有病，也会痊愈的。

黄帝问于岐伯曰：五藏之所生，变化之病形何如？岐伯答曰：先定其五色五脉之应，其病乃可别也。黄帝曰：色脉已定，别之奈何？岐伯曰：调其脉之缓、急、小、大、滑、涩，而病变定矣。

语译

黄帝问岐伯道：五脏发生疾病，它的内在变化和所表现的症状，是怎样的？岐伯回答说：要首先确定五色、五脉与疾病相应的情况，则五脏所生的疾病就可以辨别了。黄帝说：气色和脉象已经确定了，怎样来辨别五脏疾病呢？岐伯说：只要诊查出脉象的缓、急、大、小、滑、涩，则病变就可确定了。

黄帝曰：调①之奈何？岐伯答曰：脉急者，尺之皮肤亦急；脉缓者，尺之皮肤亦缓；脉小者，尺之皮肤亦减而少气；脉大者，尺之皮肤亦贲②而起；脉滑者，尺之皮肤亦滑；脉涩者，尺之皮肤亦涩。凡此变者，有微有甚。故善

调尺者,不待于寸;善调脉者,不待于色。能参合而行之
者,可以为上工,上工十全九;行二者,为中工,中工十全
七;行一者,为下工,下工十全六。

注释

① 调:诊查的意思。

② 贲:大的意思。

语译

黄帝说:诊查的方法怎样? 岐伯说:脉象急的,尺部的皮肤也
紧急;脉象缓的,尺肤也弛缓;脉象小的,尺肤也瘦小;脉象大的,
尺肤也大而隆起;脉象滑的,尺肤也滑润;脉象涩的,尺肤也枯涩。
以上脉象与尺肤的变化,是有轻重不同的。所以善于诊察尺肤
的,不必再诊察寸口的脉象;善于诊察脉象的,不必再观察五色,
就可知道病情。假如能将色、脉、尺肤综合运用,就可使诊断更正
确,称为上工,上工可治愈十分之九;如能运用两种诊察方法,称
为中工,中工可治愈十分之七;若只能用一种诊察方法的,称为下
工,下工仅能治愈十分之六。

黄帝曰:请问脉之缓、急、小、大、滑、涩之病形何如?
岐伯曰:臣请言五藏之病变也。心脉急甚者为瘛疭①;微
急为心痛引背,食不下。缓甚为狂笑;微缓为伏梁②,在
心下,上下行,时唾血。大甚为喉吤③;微大为心痹引背,
善泪出。小甚为善哕;微小为消瘅。滑甚为善渴;微滑为
心疝引脐,小腹鸣。涩甚为瘖;微涩为血溢,维厥④,耳
鸣,颠疾。

注释

① 瘛疭：瘛，筋脉拘急而缩。疭，筋脉缓疭而伸。瘛疭又称抽搐、搐搦。

② 伏梁：病名。为心之积，在心下。杨上善："心脉微缓，即知心下热聚，以为伏梁之病，大如人臂，从齐上至于心，伏在心下，下至于齐，如彼桥梁，故曰伏梁。"

③ 喉吤：喉间如有物梗阻的意思。如丹波元简："吤字书无义。下文云：喉中吤吤然唾出。《素·咳论》云：喉中吤吤如梗状。介，芥古通，乃芥蒂之芥。喉间有物，有妨碍之谓。吤，唯是介字从口者，必非有声之义。"

④ 维厥：维，指四维，即四肢。维厥，即四肢厥逆。

语译

黄帝说：请问缓、急、小、大、滑、涩的脉象，所主的病状是怎样的呢？岐伯说：让我谈五脏的具体病变。心脉急甚是手足抽搐；微急是心痛牵引到脊背，饮食不下。心脉缓甚为心神失常的狂笑；微缓为久积之伏梁，在心下，上下走动，常有唾血。心脉大甚为喉中如有物梗阻；微大为心痹作痛引背，时时泪出。心脉小甚为呃逆；微小为消谷善饥的消瘅病。心脉滑甚为消渴；微滑为心疝痛引脐部，小腹鸣响。心脉涩甚为瘖不能言；微涩为出血，四肢厥逆，耳鸣，头顶疾病。

肺脉急甚为癫疾；微急为肺寒热，怠惰，咳唾血，引腰背胸，若鼻息肉不通。缓甚为多汗；微缓为痿瘘①，偏风，头以下汗出不可止。大甚为胫肿；微大为肺痹引胸背，起恶日光。小甚为泄；微小为消瘅。滑甚为息贲②上气；微滑为上下出血。涩甚为呕血；微涩为鼠瘘，在颈支腋之间，下不胜其上，其应善瘘矣。

注释

① 瘘瘘：瘘即肺瘘、瘘疬等病。瘘为鼠瘘一类疾病。

② 息贲：为肺之积。因肺气郁结，证见喘息上贲，故称息贲。实即呼吸喘促。

语译

肺脉急甚为癫疾；微急为肺有寒热，倦怠乏力，咳嗽咳血，牵引胸部和腰背部作痛，或鼻中息肉阻塞。肺脉缓甚为多汗；微缓为瘘瘘，半身不遂，头部以下汗出不止。肺脉大甚为足胫肿；微大为肺痹，牵引胸背胀痛，怕见日光。肺脉小甚为泄泻；微小为消瘅。肺脉滑甚为咳喘气逆；微滑在上为衄血，在下为泄血。肺脉涩甚为呕血；微涩为鼠瘘，发于颈项与腋下，下肢软弱难以支撑躯体，四肢瘘甚。

肝脉急甚者为恶言；微急为肥气①在胁下，若覆杯。缓甚为善呕；微缓为水瘕痹②也。大甚为内痈，善呕衄；微大为肝痹，阴缩，咳引小腹。小甚为多饮；微小为消瘅。滑甚为癀疝③；微滑为遗溺。涩甚为溢饮；微涩为瘛瘲筋痹。

注释

① 肥气：为肝之积，在胁下，如覆杯，突出如肉，故名肥气。

② 水瘕痹；瘕，是瘕聚一类的病，假物成形，聚散无常，故名瘕。水瘕，即因积水而假聚成形。痹，闭阻的意思。水瘕痹，就是水结在胸胁下，结聚成形，小便不通。

③ 癀疝：疝气的一种。阴囊肿大，叫做癀。

语译

肝脉急甚者，常见易发怒、恶语伤人；微急为肥气病，位于胁下,形状好像覆着的杯子一样。肝脉缓甚为呕吐;微缓为水积胸胁而小便不通。肝脉大甚为内有痈肿,经常呕吐和衄血;微大为肝痹病,阴器收缩,咳嗽牵引小腹作痛。肝脉小甚为多饮,微小为消谷善饥的消瘅病。肝脉滑甚为阴囊肿大的癀疝病;微滑为遗尿病。肝脉涩甚为水肿;微涩为筋脉瘈挛不舒的筋痹病。

脾脉急甚为瘈疭;微急为膈中^①,食饮入而还出,后沃沫^②。缓甚为痿厥;微缓为风痿,四肢不用,心慧然若无病。大甚为击仆;微大为疝气^③,腹里大脓血在肠胃之外。小甚为寒热;微小为消瘅。滑甚为癀癃;微滑为虫毒蛕蝎^④腹热。涩甚为肠癀^⑤;微涩为内癀,多下脓血。

注释

① 膈中:食入即吐的病。
② 后沃沫:大便多泡沫。
③ 疝气:俞正燮:"疝气,应作痞气。"《难经·五十六难》:"脾之积名曰痞气,在胃脘,覆大如盘。"
④ 虫毒蛕蝎:蛕,同"蛔",即蛔虫。蝎,木中蠹虫。杨上善:"蛕,腹中长虫也。蝎,谓腹中虫如桑蠹也。"在此泛指寄生于肠中的各种虫病而言。
⑤ 肠癀:广肠脱出的病。杨上善:"脉涩,气少血多而寒,故冷气冲下,广肠脱出,名曰肠癀。"

语译

脾脉急甚为四肢抽搐;微急为食入而吐的膈中病,大便多泡沫。脾脉缓甚为四肢痿软无力,四肢厥冷;微缓为风痿病,四肢痿废不用,但神志清楚,似无病的人一样。脾脉大甚为猝然仆倒的病;微大为痞气病,腹中多脓血而在肠胃之外。脾脉小甚为寒热病;微小为内热消瘅。脾脉滑甚为阴囊肿大的癀疝和小便不通的癃闭病;微滑为肠中有蛔虫等寄生虫病,腹中发热。脾脉涩甚为广肠脱出的肠癞病;微涩是肠内溃脓,故大便下脓血。

肾脉急甚为骨癫疾①;微急为沉厥,奔豚②,足不收,不得前后。缓甚为折脊;微缓为洞,洞者,食不化,下嗌还出。大甚为阴痿;微大为石水③,起脐已下至小腹腄腄然④,上至胃脘,死不治。小甚为洞泄;微小为消瘅。滑甚为癃㿉;微滑为骨痿,坐不能起,起则目无所见。涩甚为大痈;微涩为不月,沉痔⑤。

注释

① 骨癫疾:指癫疾的重症。其病深至骨,脾肾两败。

② 沉厥,奔豚:沉厥,指下肢沉重厥冷。奔豚,为肾之积,发自少腹,上至胸咽,若豚之奔突,故名。《金匮要略》中,对奔豚证有具体描述,并有治疗本病的奔豚汤。《诸病源候论》对此更述其病因,"为惊、恐、忧、思所生。"并详细说明其症状。读者可以参考。

③ 石水:水肿病的一种。以腹水、腹部胀满为主症。《素问·阴阳别论》:"阴阳结斜,多阴少阳,曰石水,少腹肿。"

④ 小腹腄腄然:腄(chuí 垂),重而下坠的意思。小腹腄腄然,形容小腹胀满下坠。

⑤ 沉痔:日久不愈的痔疾。亦有认为是内痔。《黄帝内经太素》卷十五五脏脉诊注:"沉,内也。"

语译

肾脉急甚为邪深至骨的骨癫疾;微急为下肢沉重逆冷,发为奔豚,两足伸而不能屈,大小便不通。肾脉缓甚为腰脊痛如折;微缓为洞泄病,洞泄的症状是饮食不化,食入之后即从大便排出。肾脉大甚为阴痿不起;微大为石水病,从脐以下至小腹部胀满下坠,上至胃脘不适,预后不良。肾脉小甚为洞泄病;微小为消瘅病。肾脉滑甚为小便不通,或为㿉疝;微滑为骨痿病,可坐而不能起立,起立则目眩视物不清。肾脉涩甚为大的痈肿;微涩为月经不行,或痔疾日久不愈。

黄帝曰:病之六变者,刺之奈何? 岐伯答曰:诸急者多寒;缓者多热;大者多气少血;小者血气皆少;滑者阳气盛,微有热;涩者多血少气,微有寒。是故刺急者,深内而久留之;刺缓者,浅内而疾发针,以去其热;刺大者,微泻其气,无出其血;刺滑者,疾发针而浅内之,以泻其阳气而去其热;刺涩者,必中其脉,随其逆顺而久留之,必先按而循之,已发针,疾按其痏①,无令其血出,以和其脉;诸小者,阴阳形气俱不足,勿取以针,而调以甘药也。

注释

① 痏(wěi 委):指针瘢。常以痏代表穴位或针孔。

语译

黄帝说:五脏病变出现的六种脉象,针刺的方法怎样呢? 岐伯说:凡是脉象紧急的多是有寒邪;脉象缓的多属热;脉象大的多属气有余而血不足;脉小的多属气血两不足;脉滑的是阳盛微有热;脉涩的是血瘀气虚,微有寒象。因此,在针刺时,对出现急脉的病变应深刺,留针的时间要长;对出现缓脉的病变要浅刺,出针要快,以散其热;对出现大脉的病变,要用轻泻的刺法,微泻其气,不要出血;对出现滑脉的病变,要用浅刺而快出针的方法,以泻亢盛的阳气,而泄其热;对出现涩脉的病变,针刺时必须刺中其脉,根据经气的逆顺方向行针,留针时间要长,并按摩以导引脉气,出针后要很快按住针孔,不要出血,使经脉中气血调和;凡出现小脉的,是阴阳气血俱虚,不宜用针刺治疗,可用甘味药来调治。

黄帝曰:余闻五藏六府之气,荥、输所入为合。令何

道从入,入安连过? 愿闻其故。岐伯答曰:此阳脉之别入
于内,属于府者也。黄帝曰:荥、输与合,各有名乎? 岐伯
答曰:荥、输治外经,合治内府。黄帝曰:治内府奈何? 岐
伯曰:取之于合。黄帝曰:合各有名乎? 岐伯答曰:胃合
于三里;大肠合入于巨虚上廉;小肠合入于巨虚下廉;三
焦合入于委阳;膀胱合入于委中央;胆合入于阳陵泉。黄
帝曰:取之奈何? 岐伯答曰:取之三里者,低跗;取之巨虚
者,举足;取之委阳者,屈伸而索之;委中者,屈而取之;阳
陵泉者,正竖膝予之齐[①],下至委阳之阳取之。取诸外经
者,揄申而从之[②]。

注释

① 正竖膝予之齐:即正身蹲坐,竖起膝部,使两膝齐平的意思。

② 揄申而从之:揄,牵引的意思。申,即伸。揄申而从之,即牵引以伸
展四肢来寻找穴位。

语译

黄帝说:我听说五脏六腑之气,都出于井穴,经荥、输穴而入
归于合穴。其气血是从何道注入的,进入后又和哪些脏腑经脉有
连属的关系? 希望听你讲讲其中的道理。岐伯说:这是手足阳经
从别络进入内部而连属于六腑的。黄帝说:荥、输与合穴,在治疗
上各有一定的作用吗? 岐伯说:荥、输的脉气浮浅,可以治外经的
病,合的脉气深入,可以治疗内腑的病。黄帝说:人体内部的腑
病,怎样治疗呢? 岐伯说:要取阳经的合穴。黄帝说:合穴各有名
称吗? 岐伯说:足阳明胃经的合穴在三里;手阳明大肠经的脉气,
循足阳明胃脉合于巨虚上廉;手太阳小肠经的脉气,循足阳明胃
脉合于巨虚下廉;手少阳三焦经合于足太阳经之委阳穴;足太阳

膀胱经合于委中;足少阳胆经合于阳陵泉。黄帝说:合穴怎样取法呢? 岐伯说:三里穴要使足背低平而取;巨虚穴要举足而取;委阳穴要先屈后伸下肢而取;委中穴要屈膝而取;阳陵泉穴要正身蹲坐使两膝齐平,向下在委阳的外侧取之。凡取治外在经脉的病,要牵引伸展四肢,来寻找穴位。

黄帝曰:愿闻六府之病。岐伯答曰:面热者,足阳明病;鱼络血者①,手阳明病;两跗之上脉竖陷者,足阳明病,此胃脉也。

注释

① 鱼络血者:是说手鱼(鱼际)的部位血脉郁滞或有瘀斑。

语译

黄帝说:希望听你讲讲六腑的病变。岐伯说:足阳明经脉行于面,面部发热就是足阳明经的病变;手阳明经脉行于鱼际之后,故手鱼血脉郁滞或有瘀斑是手阳明经的病;两足背的冲阳脉,出现坚实挺竖或虚软下陷现象的,是足阳明经的病,这是胃的经脉。

大肠病者,肠中切痛而鸣濯濯①,冬日重感于寒即泄,当脐而痛,不能久立。与胃同候②,取巨虚上廉。

注释

① 濯濯(zhuó 浊):肠鸣的声音。杨上善:"肠中水声。"

② 与胃同候:大肠气与胃气具合于上巨虚,所以大肠病可取胃经的巨虚穴来治疗。杨上善:"与胃同候者,大肠之气与足阳明合巨虚上廉,故同候之。"

语译

大肠病的症状,肠中如刀割样疼痛,水气在肠中通过发出濯濯之声,冬天再受了寒邪,就会引起泄泻,当脐部疼痛,不能久立。大肠与胃密切相关,故可以取胃经的上巨虚穴治疗。

胃病者,腹䐜①胀,胃脘当心而痛,上支两胁,膈咽不通,食饮不下。取之三里也。

注释

① 䐜(chēn 琛):胀起。

语译

胃病的症状,腹部胀满,胃脘中部疼痛,向上至两胁支撑作胀,胸膈和咽部阻塞不通,饮食不下。治疗当取足三里穴。

小肠病者,小腹痛,腰脊控睾而痛,时窘之后①,当耳前热,若寒甚,若独肩上热甚,及手小指次指之间热,若脉陷者,此其候也。手太阳病也,取之巨虚下廉。

注释

① 时窘之后:一指痛甚窘急,而欲大便。马莳:"痛时窘甚,而欲往去后也。"一指疝一类的病,不得大小便而窘急。张介宾:"不得大小便,而时窘之后,盖即疝之属也。"

语译

小肠病的症状,小腹作痛,腰脊牵引至睾丸疼痛,大小便窘急,耳前发热,或寒甚,或肩上热甚,手小指与无名指间热甚,或络脉虚陷不起,这都属于小肠病的证候。手太阳小肠经的病,可以取胃经的下巨虚穴治疗。

三焦病者,腹气满,小腹尤坚,不得小便,窘急,溢则水,留即为胀。候在足太阳之外大络,大络在太阳、少阳之间,亦见于脉,取委阳。

语译

三焦病的症状,腹中胀满,小腹部胀得更甚,小便不通而有窘迫感,水溢于皮下为水肿,或停留在腹部为水胀病。三焦病也可以观察足太阳经外侧大络的变化,大络在太阳经与少阳经之间,为三焦的下腧委阳穴,三焦有病,亦可见到脉的异常,治疗时取委阳穴。

膀胱病者,小腹偏肿而痛,以手按之,即欲小便而不得,肩上热,若脉陷,及足小指外廉及胫踝后皆热。若脉陷,取委中央。

语译

膀胱病的症状,小腹部肿胀疼痛,用手按小腹,即有尿意,但又解不出,肩上发热,或络脉虚陷不起,以及足小趾外侧和踝部、小腿上发热。若络脉虚陷不起,治疗时可以取膀胱经的合穴委中。

胆病者,善太息,口苦,呕宿汁[①],心下澹澹[②],恐人将捕之,嗌中吤吤然,数唾。在足少阳之本末,亦视其脉之陷下者,灸之;其寒热者,取阳陵泉。

注释
① 宿汁:即胆汁。《中藏经》卷上第二十六"宿"作"清"。
② 澹澹:水波动的样子。丹波元简:"澹与憺同,为跳动貌。"

语译

胆病的症状,常常叹长气,口苦,呕吐苦水,心跳不安,恐惧,如有人将捕捉他一样,咽中如物梗阻,常想吐出来。在足少阳经起点至终点的循行通路上,也可以出现络脉陷下的情况,可以用灸的方法治疗;如胆病而有寒热现象的,可取足少阳经的合穴阳陵泉刺治。

黄帝曰:刺之有道乎? 岐伯答曰:刺此者,必中气穴①,无中肉节②。中气穴则针游于巷③,中肉节即皮肤痛。补泻反则病益笃。中筋则筋缓,邪气不出,与其真相搏,乱而不去,反还内著。用针不审,以顺为逆也。

注释

① 气穴:即腧穴。腧穴和经气相通,故称气穴。张介宾:"经气所至,是谓气穴"。

② 肉节:肌肉之间的节界。张介宾:"肉有节界,是谓肉节。"

③ 中气穴则针游于巷:意即刺中穴位后,即沿着经脉循行路线出现针感。张介宾:"巷,道也。中其气穴,则针着脉道而经络通。"

语译

黄帝说:针刺有一定的法则吗? 岐伯说:针刺这些疾病,一定要刺中穴位,切不可刺于肉节。因为刺中穴位,就能够针着脉道而经络疏通,若误刺在肉节上,只能损伤皮肉而使皮肤疼痛。还有补泻的手法如果用反了,就会使疾病更加危重。如果误刺在筋上,会伤筋而造成筋的弛缓,邪气不能驱除,反与真气纠缠而疾病不去,以至入里内陷而使疾病加重。这些都是用针不审慎,违反了正常的针刺法则所造成的恶果。

本 篇 要 点

一、论述了邪气中人的不同原因和部位,以及中阴中阳的区别。

　　二、阐述了察色、按脉、问病、诊尺肤等诊法在诊断上的重要性，以及色与脉、脉与尺肤的相应情况。

　　三、列举了五脏病变的缓、急、大、小、滑、涩六脉及其症状和针刺治疗原则。

　　四、列举了六腑病变的症状和取穴法与针刺法。

根 结 第 五

题解

经脉自肢端走向头身的起始处为"根",盘旋收束与终止处为"结"。篇中主要叙述了三阳三阴经分司着表里开、阖、枢的作用,以及各经根结的部位与穴名。文中着重论述经络的根结本末与治疗的关系,所以篇名"根结"。

岐伯曰:天地相感[1],寒暖相移,阴阳之道,孰少孰多? 阴道偶,阳道奇,发于春夏,阴气少,阳气多,阴阳不调,何补何泻? 发于秋冬,阳气少,阴气多,阴气盛而阳气衰,故茎叶枯槁,湿雨下归,阴阳相移,何泻何补? 奇邪离经[2],不可胜数,不知根结,五藏六府,折关败枢,开阖而走[3],阴阳大失,不可复取。九针之玄[4],要在终始,故能知终始,一言而毕,不知终始,针道咸绝。

注释

① 天地相感:天气下降,地气上升而交感。

② 奇邪离经:张介宾:"奇邪,非常之邪也。离经,流传无定也。"

③ 折关败枢,开阖而走:三阴三阳经都有开、阖、枢,此言关,指主持开阖枢的功能;若不正之邪入侵,就会使其功能失常,故曰折关败枢,开阖而走。

④ 玄:作"奥妙"解。

语译

岐伯说:天气与地气上下交感,气候的寒暖不断转换,其中阴与阳的变化规律,究竟谁多谁少? 阴是双数,阳是单数。如果病发生在春夏,阴气少阳气多的季节,阴阳之气不相协调时,应在哪一经用补法? 哪一经用泻法? 病发生在秋冬,是阳气少阴气多的季节,阴气盛而阳气衰,所以植物的茎叶枯槁,雨水湿气下归于根部,这种阴阳之气相移的情况,应在哪一经用补法? 哪一经用泻法? 还有非常的邪气,不中于经脉而流传无定,其病变甚至数不尽数,治疗时,如果不了解经脉的起始与终止,则五脏六腑的关守折损、枢机败坏,以至开阖不当,真气走泄,阴阳之气大量损耗,即便取穴用针,也不可能再起作用了。因此,运用九针的奥妙,关键在于明白经脉的起止,能懂得经脉的起止和生理功能,针刺的道理一说就明白了,若不了解这一点,针刺的道理都难以讲通了。

太阳根于至阴,结于命门①。命门者,目也。阳明根于厉兑,结于颡大②。颡大者,钳耳③也。少阳根于窍阴,结于窗笼④。窗笼者,耳中也。

太阳为开⑤,阳明为阖⑤,少阳为枢⑤。故开折则肉节渎而暴病起矣,故暴病者,取之太阳,视有余不足。渎者,皮肉宛膲而弱⑥也。阖折则气无所止息而痿疾起矣,故痿疾者,取之阳明,视有余不足。无所止息者,真气稽留,邪气居之也。枢折即骨繇⑦而不安于地,故骨繇者,取之少阳,视有余不足。骨繇者,节缓而不收也。所谓骨繇者,摇故也。当穷其本也。

注释

① 命门：在此指眼睛（穴为睛明）。张志聪："命门者，太阳为水火生命之原，目窍乃经气所出之门也。"

② 颡大：颡（sǎng嗓），同"额"。颡大，是额之大角部，从额之大角入发际五分为头维穴。楼英："颡大谓额角入发际，头维二穴也。"

③ 钳耳：钳，钳束的意思。因头维穴钳束于耳上，故称钳耳。

④ 窗笼：指听宫穴。为手足少阳、太阳之会穴。

⑤ 开、阖、枢：门敞叫开，门闭叫阖，门的转轴叫枢。本文譬喻三阴或三阳之间相互为用的关系，以及在人体的作用，由此并可理解为深浅之层次。

⑥ 渎者，皮肉宛膲而弱：张介宾："渎者，其皮肉宛膲而弱，即消瘦干枯之谓。"《淮南子·天文训》高注："膲，肉不满也。"

⑦ 骨繇：繇，音义通"摇"。骨繇，是骨动摇的意思。

语译

足太阳经脉，起始于至阴穴，终结于命门。所谓"命门"，是指眼睛（睛明穴）。足阳明经脉，起始于厉兑，终结于颡大。所谓"颡大"，是指额之大角，钳束于耳上之头维穴。足少阳经脉，起始于足窍阴穴，终结于窗笼。所谓"窗笼"，是指耳中的听宫穴。

三阳经中太阳主表为开，阳明主里为阖，少阳介乎表里之间，主转输，故为枢。如果"开"的作用失常，则肉之节界反常而发生暴病，所以暴病可取足太阳经脉，根据其虚实证进行治疗。至于所谓"渎"，是指皮肉消瘦干枯的意思。如果"阖"的作用失常，则精气无处止息而发生痿疾，所以痿疾可取足阳明经脉，根据其虚实证进行治疗。至于所谓"无所止息"，是指真气留滞，邪气盘踞于内，而发为痿疾。如果"枢"的作用失常，则骨动摇而不便行立，所以"骨繇"可取足少阳经脉，根据其虚实证进行治疗。至于所谓"骨繇"，是骨节弛缓而失去约束。所以叫作骨繇，就是因为骨节摇动的缘故。上述各病，都必须彻底弄清它的本质，才能正确治疗。

太阴根于隐白,结于太仓①。少阴根于涌泉,结于廉泉②。厥阴根于大敦,结于玉英③,络于膻中④。

太阴为开,厥阴为阖,少阴为枢。故开折则仓廪无所输膈洞⑤,膈洞者,取之太阴,视有余不足。故开折者,气不足而生病也。阖折即气绝而喜悲⑥,悲者,取之厥阴,视有余不足。枢折则脉有所结⑦而不通,不通者,取之少阴,视有余不足。有结者,皆取之不足⑧。

注释

① 太仓:为任脉经当胃脘处的中脘穴。《甲乙经》:"中脘一名太仓,胃募也。"

② 廉泉:为任脉经在结喉上的穴名。

③ 玉英:为任脉经在胸部的玉堂穴。

④ 膻中:两乳之间的部位名称,为任脉经在该处的穴名。

⑤ 膈洞:病名。上为闭塞,下为泄泻。张志聪:"膈者,上不开而不受纳。洞者,下关折而飧泄也。"

⑥ 喜悲:喜,在此作"善"解。喜悲,是容易发生悲感的意思。

⑦ 结:在此是凝结阻塞的意思。

⑧ 不足:《黄帝内经太素》、《甲乙经》均无。

语译

足太阴经脉,起始于隐白穴,终结于中脘穴。足少阴经脉,起始于涌泉穴,终结于廉泉穴。足厥阴经脉,起始于大敦穴,终结于玉堂穴,并且有络绕于膻中。

三阴经中太阴主表为开,厥阴主里为阖,少阴介乎表里之间,主转输,故为枢。如果"开"的作用失常,则仓廪不能输化而发生膈洞病,膈洞病,当取足太阴经脉,根据其证虚实进行治疗。所以

开的作用失常,是由于脾胃气虚不能运化水谷而发生的。如果
"合"的作用失常,则气机不畅而易生悲感,易生悲感的,当取足
厥阴经脉,根据其证虚实进行治疗。如果"枢"的作用失常,则脉
道有所瘀结不通,瘀结不通的,当取足少阴经脉,根据其证虚实进
行治疗,凡脉道有所瘀结的都可取治。

按语

　　以上两节,叙述了三阴三阳经均根于四肢末端,分别结于头、
胸、腹各部。这说明了十二经脉的起点在四肢末端,而分别向头
面、躯干、内脏循行。所以十二经脉的根结学说,对于研究十二经
脉的起止点和循行方向很有参考价值。

　　足太阳根^{①}于至阴,溜^{①}于京骨,注^{①}于昆仑,入^{①}于
天柱、飞扬也。足少阳根于窍阴,溜于丘墟,注于阳辅,入
于天容^②、光明也。足阳明根于厉兑,溜于冲阳,注于下
陵^③,入于人迎、丰隆也。手太阳根于少泽,溜于阳谷,注
于小海^④,入于天窗、支正也。手少阳根于关冲,溜于阳
池,注于支沟,入于天牖、外关也。手阳明根于商阳,溜于
合谷,注于阳溪,入于扶突、偏历也。此所谓十二经^{⑤}者,
盛络皆当取之。

注释

　　① 根、溜、注、入:此指手足三阳经脉循行通路上,根于肢末的井穴,溜
行于原穴或经穴,输注于经穴或合穴,在上者入于颈项而出于头面,在四肢
者入于络穴而交阴经。与本书《本输》篇所述"溜"、"入"等不同。
　　② 天容:马莳:"当作天冲穴。"
　　③ 下陵:马莳:"当作解溪穴。"
　　④ 小海:马莳:"注于小海之合。"
　　⑤ 十二经:指手足三阳,合左右共为十二经。

语译

足太阳经脉,起始于至阴穴,溜行于京骨穴,灌注于昆仑穴,上入于项后之天柱穴而走头部,下入于下肢之飞扬穴而交足少阴经。足少阳经脉,起始于足窍阴穴,溜行于丘墟穴,灌注于阳辅穴,上入于颈部之天冲穴而走头部,下入于下肢之光明穴而交足厥阴经。足阳明经脉,起始于厉兑穴,溜行于冲阳穴,灌注于解溪穴,上入于颈部之人迎穴而走面部,下入于丰隆穴而交足太阴经。手太阳经脉,起始于少泽穴,溜行于阳谷穴,灌注于小海穴,上入于颈部之天窗穴而走头部,下入于上肢之支正穴而交手少阴经。手少阳经脉,起始于关冲穴,溜行于阳池穴,灌注于支沟穴,上入于项部之天牖穴而走头部,下入于上肢之外关穴而交手厥阴经。手阳明经脉,起始于商阳穴,溜行于合谷穴,灌注于阳溪穴,上入于颈部之扶突穴而走面部,下入于上肢的偏历穴而交手太阴经。以上是手足三阳左右共为十二经脉的根、溜、注、入的穴位,凡因邪气外客而经络充盛的,都可取这些穴位泻之。

一日一夜五十营[1],以营五藏之精,不应数[2]者,名曰狂生[3]。所谓五十营者,五藏皆受气,持其脉口,数其至也。五十动而不一代[4]者,五藏皆受气;四十动一代者,一藏无气[5];三十动一代者,二藏无气;二十动一代者,三藏无气;十动一代者,四藏无气;不满十动一代者,五藏无气。予之短期[6],要在《终始》。所谓五十动而不一代者,以为常也,以知五藏之期。予之短期者,乍数乍疏也。

注释

① 营:此为周回运行的意思。张介宾:"营,运也。人之经脉,运行于身者,一日一夜,凡五十周,以营五藏之精气。"详见本书《五十营》等篇。

② 不应数：不符五十周之数。

③ 狂生：张介宾："狂，犹妄也。言虽生未可必也。"

④ 代：在此作"止"解。《难经·十一难》作"止"。张介宾："代，更代之义。"

⑤ 无气：在此是指脏气亏虚的意思。

⑥ 短期：短，近的意思。短期，近于死期。李中梓："短，近也，死期近矣。"详参本书《终始》篇。

语译

人体的经脉血气，一昼夜共循环五十周次，以运行五脏之精气，如果不符此数的，就叫做"狂生"。所谓"五十营"，是五脏都受到血气的灌注和营养，这可以诊查寸口的脉搏，计算其搏动次数，而测知脏气的盛衰。如五十至中没有一次歇止的，是五脏精气都充足；在四十至中有一次歇止的，就是一脏气衰；在三十至中有一次歇止的，就是两脏气衰；在二十至中有一次歇止的，就是三脏气衰；在十至中有一次歇止的，就是四脏气衰；如不满十至而有一次歇止的，是五脏之气都已亏虚。根据这些情况，可以预计死期，其主要内容，已见于本书《终始》篇中。所谓脉五十至而没有一次歇止的，就是正常的现象，由此可见五脏的盛衰。如果脉搏忽快忽慢，是五脏之气衰败，可以预测其死期不远了。

按语

本节经文论述五脏精气在人体的运行"五十营"的理论中提出："持其脉口，数其至也。五十动而不一代者，五脏皆受气"的论点，这对脉诊者提出了要求，即诊脉的时间，不得少于"五十动"。

此外，又提出："四十动一代者，一脏无气，……不满十动一代者，五脏无气。予（预）之短期。"此论凡见代脉者，为脏气有衰。曰脏气有衰则可，若曰不满十动一代，五脏无气。短期内就有死亡的危险，则不可拘泥。

黄帝曰：逆顺五体①者，言人骨节之小大，肉之坚脆，皮之厚薄，血之清浊，气之滑涩，脉之长短，血之多少，经络之数，余已知之矣，此皆布衣匹夫②之士也。夫王公大人③，血食之君，身体柔脆，肌肉软弱，血气慓悍④滑利，其刺之徐疾浅深多少，可得同之乎？岐伯答曰：膏粱菽藿⑤之味，何可同也？气滑即出疾，其气涩则出迟，气悍则针小而入浅，气涩则针大而入深，深则欲留，浅则欲疾。以此观之，刺布衣者，深以留之；刺大人者，微以徐之。此皆因气慓悍滑利也。

注释

① 逆顺五体：孙鼎宜："疑逆顺五体，是古经篇名"。意指形体分为五种类型。参阅本书《逆顺肥瘦》篇。

② 布衣匹夫：指一般平民。

③ 王公大人：指古代统治者。

④ 慓悍：勇疾貌。《汉书·高帝纪》颜注："慓，疾也。悍，勇也。"

⑤ 膏粱菽藿：膏，肥肉。粱，细粮。菽，豆类。藿，豆叶，又统指蔬菜。

语译

黄帝说：人的形体有五种不同，是讲骨节有大有小，肌肉有坚有脆，皮肤有厚有薄，血液有清有浊，气的运行有滑有涩，经脉有长有短，营血有多有少，以及经络的数目，我已经懂得了，但这些都是指一般平民而言。那些王公大人，饮食精美，养尊处优，而身体柔脆，肌肉软弱，血气运行疾速滑利，他们在刺法上的快慢、浅深、多少，是否与一般平民相同呢？岐伯说：那些饮食精美的王公大人与饮食粗劣的布衣匹夫怎么可以相同呢？一般气滑利的出针宜快，气涩滞的出针宜慢，气轻浮的针宜细小而进针宜浅，气涩滞的针宜粗大而进针宜深，深刺宜留针，浅刺出针要快。从这些针刺原则来看，刺"布衣"时，宜深而留针；刺"大人"时，宜轻刺慢刺，这是因为这些人的气行滑利的缘故。

按语

本节经文论述了所谓"布衣匹夫"与"王公大人"的身体素质有所不同。从而指出虽同样有病，但在针刺手法上亦应有所不同，明确了"刺布衣者，深以留之；刺大人者，微以徐之。"针刺法是如此，其余疗法，亦应掌握"因人制宜"的治疗原则。

黄帝曰：形气之逆顺奈何？岐伯曰：形气不足，病气有余，是邪胜也，急泻之。形气有余，病气不足，急补之。形气不足，病气不足，此阴阳气俱不足也，不可刺之，刺之则重不足，重不足则阴阳俱竭，血气皆尽，五藏空虚，筋骨髓枯，老者绝灭，壮者不复矣。形气有余，病气有余，此谓阴阳俱有余也，急泻其邪，调其虚实。故曰：有余者泻之，不足者补之，此之谓也。故曰：刺不知逆顺，真邪相搏。满而补之，则阴阳四溢，肠胃充郭①，肝肺内䐜，阴阳相错；虚而泻之，则经脉空虚，血气竭枯，肠胃㑊辟②，皮肤薄著③，毛腠夭膲④，予之死期。故曰：用针之要，在于知调阴与阳。调阴与阳，精气乃光⑤，合形与气，使神内藏。故曰：上工平气，中工乱脉，下工绝气危生。故曰：下工不可不慎也。必审五藏变化之病，五脉之应，经络之实虚，皮之柔粗，而后取之也。

注释

① 充郭：郭，通"廓"。充郭，为充实扩张的意思。

② 僞辟：作"皱叠"解。《素问·调经论》："虚者聂辟气不足。"王冰注："僞，谓聂皱。辟，谓辟叠也。"

③ 薄著：形容肌肉消瘦而皮肤萎缩缺乏弹性。张介宾："瘦而涩也。"

④ 夭膲：夭，作"短折"解。膲，与"焦"义通。夭膲，憔悴枯槁的意思。

⑤ 光：《甲乙经》作"充"。

语译

黄帝说：人体形与气的顺逆情况怎样？岐伯说：如外形气似不足，而病气显现有余的，是邪偏胜，应该急泻其邪。如外形气似有余，而病时正气显现不足的，应该急补其正。如外形显现虚弱，病时正气显现不足，这是阴阳表里都不足，不宜用刺治法，如用针治，则使其更衰弱，而阴阳表里的血气都将枯竭，五脏空虚，筋骨精髓枯槁，老年人固然会死亡，就是壮年人也难以康复了。如外形正气充足，病气也有余，这是阴阳表里都有余，可先泻去其邪，而后根据各经的虚实进行调治。所以说："有余者泻之，不足者补之"，就是这个道理。所以说：运用针治如果不懂得经脉循行的逆顺，真气与邪气斗争的情况，遇实证而用补法，可使阴阳表里之邪气弥漫，充斥于肠胃，撑胀于肝肺，则阴阳表里的正气错乱；遇虚证而用泻法，可使经脉空虚，血气枯竭，肠胃气虚而致皱叠，肌肉消瘦而致皮肤萎缩缺乏弹性，毫毛腠理枯折而憔悴，那就预计其离死期不远了。因此说：用针治病的要点，在于懂得调节阴阳盛衰。调节阴阳，才能使精气充足，形体与气的活动，内外统一，神气内藏而不泄散。所以说："技术高明的医生，能调节阴阳之气，使之归于正常的平衡状态，技术一般的医生，可能造成经脉之气血运行逆乱，技术低劣的医生，往往造成精气耗绝而危及生命。所以说：技术低劣的医生，是不可不特别谨慎的。运用针治法,必定要仔细审察五脏病情的变化情况,四时五脏脉象的相应情况,以及经络的虚实,皮肉的柔脆或坚实,然后才能进行治疗。

本 篇 要 点

一、详述了三阴三阳经的根结部位与穴名,及其与治疗的关系。

二、指出三阴三阳经开、阖、枢的不同作用和所主的疾病。

三、列举了手足三阳经根、溜、注、入的穴位。

四、根据经气一昼夜间在人体运行五十周次的基本原理,讨论了从歇止脉次数的多少,来测定脏气亏损的情况。

五、强调运用针刺治疗时,根据病人体质的不同,针刺应有疾、徐、浅、深、多、少的区别。

寿夭刚柔第六

题解

本篇主要论述人的体质有刚柔不同，而刚和柔可以从形体的缓急、正气的盛衰、骨骼的大小、肌肉的坚脆、皮肤的厚薄等方面进行分辨。体质刚柔不但与发病和治疗密切相关，而且与人的寿命长短有着直接关系，因此观察形气的是否相称，也可以预测寿命的长短。由于文中内容以"寿夭刚柔"为主，故以此名篇。

黄帝问于少师①曰：余闻人之生也，有刚有柔，有弱有强，有短有长，有阴有阳，愿闻其方。少师答曰：阴中有阴，阳中有阳。审知阴阳，刺之有方。得病所始，刺之有理。谨度病端②，与时相应。内合于五藏六府，外合于筋骨皮肤。是故内有阴阳，外亦有阴阳。在内者，五藏为阴，六府为阳；在外者，筋骨为阴，皮肤为阳。故曰：病在阴之阴者，刺阴之荥输③；病在阳之阳者，刺阳之合④；病在阳之阴者，刺阴之经⑤；病在阴之阳者，刺络脉⑥。故曰：病在阳者，命曰风⑦；病在阴者，命曰痹⑧；阴阳俱病，命曰风痹。病有形而不痛者，阳之类也；无形而痛者，阴之类也。无形而痛者，其阳完而阴伤之也，急治其阴，无攻其阳；有形而不痛者，其阴完而阳伤之也，急治其阳，无

攻其阴。阴阳俱动,乍有形,乍无形,加以烦心,命曰阴胜
其阳。此谓不表不里,其形不久⑨。

注释

① 少师:相传为黄帝之臣。

② 谨度病端:度(duó铎),作"推测"、"衡量"解。端,有"本"、"始"
的含义。谨度病端,意谓慎重地推测疾病发生的原因。

③ 荥输:系指手足三阴经的荥穴和输穴。如手太阴经的鱼际(荥)、
太渊(输)之类。

④ 合:系指阳经的合穴,即手三阳经的曲池、小海、天井;足三阳经的
足三里、阳陵泉、委中。

⑤ 经:系指阴经的经穴,即手三阴经的经渠、灵道、间使;足三阴经的
商丘、中封、复溜。

⑥ 络脉:系指十五络穴。这里是指阳经的络穴。

⑦ 风:在此系代表外感疾病。

⑧ 痹:在此系指病邪在内,气血阻滞不畅。

⑨ 其形不久:即预后不良之义。

语译

黄帝问少师说:我听说人体的先天素质,有刚柔、强弱、长短、
阴阳等不同,想听你谈谈其中有关针刺的方法。少师答道:就人
体的阴阳而论,阴中还有阴,阳中还有阳。首先要掌握阴阳的规
律,才能很好运用针刺方法。同时还要了解发病的经过情况,用
针才能合理。并须细心推测开始发病的因素,以及人体与四时气
候的相应关系,在内与五脏六腑相合,在外与筋骨皮肤相合。所
以体内有阴阳,体表亦有阴阳。在体内五脏为阴,六腑为阳;在体
表筋骨为阴,皮肤为阳。因而临床治疗上,病在阴中之阴的五脏,
可刺阴经的荥穴和输穴;病在阳中之阳的皮肤,可刺阳经的合穴;
病在阳中之阴的筋骨,可刺阴经的经穴;病在阴中之阳的六腑,可

刺络穴。因此,疾病的性质由于发病部位不同而异,病在体表,由于外感邪气引起的属阳,称为"风";病在体内,由于病邪在内,使气血阻滞不畅的属阴,称为"痹";如果表里阴阳俱病的,称为"风痹"。再从疾病的症状来分析,如果有外在形体的症状而没有内脏疼痛症状的,多属于阳证;没有外在形体的症状而见有内脏疼痛症状的,多属于阴证。由于体表无病而内脏受伤,当速治其里,不要误治其表;由于内脏无病而体表受伤的,当速治其表,不要误治其里。如果表里同时发病,症状忽见于体表,忽见于内脏,再加上病人心情烦躁不安,是内脏病甚于体表病,这就是病邪不单纯在表,也不单纯在里,属于表里同病,故预后不良。

黄帝问于伯高①曰:余闻形气病之先后,外内之应奈何? 伯高答曰:风寒伤形;忧恐忿怒伤气。气伤藏,乃病藏;寒伤形,乃应形;风伤筋脉,筋脉乃应。此形气外内之相应也。

黄帝曰:刺之奈何? 伯高答曰:病九日者,三刺而已;病一月者,十刺而已。多少远近,以此衰之②。久痹不去身③者,视其血络,尽出其血。

黄帝曰:外内之病,难易之治奈何? 伯高答曰:形先病而未入藏者,刺之半其日;藏先病而形乃应者,刺之倍其日。此外内难易之应也。

注释

① 伯高:相传为黄帝之臣。

② 以此衰之:衰之,在此有"减少"的含义。以此衰之,意谓按比数递减。马莳:"人之感病不同,日数各有多少远近,以此大略,病三日而刺一次者之法,等而杀之。"

③ 久痹不去身:病邪内闭,经久不愈的意思。丹波元简:"谓留着而不

退去也。"

语译

黄帝问伯高说:我听说人的形体与脏气发病有先后,其内外相应情况如何? 伯高回答说:风寒之邪,多伤于人的外在形体;忧恐忿怒等情志变化,多伤及内在脏气。凡七情之气伤脏,则病变部位应在内脏;外感寒邪伤形,则发生疾病应在形体;风邪直接伤及筋脉,则筋脉也就相应地发生病变。由此可见,病邪与所伤部位的形气,是内外相应的。

黄帝说:如何进行针刺治疗呢? 伯高回答说:大抵病为九天,针治三次就会好;病已一月,针治十次可以好。病程的远近或时间的多少,都可根据这三天针一次的方法来计算之。至于邪气内阻,久而不愈之病,可仔细观察病人的血络,针刺血络出尽其恶血。

黄帝说:内外之病治疗上难易的情况是怎样的? 伯高回答说:外形先受病而尚未伤及内脏的,针治次数可以根据已病的天数减半计算。如果内脏先受病而后相应及于外形的,针刺次数则应当加倍计算。这是说疾病部位有内外之分,而治疗上也有难易的区别。

黄帝问于伯高曰:余闻形有缓急,气有盛衰,骨有大小,肉有坚脆,皮有厚薄,其以立寿夭①奈何? 伯高答曰:形与气相任②则寿;不相任则夭。皮与肉相果③则寿;不相果则夭。血气经络,胜形④则寿;不胜形则夭。

黄帝曰:何谓形之缓急? 伯高答曰:形充而皮肤缓者则寿;形充而皮肤急者则夭。形充而脉坚大者顺也;形充而脉小以弱者气衰,衰则危矣。若形充而颧不起者骨小,骨小则夭矣。形充而大肉䐃⑤坚而有分者肉坚，肉坚则寿矣；形充而大肉无分理不坚者肉脆，肉脆则夭矣。此天之生命，所以立形定气而视寿夭者，必明乎此，立形定气，而后以临病人⑥，决死生。

黄帝曰：余闻寿夭，无以度之。伯高答曰：墙基卑，高不及其地⑦者，不满三十而死。其有因加疾者，不及二十而死也。

黄帝曰：形气之相胜，以立寿夭奈何？伯高答曰：平人而气胜形者寿；病而形肉脱⑧，气胜形者死，形胜气者危矣。

注释

① 寿夭：生命久长称寿，生命短暂称夭。《左传》注：“上寿百二十年，中寿百岁，下寿八十。”又：“短折曰夭。”

② 相任：张介宾：“相任者，相当也。”即相称的意思。

③ 相果：与“相任”意义同。果，《甲乙经》作“裹”，为是。

④ 胜形：在此指血气经络不但要与外形相称，而且要更为强盛，则可能长寿。

⑤ 䐃（jiǒng窘）：隆起的肌肉。

⑥ 临病人：临，视的意思。临病人，即临床视察病人。

⑦ 墙基卑，高不及其地：这是以比喻的方法来说明面形的一种。墙基，在此指耳边下部。地，指耳前肌肉。大意是说面部肌肉陷下，四周骨骼显露。

⑧ 形肉脱：肌肉极度消瘦。

语译

黄帝问伯高说：我听说人的外形有缓急，正气有盛衰，骨骼有大小，肌肉有坚脆，皮肤有厚薄，从这些方面怎样来确定人的寿夭呢? 伯高回答说:外形与正气相称的多长寿;不相称的多夭折。皮肤与肌肉相称的多长寿;不相称的多夭折。内在血气经络的强盛超过外形的多长寿;不能超过外形的多夭折。

黄帝说:什么叫做形体的缓急? 伯高回答说:外形壮实而皮肤舒缓的多长寿;外形虽盛而皮肤紧急的多夭折。外形壮实而脉象坚大有力的为顺;外形虽盛而脉象弱小无力的为气衰,气衰是危险的。假使外形虽盛而颧骨不突起者骨骼小,骨骼小的多夭折。如外形壮实,而大肉突起有分理者是肉坚实,肉坚实的人多长寿;外形虽盛而大肉无分理不坚实者是肉脆,肉脆的人多夭折。以上所说,虽是人的先天禀赋,但是可以根据这些形气的不同情况来衡量体质之强弱,从而推断其长寿或夭折。医者必须明白这些道理,而后临床时根据形气的情况,以决定预后的吉凶。

黄帝说:我已听过关于寿夭的区别,但究竟怎样来测定呢? 伯高回答说:凡是面部肌肉陷下,而四周骨骼显露的,不满三十岁就会死亡。如果再加上疾病的影响,不到二十岁就会有死亡的可能。

黄帝说:从形与气的相胜情况,如何来决定寿夭呢? 伯高回答说:健康人正气胜过外形的就会长寿;如果病人肌肉已经极度消瘦,虽然正气尚未衰竭,也终将不免要死亡,若外形虽胜而正气衰竭时,则预后是不良的。

按语

人生寿命的长短,与先天禀赋(遗传因素)固有一定的关系,但这不是决定的因素。在《素问·上古天真论》中明确提出:"其知道者,法于阴阳,和于术数,食饮有节,起居有常,不妄作劳,故能形与神俱,而尽终其天年,度百岁乃去。"试观历来善养生者,都能获得高寿。即使禀赋不足者,若能注重养生,亦能转弱为强。

　　黄帝曰:余闻刺有三变,何谓三变? 伯高答曰:有刺营①者,有刺卫①者,有刺寒痹之留经者。

　　黄帝曰:刺三变者奈何? 伯高答曰:刺营者出血,刺卫者出气,刺寒痹者内热②。

　　黄帝曰:营卫寒痹之为病奈何? 伯高答曰:营之生病也,寒热少气,血上下行。卫之生病也,气痛时来时去,怫忾贲响③,风寒客于肠胃之中。寒痹之为病也,留而不去,时痛而皮不仁④。

　　黄帝曰:刺寒痹内热奈何? 伯高答曰:刺布衣者,以火焠⑤之;刺大人者,以药熨⑥之。

　　黄帝曰:药熨奈何? 伯高答曰:用淳酒⑦二十升,蜀椒⑧一升,干姜⑧一斤⑨,桂心⑧一斤⑨,凡四种,皆㕮咀⑩,渍⑪酒中。用绵絮⑫一斤,细白布四丈,并内酒中。置酒马矢煴⑬中,盖封涂,勿使泄。五日五夜,出布绵絮曝⑭干之,干复渍,以尽其汁。每渍必晬其日⑮,乃出干。干,并用滓与绵絮,复布为复巾⑯,长六七尺,为六七巾。则用之生桑炭⑰炙巾,以熨寒痹所刺之处,令热入至于病所。寒,复炙巾以熨之,三十遍而止。汗出,以巾拭身,亦三十遍而止。起步内中⑱,无见风。每刺必熨,如此,病已矣。此所谓内热也。

注释

　　① 营、卫:是水谷所化生的两种物质。营行于脉内,卫行于脉外,两者周行全身,无所不至。营主体内的营养作用,卫主体表的防卫作用。详细内容可参阅本书《营卫生会》、《卫气》、《营气》、《五十营》、《卫气行》、《卫气失常》等篇。

② 内热：张璐："内,同纳。谓温其经,使热气内入,血脉流通也。"

③ 怫忾贲响：怫(fú 弗)：郁闷不舒。忾,作"气满"解。贲,作"奔"解。怫忾贲响,就是气郁满闷而窜动作响。

④ 不仁：麻木不知痛痒。

⑤ 焠(cuì 翠)：烧也,即烧针法。如近世所用的雷火针之类。

⑥ 药熨(wèi 畏)：即以药物烘热敷患处。

⑦ 淳酒：即醇酒,指味厚的美酒。

⑧ 蜀椒、干姜、桂心：药性俱属温热。

⑨ 斤：《甲乙经》作"升"。

⑩ 㕮咀:作"咬嚼"解。古代加工药物有用牙齿咬嚼使碎的方法,后世改用刀到仍通称"㕮咀"。

⑪ 渍(zì 字)：是沤、沉浸的意思。

⑫ 绵絮：即茧丝、丝绵。

⑬ 马矢煴：煴(yūn 晕),聚火使无光焰称煴。马矢煴,即用干马粪点燃煴之。

⑭ 曝(pù 铺)：晒的意思。

⑮ 晬其日：晬(zuì 醉),婴儿满百日或满一岁之称。晬其日,作一整天解。

⑯ 复巾：用双层布做成的夹袋。

⑰ 生桑炭：用新鲜的桑木烧成的炭。

⑱ 起步内中：步,作动词,行走的意思。起步内中,就是起身行走于房室之内。

语译

黄帝说:我听说刺法有三变,什么叫三变呢？伯高回答说:有刺营分,刺卫分,刺寒痹稽留于经络三种。

黄帝说:这三种刺法是怎样的？伯高回答说:刺营分时要疏通其血,刺卫分时要调和其气,刺寒痹时要使热气纳于内。

黄帝说:营分、卫分、寒痹的病状如何？伯高回答说:营分病多出现寒热往来,呼吸少气,血上下妄行。卫有病则痛无定处,也不定时,胸腹会感到满闷或者窜动作响,这是风寒侵袭于肠胃所致。寒痹的病状，多由病邪久留而不解，因此时常感到筋骨作痛，甚或皮肤麻木不仁。

黄帝说：刺寒痹怎样才能使躯体内部产生热感？伯高回答说：对一般体质比较好的劳动者病人，可用烧红的火针刺治，而对那些养尊处优体质比较差的病人，则多用药熨。

黄帝说：药熨的方法怎样？伯高回答说：用醇酒二十升，蜀椒一升，干姜、桂心各一斤（升），共四种，把药都剉碎，浸在酒中。再用丝绵一斤、细白布四丈，一齐纳入酒中。把酒器加上盖，并用泥封固，不使泄气，放在燃着的干马粪内煨，经过五天五夜，将细布与丝绵取出晒干，干后再浸入酒内，如此反复地将药酒浸干为度。每次浸的时间要一整天，然后拿出来再晒干。等酒浸干后，将布做成夹袋，每个长六到七尺，共做成六七个，将药渣与丝绵装入袋内。用时取生桑炭火，将夹袋放在上面烘热，熨敷于寒痹所刺的地方，使得热气能深透于病处。夹袋冷了再将其烘热。如此熨敷三十次，每次都使患者出汗。出汗后用手巾揩身，也需要三十遍。并令患者在室内行走，但不能见风。按照这样的方法，每次针治时，再加用熨法，病就会好了。这就是"内热"的方法。

按语

寒痹之证用药熨法，是"内病外治"的有效疗法，值得推广。笔者曾得民间验方，用大葱半斤，老姜二两，白芥子末少许。共捣烂，以纱布包，敷脐上，再以热水袋熨之。以病人局部有烧热感为度。每次40分钟左右。熨后皮肤呈紫色勿讶。若不效，可再敷一次。此方适用于脾虚肠寒，食油脂则泄泻更甚者。临床用之颇效。

本 篇 要 点

一、论述了人体素质不同与寿夭的关系。

二、以阴阳学说来分析人体内外和脏腑组织的阴阳属性。

三、根据病邪性质的不同及其侵袭人体部位的区别，提出了相应的治法。

四、具体介绍了寒痹熨法的方剂组成、制法、用法和功效。

官针第七

题解

本篇主要论述正确使用九针的重要性,并说明九针具有不同的性能和适应证。这些基本理论,都是后世针灸临床上不断发展的施针法、配针法的渊源。至于官针的含义,正如张介宾所说:"官,法也,公也。制有法而公于人,故曰官针。"

凡刺之要,官针最妙。九针之宜,各有所为,长短大小,各有所施也。不得其用,病弗能移。疾浅针深,内伤良肉,皮肤为痈①;病深针浅,病气不泻,支②为大脓;病小针大,气泻太甚,疾必为害;病大针小,气不泄泻,亦复为败。失针之宜,大者泻,小者不移。已言其过,请言其所施。病在皮肤无常处者,取以镵针于病所,肤白勿取③;病在分肉间,取以员针于病所;病在经络痼痹者,取以锋针;病在脉,气少,当补之者,取以锃针于井荥分输④;病为大脓者,取以铍针;病痹气暴发者,取以员利针;病痹气痛而不去者,取以毫针;病在中者,取以长针;病水肿不能通关节者,取以大针;病在五藏固居者,取以锋针,泻于井荥分输,取以四时⑤。

注释

① 痈：在此泛指某些外科疾患。

② 支：《甲乙经》作"反"。

③ 肤白勿取：杨上善："痛处肤当色赤，故白处痛移，不可取也。"

④ 井荥分输：井荥，在此为井、荥、输、原、经、合的简称。分输，系指各经。

⑤ 取以四时：病在五脏，取五输穴，要按照四时采取不同的取法。详见本书《本输》等篇。

语译

凡刺治的要点，以选用符合规格的针具为最妙。九种针具各有不同的作用，长短大小的针，各有不同的使用方法。假如不能恰当地应用，病证就不能除去。如果病证浅而针刺深，就会损伤内部好肉，以致皮下发生痈肿；病证深而针刺浅，病气就不能排除，反而会酿成大的脓肿；病轻而用大针，泻得太过反伤正气，而使病情加重；病重而用小针，邪气不能疏泄，也能产生不良后果。总之，如果针刺失当，宜用小针而误用大针就要耗伤正气，宜用大针而误用小针病邪就不能祛除。上面已经说了误用针刺的害处，下面再谈正确的使用方法。病在肤表而游走无定的，可用镵针刺于患处，但对局部皮肤发白的就不能使用；病在分肉之间的，可用员针刺于患处；病在经络痹阻已久的，可用锋针；病在脉，是脉气不足的虚证，应当用补法的，可用鍉针，按摩各经的"井、荥、输、经、合"穴；病属较大的脓肿，可用铍针；病是急性发作的痹证，可用员利针；痹证疼痛日久而不解的，可用毫针；病在内的，可用长针；病是关节间水肿，可用大针；病在五脏，久而不愈的，可用锋针，在各经的"井、荥、输、经、合"穴行泻法，并且要参照四时不同的取法。

凡刺有九，以应九变。一曰输刺，输刺者，刺诸经荥输①藏腧②也。二曰远道刺，远道刺者，病在上，取之下，刺府腧也。三曰经刺,经刺者,刺大经之结络经分也。四曰络刺,络刺者,刺小络之血脉也。五曰分刺,分刺者,刺分肉之间也。六曰大泻刺,大泻刺者,刺大脓以铍针也。七曰毛刺,毛刺者,刺浮痹③皮肤也。八曰巨刺,巨刺者,左取右,右取左。九曰焠刺,焠刺者,刺燔针④则取痹也。

注释

① 荥输:在此为井、荥、输、经、合的简称。
② 藏腧:指五脏六腑在背部的俞穴。
③ 浮痹:浅表的痹证。
④ 燔针:即火针。

语译

刺法有九种,可以应用于九类不同的病变。第一种叫输刺,输刺是刺各经的井、荥、输、经、合穴,以及在足太阳经上的五脏六腑之背俞穴。第二种叫远道刺,远道刺是病在上部取刺下部,以用六腑所属足三阳经的腧穴较多。第三种叫经刺,经刺是刺所病本经与络脉的接合部,而有闭结不通之处。第四种叫络刺,络刺是刺浅表的小络血脉。第五种叫分刺,分刺是刺各经分肉之间。第六种叫大泻刺,大泻刺是用铍针刺大的脓肿。第七种叫毛刺,毛刺是刺皮肤间浮浅的痹证。第八种叫巨刺,巨刺是左病取右,右病取左。第九种叫焠刺,焠刺是将针烧热来治疗痹证。

凡刺有十二节①,以应十二经。一曰偶刺②,偶刺者,以手直心若背③,直痛所,一刺前,一刺后,以治心痹,刺此者,傍针之也。二曰报刺④,报刺者,刺痛无常处也,上下行者,直内无拔针,以左手随病所按之,乃出针复刺之也。三曰恢刺⑤,恢刺者,直刺傍之,举之前后⑥,恢筋急,以治筋痹也。四曰齐刺,齐刺者,直入一,傍入二,以治寒气小深者;或曰三刺,三刺者,治痹气小深者也。五曰扬刺,扬刺者,正内一,傍内四,而浮之,以治寒气之博大者也。六曰直针刺,直针刺者,引皮乃刺之,以治寒气之浅者也。七曰输刺⑦,输刺者,直入直出,稀发针而深之,以治气盛而热者也。八曰短刺⑧,短刺者,刺骨痹,稍摇而深之,致针骨所,以上下摩骨也。九曰浮刺,浮刺者,傍入而浮之,以治肌急而寒者也。十曰阴刺,阴刺者,左右率刺之⑨,以治寒厥;中寒厥,足踝后少阴也。十一曰傍针刺⑩,傍针刺者,直刺傍刺各一,以治留痹久居者也。十二曰赞刺⑪,赞刺者,直入直出,数发针而浅之出血,是谓治痈肿也。

注释

① 刺有十二节:张志聪:"节,制也。言针有十二节制,以应十二经也。"

② 偶刺:偶为双数,是指前胸后背相对的配穴法。马莳:"前后各用一针,有阴阳配合之义,故曰偶刺。"

③ 以手直心若背:以手当心口与背部比量的意思。张介宾:"直,当也。以手直心若背,谓前心后背,当其痛所。"

④ 报刺:张介宾:"重刺也。"

⑤ 恢刺:恢,扩大。张志聪:"恢,大之也。前后恢荡其筋之急。"

⑥ 直刺傍之,举之前后:提针于皮下,向前后两旁斜刺的意思。张介宾:"不刺筋而刺其傍,必数举其针,或前或后,以恢其气,则筋痹可舒也。"

⑦ 输刺:张介宾:"输,委输也。言能输泻其邪,非上文荥输之谓。"

⑧ 短刺:逐步进针的意思。可能即后世三部行针法的起源,从天部至地部引气深入。张介宾:"短者,入之渐也。"

⑨ 左右率刺之:左右皆刺的意思。张介宾:"率,统也。"

⑩ 傍针刺:除直刺外再傍刺一针的意思。张介宾:"正者刺其经,傍者

刺其络。"

⑪ 赞刺：赞，佐助之意。张志聪："助痈肿之外散也。"

语译

一般刺法有十二种，以适应于十二经病证的治疗。第一种叫偶刺，偶刺用手当其胸背的痛处比量一下，然后进针，一针前胸，一针后背，用来治疗心痹证。在进针时，应当从傍斜刺（避免刺伤内脏）。第二种叫报刺，报刺是刺疼痛没有固定的部位，而上下游走的，进针时将针直入，留针不拔，再以左手寻痛处，然后将针拔出，重新再刺。第三种叫恢刺，恢刺是直刺在筋的四旁，或前或后地提插来扩大针孔，解除筋脉拘急的现象，以治疗筋痹证。第四种叫齐刺，齐刺是直刺一针，左右两旁各刺一针，用来治疗寒气稽留的部位较小而又较深的痹证。因为这是三针并刺，所以又称"三刺"。运用三刺，主要是治疗寒痹范围小而深的一类疾病。第五种叫扬刺，扬刺是在病位正中刺一针，周围刺四针，用浅刺法，可以治疗寒气稽留部位面积较广的病证。第六种叫直针刺，直针刺是先将皮肤提起，然后将针沿皮刺入，用来治疗寒气稽留部位较浅的病证。第七种叫输刺，输刺是针刺时动作较快，直出直入，取穴宜少，针入宜深，用来治疗气盛而有热的病证。第八种叫短刺，短刺适用于治骨痹，刺时要轻轻摇针，慢慢地深入，使针尖达到骨的附近，上下提插，如摩擦骨部一样。第九种叫浮刺，浮刺是从旁斜刺而入于浮浅的肌表，可以治疗肌肉拘急而属于寒的病证。第十种叫阴刺，阴刺是左右都进行针刺，用以治疗受寒厥冷的病证；刺中寒厥当取足踝后少阴经的穴位。第十一种叫傍针刺，傍针刺是直刺一针、傍刺一针，用以治疗痹痛久而不去的病证。第十二种叫赞刺，赞刺是进针出针的动作都较快，直入直出，多发针而浅刺，使患部出血，用来治疗痈肿。

脉之所居,深不见者,刺之微内针而久留之,以致其空脉气也。脉浅者勿刺,按绝其脉[1],乃刺之,无令精出,独出其邪气耳。所谓三刺[2]则谷气出者,先浅刺绝皮,以出阳邪;再刺则阴邪出者,少益深,绝皮[3]致肌肉,未入分肉间也;已入分肉之间,则谷气出。故《刺法》曰:始刺浅之,以逐邪气,而来血气;后刺深之,以致阴气之邪;最后刺极深之,以下谷气。此之谓也。故用针者,不知年之所加[4],气之盛衰,虚实之所起,不可以为工也。

注释

[1] 按绝其脉:以手切按,避开脉管。

[2] 三刺:此指本书《终始》篇所说:"一刺则阳邪出,再刺则阴邪出,三刺则谷气至。"

[3] 绝皮:绝,透过。绝皮,就是透过皮肤的浅刺。

[4] 年之所加:指每年的风、寒、暑、湿、燥、热六气加临的情况。

语译

经脉的分布,在深部而不显露于外的,刺时当轻轻地进针而留针时间要长,引致孔穴中的脉气通行。脉在浅表的,不能直接刺中其脉,应先用指切避开脉管,然后再进针,这样才不致使精气外泄,仅将邪气去除而已。所谓"三刺"能使谷气出的刺法,是先浅刺于皮部,使在表之邪泄出;再刺是疏泄阴分之邪,较皮部略深一些,至肌肉而未到分肉间;最后刺到分肉间,则谷气出而产生痠胀感。所以《刺法》上说:开始浅刺,以驱除邪气,使血气流通;以后刺略深,以疏泄阴分之邪;最后刺极深,可以通导谷气。就是这种刺法。因此,运用针刺法的人,不懂得每年气候加临于人体的情况、正气的盛衰、虚实证的形成,就不能称为良医。

凡刺有五，以应五藏。一曰半刺[1]，半刺者，浅内而疾发针，无针伤肉，如拔毛状，以取皮气，此肺之应也。二曰豹文刺[2]，豹文刺者，左右前后针之，中脉为故，以取经络之血者，此心之应也。三曰关刺[3]，关刺者，直刺左右尽筋[4]上，以取筋痹，慎无出血，此肝之应也。或曰渊刺，一曰岂刺。四曰合谷刺，合谷刺者，左右鸡足[5]，针于分肉之间，以取肌痹，此脾之应也。五曰输刺，输刺者，直入直出，深内之至骨，以取骨痹，此肾之应也。

注释

① 半刺：是形容刺的轻浅，只浅刺皮肤，不伤肌肉。

② 豹文刺：是形容针刺部位较多，形如豹皮的斑纹之点。张介宾："豹文者，言其多也。主取血脉，所以应心。"

③ 关刺：关，关节。本法在四肢关节附近针刺，故称关刺。

④ 尽筋：张介宾："尽筋，即关节之处也。"

⑤ 合谷刺者，左右鸡足：形容刺针直入以后，复提至皮部再左右分歧斜刺，如鸡足之分叉。

语译

还有五种刺法，可应用于五脏的病证。第一种叫半刺，半刺是进针要浅而出针要快，不能损伤肌肉，好像拔毫毛的样子，主要是使皮肤感受一下轻微的刺激，这种刺法是与肺脏相应的。第二种叫豹文刺，豹文刺是左右前后都进针，像豹的斑纹，以刺中络脉出血为原则，这种刺法是与心脏相应的。第三种叫关刺，关刺是在四肢的关节附近，筋的尽端处进针，可用以治疗筋痹，但刺时要谨慎，不能出血，这种刺法是与肝脏相应的。此法又叫"渊刺"或"岂刺"。第四种叫合谷刺，合谷刺是直刺进针到分肉间以后，复将针提到皮下向左右分肉间各斜刺一针，像鸡足的样子，用以治疗肌痹,这种刺法是与脾脏相应的。第五种叫输刺,输刺是进针时直入直出,深刺至骨的附近,用以治疗骨痹,这种刺法是与肾脏相应的。

本 篇 要 点

一、详述九针的九种不同刺法——输刺、远道刺、经刺、络刺、分刺、大泻刺、毛刺、巨刺、焠刺,及其相适应的九类不同的病证。

二、介绍了适应十二经病证的十二节刺法——偶刺、报刺、恢刺、齐刺、扬刺、直针刺、输刺、短刺、浮刺、阴刺、傍针刺、赞刺。

三、介绍了适应邪气深浅程度的三刺法和适应五脏病证的五刺法——半刺、豹文刺、关刺、合谷刺、输刺。

本　神　第　八

题解

　　"神",一般指精神活动,在中医脏象学说中,神是心的主要功能,并主宰着整个人体的生命活动。广义的神,还包括肝、肺、脾、肾等脏所主的魂、魄、意、志、思、虑、智、忆等精神思维活动以及血、脉、营、气、精等生理活动在内。本篇对于精神活动的产生变化、与五脏的关系,以及发病后的症状表现等等,都一一作了阐述,特别提出"凡刺之法,先必本于神"的论点,故以"本神"名篇。

　　黄帝问于岐伯曰:凡刺之法,先必本于神①。血、脉、营、气、精、神,此五藏之所藏也。至其淫泆②,离藏则精③失,魂魄④飞扬,志意恍乱⑤,智虑去身者,何因而然乎? 天之罪与? 人之过乎? 何谓德⑥、气⑦、生、精、神、魂、魄、心、意、志、思、智、虑? 请问其故。岐伯答曰:天之在我者德也,地之在我者气也,德流气薄⑧而生者也。故生之来谓之精;两精相搏⑨谓之神;随神往来者谓之魂;并精而出入者谓之魄;所以任⑩物者谓之心;心有所忆谓之意;意之所存谓之志;因志而存变谓之思;因思而远慕谓之虑;因虑而处物谓之智。故智者⑪之养生⑫也,必顺四时而适寒暑,和喜怒而安居处,节阴阳而调刚柔。如是则僻邪^⑬不至,长生久视^⑭。

注释

① 神:这是广义的神,概括了人体整个生命活动现象。包括下文所讲"血、脉、营、气、精、神"等生理活动的内容。

② 淫泆:泆(yì 逸),恣纵的意思。淫泆,在此指七情过度,任性恣纵。

③ 精:在此是泛指五脏所藏的精微物质。

④ 魂魄:魂,是精神活动之一。魄,是先天的本能,如感觉、运动等。《左传·昭公七年》孔颖达疏:"形气既殊,魂魄各异,附形之灵为魄,附气之神为魂也。附形之灵者,谓初生之时,耳目心识,手足运动,啼呼为声,此则魄之灵也;附气之神者,谓精神性识,渐有所知,此则附气之神也。"

⑤ 志意恍乱:思想混乱,茫然无主。

⑥ 德:下文有"天之在我者德也"一句,因此,"德"在此可理解为四时气候以及日光、雨露等自然界的正常变化。

⑦ 气:下文有"地之在我者气也"一句,因此,"气"在此可理解为地面上的各种物产。

⑧ 德流气薄:意谓在天之气下流与在地之气结合。薄,是迫近、附着的意思。

⑨ 两精相搏:搏,结合的意思。张介宾:"两精者,阴阳之精也。搏,交结也。"即男女交媾,两精结合的意思。

⑩ 任:负担、主持的意思。

⑪ 智者:聪明的人。

⑫ 养生:保养生命的意思。

⑬ 僻邪:指四时不正之气。

⑭ 长生久视:是寿命延长,不易衰老的意思。《吕氏春秋》有"莫不欲长生久视",注云:"视,活也"。《老子》五十九章有"是谓深根固柢,长生久视之道"。

语译

黄帝问岐伯道:运用针刺的一般法则,必须以人的生命活动为根本。因为血、脉、营、气、精、神,这些都属五脏所藏的维持生命活动的物质和动力。如果七情过度,使其与内脏分离,精华随之而散失,魂魄不定而飞扬,志意无主而恍乱,思考决断能力丧失,这是什么原因造成的呢? 究竟是天生的灾难,还是人为的过失呢? 什么叫德、气、生、精、神、魂、魄、心、意、志、思、智、虑? 请教其中的道理。岐伯回答说:天所赋予人的是"德"(如自然界的气候、日光、雨露等),地所赋予人的是"气"(如地面上的物产)。因此,由于天之德下流与地之气上交,阴阳相结合,使万物化生,人才能生存。人之生命的原始物质叫做精;男女交媾,两精结合而成的生机叫做神;随从神气往来的精神活动叫做魂;从乎精的先天本能叫做魄;脱离母体之后,主宰生命活动的叫做心;心里忆念而未定的叫做意;主意已定,决心实现的叫做志;根据志而反复思考叫做思;思考范围由近及远叫做虑;通过考虑而后毅然处理叫做智。所以聪明的人保养身体,必定是顺从四时节令变化,来适应气候的寒暑,不让喜怒过度,注意正常的饮食起居,节制阴阳的偏颇,调剂刚柔的活动。这样,四时不正的邪气也难以侵袭,从而能够长寿而不易衰老。

按语

本节经文中的"智者之养生也,必顺四时而适寒暑……长生久视。"可说是养生法之纲要,其中含有非常丰富的内容。即以"顺四时而适寒暑"言,实为四时养生的基本要求,而《素问·四气调神大论》中所述的内容,可谓顺四时而适寒暑的具体方法。其中"顺"字至关重要,故强调"春夏养阳,秋冬养阴",若不能顺四时,便有发病的危害,故又说"逆之则灾害生"。他如"和喜怒",是情志调摄养生;"安居处",属起居养生;"节阴阳",既有内外阴阳的调节,又有脏腑阴阳的调节,现有人提出阴阳失衡,是导致衰老的根本原因。以上所述,都是养生中的重要环节。酷爱养生者,从中可以得到教益。

是故怵惕^①思虑者则伤神，神伤则恐惧流淫而不止^②。因悲哀动中者，竭绝而失生^③。喜乐者，神惮散而不藏^④。愁忧者，气闭塞而不行。盛怒者，迷惑而不治^⑤。恐惧者，神荡惮而不收^⑥。

心怵惕思虑则伤神，神伤则恐惧自失，破䐃脱肉，毛悴色夭，死于冬。脾愁忧而不解则伤意，意伤则悗乱^⑦，四肢不举，毛悴色夭，死于春。肝悲哀动中则伤魂，魂伤则狂忘不精，不精则不正，当人阴缩而挛筋，两胁骨不举，毛悴色夭，死于秋。肺喜乐无极则伤魄，魄伤则狂，狂者意不存人，皮革焦，毛悴色夭，死于夏。肾盛怒而不止则伤志，志伤则喜忘其前言，腰脊不可以俯仰屈伸，毛悴色夭，死于季夏^⑧。恐惧而不解则伤精，精伤则骨痠痿厥，精时自下。是故五藏主藏精者也，不可伤，伤则失守而阴虚，阴虚则无气，无气则死矣。是故用针者，察观病人之态，以知精、神、魂、魄之存亡得失之意，五者以伤，针不可以治之也。

注释

① 怵惕：怵(chù 触)，恐惧。惕(tì 替)，敬畏。怵惕，恐惧的样子。

② 流淫而不止：张介宾："流淫谓流泄淫溢。如下文所云恐惧而不解则伤精，精时自下者是也。"一解作恐惧的情绪时时流露于外。止，《甲乙经》作"正"。

③ 竭绝而失生：张介宾："悲则气消，悲哀太甚则胞络绝，故至失生。竭者绝之渐，绝则尽绝无余矣。"

④ 神惮(dàn 但)散而不藏：张介宾："喜发于心，乐散在外，暴喜伤阳，故神气惮散而不藏。惮，惊惮也。"意谓神气耗散而不能归藏于心。

⑤ 迷惑而不治：张介宾："怒则气逆，甚者心乱，故至昏迷惶惑而不治。不治，乱也。"

⑥ 神荡惮而不收：张介宾："恐惧则神志惊散，故荡惮而不收。上文言喜乐者，神惮散而不藏，与此稍同。但彼云不藏者，神不能持而流荡也；此云不收者，神为恐惧而散失也。所当详辨。"

⑦ 悗乱：悗(mán 瞒)，闷也，是胸膈苦闷的意思。乱，是烦乱的意思。

⑧ 季夏：夏季的末了，也就是农历六月。

语译

恐惧和思虑太过能损伤心神，神伤而恐惧的情绪时时流露于外。因悲哀太甚，内伤肝脏，能使正气耗竭以至绝灭而死亡。喜乐过度，使神气涣散而不守。忧愁太甚，使气机闭塞不通。大怒以后，能使神识昏迷。恐惧太甚，也使神气散失而不收。

心因恐惧和思虑太过而伤及所藏之神，神伤便会时时恐惧，不能自主，久而大肉瘦削，皮毛憔悴，气色枯槁，死亡在冬季。脾因忧愁不解而伤及所藏之意，意伤便会胸膈烦闷，手足无力举动，皮毛憔悴，气色枯槁，死亡在春季。肝因悲哀太过而伤及所藏的魂，魂伤便会好忘而不精明，举动失常，甚或使人前阴萎缩，筋脉拘挛，两胁不能舒张，皮毛憔悴，气色枯槁，死亡在秋季。肺因喜乐太过而伤及所藏的魄，魄伤便会形成癫狂，语无伦次，皮毛肌肤憔悴，气色枯槁，死亡在夏季。肾因大怒不止而伤及所藏的志，志伤便会记忆力衰退，腰脊不能俯仰转动，皮毛憔悴，气色枯槁，死亡在季夏。又因恐惧不解而伤精，精伤则骨节酸软痿弱，四肢发冷，精液时时外流。所以说，五脏都主藏精，不能损伤，伤则所藏之精失守而为阴不足，阴不足则正气的化源断绝，人无正气则死。因此，用针治病，应当仔细察看病人的神情与病态，从而了解其精、神、魂、魄、意、志有无得失的情况，如果五脏之精已经耗伤，就不可以妄用针刺治疗。

按语

本节经文详述五脏神伤的神志病变和外在表现。其外在的破䐃脱肉,毛悴色夭,都是精气衰竭的现象,预后均为不良,并预测了其死期。至于心神伤者,死于冬;脾神伤者,死于春;……肾神伤者,死于季夏。其预后不良者可信,而其确定之死期,是据五行相克规律而定,似不可拘泥。

　　肝藏血,血舍魂[1],肝气虚则恐,实则怒。脾藏营,营舍意,脾气虚则四肢不用,五藏不安,实则腹胀经溲不利[2]。心藏脉,脉舍神,心气虚则悲,实则笑不休。肺藏气,气舍魄,肺气虚则鼻塞不利,少气,实则喘喝胸盈仰息[3]。肾藏精,精舍志,肾气虚则厥,实则胀。五藏不安,必审五藏之病形,以知其气之虚实,谨而调之也。

注释

　　[1] 血舍魂:舍,有住宿、寄居的含义。血舍魂,意即魂的功能凭依于血。

　　[2] 经溲不利:经,《甲乙经》作"泾"。经溲不利,即大小便不利。《素问·调经论》王冰注:"泾,大便;溲,小便也。"

　　[3] 喘喝胸盈仰息:喝(hè 贺),是形容气喘的声音。胸盈,胸中胀满。仰息,仰面呼吸。

语译

　　肝主藏血,血中舍魂,肝气虚则易产生恐惧,肝气实则容易发怒。脾主藏营,营中舍意,脾气虚则四肢不能运动,五脏缺乏营气而不能发挥正常的功能,脾气实则发生腹中胀满,大小便不利。心主藏脉,脉中舍神,心气虚易产生悲感,心气实则喜笑不止。肺主藏气,气中舍魄,肺气虚则发生鼻塞呼吸不利,短气,肺气实则喘促胸满,仰面呼吸。肾主藏精,精中舍志,肾气虚则四肢厥冷,肾气实则少腹作胀。五脏发生病变,必须详细审察其病状,进一步分析其病证属虚还是属实,然后谨慎地进行调治。

本 篇 要 点

一、阐述了广义的"神",一方面本于先天的父母之精,另一方面又依靠后天的不断补给,包括自然界的大气和水谷之精气。因此,针刺治疗上必须首先掌握人的生命活动情况——"本于神";并指出在养生上,要经常注意适应四时气候的变化和调摄精神情志活动等,否则可能产生各种病变。

二、阐述了神、魂、魄、意、志的意义及其与五脏的关系。

三、叙述各脏因情志不节的影响所发生的病证,指出要根据虚实的不同证候进行调治。

终　始　第　九

题解

本篇的中心内容,是从脉口、人迎的脉象对比,来诊察十二经气血阴阳的变化;根据病证情况,以确定针刺治疗的原则和方法。篇首以"明知终始,五藏为纪"开端,篇末以六经终绝的症状结尾,前后呼应,层次分明,以示读者掌握脏腑经络气血阴阳自始至终的变化规律,所以篇名"终始"。

凡刺之道,毕于终始。明知终始,五藏为纪^①,阴阳定矣。阴者主藏,阳者主府。阳受气于四末,阴受气于五藏^②。故泻者迎之,补者随之,知迎知随,气可令和。和气之方,必通阴阳,五藏为阴,六府为阳。传之后世,以血为盟^③。敬之者昌,慢之者亡。无道行私,必得夭殃^④。谨奉天道,请言终始。终始者,经脉为纪,持其脉口、人迎^⑤,以知阴阳有余不足,平与不平,天道毕矣。所谓平人者,不病。不病者,脉口、人迎应四时也,上下相应而俱往来也,六经之脉不结动也,本末之寒温之相守司也^⑥,形肉血气必相称也,是谓平人。少气者,脉口、人迎俱少而不称尺寸也。如是者,则阴阳俱不足,补阳则阴竭,泻阴则阳脱。如是者,可将以甘药,不可饮以至剂。如此者,弗灸。不已者,因而泻之,则五藏气坏矣。

注释

① 五藏为纪:纪,总要的意思。意谓"终始"的内容,以五脏为纲领。

② 阳受气于四末,阴受气于五藏:四末,即四肢。马莳:"阳在外,受气于四肢;阴在内,受气于五脏。"

③ 以血为盟:是古人盟誓时一种极其郑重的仪式。即宰杀牲畜取血,由参加订盟的人共同吸饮或涂于口旁,以此表示决不背信弃约。

④ 无道行私,必得夭殃:张介宾:"不明至道,而强不知以为知,即无道行私也。"夭殃,夭折死亡的祸害。

⑤ 脉口、人迎:脉口,又名气口、寸口,在两手桡骨头内侧桡动脉搏动处,诊脉部位之一。人迎,在结喉旁两侧颈总动脉搏动处,诊脉部位之一。张介宾:"脉口在手,太阴脉也,可候五藏之阴;人迎在颈,阳明脉也,可候六府之阳。人之血气经脉,所以应天地阴阳之盛衰者,毕露于此,故曰天道毕矣。"

⑥ 本末之寒温之相守司也:《黄帝内经太素》寒温下"之"字无。张介宾:"脏气为本,肌体为末,表里寒温,司守不致相失。"相守司,可作相互协调解。

语译

刺治的道理,一定要完全掌握"终始"的意义。要明确知晓"终始"的意义,应以五脏为纲领,然后分别确定阴阳各经的部位。手足三阴经主于五脏,手足三阳经主于六腑。阳主外,受气于四肢;阴主内,受气于五脏。所以在用泻法时,要迎着经气的走向,用补法时,要随着经气的走向,懂得迎随补泻的方法,才能使经气调和。调和血气的方法,必须通晓阴阳的规律,五脏属阴,六腑属阳。要将刺法流传于后世,必须严肃认真地对待,如同"以血为盟"一样。重视此法会使它发扬光大,忽视此法能使其散失消亡。如果不懂装懂,一定会危害人的生命。研究一切学问,皆当谨守着自然界的一般演变规律,请让我来说明"终始"的意义。

这里所谓"终始"，是以经脉为系统，从脉口与人迎两部的脉象来诊查，可以知道阴阳经的有余或不足，平衡与不平衡，由此而人体与自然阴阳相应之理就可以掌握了。所谓"平人"，是指无病之人。无病之人的脉口和人迎脉象，与四时季节变化相适应，而且在体内的上下各部也是往来相应的，六经的脉气既不结涩也不躁动，从内脏到躯体，在寒温不同的气候中，都能保持协调的功能，形、肉、血、气都是相称的，这就叫作"平人"。正气虚弱的人，脉口和人迎的脉气都短少而不及尺寸。像这种情况，是阴阳都虚的征象。这种阴阳两虚的病人，用针治疗时，如偏于补阳，会使阴竭，如偏于泻阴，就会使阳无所依而外脱。在这样的情况下，唯有给予甘味的补药，不可给予剧烈的药剂。像这种情况，也不能施用灸法。假使因为病未愈而再用泻法，就可能造成五脏之气的败坏。

人迎一盛①，病在足少阳；一盛而躁，病在手少阳。人迎二盛，病在足太阳；二盛而躁，病在手太阳。人迎三盛，病在足阳明；三盛而躁，病在手阳明。人迎四盛，且大且数，名曰溢阳②，溢阳为外格③。脉口一盛，病在足厥阴；厥阴④一盛而躁，在手心主。脉口二盛，病在足少阴；二盛而躁，在手少阴。脉口三盛，病在足太阴；三盛而躁，在手太阴。脉口四盛，且大且数者，名曰溢阴⑤，溢阴为内关。内关不通，死不治。人迎与太阴脉口俱盛四倍以上，命曰关格⑥。关格者，与之短期。

人迎一盛，泻足少阳而补足厥阴，二泻一补，日一取之，必切而验之，疏取之上⑦，气和乃止。人迎二盛，泻足太阳，补足少阴，二泻一补，二日一取之，必切而验之，疏取之上，气和乃止。人迎三盛，泻足阳明而补足太阴，二泻一补,日二取之,必切而验之,疏取之上,气和乃止。脉口一盛,泻足厥阴而补足少阳,二补一泻,日一取之,必切而验之,疏而取上,气和乃止。脉口二盛,泻足少阴而补足太阳,二补一泻,二日一取之,必切而验之,疏取之上,气和乃止。脉口三盛,泻足太阴而补足阳明,二补一泻,日二取之,必切而验之,疏而取之上,气和乃止。所以日二取之者,太阳⑧主胃,大富于谷气,故可日二取之也。人迎与脉口俱盛三倍以上,命曰阴阳俱溢,如是者不开,则血脉闭塞,气无所行,流淫于中,五藏内伤。如此者,因而灸之,则变易而为他病矣。

注释

① 人迎一盛:盛,是旺盛而大的意思。人迎一盛,即人迎之脉大于寸口一倍。下文二盛、三盛、四盛,就是大二倍、三倍、四倍的意思。"脉口一盛、二盛、三盛、四盛",也与上同义。

② 溢阳:溢,盈满。溢阳,是指六阳偏盛而盈溢于外的意思。

③ 外格:格,格拒的意思。张介宾:"人迎盛至四倍,且大且数者,乃六阳偏盛之极,盈溢于府,格拒六阴,是为外格。"

④ 厥阴:《黄帝内经太素》、《甲乙经》均无,前后句法一致。

⑤ 溢阴:张介宾:"脉口四盛,且大且数者,乃六阴偏盛,盈溢于藏,表里隔绝,是为内关,主死不治。"

⑥ 关格:是六阴与六阳两相脱节的现象。张介宾:"人迎主阳,脉口主阴,若俱盛至四倍以上,则各盛其盛,阴阳不交,故曰关格,可与言死期也。"

⑦ 疏取之上:马莳:"疏而取穴于胆肝二经之上,盖彼此之穴相间之谓疏也。"疏,《黄帝内经太素》作"躁"。杨上善:"人迎躁而上行,皆在手脉,故曰取上。取者,取于此经所发穴也。"

⑧ 太阳:《黄帝内经太素》、《甲乙经》均作"太阴"。

语译

人迎脉象大于寸口一倍,病在足少阳胆经;如大一倍而躁动,病在手少阳三焦经。人迎脉象大于寸口二倍,病在足太阳膀胱经;如大二倍而躁动,病在手太阳小肠经。人迎脉象大于寸口三倍,病在足阳明胃经;如大三倍而躁动,病在手阳明大肠经。人迎脉象大于寸口四倍,大而且速,是六阳经偏盛到极点,充盈于外的现象,名叫"溢阳",溢阳就是六阳偏盛,格拒六阴在外,所以叫做外格。寸口脉象大于人迎一倍,病在足厥阴肝经;如厥阴之脉大一倍而躁动,是病在手厥阴心包络经。寸口脉象大于人迎二倍,病在足少阴肾经;如大二倍而躁动,是病在手少阴心经。寸口脉象大于人迎三倍,病在足太阴脾经;如大三倍而躁动,是病在手太阴肺经。寸口脉象大于人迎四倍大而且速的,名叫"溢阴"。溢阴是六阴经偏盛到极点而泛滥于内,称为"内关",终至闭塞不通,是不治的死证。如果人迎与寸口的脉象,都大四倍以上,阴阳两气都盛到极点,阴阳隔绝互不相交,名叫"关格"。如果到了"关格"的程度,就可预测他的死期了。

　　人迎脉大于寸口一倍,当泻足少阳胆经,而补足厥阴肝经,二分泻一分补,每天治一次,必须切脉以验其偏盛的情况,疏取肝胆两经上之穴,至脉气平和为止。人迎脉大于寸口两倍,当泻足太阳膀胱经,而补足少阴肾经,二分泻一分补,每两天治一次,必须切脉以验其偏盛的情况,疏取肾与膀胱两经上之穴,至脉气平和为止。人迎脉大于寸口三倍,当泻足阳明胃经,而补足太阴脾经,二分泻一分补,每天治两次,必须切脉以验其偏盛的情况,疏取脾胃两经上之穴,至脉气平和为止。寸口脉大于人迎一倍。当泻足厥阴肝经,而补足少阳胆经,二分补一分泻,每天治一次,必须切脉以验其偏盛的情况,疏取肝胆两经上之穴,至脉气平和为止。寸口脉大于人迎两倍,当泻足少阴肾经,而补足太阳膀胱经。二分补一分泻,每两天治一次,必须切脉以验其偏盛的情况,疏取肾与膀胱两经上之穴,至脉气平和为止。寸口脉大于人迎三倍,当泻足太阴脾经，而补足阳明胃经，二分补一分泻，每天可治两次，必须切脉以验其偏盛的情况，疏取脾胃两经上之穴，至脉气平和为止。所以每天要治二次的道理，是因为足太阴脾与足阳明胃相表里，谷气最丰富，因此可以每天针治两次。人迎与寸口的脉象，都大三倍以上，叫做"阴阳俱溢"，这样就不得开通，血脉闭塞而脉气无法通行，淫溢于中而五脏内伤。在这样的情况下，假如使用灸法，更伤其阴，就可能变化而产生其他的病证。

凡刺之道，气调而止。补阴泻阳，音气益彰，耳目聪明，反此者，血气不行。所谓气至而有效者，泻则益虚。虚者，脉大如其故而不坚也。坚如其故者，适虽言故，病未去也。补则益实。实者，脉大如其故而益坚也。夫如其故而不坚者，适虽言快，病未去也。故补则实，泻则虚。痛虽不随针，病必衰去。必先通十二经脉之所生病，而后可得传于终始矣。故阴阳不相移，虚实不相倾，取之其经。

语译

针刺的原则，都以气机调和为目的。一般说的补阴泻阳，是指阴主内，阳主外，补其内在的正气，泻其外来的邪气，使正盛邪退，则音声清朗，耳聪目明，如果与此相反，血气就会衰弱，运行不能畅通。所谓针下产生感应而获得疗效的，是在实证用了泻法以后，证候能逐渐由实转"虚"。这种"虚"的脉象，虽然其大小和原来一样，但不显坚实之象，假如坚实的程度和原来一样，病人自觉已经恢复，实际上病仍没有去除。虚证用了补法以后，证候能逐渐由虚转"实"。这种"实"的脉象，虽然其大小和原来一样，但较前坚实有力，假如和原来一样而不坚实的，病人自觉有些轻快，实际上病仍没有去除。因此运用补法能使正气充实，运用泻法能使邪气衰退，病痛虽然不能随针即除，但是病势必定会逐渐衰减下去。要想在针治时能达到这样的疗效，必须首先通晓十二经脉所发生的病证，然后才能领会《终始》篇的深义。总之，阴证阳证不能混淆，虚证实证不能错乱，都要取其所属经脉的穴位来治疗。

凡刺之属，三刺①至谷气。邪僻②妄合，阴阳易居，逆顺相反，沉浮异处③，四时不得④，稽留淫泆，须针而去。故一刺则阳邪出，再刺则阴邪出，三刺则谷气至，谷气至而止。所谓谷气至者，已补而实，已泻而虚，故以知谷气至也。邪气独去者，阴与阳未能调，而病知愈也。故曰：补则实，泻则虚，痛虽不随针，病必衰去矣。

注释

① 三刺：指针刺皮肤、肌肉、分肉三种深浅不同的刺法。

② 邪僻：指不正之气，即邪气。

③ 沉浮异处：指脉气之浮而在表，沉而在里。马莳："脉气浮沉，似所处各异。"

④ 四时不得：张志聪："四时不得者，不得其升降浮沉也。"

语译

针刺的治疗，运用深浅不同的三刺法，引致谷气而产生针刺感应，达到补泻的目的。邪气侵袭人体妄与正气相混合，使阴阳失其常位而逆乱，经脉血气运行的逆顺方向反常，脉气的浮沉相互异位，与四时的升降浮沉不相对应，以致病邪滞留于体内放荡流散，满溢于脏腑经脉之中而致病。这许多病变必须使用针治才能祛除。针刺治疗要用三刺法分清浅深层次，一刺至皮部驱出阳邪，二刺至肌肉解除阴邪，三刺至分肉引致谷气，等到谷气已至而有针刺感应为止。所谓谷气至,是指用了补法而正气已有充实的表现,用了泻法而邪气已有衰退的表现,这才证明谷气已至。虽然邪气已经独去,阴阳气血尚未调和,但已可知其病将要痊愈。所以说:用补法而能使正气充实,用泻法而能使邪气衰退,病痛虽未能随针立即消除,但病势必会减轻。

阴盛而阳虚,先补其阳,后泻其阴而和之;阴虚而阳盛,先补其阴,后泻其阳而和之。三脉①动于足大指之间,必审其实虚。虚而泻之,是谓重虚,重虚病益甚。凡刺此者,以指按之,脉动而实且疾者,疾泻之,虚而徐者,则补之。反此者,病益甚。其动也,阳明在上,厥阴在中,少阴在下。膺腧中膺,背腧中背,肩膊虚者,取之上②。重舌③,刺舌柱④以铍针也。手屈而不伸者,其病在筋;伸而不屈者,其病在骨。在骨守骨,在筋守筋。

注释

① 三脉:指足阳明、足厥阴、足少阴三脉。马莳:"阳明动于大指次指之间,凡厉兑、陷谷、冲阳、解溪,皆在足跗上也。厥阴动于大指次指之间,正以大敦、行间、太冲、中封,在足跗内也。少阴则动于足心,其穴涌泉,乃足跗之下也。"

② 膺腧中膺……取之上:张介宾:"凡肩膊之虚软而痛者,病有阴经阳经之异。阴经在膺,故治阴病者,当取膺腧而必中其膺;阳经在背,故治阳病者,当取背腧而必中其背。病在手经,故取之上。上者,手也。如手太阴之中府、云门,手厥阴之天池,皆膺腧也。手少阴之肩髎、天髎,手太阳之天宗、曲垣、肩外俞,皆背腧也。咸主肩膊虚痛等病。"

③ 重舌:舌下的血脉胀起,形如小舌,似为两舌相重,故称重舌。

④ 舌柱:即舌下的筋,象柱一样,故称舌柱。

语译

阴脉盛大而阳脉虚弱的病证,当先补阳脉之正气,后泻阴脉

之邪气,使阴有余阳不足得到调和;阴脉虚弱而阳脉盛大的病证,
当先补阴脉之正气,后泻阳脉之邪气,使阴不足阳有余得到调和。
如遇到足阳明、足厥阴、足少阴三经的脉搏在足大趾间有变动时,
必需详细地审察其属虚属实。如某经虚证而用泻法是虚上加虚,
这就叫"重虚",重虚就会使病情更加重。凡是针治这种疾病,当
先用手指切按其脉,如果脉象跳动坚实而快的,快速针刺以泻其
实邪;脉象跳动虚弱而慢的,则用补法。如果误用了相反的针法,
病情就会日益加重。三脉所动的部位,足阳明在足跗上面,足厥
阴在足趾之内,足少阴在足趾之下。膺腧是胸部两旁的穴位,属
阴经,故治疗阴经的病,应刺中膺部穴位;背腧是在背部的一些穴
位,属阳经,故治疗阳经的病,当刺中背部穴位。如果肩膊之间出
现阴阳各经虚弱证时,即可取与上肢经脉相通的膺背各腧穴。治
疗重舌证,应用铍针刺舌下的筋,令其排出恶血。如果手臂能屈
而不能伸的,是筋病;能伸而不能屈的,是骨病。病在骨应治骨,
病在筋应治筋。

补①须:一方实, 深取之, 稀按其痏, 以极②出其邪
气;一方虚, 浅刺之, 以养其脉, 疾按其痏, 无使邪气得
入。邪气来也紧而疾, 谷气来也徐而和。脉实者, 深刺
之, 以泄其气;脉虚者, 浅刺之, 使精气无得出, 以养其
脉, 独出其邪气。刺诸痛者, 其脉皆实。故曰:从腰以
上者, 手太阴、阳明皆主之;从腰以下者, 足太阴、阳明
皆主之。病在上者, 下取之;病在下者, 高取之;病在
头者, 取之足;病在腰者, 取之腘。病生于头者, 头重;
生于手者, 臂重;生于足者, 足重。治病者, 先刺其病
所从生者也。

注释

① 补：作"刺"。或据《黄帝内经太素》杨注此下加"泻"字。

② 极：尽量的意思。

语译

刺法补泻，必须注意脉气的虚实：一是脉气方实时，用针深刺，出针时少按针孔，使邪气能尽量地外泄；一是脉气方虚时，用针浅刺，要养护脉气，出针时速按其针孔，以防邪气侵入。邪气来时针下觉得坚紧而疾速，谷气来时针下觉得徐缓而柔和。脉实的应当深刺，以泄出其邪气；脉虚的应当浅刺，使精气不得外泄，以养护其脉气，仅排除其邪气。凡是针刺各种疼痛的病证，多用泻法，因为其脉象都表现坚实有力。所以说：凡是腰以上的部位有病，手太阴肺经与手阳明大肠经都属于主治范围；腰以下的部位有病，足太阴脾经和足阳明胃经都属于主治范围。病在上部的，可取下部的腧穴治疗；病在下部的，可取上（高）部的腧穴治疗；病在头部的，可取足部的腧穴治疗；病在腰部的，可取膝腘中的腧穴治疗。病发生在头部，则头部症状为重；病发生在手部，则臂部症状为重；病发生在足部，则足部症状为重。治疗这些病证，应当先针刺疾病开始发生的部位。

春气在毛，夏气在皮肤，秋气在分肉，冬气在筋骨。刺此病者，各以其时为齐①。故刺肥人者，以秋冬之齐；刺瘦人者，以春夏之齐。病痛者，阴也，痛而以手按之不得者，阴也，深刺之②。病在上者，阳也；病在下者，阴也。痒者，阳也，浅刺之③。病先起阴者，先治其阴而后治其阳；病先起阳者，先治其阳而后治其阴。刺热厥者，留针反为寒；刺寒厥者，留针反为热。刺热厥者，二阴一阳；刺寒厥者，二阳一阴。所谓二阴者，二刺阴也；一阳者，一刺阳也。久病者，邪气入深。刺此病者，深内而久留之，间日而复刺之。必先调其左右，去其血脉，刺道毕矣。

注释

① 齐：与"剂"通。在此可理解为"标准"。

② 病痛者……深刺之：张介宾："凡病痛者，多由寒邪滞逆于经，及深居筋骨之间，凝集不散，故病痛者为阴也。按之不得者，隐藏深处也，是为阴邪，故刺亦宜深。然则痛在浮浅者，由属阳邪可知也。但诸痛属阴者多耳。"

③ 痒者，阳也，浅刺之：张介宾："痒者散动于肤腠，故为阳。"此句疑系错简，当在"深刺之"之下，"病在上者"之上。

语译

春季致病的邪气，大多先从毫毛而起；夏季致病的邪气，大多侵于皮肤；秋季致病的邪气，大多侵至分肉；冬季致病的邪气，大多会深入筋骨。针刺治疗这些病时，应当根据时令的变化情况，来酌量针刺的浅深度。所以治肥胖肉厚的病人，应当按秋冬季节的标准刺深一些；治消瘦肉薄的病人，应当按春夏季节的标准刺浅一些。疼痛多属阴，痛而用手按不到的是阴邪，应当深刺。瘙痒属阳，应当浅刺。病在上部的多属阳，病在下部的多属阴。疾病先从阴经开始的，当先治其阴经而后治其阳经；疾病先从阳经开始的，当先治其阳经而后治其阴经。刺热厥病，留针待针下有寒凉感再出针；刺寒厥病，留针待针下有温热感再出针。热厥的刺法，应当"二阴一阳"；寒厥的刺法，应当"二阳一阴"。所谓"二阴"，就是针刺阴经两次；"一阳"就是针刺阳经一次。疾病已很久的，是邪气入内已深。用针刺治疗这种病证时，应当采用深刺的针法，并长时间留针，隔日再刺一次，直到病除为止。同时必须先调和其左右的经络，刺络脉去其瘀血。如此，则针刺的道理可算完备了。

凡刺之法，必察其形气。形肉未脱，少气而脉又躁，躁厥①者，必为缪刺②之，散气可收，聚气可布。深居静处，占神往来，闭户塞牖，魂魄不散。专意一神，精气之分，毋闻人声，以收其精，必一其神，令志在针。浅而留之，微而浮之，以移其神，气至乃休。男内女外③，坚拒勿出，谨守勿内，是谓得气。

注释

① 躁厥：躁扰而厥逆之证。张介宾："病少气而形肉未脱，其脉躁急，其病躁而厥逆者，气虚于内，邪实于经也。当缪刺之，左病取右，右病取左，所刺在络，其用轻浅，则精气之散者可收，邪气之聚者可散也。"丹波元简："躁厥，作躁疾是。"

② 缪刺：病在左而刺右，病在右而刺左。与"巨刺"相类，其主要区别：巨刺的适应证为邪客于经，病处在左而证脉在右，当刺经穴；缪刺的适应证为邪客于大络而经不病，络脉与经脉缪处，所以称为"缪刺"。

③ 男内女外：张志聪："男为阳，女为阴。阳在外，故使之内；阴在内，故引之外。谓和调外内阴阳之气也。"

语译

针刺的法则，必须诊察病人形体强弱和元气盛衰。如果形肉尚未瘦削，精气衰少而脉象又见躁动的，称为躁厥，必需用"缪刺"法，对于虚散的精气可以收摄，对于聚留的邪气可以疏散。施针时，医者要做到像深居幽静的处所一样，注意力高度集中，细心体察病人的精神活动情况，关门闭窗，不受外界事务的干扰，使精神内守，意志专一于精气部分，不为外界人声所扰乱，以内收其精，思想集中在针刺的感应上。用浅刺留针法，或微将针上提浮于浅表，来转移病人的注意力，直至针下得气为止。还要使阳气内入,阴气外出,阴阳协调,正气充盛而内守,邪气不得深入于内,这就是得气的意思。

凡刺之禁:新内勿刺,新刺勿内;已醉勿刺,已刺勿醉;新怒勿刺,已刺勿怒;新劳勿刺,已刺勿劳;已饱勿刺,已刺勿饱;已饥勿刺,已刺勿饥;已渴勿刺,已刺勿渴。大惊大恐,必定其气,乃刺之。乘车来者,卧而休之,如食顷,乃刺之。出行来者,坐而休之,如行十里顷,乃刺之。

凡此十二禁者,其脉乱气散,逆其营卫,经气不次,因而刺之,则阳病入于阴,阴病出为阳,则邪气复生。粗工勿察,是谓伐身,形体淫泆,乃消脑髓,津液不化,脱其五味,是谓失气也。

语译

大凡针刺的禁忌:行房不久的不可针刺,针刺不久的不宜行房;酒醉的人不可针刺,针刺不久的不能醉酒;刚发怒的人不能针刺,刚针刺的不能动怒;刚疲劳之后不能针刺,刚针刺过的不能过分疲劳;刚吃饱饭的人不可针刺,刚针刺过后不能吃得过饱;饥饿的人不可针刺,刚针刺过后不可饥饿;大渴的人不可针刺,刚针刺过后不可受渴。大惊大恐以后,必须先安定神气再行针刺;乘车从远路来的,要睡下来休息约一顿饭的时间再行针刺;步行来的,要坐下来休息,约走十里路的时间,再行刺针。

以上总计十二种针刺禁忌,都是因为脉气紊乱,正气耗散,营卫失调,经气不能依次循行,如果不顾及这些禁忌而为病人针刺,很容易使阳分病深入阴分,阴分病涉及到阳分,以致邪气更盛而疾病加重。粗率的医生不体察这些禁忌,而妄施针刺,这可以说是摧残病人的身体,以致病人正气耗损,体力衰弱,甚至脑髓消耗,津液精微不能化生,难以接受营养物质的补给,使营养衰竭,这就叫做真气丧失。

太阳之脉,其终①也,戴眼②,反折③,瘛疭,其色白,绝皮乃绝汗④,绝汗则终矣。少阳终者,耳聋,百节尽纵,目系⑤绝,目系绝一日半则死矣。其死也,色青白乃死。阳明终者,口目动作⑥,喜惊,妄言,色黄,其上下之经盛而不行则终矣。少阴终者,面黑,齿长而垢⑦,腹胀闭塞,上下不通而终矣。厥阴终者,中热,嗌干,喜溺,心烦,甚则舌卷、卵上缩⑧而终矣。太阴终者,腹胀闭,不得息,气噫⑨,善呕,呕则逆,逆则面赤,不逆则上下不通,上下不通则面黑、皮毛燋⑩而终矣。

注释

① 终:将绝的意思。

② 戴眼:两目上视,不能转动。

③ 反折:即角弓反张。人体头与两足向后折,胸腹向前挺出的症状。

④ 绝汗:汗出如珠,着身不流。是病人在临死前出的汗,故称绝汗。

⑤ 目系:眼球后连于脑的脉络。

⑥ 口目动作:即口眼抽动。

⑦ 齿长而垢:齿长,是牙龈萎缩,外露的牙齿变长。垢,指牙齿污垢而无光泽。

⑧ 卵上缩:指阴囊与睾丸上缩。

⑨ 气噫:即嗳气。

⑩ 燋(jiāo 焦):指皮毛如火灼伤而憔悴的现象。

语译

太阳经脉血气将绝的时候,病人两目上视而不转动,角弓反张,手足抽搐,面色苍白,皮肤绝无血色,并汗出如珠,这叫绝汗,绝汗一出,便要死亡了。少阳经脉血气将绝的时候,病人耳聋,周身骨节松弛,眼球后连于脑的脉络气血断绝。见到目系绝的现象,约一天半就要死亡。死的时候,面色青白,那就立即死亡了。阳明经脉血气将绝的时候,病人口眼抽动,易于惊惕,胡言乱语,面色发黄,手足阳明经脉循行的部位上脉躁动而盛,血气不行,就死亡了。少阴经脉血气将绝的时候,病人面色黑,齿龈萎缩而牙齿变长,并且污垢不泽,腹中胀满,气机滞塞,上下不通,就死亡了。厥阴经脉血气将绝的时候,病人内热,喉咙作干,尿频,心中烦乱,甚至舌卷曲,阴囊与睾丸上缩,就要死亡了。太阴经脉血气将绝的时候,病人腹胀,大便不通,呼吸不利,嗳气,常常呕吐,呕时气就上逆,气上逆就面部发赤,如气不上逆,就上下不通而面色发黑,皮毛憔悴而死亡了。

按语

针刺治病,首先要掌握脏腑经脉及其气血阴阳等的变化规律,而要了解其变化情况,必须通过对病人的仔细诊察。在诊察方法中,以诊查人迎、寸口的脉象为主。因为人迎主阳,寸口主阴,两相对比,可以辨别何虚何实,从而确定当补当泻的治疗原则,并可推断其预后的良恶。同时还要结合局部的诊察,例如足大趾三动脉分厥阴、少阴、阳明;手臂伸而不能屈的为骨病,屈而不能伸的为筋病;痛多属阴,痒多属阳等。

在发病部位与取治部位的关系方面,既有原则性,又有一定的灵活性。例如刺诸痛的病证,腰以上取手太阴、阳明为主,腰以下取足太阴、阳明为主,这就近取治,得气快,收效亦易,不仅贯穿了在上者取手经,在下者取足经的原则,同时又体现了太阴主"内"之"开",阳明主"外"之"阖",手足太阴阳明四经为表里层次上的关键所在。还有"病在上者下取之;病在下者高取之;病在头者取之足；病在腰者取之腘”等远道取治的方法，又充分发挥了经脉贯彻上下的作用。

在发病先后与治疗先后的关系方面，都是根据“治病必求其本”的原则而取治的。例如“病生于头者头重……先刺其病所以生者也”，以及“病先起阴者，先治其阴，后治其阳……”。但当阴阳虚实诸疾并见的时候，又当注意先补其虚后泻其实，使正气盛而使邪外达。

总之，在针治的过程中，医者必须仔细诊察，思想高度集中，精神贯注于病人，每治一病与每刺一针，都以“得气”、“行气”为获效的前提。因此临证时又必须候病人气定而后施针，如犯“刺禁”，不但无功，反会贻害。对于各经脉气血将绝之证，是病已危殆，不应轻易下针，必须采取紧急抢救措施。

本 篇 要 点

一、针刺疗法，必须首先掌握脏腑经络气血阴阳的生理变化规律，然后根据脉象与症状等情况，制定虚补实泻的治法。

二、针刺要求针下得气，以达到气血阴阳的调和为目的。

三、指出循经近刺和远道刺法的原则，并说明针刺的深浅与先后，要根据病人体质、时令气候、发病先后、针刺部位等具体情况来灵活运用。

四、说明针刺十二禁。

五、叙述了各经气血将绝时所现的症状。

经 脉 第 十

题解

本篇详细叙述了十二经脉的起止点、循行部位、发病证候及治疗原则，并分别说明十五络脉的循行和病候，五阴经气绝所出现的特征和预后。因篇中重点是论述十二经脉，篇首即着重指出经脉在决死生、处百病、调虚实等方面的重要作用，所以篇名称为"经脉"。

雷公问于黄帝曰：禁服①之言，凡刺之理，经脉为始，营其所行，知其度量，内次五藏，外别六府。愿尽闻其道。黄帝曰：人始生，先成精，精成而脑髓生，骨为干，脉为营，筋为刚，肉为墙，皮肤坚而毛发长，谷入于胃，脉道以通，血气乃行。雷公曰：愿卒闻经脉之始生。黄帝曰：经脉者，所以决死生，处百病，调虚实，不可不通。

注释

① 服：原作"脉"，据《图经》卷一及张注本改。按凡刺之理等语，见于本书《禁服》篇。

语译

雷公问黄帝道：《禁服》篇上说，针刺治病的原理，首先应当懂得经脉系统,因为它是全身气血运行的通道,它循行的路线和长短都有一定的标准,在内依次与五脏相联,在外分别与六腑相通。希望听你详尽地讲讲其中的道理。黄帝说:人在孕育之初,是先由男女会合而成精,然后由精发育而生脑髓,此后逐渐形成人体,以骨为支柱,以经脉作为营运气血的通道,以坚劲的筋来约束骨胳,肌肉象墙一样卫护机体,到皮肤坚韧、毛发生长,人形即成,出生以后,水谷入胃,化生精微,脉道内外贯通,血气即可在脉中运行不止。雷公说:我希望能够全部了解经脉的起始循行情况。黄帝说:经脉理论可用以决断疾病的预后,处治许多疾病,调节虚实。医者必须通晓。

肺手太阴之脉,起于中焦①,下络②大肠,还③循④胃口⑤,上膈属⑥肺,从肺系⑦横出腋下,下循臑⑧内,行少阴心主之前,下肘中,循臂内上骨下廉⑨,入寸口,上鱼⑩,循鱼际⑪,出大指之端;其支者,从腕后直出次指内廉,出其端。

是动⑫则病肺胀满,膨膨而喘咳,缺盆中痛,甚则交两手而瞀⑬,此为臂厥⑭。是主肺所生病⑮者,咳,上气喘渴⑯,烦心胸满,臑臂内前廉痛厥,掌中热。气盛有余,则肩背痛,风寒,汗出中风,小便数而欠⑰。气虚则肩背痛寒,少气不足以息,溺色变。为此诸病,盛则泻之,虚则补之,热则疾之,寒则留之,陷下则灸之,不盛不虚,以经取之。盛者,寸口大三倍于人迎;虚者,则寸口反小于人迎也。

注释

① 中焦:指中脘部位。

② 络：联络的意思。凡萦绕于与本经相表里的脏腑均称络。

③ 还：指经脉循行去而复回。

④ 循：沿着。

⑤ 胃口：指胃上口贲门与下口幽门。

⑥ 属：隶属的意思。凡经脉连其本经的脏腑均称属。

⑦ 肺系：指与肺连接的气管、喉咙等组织。

⑧ 臑（nào 闹）：即上臂。

⑨ 廉：边缘的意思。

⑩ 鱼：手大指本节后掌侧肌肉隆起处。

⑪ 鱼际："鱼"的边缘为鱼际。

⑫ 是动：动，变动。由外因影响经脉而发生的疾病，称为是动病。张志聪："夫是动者，病因于外。"

⑬ 瞀（mào 茂）：视物模糊不清，精神昏乱。

⑭ 臂厥：病名。臂部经气厥逆，两手交叉于胸部而视物不清。

⑮ 所生病：指与本经相连属的脏腑并影响经脉所发生的疾病。

⑯ 渴：《甲乙经》、《脉经》均作"喝"。张介宾："渴当作喝，声粗急也。"

⑰ 小便数而欠：指小便频数而量少。

语译

　　肺的经脉名手太阴经，起始于中脘部，向下联络大肠，回绕沿着胃下口到胃上口，上贯膈膜，连属肺脏，再从气管、喉咙横走腋下，沿上臂内侧下行，走在手少阴经和手厥阴经的前面，直下至肘内，然后顺着前臂内侧，经掌后高骨下缘，入寸口动脉处，行至鱼，沿手鱼边缘，出拇指尖端；它的支脉，从手腕后直走食（示）指内侧尖端，与手阳明大肠经相接。

　　由于外邪侵犯本经而发生的病证，为肺部膨膨胀满，咳嗽气喘，缺盆部疼痛，严重的可见两手交叉按于胸部视物模糊不清，这是臂厥病。本经所主的肺脏发生病变，可见咳嗽，呼吸迫促，喘声粗急，心中烦乱，胸部满闷，臑臂部内侧前缘疼痛厥冷，或掌心发热。本经气盛有余,可发生肩背疼痛,畏风寒,汗出等中风症,小便次数多而量少。本经气虚,可发生肩背疼痛,气短,小便颜色变得不正常。以上这些病证,属实的就用泻法,属虚的就用补法,属热的就用速刺法,属寒的就用留针法,脉虚陷的就用灸法,不实不虚的从本经取治。本经气盛,寸口脉比人迎脉大三倍;气虚,寸口脉反小于人迎脉。

大肠手阳明之脉,起于大指次指①之端,循指上廉,出合谷两骨之间②,上入两筋之中③,循臂上廉,入肘外廉,上臑外前廉,上肩,出髃骨④之前廉,上出于柱骨之会上⑤,下入缺盆⑥络肺,下膈属大肠;其支者,从缺盆上颈贯颊,入下齿中,还出挟口,交人中,左之右,右之左,上挟鼻孔。

是动则病齿痛颈肿。是主津液所生病者,目黄,口干,鼽衄⑦,喉痹,肩前臑痛,大指次指痛不用。气有余则当脉所过者热肿,虚则寒栗不复⑧。为此诸病,盛则泻之,虚则补之,热则疾之,寒则留之,陷下则灸之,不盛不虚,以经取之。盛者人迎大三倍于寸口,虚者人迎反小于寸口也。

注释

① 大指次指:指次指(示指)的大指一侧。

② 两骨之间:即第一、第二掌骨之间,俗名虎口,又名合谷。

③ 两筋之中:指手腕背侧,拇长伸肌腱与拇短伸肌腱两筋间陷中,有穴名叫阳溪。

④ 髃骨:为肩胛骨与锁骨相连接的地方,即肩髃穴处。

⑤ 柱骨之会上:肩胛骨上,颈骨隆起处,即大椎穴处。因诸阳脉会于大椎,故称会上。

⑥ 缺盆:即锁骨窝。

⑦ 鼽衄：鼽(qiú 求)，鼻流清涕。衄，鼻出血。

⑧ 寒栗不复：寒栗，发寒战抖。不复，不易回复温暖的意思。

语译

大肠的经脉名手阳明经，起始于食(示)指尖端，沿食(示)指的上缘，通过拇指、食(示)指歧骨间的合谷穴，上入腕上两筋凹陷处，沿前臂上方至肘外侧，再沿上臂外侧前缘，上肩，出肩峰前缘，上出于大椎穴上，再向前入缺盆，联络肺，下膈，连属大肠；它的支脉，从缺盆上走颈部，通过颊部，入下齿龈，回转绕至上唇，左右两脉交会于人中，左脉向右，右脉向左，上行挟于鼻孔两侧，与足阳明胃经相接。

由于外邪侵犯本经而发生的病证，为牙齿疼痛，颈部肿大。本腑所主的津液发生病变，可出现眼睛发黄，口中发干，鼻流清涕或出血，喉中肿痛，肩前及上臂作痛，食(示)指疼痛不能运动。气有余的实证，为在本经脉循行所过的部位上发热而肿；气不足的虚证，为恶寒战栗，且难以回复温暖。这些病证，属实的就用泻法，属虚的就用补法，属热的就用速刺法，属寒的就用留针法，脉虚陷的就用灸法，不实不虚的从本经取治。本经气盛，人迎脉比寸口脉大三倍；气虚，人迎脉反小于寸口脉。

胃足阳明之脉，起于鼻之交頞①中，旁纳②太阳之脉，下循鼻外，入上齿中，还出挟口环唇，下交承浆，却③循颐④后下廉，出大迎，循颊车，上耳前，过客主人，循发际，至额颅⑤；其支者，从大迎前下人迎，循喉咙，入缺盆，下膈，属胃络脾；其直者，从缺盆下乳内廉，下挟脐，入气街⑥中；其支者，起于胃口，下循腹里，下至气街中而合，以下髀关，抵伏兔，下膝膑⑦中，下循胫外廉，下足跗⑧，入中指内间；其支者，下廉三寸而别，下入中指外间；其支者,别跗上,入大指间,出其端。

是动则病洒洒⑨振寒,善呻,数欠,颜黑,病至则恶人与火,闻木声则惕然而惊,心欲动,独闭户塞牖⑩而处,甚则欲上高而歌,弃衣而走,贲响腹胀,是为骭厥⑪。是主血所生病者,狂疟⑫,温淫汗出,鼽衄,口㖞⑬,唇胗,颈肿,喉痹,大腹水肿,膝膑肿痛,循膺、乳、气街、股、伏兔、骭外廉、足跗上皆痛,中指不用。气盛则身以前皆热,其有余于胃,则消谷善饥,溺色黄。气不足则身以前皆寒栗,胃中寒则胀满。为此诸病,盛则泻之,虚则补之,热则疾之,寒则留之,陷下则灸之,不盛不虚,以经取之。盛者人迎大三倍于寸口,虚者人迎反小于寸口也。

注释

① 頞(è 遏):鼻梁。

② 纳:《甲乙经》作"约",缠束的意思。

③ 却:退转的意思。

④ 颐:在口角的外下方,腮的前下方部位。

⑤ 额颅:即前额骨部,在发下眉上处。

⑥ 气街:在少腹下方,毛际两旁。又叫气冲。

⑦ 膝膑:膝盖骨。

⑧ 足跗:足背部。

⑨ 洒洒(xiǎn 显):同"洗浙",寒栗的样子。

⑩ 牖(yǒu 有):窗户。

⑪ 骭厥:骭(gān 干阴),胫骨。肠鸣、腹胀,前人认为是由足胫部之气上逆所致,故称骭厥。

⑫ 疟:《甲乙经》作"瘈"。

⑬ 㖞:莫枚士《研经言》谓"当为'呙',即'痭'之省,谓口生病疮,与唇胗同为疡症。"

语译

胃的经脉名足阳明经,起于鼻旁,由此上行,左右相交于鼻梁凹陷处,缠束旁侧的足太阳经脉,至目下睛明穴,由此下行,沿鼻外侧,入上齿龈,复出环绕口唇,相交于任脉的承浆穴,退转沿腮下后方出大迎穴,沿耳下颊车上行至耳前,过足少阳经的客主人穴,沿发际至额颅部;它的支脉,从大迎前下走人迎穴,沿喉咙入缺盆,下膈膜,连属胃腑,联络与本经相表里的脾脏;其直行的经脉,从缺盆下走乳内侧,再向下挟脐,入毛际两旁的气冲部;另一支脉,从胃下口走腹内,下至气冲部与前直行的经脉会合,再由此下行,经大腿前方至髀关,直抵伏兔穴,下入膝盖中,沿胫骨前外侧至足背,入中趾内侧;又一支脉,从膝下三寸处分出,下行到足中趾的外侧;又一支脉,从足背斜出足厥阴的外侧,走入足大趾,直出大趾尖端,与足太阴脾经相接。

由于外邪侵犯本经而发生的病证,有发寒战抖,好呻吟,频频打呵欠,额部暗黑,病发时厌恶见人和火光,听到击木的声响就会惊骇,心跳不安,喜欢关闭门窗独居室内等症状,甚则会登高唱歌,脱掉衣服乱跑,且有肠鸣腹胀,这叫“骭厥”。由本腑所主的血发生病变,会出现因高热以致发狂抽搐,温病,汗自出,鼻流清涕或衄血,口唇生疱疹,颈肿,喉肿闭塞,因水停而腹肿大,膝盖部肿痛,沿胸侧、乳部、伏兔、足胫外缘、足背上均痛,足中趾不能屈伸。本经气盛,胸腹部都发热,胃热盛则消谷而易于饥饿,小便色黄;本经气不足则胸腹部感觉发冷,如胃中有寒,可发生胀满。这些病证,属实的就用泻法,属虚的就用补法,属热的就用速刺法,属寒的就用留针法,脉虚陷的就用灸法,不实不虚的从本经取治。本经气盛,人迎脉比寸口脉大三倍;气虚,人迎脉反小于寸口脉。

脾足太阴之脉,起于大指之端,循指内侧白肉际①,

过核骨②后,上内踝前廉,上踹③内,循胫骨后,交出厥阴之前,上膝股内前廉,入腹属脾络胃,上膈,挟咽,连舌本④,散舌下;其支者,复从胃别上膈,注心中。

是动则病舌本强,食则呕,胃脘痛,腹胀,善噫,得后与气⑤则快然如衰,身体皆重。是主脾所生病者,舌本痛,体不能动摇,食不下,烦心,心下急痛,溏,瘕泄⑥,水闭,黄疸,不能卧,强立股膝内肿厥,足大指不用。为此诸病,盛则泻之,虚则补之,热则疾之,寒则留之,陷下则灸之,不盛不虚,以经取之。盛者寸口大三倍于人迎,虚者寸口反小于人迎也。

注释

① 白肉际:又称"赤白肉际",是手足两侧阴阳面的分界处。阳面赤色,阴面白色。

② 核骨:足大趾本节后内侧凸出的圆骨,形如果核,故名。

③ 踹:《甲乙经》、《黄帝内经太素》均作"腨"。腨(chuài 揣),《说文》:"腨,腓肠也",俗称小腿肚。

④ 舌本:舌根。

⑤ 得后与气:后,大便。气,矢气,俗称放屁。

⑥ 溏,瘕泄:溏,指大便稀薄。瘕泄,指痢疾而言。

语译

脾的经脉名足太阴经,起于足大趾尖端,沿大趾内侧赤白肉分界处,经过大趾本节后的核骨,上行至足内踝的前方,再上行入小腿肚内,沿胫骨后方,交出足厥阴之前,再向上行,经过膝、大腿内侧的前缘,入腹内,属脾络胃,再上穿过横膈膜,挟行咽喉,连舌根,散于舌下;它的支脉,从胃腑分出,上膈膜,注于心中,与手少阴经相接。

由于外邪侵犯本经而发生的病证，为舌根运动不柔和，食后就呕吐，胃脘部疼痛，腹胀，多嗳气，如果解了大便或转矢气后，就觉得轻松如病减去一样，全身感觉沉重。本经所主的脾发生病变，会出现舌根疼痛，身体不能动摇，饮食不下，心烦，心下掣引作痛，大便稀薄或下痢，或小便不通，黄疸，不能安卧，勉强站立时，则大腿、膝内侧肿痛厥冷，足大趾不能活动。这些病证，属实的就用泻法，属虚的就用补法，属热的就用速刺法，属寒的就用留针法，脉虚陷的就用灸法，不实不虚的从本经取治。本经气盛，寸口脉比人迎脉大三倍；气虚，寸口脉反小于人迎脉。

心手少阴之脉，起于心中，出属心系①，下膈络小肠；其支者，从心系上挟咽，系目系②；其直者，复从心系却上肺，下出腋下，下循臑内后廉，行太阴、心主之后，下肘内，循臂内后廉，抵掌后锐骨③之端，入掌内后廉，循小指之内出其端。

是动则病嗌干心痛，渴而欲饮，是为臂厥。是主心所生病者，目黄，胁痛，臑臂内后廉痛厥，掌中热痛。为此诸病，盛则泻之，虚则补之，热则疾之，寒则留之，陷下则灸之，不盛不虚，以经取之。盛者寸口大再倍于人迎，虚者寸口反小于人迎也。

注释

① 心系：指心脏与其他脏器相联系的脉络。张介宾："心当五椎之下，其系有五，上系连肺，肺下系心，心下三条连脾肝肾，故心通五脏之气而为之主也。"

② 目系：眼球内连于脑的脉络。

③ 锐骨：指掌后小指侧的高骨。

语译

心的经脉名手少阴经,起于心中,再从心中出而联属于心系,下过膈膜,联络小肠;它的支脉,从心与他脏相联系的脉络上挟咽喉,而与眼球内连于脑的脉络相联系;直行的脉,又从心与他脏相联系的脉络上行至肺向下,横出腋下,沿上臂内侧的后缘,行手太阴经和手厥阴经的后面,下行肘内,沿臂内侧后缘达掌后小指侧高骨端,入手掌内后缘,沿小指内侧至尖端,与手太阳经相接。

由于外邪侵犯本经所发生的病证,为咽喉干燥,心痛,渴欲饮水,这是臂间经气厥逆的现象。本经所主的心发生病变,会出现眼睛发黄,胁肋胀满疼痛,上臂臑和小臂内侧后缘疼痛、厥冷,或掌心热痛。这些病证,属实的就用泻法,属虚的就用补法,属热的就用速刺法,属寒的就用留针法,脉虚陷的就用灸法,不实不虚的从本经取治。本经气盛,寸口脉比人迎脉大两倍;气虚,寸口脉反小于人迎脉。

小肠手太阳之脉,起于小指之端,循手外侧上腕,出踝①中,直上循臂骨下廉,出肘内侧两筋之间,上循臑外后廉,出肩解②,绕肩胛,交肩上,入缺盆,络心,循咽,下膈,抵胃,属小肠;其支者,从缺盆循颈上颊,至目锐眦③,却入耳中;其支者,别颊上䪼④,抵鼻,至目内眦⑤,斜络于颧。

是动则病嗌痛颔肿,不可以顾,肩似拔,臑似折。是主液所生病者,耳聋,目黄,颊肿,颈颔肩臑肘臂外后廉痛。为此诸病,盛则泻之,虚则补之,热则疾之,寒则留之,陷下则灸之,不盛不虚,以经取之。盛者人迎大再倍于寸口,虚者人迎反小于寸口也。

注释

① 踝：此处指手腕后方小指侧的高骨。

② 肩解：即肩后骨缝。

③ 目锐眦：眼外角。

④ 頗(zhuō 桌)：眼眶的下方,包括颧骨内连及上牙床的部位。

⑤ 目内眦：眼内角。

语译

　　小肠的经脉名手太阳经,起于小指外侧的尖端,沿手外侧上至腕,过腕后小指侧高骨,直向上沿前臂骨的下缘,出肘后内侧两筋中间,再向上沿上臂外侧后缘,出肩后骨缝,绕行肩胛,相交于两肩之上,入缺盆,联络心,沿咽、食道下穿膈膜至胃,再向下连属于小肠;它的支脉,从缺盆沿颈上颊,至眼外角,转入耳内;又一支脉,从颊部别出走入眼眶下而达鼻部,再至眼内角,斜行络于颧骨部,与足太阳经相接。

　　由于外邪侵犯本经而发生的病证,为咽喉疼痛,颌部肿,头项难以转侧回顾,肩痛如拔,臑痛如折。本经所主的液发生的病变,会出现耳聋,眼睛发黄,颊肿,颈、颌、肩、臑、肘、臂后缘疼痛。这些病证,属实的就用泻法,属虚的就用补法,属热的就用速刺法,属寒的就用留针法,脉虚陷的就用灸法,不实不虚的从本经取治。本经气盛,人迎脉比寸口脉大两倍;气虚,人迎脉反小于寸口脉。

　　膀胱足太阳之脉,起于目内眦,上额交巅①;其支者,从巅至耳上角②;其直者,从巅入络脑,还出别下项,循肩髆③内,挟脊抵腰中,入循膂④,络肾属膀胱;其支者,从腰中下挟脊、贯臀、入腘中;其支者,从髆内左右,别下贯胛,挟脊内,过髀枢⑤,循髀外从后廉下合腘中,以下贯踹内,出外踝之后,循京骨⑥,至小指外侧。

是动则病冲头痛,目似脱,项如拔,脊痛,腰似折,髀不可以曲,腘如结,踹如裂,是为踝厥。是主筋所生病者,痔,疟,狂,癫疾,头囟项痛,目黄,泪出,鼽衄,项背腰尻⑦腘踹脚皆痛,小指不用。为此诸病,盛则泻之,虚则补之,热则疾之,寒则留之,陷下则灸之,不盛不虚,以经取之。盛者人迎大再倍于寸口,虚者人迎反小于寸口也。

注释

① 巅:指头顶正中最高点,当百会穴处。

② 耳上角:即耳壳的上部。

③ 肩髆:即肩胛骨。滑寿:"肩后之下为肩髆。"

④ 膂:挟脊两旁的肌肉。

⑤ 髀(bì婢)枢:指股骨上端的关节,即环跳穴处。为髀骨所嵌入的地方,有转枢作用,故称髀枢。

⑥ 京骨:足外侧小趾本节后突出的半圆骨。又穴名。

⑦ 尻:骶尾骨部的通称。

语译

膀胱的经脉名足太阳经,起于眼内角,上行额部,交会于头顶;它的支脉,从头顶到耳上角;直行的脉则从头顶入内络脑,复出下行项部,沿着肩胛骨内侧挟行于脊柱两旁,到达腰部,沿着脊旁肌肉深层行走,联络与本经相表里的肾脏,连属膀胱;又一支脉,从腰部挟脊下行,通过臀部,直入腘窝中;还有一支脉,从左右肩胛骨内分而下行,贯穿肩胛,挟行于脊内,过髀枢,沿着大腿外后侧向下行,与前一支脉会合于腘窝中,由此再向下,经过小腿肚,外出踝骨的后方,沿小趾本节后的圆骨至小趾外侧尖端,与足少阴经相接。

由于外邪侵犯本经发生的病证,为气上冲而头痛,眼球疼痛像脱出似的,项部疼痛似拔,脊背疼痛,腰痛似折,大腿不能屈伸,腘窝部似扎缚,小腿肚疼痛如裂,这叫做踝厥病。本经所主的筋发生病变,会出现痔疮、疟疾、狂病、癫病,囟门部及项部疼痛,眼睛发黄,流泪,鼻流清涕或出血,项、背、腰、尻、腘、腨及脚部都疼痛,足小趾不能活动。这些病证,属实的就用泻法,属虚的就用补法,属热的就用速刺法,属寒的就用留针法,脉虚陷的就用灸法,不实不虚的从本经取治。本经气盛,人迎脉比寸口脉大两倍;气虚,人迎反小于寸口脉。

肾足少阴之脉,起于小指之下,邪①走足心,出于然谷之下,循内踝之后,别入跟中,以上踹内,出腘内廉,上股内后廉,贯脊属肾络膀胱;其直者,从肾上贯肝膈,入肺中,循喉咙,挟舌本;其支者,从肺出络心,注胸中。

是动则病饥不欲食,面如漆柴②,咳唾则有血,喝喝而喘,坐而欲起,目𥆦𥆦③如无所见,心如悬若饥状;气不足则善恐,心惕惕如人将捕之,是为骨厥。是主肾所生病者,口热舌干,咽肿,上气,嗌干及痛,烦心,心痛,黄疸,肠澼,脊股内后廉痛,痿厥嗜卧,足下热而痛。为此诸病,盛则泻之,虚则补之,热则疾之,寒则留之,陷下则灸之,不盛不虚,以经取之。灸则强食生肉,缓带披发,大杖重履而步。盛者寸口大再倍于人迎,虚者寸口反小于人迎也。

注释

① 邪:此处与"斜"同。

② 面如漆柴:漆,黑色。柴,木柴。漆柴,霉烂的黑色木材。面如漆柴,是形容病人面色黑而无光泽。

③ 䀮䀮(huāng 荒)：视物不清。《玉篇·目部》："䀮,目不明。"

语译

肾的经脉名足少阴经,起于足小趾下,斜走足心,出内踝前大骨的然谷穴下,沿内踝骨的后面转入足跟,由此上行经小腿肚内侧,出腘窝内侧,再沿大腿内侧后缘,贯穿脊柱,联属肾脏,联络与本脏相表里的膀胱;直行的经脉,从肾上行至肝,通过膈膜入肺,沿着喉咙而挟于舌根;它的支脉,从肺出联络心,注于胸中,与手厥阴经相接。

由于外邪侵犯本经而发生的病证,是虽觉饥饿而不想进食,面色黑而无华,咳吐带血,喘息有声,如坐时突然站起来,两目视物模糊不清,心慌如悬像饥饿的样子;气虚就容易发生恐惧,心中惊悸好像有人追捕他一样,这叫做骨厥。本经脉所主的肾脏发生病变,会出现口热,舌干,咽部肿,气上逆,喉咙发干而痛,心内烦扰且痛,黄疸,痢疾,脊背、大腿内侧后缘疼痛,足部痿软而厥冷,好睡,或足心发热而痛。这些病证,属实的就用泻法,属虚的就用补法,属热的就用速刺法,属寒的就用留针法,脉虚陷的就用灸法,不实不虚的从本经取治。使用灸治以后,应多吃肉类加强营养,还要宽松腰带,散披头发,手拄结实的拐杖,足穿重履散步,使气血通畅。本经气盛,寸口脉比人迎脉大两倍;气虚,寸口脉反小于人迎脉。

心主手厥阴心包络之脉,起于胸中,出属心包络,下膈,历络三焦①;其支者,循胸出胁,下腋三寸,上抵腋,下循臑内,行太阴少阴之间,入肘中,下臂行两筋之间,入掌中,循中指出其端;其支者,别掌中,循小指次指②出其端。

是动则病手心热,臂肘挛急,腋肿,甚则胸胁支满,心中憺憺大动,面赤目黄,喜笑不休。是主脉所生病者,烦心,心痛,掌中热。为此诸病,盛则泻之,虚则补之,热则疾之,寒则留之,陷下则灸之,不盛不虚,以经取之。盛者寸口大一倍于人迎,虚者寸口反小于人迎也。

注释

① 历络三焦:这里是指自胸至腹挨次联络上中下三部。

② 小指次指:从小指数起的第二指,即无名(环)指。

语译

心主胞络的经脉名手厥阴经,起于胸中,出属心包络,下膈膜,依次联络胸腹的上中下三部;它的支脉,从胸出胁,当腋缝下三寸处上行至腋窝,向下再循上臂内侧手太阴经和手少阴经中间入肘中,向下沿着前臂两筋之间入掌中,经中指直达尖端;又一支脉,从掌内沿无名指直达尖端,与手少阳经相接

由于外邪侵犯本经而发生的病证,为手心发热,臂肘部拘挛,腋部肿,甚至胸胁胀满,心悸不宁,面赤,眼黄,喜笑不止。本经所主的脉发生病变,会出现心烦,心痛,掌心发热。这些病证,属实的就用泻法,属虚的就用补法,属热的就用速刺法,属寒的就用留针法,脉虚陷的就用灸法,不实不虚的从本经取治。本经气盛,寸口脉比人迎脉大一倍;气虚,寸口脉反小于人迎脉。

三焦手少阳之脉,起于小指次指之端,上出两指之间,循手表腕①,出臂外两骨之间,上贯肘,循臑外上肩,而交出足少阳之后,入缺盆,布膻中,散落②心包,下膈,循③属三焦;其支者,从膻中上出缺盆,上项,系④耳后直上,出耳上角,以屈下颊至䪼;其支者,从耳后至耳中,出

走耳前,过客主人前,交颊,至目锐眦。

是动则病耳聋浑浑焞焞⑤,嗌肿喉痹。是主气所生病者,汗出,目锐眦痛,颊痛,耳后肩臑肘臂外皆痛,小指次指不用。为此诸病,盛则泻之,虚则补之,热则疾之,寒则留之,陷下则灸之,不盛不虚,以经取之。盛者人迎大一倍于寸口,虚者人迎反小于寸口也。

注释

① 手表腕:指手与腕的背面。

② 落:《甲乙经》、《黄帝内经太素》均作"络"。

③ 循:《脉经》、《黄帝内经太素》均作"徧"。徧,"遍"的异体字。

④ 系:《脉经》、《甲乙经》均作"侠"。

⑤ 浑浑焞焞:形容听觉模糊不清,耳内出现轰鸣的响声。

语译

三焦的经脉名手少阳经,起于无名(环)指尖端,上行出小指与无名(环)指中间,沿手与腕的背面,出前臂外侧两骨中间,向上穿过肘,沿上臂外侧上肩,交出足少阳经的后面,入缺盆,布于两乳之间的膻中,与心包联络,下膈膜,依次联属于上、中、下三焦;它的支脉,从胸部的膻中上行,出缺盆,上走项,挟耳后,直上出耳上角,由此环曲下行,绕颊部至眼眶下;又一支脉,从耳后进入耳中,复出耳前,过足少阳经客主人穴的前方,与前一条支脉交会于颊部,向上行至眼外角,与足少阳经相接。

由于外邪侵犯本经而发生的病证,为耳聋轰轰作响,喉咙肿,喉痹。本经所主的气发生病变,出现自汗出,外眼角痛,颊痛,耳后、肩、臑、肘、臂外侧都疼痛,无名(环)指不能运动。这些病证,属实的就用泻法,属虚的就用补法,属热的就用速刺法,属寒的就用留针法,脉虚陷的就用灸法,不实不虚的从本经取治。本经气盛,人迎脉比寸口脉大一倍;气虚,人迎脉反小于寸口脉。

　　胆足少阳之脉,起于目锐眦,上抵头角,下耳后,循颈行手少阳之前,至肩上,却交出手少阳之后,入缺盆;其支者,从耳后入耳中,出走耳前,至目锐眦后;其支者,别锐眦,下大迎,合于手少阳,抵于𬱟,下加颊车,下颈合缺盆,以下胸中,贯膈,络肝属胆,循胁里,出气街,绕毛际①,横入髀厌②中;其直者,从缺盆下腋,循胸过季胁,下合髀厌中,以下循髀阳③,出膝外廉,下外辅骨之前,直下抵绝骨④之端,下出外踝之前,循足跗上,入小指次指之间;其支者,别跗上,入大指之间,循大指歧骨内出其端,还贯爪甲,出三毛⑤。

　　是动则病口苦,善太息,心胁痛不能转侧,甚则面微有尘⑥,体无膏泽,足外反热,是为阳厥⑦。是主骨所生病者,头痛,颔痛,目锐眦痛,缺盆中肿痛,腋下肿,马刀侠瘿⑧,汗出振寒,疟,胸胁肋髀膝外至胫绝骨外髁⑨前及诸节皆痛,小指次指不用。为此诸病,盛则泻之,虚则补之,热则疾之,寒则留之,陷下则灸之,不盛不虚,以经取之。盛者人迎大一倍于寸口,虚者人迎反小于寸口也。

注释

① 毛际:耻骨部生阴毛之处。滑寿:"曲骨之分为毛际。"
② 髀厌:就是髀枢,即环跳部。
③ 髀阳:髀,大腿部。阳,指外侧。髀阳,就是大腿的外侧。
④ 绝骨:在外踝直上三寸许腓骨的凹陷处。腓骨至此似乎绝断,故称绝骨。
⑤ 三毛:足大趾爪甲后生毛处。

⑥ 面微有尘：形容面色灰暗，像有尘土一样。

⑦ 阳厥：此指足少阳之气厥逆为病。

⑧ 马刀侠瘿：系指瘰疬。生于腋下的叫马刀；生于颈部的叫侠瘿。

⑨ "髃"：《古今医统》作"踝"。

语译

胆的经脉名足少阳经，起于眼外角，上行至额角，折向下转至耳后，沿颈走手少阳经前面至肩上，又交叉到手少阳经的后面，入于缺盆；它的支脉，从耳后入耳内，复出走耳前至眼外角后方；又一支脉，从眼外角，下走大迎，会合手少阳经，达眼眶下方，再下走颊车至颈，与本经前入缺盆之脉相合，然后下行至胸中，通过膈膜，与本经互为表里的肝脏相联络，连属于胆腑，再沿胁内下行，经气街，绕阴毛处，横入环跳部；直行的脉，从缺盆下腋，沿胸部过季胁，与前一支脉会合于环跳部，由此沿着大腿的外侧下行出膝外缘，向下入外辅骨之前，再直下至外踝上方三寸处的骨凹陷处，出外踝前，沿足背出足小趾与第四趾尖端；又一支脉，由足背走向足大趾，沿足大趾与次趾的骨缝，至大趾尖端，又返回穿入爪甲后的毫毛处，与足厥阴经相接。

由于外邪侵犯本经所发生的病证，为口苦，时常叹气，胸胁部作痛，不能转动翻身，病重的面色灰暗无光泽，全身皮肤枯槁，足外侧发热，这叫做阳厥。本经所主的骨发生病变，会出现头痛，下颌及外眼角痛，缺盆部肿痛，腋下肿，腋下或颈旁生瘰疬，自汗出而发冷，疟疾，胸、胁、肋、大腿、膝外侧直至胫骨、绝骨、外踝前以及诸关节皆痛，足第四趾不能运动。这些病证，属实的就用泻法，属虚的就用补法，属热的就用速刺法，属寒的就用留针法，脉虚陷的就用灸法，不实不虚的从本经取治。本经气盛，人迎脉比寸口脉大一倍；气虚，人迎脉反小于寸口脉。

肝足厥阴之脉，起于大指丛毛①之际，上循足跗上

廉,去内踝一寸,上踝八寸,交出太阴之后,上腘内廉,循
股阴②入毛中,过阴器,抵小腹,挟胃,属肝络胆,上贯膈,
布胁肋,循喉咙之后,上入颃颡③,连目系,上出额,与督
脉会于巅;其支者,从目系下颊里,环唇内;其支者,复从
肝别贯膈,上注肺。

是动则病腰痛不可以俯仰,丈夫癀疝④,妇人少腹
肿,甚则嗌干,面尘脱色。是主肝所生病者,胸满呕逆飧
泄⑤,狐疝⑥,遗溺闭癃。为此诸病,盛则泻之,虚则补之,
热则疾之,寒则留之,陷下则灸之,不盛不虚,以经取之。
盛者寸口大一倍于人迎,虚者寸口反小于人迎也。

注释

① 丛毛:即上节"三毛"。

② 股阴:大腿的内侧。

③ 颃颡(háng sǎng 杭嗓):杨上善:"喉咙上孔名颃颡。"

④ 癀疝:疝气病的一种,症见睾丸肿痛下坠。

⑤ 飧(sūn 孙)泄:腹泻病的一种,症见大便稀薄,完谷不化。

⑥ 狐疝:疝气病的一种,症见阴囊胀痛,时大时小,时上时下。

语译

肝的经脉名足厥阴经,起于足大趾爪甲后丛毛处的边缘,沿
足背上行至内踝前一寸,至踝上八寸,交出于足太阴经的后面,上
走腘内缘,沿大腿内侧入阴毛中,左右交叉,环绕生殖器,向上达
少腹,挟行于胃的两旁,连属肝脏,络于与本经相表里的胆腑,向
上穿过膈膜,散布胁肋,再沿喉咙后面,绕到面部至上颚骨的上
窍,连目系,出额部,与督脉相会于巅顶的百会;它的支脉,从目系
下走颊内,环绕唇内;又一支脉,从肝别出穿过膈膜,注于肺中,与

手太阴经相接。

由于外邪侵犯本经而发生的病证,为腰痛不能俯仰,男子患
㿉疝,妇女患少腹部肿胀,病重的可见咽喉发干,面色灰暗无光
泽。本经所主的肝脏发生病变,会出现胸中满闷,呕吐气逆,腹泻
完谷不化,狐疝,遗尿或小便不通。这些病证,属实的就用泻法,
属虚的就用补法,属热的就用速刺法,属寒的就用留针法,脉虚陷
的就用灸法,不实不虚的从本经取治。本经气盛,寸口脉比人迎
脉大一倍;气虚,寸口脉反小于人迎脉。

按语

以上十二节经文,详述了十二经脉的循行路线、所生病和是
动病的证候。这是经络学说的主要理论,是现代研究经络者不可
或缺的依据,对临床辨证,亦有其重要的指导意义。即以"目黄"
一症来说,小肠手太阳、大肠手阳明、心主手厥阴、膀胱足太阳等
经脉病变中均有之;又如"掌中热"一症,心手少阴、肺手太阴、心
主手厥阴等经脉病变中均有之。由此观之,对"目黄"、"掌中热"
症,在诊治上,必须对全身症状进行综合分析,从整体来看局部
(目黄、掌中热),才能得出准确的判断,作出合理的治疗,从而取
得满意的疗效。其余各经中所述诸症,亦当作如是观。

本篇开首有:"经脉者,所以能决死生,处百病,调虚实,不可
不通"的论说,后世喻嘉言亦有:"不明脏腑经络,开口动手便错"
的说法。揆诸临床实际,询不我欺。此外,各经脉的循行路线、络
属关系等,对许多病证的诊断,亦有其决定性的意义。诸如某部
的疼痛、麻木或不用,以及所联系的脏腑病症等。故对这些内容,
亦当熟记。

手太阴气绝,则皮毛焦。太阴者,行气温于皮毛者
也。故气不荣,则皮毛焦;皮毛焦,则津液去皮节;津液去

皮节者,则爪枯毛折;毛折者,则毛先死。丙笃丁死,火胜金也。

语译

手太阴肺经的脉气竭绝,皮毛就会憔悴枯槁。手太阴肺,能运行精气以温润皮毛。所以肺虚而不能运行精气以发挥营养作用,皮毛就憔悴枯槁;皮毛憔悴枯槁,是由于皮肤关节失去了津液的滋润;皮肤关节失去了津液的滋润,于是爪甲枯槁,毫毛折断脱落;毫毛折断脱落,是肺的精气先衰竭的征象。此种征象,丙日危重,丁日死亡,这是由于火胜金的缘故。

手少阴气绝,则脉不通。少阴者,心脉也;心者,脉之合也①。脉不通,则血不流;血不流,则髦②色不泽。故其面黑如漆柴者,血先死。壬笃癸死,水胜火也。

注释

① 少阴者,心脉也;心者,脉之合也:原脱,据《脉经》、《千金方》补,与前后各条文例一致。

② 髦(máo 毛):《难经·二十四难》无。《说文》:"髦,发也。"《甲乙经》作"发"。

语译

手少阴心经的脉气竭绝,则脉道不通。手少阴经是心脏的经脉;心与血脉相配合。若脉道不通,血流就不畅;血流不畅,面色就失去润泽。故面色暗黑无光泽,是血脉先枯竭的征象。此种征象,壬日危重,癸日死亡,这是由于水胜火的缘故。

足太阴气绝者,则脉不荣肌肉。唇舌者,肌肉之本也。脉不荣,则肌肉软;肌肉软,则舌萎,人中满;人中满,则唇反；唇反者，肉先死。甲笃乙死，木胜土也。

语译

足太阴脾经的脉气竭绝，经脉就不能输布水谷精微以营养肌肉。唇舌，是肌肉之本。经脉不能输布营养，就会使肌肉松软；肌肉松软则舌体萎缩，人中部肿满；人中部肿满，口唇就外翻；口唇外翻，是肌肉先衰萎的征象。此种征象，甲日危重，乙日死亡，这是由于木胜土的缘故。

足少阴气绝，则骨枯。少阴者，冬脉也，伏行而濡骨髓者也。故骨不濡，则肉不能著①也；骨肉不相亲，则肉软却②；肉软却，故齿长而垢，发无泽；发无泽者，骨先死。戊笃己死，土胜水也。

注释

① 著：《甲乙经》此下有"骨"字。

② 却：短缩之意。

语译

足少阴肾经的脉气竭绝，就会使骨枯槁。肾应于冬，其脉伏行在深部而濡养骨髓。若骨髓得不到肾气濡养，肌肉就不能附着于骨；骨肉不能亲合而分离，肌肉就软弱萎缩；肌肉软缩，就显得齿长而多垢，头发也失去光泽；头发不光泽，是骨气先衰败的征象。此种征象，戊日危重，己日死亡，这是由于土胜水的缘故。

足厥阴气绝，则筋绝。厥阴者，肝脉也；肝者，筋之合也；筋者，聚于阴器①，而脉络于舌本也。故脉弗荣，则筋急；筋急，则引舌于卵。故唇青、舌卷、卵缩，则筋先死。

庚笃辛死,金胜木也。

注释

① 阴器:原作"阴气",据《素问·诊要经终论》王注引《灵枢》文改,与《难经》、《脉经》相合。

语译

足厥阴肝经脉气竭绝,筋的功能就衰竭。足厥阴属肝脏的经脉,肝脉外合于筋;经筋会聚在阴器,而脉联络于舌根。如果肝脉不能营运精微以养筋,则筋就拘急;筋急牵引阴囊和舌根。所以出现口唇发青、舌体卷屈、阴囊上缩,是筋先败绝的征象。此种征象,庚日危重,辛日死亡,这是由于金胜木的缘故。

五阴气俱绝,则目系转;转则目运;目运者,为志先死;志先死,则远一日半死矣。六阳气绝,则阴与阳相离;离则腠理发泄,绝汗乃出,大如贯珠,转出不流,即气先死①。故旦占②夕死,夕占旦死。

注释

① 大如贯珠,转出不流,即气先死:原脱,据《难经·二十四难》及《甲乙经》卷二第一上补。

② 占:预测。

语译

五脏阴经的精气都竭绝,就会出现目系转动;目系转动则目眩,视物不清;目眩为神志先丧失;神志既丧,最远不超过一天半就要死亡。六腑阳经的精气败绝,阴气与阳气就两相分离;阴阳分离则腠理开发,精气外泄,可见汗出不止,大如串珠,凝涩不流,这是气绝的表现。所以早晨出现危象,预计晚上可能死亡,夜间出现危象,预计明晨可能死亡。

按语

以上分别叙述五脏经脉气绝以及五阴经和六阳经气绝的证候表现。这些证候,大多出现在急慢性疾病的危重时期,临床见此确为不良预兆,应予以足够的重视。此段所论与《终始》篇之末三阳三阴脉之终的临床表现,其义类似,可以互参。

其中预测之死期,如手太阴气绝的死期为丙笃丁死,火胜金也;手少阴气绝的死期为壬笃癸死,水胜火也;……等,均以五行相克的规律为预测死期的依据。凡此只能理解其精神,而不可拘泥。

经脉十二者,伏行分肉①之间,深而不见;其常见者,足太阴过于外踝之上②,无所隐故也。诸脉之浮而常见者,皆络脉也。六经络手阳明、少阳之大络,起于五指间,上合肘中。饮酒者,卫气先行皮肤,先充络脉,络脉先盛。故卫气已平③,营气乃满,而经脉大盛。脉之卒然动者,皆邪气居之,留于本末;不动则热,不坚则陷且空,不与众同,是以知其何脉之动也。

注释

① 分肉:张介宾:"分肉,言肉中之分理也。"

② 足太阴过于外踝之上:张介宾:"足太阴当作手太阴,经脉深而直行,故手足十二经脉,皆伏行分肉之间,不可得见。其有见者,惟手太阴一经,过于手外踝之上,因其骨露皮浅,故不能隐。下文云:'经脉者,常不可见也,其虚实也,以气口知之',正谓此耳。"张氏之说可从。

③ 平:此处作"盛满"解。张介宾:"平,犹潮平也,即盛满之谓。"

语译

十二经脉均隐伏行于分肉之间,位置较深,从体表不易察见;通常能察见到的,只有手太阴经过手外踝之上气口部分,这是由于该处骨露皮薄无所隐蔽的缘故。其他各脉浮于表浅而能见到的,都是络脉。手六经的络脉以阳明、少阳二经为最大,此络分别起于五指间,向上汇合于肘关节之中。饮酒后,酒随卫气外达皮肤,先充于络脉,使络脉先满盛。所以卫气已经满盛,营气才能满盛以致经脉大盛。任何经脉突然发生异常搏动,都是由于邪气留在脏腑(本)经脉(末)所致;如果邪气在经脉聚而不动,就可郁而化热,脉形坚硬,若脉不坚硬,是由邪气深陷,使经气空虚,与一般人的脉象不同,这样就可以知道那一经脉有了变动的病态。

雷公曰:何以知经脉之与络脉异也? 黄帝曰:经脉者,常不可见也,其虚实也,以气口知之。脉之见者,皆络脉也。

语译

雷公说:怎么知道经脉与络脉不同的呢? 黄帝说:经脉一般是不易看到的,它有了虚实的变化,可从寸口部位诊察得知。脉之显露可见到的,都是络脉。

雷公曰:细子①无以明其然也。黄帝曰:诸络脉皆不能经大节②之间,必行绝道③而出,入复合于皮中,其会皆见于外。故诸刺络脉者,必刺其结上④;甚血者虽无结,急取之以泻其邪而出其血,留之发为痹也。

注释

① 细子：犹言"小子"。古代子弟晚辈对父兄尊长的自称。
② 大节：大骨节。
③ 绝道：指经脉不到的间道(偏僻的小路)。
④ 结上：络脉有血液瘀结之处。

语译

雷公说：我不明了为什么会有这种区别。黄帝说：所有络脉都不能经过大的骨节之间，只在经脉所不到的间道出入联络，再结合到皮肤的浮络，会合后都显现在外面。因此，凡针刺各络脉时，必须刺在络脉有血液瘀结之处；若血聚甚多，虽无瘀结之络，也应急刺络脉，放出恶血，以泻其邪，否则留结体内，会发为痹痛之证。

凡诊络脉：脉色青，则寒且痛；赤则有热。胃中寒，手鱼之络多青矣；胃中有热，鱼际络赤。其暴①黑者，留久痹也；其有赤有黑有青者，寒热气也；其青短者，少气也。凡刺寒热者，皆多血络，必间日而一取之，血尽而止，乃调其虚实；其小而短者少气，甚者泻之则闷，闷甚则仆，不得言，闷则急坐之也。

注释

① 暴：在此是显露的意思。

语译

一般诊察络脉颜色来判断疾病：络脉色青的，是寒邪凝滞而产生疼痛；络脉色红的，有热象。胃中有寒，手鱼部的络脉多见青色；胃中有热，手鱼部边缘的络脉多呈赤色。络脉显露黑色，是邪留日久的痹证；络脉颜色兼有赤、黑、青的，是寒热错杂的病证；络脉青色而部位短小的，是气虚证。针刺治疗时，对于寒热病，应该多刺浅表的血络，必须隔日一刺，把恶血泻尽为止，然后根据病情虚实进行调治；若络脉小而短的，是气虚的表现，对这种病人如用泻法，会引起昏闷烦乱，甚至突然跌倒，不能言语，在昏闷烦乱发生时，应立即扶病人坐起，施行急救。

手太阴之别^①，名曰列缺。起于腕上分间^②，并太阴之经直入掌中，散入于鱼际。其病实则手锐^③掌热；虚则欠㰦，小便遗数。取之去腕一寸半^④。别走阳明也。

注释

① 别：与"络"同义，又称"别络"。马莳："夫不曰络而曰别者，以此穴由本经而别走邻经也。"

② 分间：指近骨的分肉之间。

③ 手锐：指手的锐骨部，也即手掌后小指侧的高骨。

④ 一寸半：原作"半寸"。据《脉经》、《黄帝内经太素》改。

语译

手太阴经的别络，起点处的腧穴名叫列缺。它起于手腕上的分肉之间，与本经经脉并行，直入手掌中，散于鱼际处。本络脉发病，邪实的见腕后高骨及手掌发热；正虚的见张口呵欠，小便不禁或频数。治疗时，取腕后一寸半的列缺穴。本络由此别出，联络手阳明经脉。

手少阴之别，名曰通里。去腕一寸^①，别而上行，循经入于心中，系舌本，属目系。其实则支膈^②；虚则不能言。取之掌后一寸。别走太阳也。

注释

① 一寸：此后原有"半"字。据《黄帝内经太素》删，与下文"取之掌后一寸"合。

② 支膈：胸膈间有支撑不舒的感觉。

语译

手少阴经的别络，起点处的腧穴名叫通里。它起于腕上一寸处，别出上行，循本经入于心中，再上行联系舌根，联属目系。本络脉发病，邪实的见胸膈间有支撑不舒之感；正虚的见不能言语。治疗时，取掌后一寸处的通里穴。本络由此别出，联络手太阳经脉。

手心主之别，名曰内关。去腕二寸，出于两筋之间，别走少阳①。循经以上，系于心包，络心系。实则心痛；虚则为烦心②。取之两筋间也。

注释

① 别走少阳：原脱，据《黄帝内经太素》杨注引《明堂经》文补。

② 烦心：原作"头强"。据《甲乙经》、《脉经》改。

语译

手厥阴心包经的别络，起点处的腧穴名叫内关。它起于腕上二寸处的两筋之间，本络由此别走于手少阳经。并循本经上行，系于心包，联络心系。本络脉发病，邪气实的见心痛；正气虚的见心中烦乱。治疗时，取腕上二寸处两筋间的内关穴。

手太阳之别，名曰支正。上腕五寸，内注少阴；其别者，上走肘，络肩髃。实则节弛肘废；虚则生肬①，小者如指痂疥②。取之所别也。

注释

① 肬：通疣，即赘肉。

② 小者如指痂疥：丹波元简："此谓肬之多生，如指间痂疥之状。"

语译

手太阳经的别络，起点处的腧穴名叫支正。它起于腕上五寸，向内注于手少阴心经；其别出的向上过肘，络于肩髃穴处。本络脉发病，邪实的见骨节弛缓，肘关节萎废不能运动；正虚的就会发生赘肉，小的赘肉数多如指间痂疥一样。治疗时，取本经别出的络穴支正。

手阳明之别，名曰偏历。去腕三寸，别入太阴；其别者，上循臂，乘肩髃，上曲颊偏齿；其别者，入耳合于宗脉①。实则龋聋；虚则齿寒痹隔②。取之所别也。

注释

① 宗脉：指分布在耳、眼等器官的，由很多经脉汇聚而成的主脉或大脉。

② 痹隔：指膈间闭塞不通。

语译

手阳明经的别络，起点处的腧穴名叫偏历。它起于腕上三寸处，别行走入手太阴经；其别而上行的沿臂上肩髃，再上行过颈到曲颊，偏络于齿根；另一别出的络脉，上入耳中，合于该部的主脉。本络脉发病，邪实的见龋齿，耳聋；正虚的见齿冷，膈间闭塞不通。治疗时，取本经别出的络穴偏历。

手少阳之别，名曰外关。去腕二寸，外绕臂，注胸中，合心主。病实则肘挛；虚则不收。取之所别也。

语译

手少阳经的别络,起点处的腧穴名叫外关。它起始于腕上二寸处,向外绕行于臂部,再上行注于胸中与手厥阴心包经相会合。本络脉发病,邪实的见肘关节拘挛;正虚的见肘部弛缓不收。治疗时,取本经别出的络穴外关。

足太阳之别,名曰飞阳。去踝七寸,别走少阴。实则鼽窒①,头背痛;虚则鼽衄。取之所别也。

注释

① 鼽窒:流涕鼻塞不通。

语译

足太阳经的别络,起点处的腧穴名叫飞阳。它起于外踝上七寸处,别行走入足少阴经。本络脉发病,邪实的出现鼻塞不通,头与背部疼痛;正虚的出现流涕鼻塞不通或出血。治疗时,取本经别出的络穴飞阳。

足少阳之别,名曰光明。去踝五寸,别走厥阴,下络足跗。实则厥;虚则痿躄①,坐不能起。取之所别也。

注释

① 痿躄:下肢痿软不能行走的一种疾病。

语译

足少阳经的别络,起点处的腧穴名叫光明。它起于外踝上五寸处,别行走入足厥阴经,向下络于足背。本络脉发病,邪实的见肢冷;正虚的见下肢痿软无力不能行走,坐而不能起立。治疗时,取本经别出的络穴光明。

足阳明之别，名曰丰隆。去踝八寸，别走太阴；其别者，循胫骨外廉，上络头项，合诸经之气，下络喉嗌。其病气逆则喉痹瘁瘖①；实则狂巅；虚则足不收，胫枯。取之所别也。

注释

① 瘁瘖：张志聪"瘁"作"卒"。马莳："瘁，当作猝。"瘁瘖，突然失音。

语译

足阳明经的别络，起点处的腧穴名叫丰隆。它起于外踝上八寸处，别行走入足太阴经；其别出而上行的，沿着胫骨的外缘，络于头项，与该处其他各经经气会合，向下绕络于喉咽。本络脉发病，其病气上逆，出现喉痹和突然失音；邪实则神志失常而发生癫狂；正虚则两足弛缓不收，小腿肌肉枯萎。治疗时，取本经别出的络穴丰隆。

足太阴之别，名曰公孙。去本节之后一寸，别走阳明；其别者，入络肠胃。厥气上逆则霍乱①；实则肠中切痛；虚则鼓胀。取之所别也。

注释

① 厥气上逆则霍乱：张莳："厥气者，脾气失调而或寒或热，皆为厥气。逆而上行则为霍乱，本经入腹属脾络胃，故其所病如此。"

语译

足太阴经的别络，起点处的腧穴名叫公孙。它起于足大趾本节后一寸处，别行走入足阳明经；其别出而上行的入腹络于肠胃。本络脉发病，其厥气上逆则发为霍乱；邪气实则肠中疼痛如刀切；正气虚则腹胀如鼓。治疗时，取本经别出的络穴公孙。

足少阴之别，名曰大锺。当踝后绕跟，别走太阳；其别者，并经上走于心包下，外贯腰脊。其病气逆则烦闷；实则闭癃；虚则腰痛。取之所别者也。

语译

足少阴经的别络，起点处的腧穴名叫大锺。它起于足内踝的后面，环绕足跟别行走入足太阳经；其别出而行的络脉与本经向上的经脉相并，走入心包络下，然后向外贯穿腰脊。本络脉发病，其病气上逆发生心烦闷乱；邪气实则二便不通；正气虚则腰痛。治疗时，取本经别出的络穴大锺。

足厥阴之别，名曰蠡沟。去内踝五寸，别走少阳；其别者，循胫上睾，结于茎。其病气逆则睾肿卒疝；实则挺长；虚则暴痒。取之所别也。

语译

足厥阴经的别络，起点处的腧穴名叫蠡沟。它起于内踝上五寸处，别行走入足少阳经；其别出而上行的络脉，沿小腿向上达于睾丸部，聚于阴茎。其病气上逆突然发为疝病睾丸肿大；邪气实则阴茎易于勃起；正气虚则阴部猝痒。治疗时，取本经别出的络穴蠡沟。

任脉之别，名曰尾翳[①]。下鸠尾，散于腹。实则腹皮痛；虚则痒搔。取之所别也。

注释

① 尾翳：对此有两种不同看法。一认为指会阴穴。如张介宾："尾翳误也。任脉之络名屏翳，即会阴穴。"二认为即鸠尾穴。如杨上善："尾则鸠尾，一名尾翳，是心之蔽骨。"一般多从杨注，指鸠尾穴。

语译

任脉经的别络，起点处的腧穴名叫尾翳。由此别出下行，散布于腹部。本络脉发病，邪气实则腹部皮肤痛；正气虚则腹部皮肤作痒。治疗时，取本经别出的络穴尾翳。

督脉之别，名曰长强。挟膂上项，散头上，下当肩胛左右，别走太阳，入贯膂。实则脊强；虚则头重。高摇之，挟脊之有过者。取之所别也。

语译

督脉经的别络，起点处的腧穴名叫长强。由此别出挟脊膂上行到项部，散布于头上，再向下行于肩胛两旁，别行走入足太阳膀胱经，深入贯穿脊膂内。本络脉发病，邪气实则脊柱强直；正气虚则头部沉重。检查时，摇动病人的头项部，可以发现挟脊之脉有病变。取本经别出的络穴长强治疗。

脾之大络，名曰大包。出渊腋下三寸，布胸胁。实则身尽痛；虚则百节尽皆纵。此脉若罗络之血者①，皆取之脾之大络脉也。

注释

① 罗络之血者：张介宾："言此大络，包罗诸络之血。"

语译

足太阴脾经别出的最大络脉，起点处的腧穴名叫大包。从渊腋下三寸处,散布于胸胁部。如本络脉发病,邪气实则全身疼痛;正气虚则周身骨节弛纵无力。因这一络脉包罗诸络之血,若有瘀血,治疗时取本络脉的大包穴。

凡此十五络者,实则必见,虚则必下,视之不见,求之上下。人经不同,络脉异所别也。

语译

以上十五络脉,邪气实则壅盛于脉中而明显可见,正气虚则脉络陷下而不易看见。如果在外表看不见,可在络脉的上下寻求。由于经脉随着人的体型而有所不同,所以络脉也有差异,必须灵活对待。

本 篇 要 点

一、强调经脉在诊断和治疗上的重要作用。

二、详细叙述了十二经脉的起止点、循行部位、发病证候和治疗原则。

三、列举五阴经气绝的特征和预后。

四、简要说明了经脉和络脉的区别。

五、介绍了从络脉颜色变化以诊断疾病的方法。

六、叙述了十五络脉的名称、循行、病候与治疗。

经别第十一

题解

本篇主要介绍了十二经别的循行路径以及阴阳表里经别之间离合出入的配合关系,所以篇名"经别"。

黄帝问于岐伯曰:余闻人之合于天道也,内有五藏,以应五音①、五色②、五时③、五味④、五位⑤也;外有六府,以应六律⑥,六律建阴阳诸经,而合之十二月、十二辰⑦、十二节⑧、十二经水、十二时⑨、十二经脉者,此五藏六府之所以应天道。夫十二经脉者,人之所以生,病之所以成,人之所以治,病之所以起。学之所始,工之所止也;粗之所易,上之所难也。请问其离合出入奈何?岐伯稽首再拜曰:明乎哉问也!此粗之所过,上之所息也。请卒言之。

注释

① 五音:角、徵、宫、商、羽。

② 五色:青、赤、黄、白、黑。

③ 五时:春、夏、长夏、秋、冬

④ 五味:酸、苦、甘、辛、咸。

⑤ 五位:东、南、中央、西、北。

⑥ 六律:古代音乐的律制。相传黄帝时,截竹为筒,每筒长度不同,声音也有清浊高下之分,以此校定各乐器的音调。竹筒共十二个,分阳律六、

阴律六,叫十二律。阳律是黄钟、太簇、姑洗、蕤宾、夷则、无射,此为六律;阴律是大吕、夹钟、仲吕、林钟、南吕、应钟,此为六吕。六律六吕,简称律吕。

⑦ 十二辰:子、丑、寅、卯、辰、巳、午、未、申、酉、戌、亥。

⑧ 十二节:一年二十四个节气中,有十二节和十二气,十二节指立春、惊蛰、清明、立夏、芒种、小暑、立秋、白露、寒露、立冬、大雪、小寒。

⑨ 十二时:一昼夜划分为十二时,名称是夜半、鸡鸣、平旦、日出、食时、隅中、日中、日昳、晡时、日入、黄昏、人定。

语译

黄帝问岐伯道:我听说人与自然界是相应的,人体属阴的五脏,以应五音、五色、五时、五味、五位;属阳的六腑,以应六律,六律分六阴六阳,合于人体十二经,以应十二月、十二辰、十二节、十二经水、十二时、十二经脉,这是五脏六腑与自然界相应的情况。十二经脉是人体结构的重要组成部分,人体之所以能生存,疾病之所以能形成,人体之所以能维持健康,疾病之所以能治愈,都与它密切相关。所以学医的人一开始就应从它学起,医生掌握了它技术才算全面。粗率的医生认为掌握它是很容易的,但高明的医生认为要精通它还是较难的。请你谈谈经脉在人体是怎样离合出入的? 岐伯很恭敬地再行礼回答说:问得很英明! 这是粗率的医生容易忽略的问题,只有高明的医生才会认真地钻研它。请让我详细地说明如下。

足太阳之正①,别①入于腘中;其一道下尻五寸,别入于肛,属于膀胱,散之肾,循膂,当心入散;直者,从膂上出于项,复属于太阳。此为一经也。足少阴之正,至腘中,别走太阳而合,上至肾,当十四顀②,出属带脉;直者,系舌本,复出于项,合于太阳。此为一合。成③以诸阴之别,皆为正也。

注释

① 正、别：正，正经。别，分道而行。指经别是十二经脉循行路径之外，别道而行的部分，虽与本经循行路线不同，但仍属正经，并非支络。

② 颥：《甲乙经》及《黄帝内经太素》均作"椎"。

③ 成：《甲乙经》及《黄帝内经太素》均作"或"。

语译

足太阳经脉别出而行的正经，分道而入于腘窝中；另一道至尻下五寸处，别行入于肛门，向内属于膀胱本腑，再散行至肾脏，循膂肉上行，当心部而分散；其直行的，从膂肉上出于项，复属于足太阳本经经脉。这是足太阳别行的一经。足少阴经脉别出而行的正经至腘窝中，别出一脉与太阳经相合并，上行至肾，当十四椎处出属带脉；其直行的，从肾上行系于舌根，复出绕行项部，与足太阳经相合。这是阴阳表里相配的第一合。或以诸阴经的经别与诸阳经的经别相互配合，都称为正经。

足少阳之正，绕髀，入毛际，合于厥阴；别者，入季胁之间，循胸里，属胆，散之上肝贯心①，以上挟咽，出颐颌中，散于面，系目系，合少阳于外眦也。足厥阴之正，别跗上，上至毛际，合于少阳，与别俱行。此为二合也。

注释

① 散之上肝贯心：详文义应改为"散之肝，上贯心"，与本篇足太阳节"散之肾"和足阳明节"散之脾，上通于心"句法相合。《灵枢评文》亦作"散之肝"，"上"字后移与"贯心"连续。

语译

足少阳经脉别出而行的正经，上行绕于髀部而入阴毛处，与足厥阴经脉合并；其别出一脉入季胁间，沿胸里入属本经胆腑，散行于肝,向上贯穿心部,上行挟咽喉两旁,出于腮部及颔中,散于面部,系于目系,与足少阳本经会合于外眼角。足厥阴经脉别出而行的正经,自足背别行,上行至阴毛处,与足少阳别行的正经相合,向上偕行。这是阴阳表里相配的第二合。

足阳明之正,上至髀,入于腹里,属胃,散之脾,上通于心,上循咽出于口,上頞颐,还系目系,合于阳明也。足太阴之正,上至髀,合于阳明,与别俱行,上结①于咽,贯舌中②。此为三合也。

注释

① 结:《黄帝内经太素》作"络"。

② 中:《黄帝内经太素》作"本"。

语译

足阳明经脉别出而行的正经,上行髀部进入腹里,入属本经胃腑,散行至脾脏,上通于心,上行沿咽部出于口,再上行至鼻梁及眼眶下方,联系目系,与足阳明本经相合。足太阴经脉别出而行的正经,别而上行至髀部,与足阳明经别行的正经相合而向上偕行,络于咽部,贯入舌本。这是阴阳表里相配的第三合。

手太阳之正,指地①,别于肩解,入腋,走心,系小肠也。手少阴之正,别入于渊腋两筋之间,属于心,上走喉咙,出于面,合目内眦。此为四合也。

注释

① 指地:张介宾:"指地者,地属阴,居天之内,手太阳内行之脉,别于肩解,入腋走心,系于小肠,皆自上而下,自外而内,故曰指地。"

语译

　　手太阳经脉别出而行的正经,自下而上行,从肩后骨缝别行入于腋下,走入心脏,系于小肠本腑。手少阴经脉别出而行的正经,走入腋下三寸足少阳经渊液穴处两筋之间,入属心本脏,上走喉咙,出面部,与手太阳经的一条支脉会合于眼内角。这是阴阳表里相配的第四合。

　　手少阳之正,指天①,别于巅,入缺盆,下走三焦,散于胸中也。手心主之正,别下渊液三寸,入胸中,别属三焦,出循喉咙,出耳后,合少阳完骨之下。此为五合也。

注释

　　① 指天:张介宾:"指天者,天属阳,运于地之外。手少阳之正,上别于巅,入缺盆,下走三焦,散于胸中,包罗脏腑之外,故曰指天。"

语译

　　手少阳经脉别出而行的正经,从人体最高处的巅顶,别行入于缺盆,下走三焦本腑,散于胸中。手厥阴心包经脉别出而行的正经,别出渊液下三寸处,入于胸中,别行联属三焦本腑,出而上行,沿喉咙出耳后,与手少阳三焦经会合于完骨的下方。这是阴阳表里相配的第五合。

　　手阳明之正,从手循膺乳,别于肩髃,入柱骨,下走大肠,属于肺;上循喉咙,出缺盆,合于阳明也。手太阴之正,别入渊液少阴之前,入走肺,散之太阳①,上出缺盆,循喉咙,复合阳明。此②六合也。

注释

① 太阳：《黄帝内经太素》作"大肠"。

② 此：《甲乙经》"此"下有"为"字，与以前诸节合。

语译

手阳明经脉别出而行的正经，从手上行至侧胸、乳之间，别行出于肩髃穴，入于柱骨，而后向下走入大肠本腑，向上联属于肺脏，再向上沿喉咙出缺盆，与手阳明本经相合。手太阴经脉别出而行的正经，别出入于渊腋部手少阴经之前，入肺本脏，散行于大肠，上行出缺盆，沿喉咙，再与手阳明经相合。这是阴阳表里相配的第六合。

按语

十二经别是十二经脉构成整体循行系统之外的部分，所以称做别行的正经。它也是人体气血运行的通路，但与十二经脉的循行路径不同，突出地反映了阴阳表里之间的配偶关系，即所谓"六合"。每一相合的阴经和阳经并行出入，自四肢末端正经别出，深入内脏，然后上走头颈。其中阳经别出，行过与其相表里的脏腑，又合于本经；阴经别出，只循行所联属的本脏，合于相表里的阳经。本篇没有病候记载，实际上已概括在十二经脉的病候之中。在治疗上，经别具有某些独特的作用。如十二经脉中的六阴经大多不至头面，但头面部疾病，可以取治于阴经；又如肢体某些局部疾患，虽非十二经脉循行所及，但可取治于有关经脉。这都是由于十二经别补充了十二经脉循行之不足的缘故。

本 篇 要 点

一、举五脏六腑为例，说明"天人相应"的情况。

二、指出十二经脉在中医学上的重要作用。

三、详细叙述了十二经别的循行径路及其离合出入的配合关系。

经水第十二

题解

本篇用比喻的方法,以当时版图上的十二条河流,来对照说明人体十二经脉气血运行的情况。这不仅体现了人与自然的密切联系,而且具体指出了十二经脉针刺深度和留针时间的标准。这些都是以河流与经脉的远近深浅及其水血的多少为依据,因此篇名"经水"。

黄帝问于岐伯曰:经脉十二者,外合于十二经水①,而内属于五藏六府。走十二经水者,其有大小、深浅、广狭、远近各不同,五藏六府之高下、大小、受谷之多少亦不等,相应奈何?夫经水者,受水而行之;五藏者,合神气魂魄而藏之;六府者,受谷而行之,受气而扬之;经脉者,受血而营之。合而以治,奈何?刺之深浅,灸之壮数,可得闻乎?岐伯答曰:善哉问也!天至高,不可度;地至广,不可量,此之谓也。且夫人生于天地之间,六合②之内,此天之高、地之广也,非人力之所能度量而至也。若夫八尺之士③,皮肉在此,外可度量切循而得之,其死可解剖而视之。其藏之坚脆,府之大小,谷之多少,脉之长短,血之清浊,气之多少,十二经之多血少气,与其少血多气,与其皆多血气，与其皆少血气，皆有大数。其治以针艾，各调其经气，固其常有合乎！

注释

① 十二经水：指地面上十二条较大的河流，包括清、渭、海、湖、汝、渑、淮、漯、江、河、济、漳等十二水。张介宾："经水者，受水而行于地也。人之五脏者，所以藏精神魂魄者也。六腑者，所以受水谷，化其精微之气，而布扬于内外者也。经脉犹如江河也，血犹水也，江河受水而经营于天下，经脉受血而运行于周身，合经水之道以施治，则其源流远近，固自不同，而刺之浅深，灸之壮数，亦当有所辨也。"

② 六合：指上下前后左右六方。

③ 八尺之士：八尺，指人体的长度。八尺之士，是泛指人体而言。丹波元简："据本经《骨度》篇，人长其实七尺五寸，而泛言其修，或云七尺，或云八尺，举其大概耳。"

语译

黄帝问岐伯道：人体的十二经脉，外合于地面上十二条河流，内则连属于五脏六腑。这十二条河流，每条的大小、深浅、广狭和远近各不相同；五脏六腑也有上下、大小和容纳饮食多少的不同，那么两者相应的关系是怎样的呢？经水受纳地面的水而流行于各地；五脏主管神、气、魂、魄等功能活动；六腑受纳水谷，经消化吸收水谷精气，输送布散于全身；经脉受纳血液，营运于周身。把以上这些内容相应地配合起来，运用在治疗上是怎样的呢？针刺的深浅，施灸壮数的多少，能说给我听吗？岐伯回答说：你问得很好！天很高难以计算，地很广难以尺量，就是讲的这个道理。人生活在天地之间，六合之内，这就说明天高地广，不是用人力所能计量准确的。但是人的身体，皮肉俱在，可从外部计算测量，用手指切按而获得各部的情况，死了以后可以通过解剖来观察内在的情况。人体五脏的坚脆，六腑的大小，纳谷的多少，脉道的长短，血液的清浊,气的多少,以及十二经是多血少气,少血多气,气血皆多,还是气血皆少等情况,都有一般的标准。运用针刺艾灸治病,调节各经的经气,也都有一定规律的。

黄帝曰:余闻之,快于耳,不解于心①,愿卒闻之。岐伯答曰:此人之所以参天地而应阴阳也,不可不察。足太阳外合于清水,内属于膀胱,而通水道焉;足少阳外合于渭水,内属于胆;足阳明外合于海水,内属于胃;足太阴外合于湖水,内属于脾;足少阴外合于汝水,内属于肾;足厥阴外合于渑水,内属于肝;手太阳外合于淮水,内属于小肠,而水道出焉;手少阳外合于漯水,内属于三焦;手阳明外合于江水,内属于大肠;手太阴外合于河水,内属于肺;手少阴外合于济水,内属于心;手心主外合于漳水,内属于心包。凡此五藏六府十二经水者,外有源泉而内有所禀,此皆内外相贯,如环无端,人经亦然。故天为阳,地为阴;腰以上为天,腰以下为地。故海以北者为阴,湖以北者为阴中之阴;漳以南者为阳,河以北至漳者为阳中之阴;漯以南至江者为阳中之太阳。此一隅之阴阳也,所以人与天地相参也。

注释

① 快于耳,不解于心:杨上善:“快于耳,浅知也。解于心,深识也。”

语译

黄帝说:你说的这些道理,听起来很清楚,但心里仍不能透彻地理解,希望你能详尽地讲给我听。岐伯说:这是人与自然界相配合而与阴阳规律相适应的道理,不可不详细识别。足太阳经外

合于清水,内联属于膀胱腑,主要功能是通利水道;足少阳经外合
于渭水,内联属于胆腑;足阳明经外合于海水,内联属于胃腑;足
太阴经外合于湖水,内联属于脾脏;足少阴经外合于汝水,内联属
于肾脏;足厥阴经外合于渑水,内联属于肝脏;手太阳经外合于淮
水,内联属于小肠,水道由此而出;手少阳经外合于漯水,内联属
于三焦;手阳明经外合于江水,内联属于大肠;手太阴经外合于河
水,内联属于肺脏:手少阴经外合于济水,内联属于心脏;手厥阴
经外合于漳水,内联属于心包络。以上所说的五脏六腑和十二经
水,显现于外各有源泉,在内各有自然禀赋,这都是内外相互贯
通,如圆环一样周而复始无有尽头,人的经脉循行也是如此。天
气轻清属阳,地气重浊属阴;人体腰以上像天属阳,腰以下像地属
阴。以十二经水分阴阳,海水以北属阴,湖水以北属阴中之阴;漳
水以南属阳,河水以北至漳水之间属阳中之阴;漯水以南至江水
之间属阳中之太阳。这是举大地一部分区域河流的阴阳属性,用
来说明人与自然界密切相应的情况。

　　黄帝曰:夫经水之应经脉也,其远近浅深,水血之多
少各不同,合而以刺之奈何? 岐伯答曰:足阳明,五藏六
府之海也,其脉大血多,气盛热壮,刺此者,不深弗散,不
留不泻也。足阳明刺深六分,留十呼①;足太阳深五分,
留七呼;足少阳深四分,留五呼;足太阴深三分,留四呼;
足少阴深二分,留三呼;足厥阴深一分,留二呼。手之阴
阳,其受气之道近,其气之来疾,其刺深者,皆无过二分,
其留皆无过一呼。其少长、大小、肥瘦,以心撩之②,命曰
法天之常,灸之亦然。灸而过此者,得恶火则骨枯脉涩;
刺而过此者,则脱气。

注释

① 留十呼：留针呼吸十次的时间。

② 以心撩之：撩，通"料"，计数的意思。以心撩之，指医者针刺治病时，应该心中有数，因人而施。

语译

黄帝说：十二经水应于十二经脉，它们的远近、深浅以及水血的多少各不相同，如果把两者结合起来，用于针刺治疗是怎样的呢？岐伯回答说：足阳明胃，是五脏六腑气血来源的"海"，其经脉最大而多气多血，发病时热势必甚，所以针刺这一经时，不深刺则邪不能散，不留针则邪气不能泻。足阳明经，针刺六分深，留针呼吸十次的时间；足太阳经，针刺五分深，留针呼吸七次的时间；足少阳经，针刺四分深，留针呼吸五次的时间；足太阴经，针刺三分深，留针呼吸四次的时间；足少阴经，针刺二分深，留针呼吸三次的时间；足厥阴经，针刺一分深，留针呼吸二次的时间。手三阴三阳经脉，均循行于人体上半身，接受心肺气血的距离较近，气行迅速，针刺深度一般不超过二分，留针时间一般不超过一次呼吸。但年岁有老少，身材有大小，体格有胖瘦的不同，医者必须心中有数，因人而施，这叫做顺从自然之理。灸法也是如此。如果施灸过度，变成"恶火"，就会骨髓枯槁，血脉凝涩；针刺过度，会发生正气虚脱的不良后果。

黄帝曰：夫经脉之大小、血之多少、肤之厚薄、肉之坚脆及腘①之大小，可为量度乎？岐伯答曰：其可为度量者，取其中度②也，不甚脱肉，而血气不衰也。若夫度之人，痟③瘦而形肉脱者，恶可以度量刺乎？审切、循、扪、按④，视其寒温盛衰而调之，是谓因适而为之真也。

注释

① 䐃：《甲乙经》作"胭"。胭，肌肉之突起部分，如上肢之臑，下肢之腨。

② 中度：杨上善："中度者，非唯取七尺五寸以为中度，亦取肥瘦寒温盛衰，处其适者，以为中度。"

③ 瘠：在此与"消"音义并通。

④ 切、循、扪、按：丹波元简："切谓诊寸口。循谓循尺肤。盖经脉之大小，肤之厚薄，当寸尺度之。如肉之坚脆，䐃之大小，非一一扪按，不能知之。故举此四字，以见其义。"

语译

黄帝说：经脉的大小，血的多少，皮肤的厚薄，肌肉的坚脆，以及䐃肉的大小，都可以计量吗？岐伯回答说：可以进行计量的，要选择中等身材，以肌肉不甚消瘦，血气不甚衰弱的人为标准。如果被计量的人形体消瘦，以致肌肉脱削，怎么可以计量以作针刺的标准呢？所以必须通过切、循、扪、按等方法检查，根据证候的寒热虚实情况，来进行调治，这就叫做因人制宜的治疗法则。

本 篇 要 点

一、从十二经水与十二经脉、五脏六腑的相合情况，突出"天人相应"的整体观念。

二、说明古人曾通过对人体皮肉的度量及其死后的解剖观察，来研究人体的结构和功能。

三、在具体叙述了十二经脉与十二经水相合关系的基础上，指出各经针刺浅深与留针时间的标准。

四、简要说明针灸不能太过，以及度量人体要以中等身材为标准。

经筋第十三

题解

本篇叙述了十二经筋的循行、病候与治法。它们起于四肢末端，结于关节，终于头面，形成有规律的循行通路。这是十二经在经脉、经别之外的另一部分，但经筋是隶属于十二经脉的，而着重在筋肉方面的联系，所以命名"经筋"。

足太阳之筋，起于足小指，上结于踝，邪上结于膝，其下循足外踝，结于踵，上循跟，结于腘；其别者，结于踹外，上腘中内廉，与腘中并上结于臀，上挟脊上项；其支者，别入结于舌本；其直者，结于枕骨，上头，下颜，结于鼻；其支者，为目上网^①，下结于頄^②；其支者，从腋后外廉，结于肩髃；其支者，入腋下，上出缺盆，上结于完骨；其支者，出缺盆，邪上出于頄。其病小指支跟肿痛，腘挛，脊反折，项筋急，肩不举，腋支缺盆中纽痛^③，不可左右摇。治在燔针劫刺^④，以知为数^⑤，以痛为输^⑥。名曰仲春痹^⑦也。

注释

① 目上网：张介宾："网，网维也。所以约束目睫，司开合者也。"
② 頄(qiú 求)：即颧骨。
③ 纽痛：即牵引性疼痛。

④ 燔针劫刺：燔针，就是火针。劫刺，是进出针很快的一种刺法。

⑤ 以知为数：知，获效或病愈的意思。数，指针刺次数的限度。

⑥ 以痛为输：以病处的痛点为腧穴，即后世所称的阿是穴或天应穴。

⑦ 仲春痹：仲春，农历二月。痹，张志聪："病在阴者名曰痹，痹者血气留闭而为痛也。"古人以十二经分属于一年的十二个月，一年又分为春夏秋冬四季，每季三个月又分别以孟、仲、季命名。各个月发生的痹证，就以月份的名称而命名，故二月份的痹证称为"仲春痹"。

语译

足太阳经的筋，起始于足小趾，上结于足外踝，斜上再结于膝，在下面的沿足外侧，结于足踵部，由踵部沿足跟上行结于膝腘窝；别行的另一支，结于腿肚外侧，上行至膝腘内缘，与前在腘中的一支并行，上结于臀部，再向上挟脊柱两侧至项部；由此分出一支，别行入内结于舌根；自项部直行的结于枕骨，上行头顶，下至颜面，结于鼻部；由此分出一支，网维于上眼皮，再下行结于颧骨部；有一支从腋窝后方的外缘，结于肩髃部；又一支入腋下，再上出于缺盆部，上行结于耳后的完骨部；又一支自缺盆部，斜上出于颧骨部。本经筋发生的病证，为足小趾掣引着足跟部肿痛，膝腘拘挛，脊柱反张，项部拘急，肩臂不能上举，腋部引及缺盆部纠结作痛，不能左右摇动。治疗采取火针，用快速的手法，以病愈为针刺次数的限度，以病处的痛点为腧穴。这种病叫仲春痹。

足少阳之筋，起于小指次指，上结外踝，上循胫外廉，结于膝外廉；其支者，别起外辅骨，上走髀，前者结于伏兔之上，后者结于尻；其直者，上乘䏚①季胁，上走腋前廉，系于膺乳，结于缺盆；直者，上出腋，贯缺盆，出太阳之前，循耳后，上额角，交巅上，下走颔，上结于頄；支者，结于目眦为外维②。其病小指次指支转筋，引膝外转筋，膝不可屈伸，腘筋急，前引髀，后引尻，即上乘䏚季胁痛，上引缺

盆、膺乳、颈维筋急③，从左之右，右目不开，上过右角，并
蹻脉而行，左络于右，故伤左角，右足不用，命曰维筋相
交④。治在燔针劫刺，以知为数，以痛为输。名曰孟春
痹也。

注释

① 䏚（miǎo 秒）：季胁之下的空软处。

② 结于目眦为外维：张介宾："此支者从颧上斜趋，结于目外眦，而为
目之外维。凡人能左右盼视者，正以此筋为之伸缩也。"

③ 维筋急：马莳："颈维之筋皆急。"张志聪："维筋，左右之交维也。"

④ 从左之右……维筋相交：张介宾："从左之右，则右目不开，是右病
由左也。然则左目不开者，病由于右可知矣。角，额角也。并蹻脉而行者，
阴蹻阳蹻，阴阳相交，阳入阴，阴出阳，交于目锐眦，故左络于右，伤左角之筋
而右足不用，则其从右之左者亦然。盖筋之维络相交如此也。"

语译

足少阳经的筋，起于足小趾侧的次趾。上行结于外踝，上沿
胫骨外缘，结于膝外缘；由此分出一支，自外辅骨处别行，上走髀
部，这一条分行于前方的结于伏兔部之上，分行在后方的结于尻
部；直行的上行至季胁下空软处与季胁部，再向上走腋部的前缘，
系于侧胸与乳部，结于缺盆部；直行的上出于腋部，通过缺盆，出
太阳经筋之前方，沿耳后，绕上额角，交于巅顶，再向下走下颌部，
上结于颧骨部；分支结于眼外角，为眼之外维。本经筋发生的病
证，为足第四趾抽筋，引及膝外侧抽筋，膝关节屈伸不利，膝腘的
筋拘急，前方牵引髀部，后方牵引尻部，并且上乘季胁下空软处与
季胁部疼痛，再向上牵引缺盆、侧胸、乳、颈等部所维系的筋都拘
急；左右相交，向上至面部，从左向右的筋拘急则右目不能张开，
上至右额角与蹻脉并行，因阴阳蹻脉在此互相交叉，左边的筋是

络于右部的,如果左角处的筋受伤,会引起右足不能活动,这种情况,叫做"维筋相交"。治疗采取火针,用快速的手法,以病愈为针刺次数的限度,以病处的痛点为腧穴。这种病叫孟春痹。

　　足阳明之筋,起于中三指①,结于跗上,邪外上加于辅骨,上结于膝外廉,直上结于髀枢,上循胁,属脊;其直者,上循骭,结于膝;其支者,结于外辅骨,合少阳;其直者,上循伏兔,上结于髀,聚于阴器,上腹而布,至缺盆而结,上颈,上挟口,合于頄,下结于鼻,上合于太阳,太阳为目上网,阳明为目下网;其支者,从颊结于耳前。其病足中指支胫转筋,脚跳坚②,伏兔转筋,髀前肿,㿗疝,腹筋急,引缺盆及颊,卒口僻③,急者目不合,热则筋纵,目不开。颊筋有寒,则急引颊移口,有热则筋弛纵缓不胜收,故僻。治之以马膏④,膏其急者,以白酒和桂⑤,以涂其缓者,以桑钩钩之,即以生桑灰⑥置之坎⑦中,高下以坐等,以膏熨急颊,且饮美酒,啖⑧美炙肉,不饮酒者,自强也,为之三拊⑨而已。治在燔针劫刺,以知为数,以痛为输。名曰季春痹也。

注释

①　中三指:指足次趾、中趾而言。马莳:"厉兑起于次趾,而其筋自次趾以连三趾。"

②　脚跳坚:张介宾:"跳者,跳动。坚者,坚强也。"

③　卒口僻:突然口歪。张介宾:"僻,歪斜也。"

④　马膏:即马脂。其性味甘平柔润,能养筋治痹,故可以"膏其急者"。

⑤　桂:即肉桂。其性味辛温,能通经络,活血脉,故可以"涂其缓者"。

⑥　生桑灰:《甲乙经》作"生桑炭"。

⑦　坎:酒樽名,形如壶。《尔雅·释器》:"小罍谓之坎。"

⑧ 㖞："啖"的异体字,吃的意思,可引申为贪食。

⑨ 三拊:再三拊摩患处。

语译

足阳明经的筋,起于足次趾与中趾,结于足背,斜行于外侧上方,加于辅骨,上结于膝外侧,直上结于髀枢部,上沿胁肋,入内联属于脊;其直行的,从足背向上沿胫骨,结于膝部;分出的一支,结于外辅骨,合足少阳经的筋;其直行的,上沿大腿前肌肉隆起部,向上结于髀部,聚于阴器,再向上行而散布于腹部,到缺盆处集结,上颈部,挟口两旁,合于颧骨,在下的结于鼻,在上的合于太阳经的筋,太阳经的筋网维于上眼皮,阳明经的筋网维于下眼皮;分出一支,从颊部结于耳前。本经筋发生的病证,为足中趾牵引到胫部抽筋,脚部筋肉跳动而坚硬,大腿前方伏兔部抽筋,髀前部肿,㿉疝,腹筋拘急,引及缺盆与颊部,突然口角歪斜,拘急的一方,眼不能闭合,如有热则筋弛纵,而眼不能开;颊部的筋有寒则拘急,牵引颊部使口角移动,有热则筋弛纵而不能收束,所以口角就会歪斜。治疗方法是采用马膏,贴在拘急的一侧,用白酒调肉桂末,涂在松弛的一侧,并用桑钩钩于口角,另用桑柴的炭火,置于小壶中,高低位置以病人坐着可得到暖气为准。一面用马膏熨于拘急一侧的颊部,同时喝一些酒,多吃一些熏肉之类的美味,不能喝酒的人,也要勉强喝一些,并在患处再三拊摩,这样病就能愈。其他的疾患,可用火针,取快速的手法,以病愈为针刺次数的限度,以病部的痛点为腧穴。这种病叫季春痹。

足太阴之筋,起于大指之端内侧,上结于内踝;其直者,络于膝内辅骨,上循阴股,结于髀,聚于阴器,上腹结于脐,循腹里,结于肋,散于胸中;其内者,著于脊。其病足大指支内踝痛,转筋痛,膝内辅骨痛,阴股引髀而痛,阴器纽痛,下①引脐两胁痛,引膺中脊内痛。治在燔针劫刺,以知为数,以痛为输。命曰孟秋痹②也。

注释

① 下:《甲乙经》、《黄帝内经太素》均作"上"。

② 孟秋痹:张介宾:"孟秋当作仲秋,此与下文足少阴节谬误,当迭更之。盖足太阴之经,应八月之气也。"

语译

足太阴经的筋,起于足大趾的内侧端,向上结于内踝;直行的络于膝内侧辅骨部,上沿大腿内侧结于髀部,聚于阴器,然后上行至腹,结于脐部,再沿腹里,结于肋部,散于胸中,在内部深层的,附着于脊内。本经筋发生的病证,为足大趾牵引内踝作痛,抽筋而痛,膝内辅骨疼痛,大腿内侧引髀部作痛,阴器纽痛,在上方牵引脐腹与两胁肋部作痛,并牵引到胸部与脊内疼痛。治疗采取火针,用快速的手法,以病愈为针刺次数的限度,以病部的痛点为腧穴。这种病叫孟秋痹。

足少阴之筋,起于小指之下,并足太阴之筋,邪走内踝之下,结于踵,与太阳之筋合而上结于内辅之下,并太阴之筋而上循阴股,结于阴器,循脊内,挟膂,上至项,结于枕骨,与足太阳之筋合。其病足下转筋,及所过而结者皆痛及转筋。病在此者,主痫、瘛及痉,在外者不能俯,在内者不能仰。故阳病者,腰反折不能俯,阴病者不能仰。治在燔针劫刺,以知为数,以痛为输,在内者,熨引饮药。此筋折纽,纽发数甚者,死不治。名曰仲秋痹①也。

注释

① 仲秋痹：张介宾："仲秋，误也，当作孟秋。盖足少阴为生阴之经，应七月之气也。"

语译

　　足少阴经的筋，起于足小趾的下方，与足太阴经筋并行，斜走内踝骨下方，结于足踵部，与足太阳经筋相合，而上结于内辅骨之下，再与足太阴经筋并行而上，沿大腿内侧，结于阴器，沿脊内，挟脊肉上行至项部，结于头后的枕骨，与足太阴经筋相合。本经筋发生的病证，为足下抽筋，以及其经过的部位与结聚处，都疼痛抽筋。在本经筋的病证，主要有痫证、拘挛证、痉证等，偏重于外（背侧）的不能前俯；偏重于内（胸腹侧）的不能后仰。所以阳分有病的腰向后反折不能前俯，阴分有病的不能后仰。治疗取火针，用快速的手法，以病愈为针刺次数的限度，以病部的痛点为腧穴。病在内的并可用药物熨贴于患处，按摩导引以舒筋，饮服汤药以养血。本经筋反折纠纽，如累次发作而又很剧烈的，往往是不治的死证。这种病叫仲秋痹。

　　足厥阴之筋，起于大指之上，上结于内踝之前，上循胫，上结内辅之下，上循阴股，结于阴器，络诸筋。其病足大指支内踝之前痛，内辅痛，阴股痛转筋，阴器不用，伤于内①则不起，伤于寒则阴缩入，伤于热则纵挺不收。治在行水清阴气②。其病转筋者，治在燔针劫刺，以知为数，以痛为输。命曰季秋痹也。

注释

① 伤于内：在此指房事过度。

② 清阴气：清理足厥阴经之经气。张介宾："清，理也。此言当以药治

之,在通行水脏而调阴气,盖水则肝之母也。"

语译

足厥阴经的筋,起于足大趾上,上行结于内踝骨之前,再上沿胫骨,结于膝内辅骨之下,向上沿大腿内侧,结于阴器,联络其他各经筋。本经筋发生的病证,为足大趾牵引内踝骨前疼痛,膝内辅骨痛,大腿内侧疼痛而抽筋,阴器萎弱不用,如伤于房事过度,则阴痿不举,如伤于寒则阴器缩入,如伤于热则阴器纵挺长而不收,治疗应通行肾脏而清理本经的经气。对于转筋一类的病证,治疗采取火针,用快速的手法,以病愈为针刺次数的限度,以病部痛点为腧穴。这种病叫季秋痹。

手太阳之筋,起于小指之上,结于腕,上循臂内廉,结于肘内锐骨之后,弹之应小指之上,入结于腋下;其支者,后走腋后廉,上绕肩胛,循颈,出走太阳之前,结于耳后完骨;其支者,入耳中;直者,出耳上,下结于颔,上属目外眦。其病小指支肘内锐骨后廉痛,循臂阴入腋下,腋下痛,腋后廉痛,绕肩胛引颈而痛,应耳中鸣痛引颔,目瞑[①]良久乃得视,颈筋急则为筋瘘颈肿[②]。寒热在颈者,治在燔针劫刺之,以知为数,以痛为输。其有肿者,复而锐之[③]。本支者,上曲牙,循耳前,属目外眦上颔,结于角。其痛当所过者支转筋。治在燔针劫刺,以知为数,以痛为输[④]。名曰仲夏痹也。

注释

① 目瞑:闭目。

② 筋瘘颈肿:张介宾:"筋瘘颈肿,即鼠瘘之属。"鼠瘘,即瘰疬。

③ 复而锐之:再用锐针刺治的意思。

④ 本支者……以痛为输:《甲乙经》无此四十一字。此段与下节手少阳经筋之文重复,当删。

语译

手太阳经的筋,起于手小指上,结于腕部,上沿前臂内缘,结于肘部内侧锐骨的后方,医者用手指弹之,则痠麻感可传导到小指尖,这条筋上行入内侧结于腋下;其分支,走腋窝后缘,上行绕于肩胛部,沿颈部出走足太阳经筋的前方,结于耳后的完骨;又一分支,走入耳中;直行的出耳上,再下行结于颔部,又上行联属于眼外角。本经筋发生的病证,为小指掣引肘内锐骨后缘部疼痛,沿上臂内侧入腋下而见腋下疼痛,腋后缘疼痛,绕肩胛牵引颈部疼痛,并且感觉耳中鸣响作痛,更牵及颔部疼痛,必须眼睛闭合很久才能睁目看清东西,如果颈部的筋拘急,可能形成鼠瘘,颈部有寒热。治疗采取火针,用快速的手法,以病愈为针刺次数的限度,以病部痛点为腧穴,假如肿大的,当再用锐针刺治。这种病叫仲夏痹。

手少阳之筋,起于小指次指之端,结于腕,中循臂,结于肘,上绕臑外廉,上肩,走颈,合手太阳;其支者,当曲颊入系舌本;其支者,上曲牙①,循耳前,属目外眦,上乘颔,结于角②。其病当所过者即支转筋,舌卷。治在燔针劫刺,以知为数,以痛为输。名曰季夏痹也。

注释

① 曲牙:部位名称,又称曲颊,相当于下颌骨角。又,曲牙为颊车穴的别名。

② 上乘颔,结于角:张介宾:"颔,当作额。盖此筋自耳前行目外眦,与三阳交会,上出两额之左右,以结于额之上角也。"

语译

手少阳经的筋,起于手小指侧的次指(无名指,又称"环指")之端,结于腕部,上沿前臂两骨之间,结于肘部,再绕至臑的外侧,上行于肩部,至颈部与手太阳经筋相合;分出一支,当曲颊部深入系于舌根;又一分支,上行曲牙部,沿耳前,联属于眼外角,上乘额部结于额角。本经筋发生的病证,在它所循行的部位上,见掣引抽筋与舌卷。治疗采取火针,用快速的手法,以病愈为针刺次数的限度,以病部痛点为腧穴。这种病叫季夏痹。

手阳明之筋,起于大指次指之端,结于腕,上循臂,上结于肘外,上臑,结于髃;其支者,绕肩胛,挟脊;直者,从肩髃上颈;其支者,上颊,结于頄;直者,上出手太阳之前,上左角,络头,下右颔。其病当所过者支痛及转筋,肩不举,颈不可左右视。治在燔针劫刺,以知为数,以痛为输。名曰孟夏痹也。

语译

手阳明经的筋,起于拇指侧的次指(食指又称"示指")之端,结于腕部,上沿前臂,结于肘外,上行臑部,结于肩髃部;分支绕于肩胛部,挟脊两侧;直行的从肩髃部上行至颈;又一分支,上行颊部,结于颧骨部;直行的上出于手太阳经筋之前,上左额角,络于头部,再下行到右侧颔部。本经筋发生的病证,是在其循行的部位上,掣引疼痛抽筋,肩不能上举,颈部旋转不利,不能左右环视。治疗采取火针,用快速的手法,以病愈为针刺次数的限度,以病部痛点为腧穴。这种病叫孟夏痹。

手太阴之筋,起于大指之上,循指上行,结于鱼后①,

行寸口外侧,上循臂,结肘中,上臑内廉,入腋下,出缺盆,结肩前髃,上结缺盆,下结胸里,散贯贲②,合贲下,抵季胁。其病当所过者支转筋,痛甚成息贲,胁急吐血。治在燔针劫刺,以知为数,以痛为输。名曰仲冬痹也。

注释

① 鱼后:《甲乙经》"鱼"下有"际"字。张介宾:"鱼后,鱼际也。"

② 散贯贲: 散贯于胃之上口贲门部。

语译

手太阴经的筋,起于手拇指之上,沿指上行,结于鱼际之后,行寸口的外侧,上沿臂,结于肘中,上臑部内侧,入腋下,出于缺盆,结于肩前方,再上结于缺盆,下结于胸里,散贯于胃之上口贲门部,再集合于贲门而下抵软肋部。本经筋发出的病证,是在其循行部位上掣引抽筋,痛甚会成为息贲证,胁肋拘急而吐血。治疗采取火针,用快速的手法,以病愈为针刺次数的限度,以病部的痛点为腧穴。这种病叫仲冬痹。

手心主之筋,起于中指,与太阴之筋并行,结于肘内廉,上臂阴,结腋下,下散前后挟胁;其支者,入腋,散胸中,结于臂①。其病当所过者支转筋,前及胸痛息贲。治在燔针劫刺,以知为数,以痛为输。名曰孟冬痹也。

注释

① 结于臂: 臂,《甲乙经》作"贲"。张介宾:"臂,当作贲。盖此支并太阴之筋,入散胸中,故自结于贲也。"

语译

手厥阴经的筋,起于手中指,与手太阴经筋并行,结于肘部的内侧,上行于上臂内侧,结于腋下,下行分散为前后而挟于胁肋;分支入于腋部,散于胸中,结于贲门。本经筋发生的病证,是在其循行的部位上掣引抽筋,向前方连及胸部疼痛,成为息贲证。治疗采取火针,用快速的手法,以病愈为针刺次数的限度,以病部的痛点为腧穴。这种病叫孟冬痹。

手少阴之筋,起于小指之内侧,结于锐骨,上结肘内廉,上入腋,交太阴,挟乳里,结于胸中,循臂①,下系于脐。其病内急,心承伏梁,下为肘网。其病当所过者,支转筋,筋痛。治在燔针劫刺,以知为数,以痛为输。其成伏梁唾血脓者,死不治。经筋之病,寒则反折筋急,热则筋弛纵不收,阴痿不用。阳急则反折,阴急则俯不伸②。焠刺者,刺寒急也,热则筋纵不收,无用燔针。名曰季冬痹也。

足之阳明,手之太阳,筋急则口目为僻,眦急不能卒视,治皆如右方也。

注释

① 循臂:张介宾:"臂字亦当作贲。盖心主、少阴之筋,皆与太阴合于贲而下行也。"

② 阳急则反折,阴急则俯不伸:阳,指背;阴,指腹。马莳:"寒急有阴阳之分,背为阳,阳急则反折;腹为阴,阴急则俯不伸。"

语译

手少阴经的筋,起始于手小指内侧,结于掌后小指侧的锐骨;

上行结于肘部内侧,再上行入腋下,与手太阴之筋交叉,挟行于乳内,结于胸中,沿贲部下系于脐部。本经筋发生的病证,在内的拘急时会承于心下而成伏梁证;在上肢的如罗网牵急于肘部,在所循行的部位上,都掣引抽筋而疼痛。治疗采取火针,用快速的手法,以病愈为针刺次数的限度,以病部的痛点为腧穴。如果已成伏梁证,见吐脓血,是不治的死证。大凡经筋的病,因寒的就曲折而拘挛,因热的就松弛而不收,阴痿而不举,背部的筋拘急就会向后反张,腹部的筋拘急就会向前俯屈而不能伸直。焠刺的方法是用于因寒而拘急的病证,如因热而筋弛缓不收的,不当用燔针。这种病叫季冬痹。

足阳明、手太阳经筋拘急,则为口眼歪斜,眼角拘急不能猝然视物。治疗都可采用上述的多种方法。

按语

十二经筋的特点,是循行于筋肉之间,并不走入内脏。它们的走向都起于四肢末端而终于头身,并且突出地反映为手足三阴三阳四组。每组的三经之间,存在着有机的联系:足三阳经合于"颃",在面部;足三阴经合于"阴器",在腹部;手三阳经合于"角",在头部;手三阴经合于"贲",在胸部。同时,各经筋的循行通路,从上下来说,虽然与经脉、经别大体一致,但其所经过的具体部位,却有一部分不是经脉、经别循行所及,从而可以说明十二经腧穴的主治范围,有时超过十二经脉循行与病候之外,这与经筋的分布面是分不开的。

其中值得一提的是,文中有足三阴、足阳明之筋皆"聚(结)于阴器",于此可知"前阴者,宗筋之所聚"的含义。足太阴筋的病证中有"阴器纽痛",足厥阴筋的病证中有"阴器不用",因此对阳痿的治疗,不能局限于肾阳之虚衰。目前有人明确提出"阳痿从肝论治"的观点。近代名医张聿青治阳痿案有清利湿热一法，可知其宗足太阴之筋聚于阴器的理论，故认为湿困太阴，形成湿痿也。

<h2>本 篇 要 点</h2>

一、叙述了十二经筋的起止点与循行部位。

二、列举十二经筋的主要病候和治疗方法。

骨度第十四

题解

人身的骨骼,长短大小各不相同,为了计算经脉的长度,首先必须对其进行测量,制订出一般的标准,便于实际运用。本篇就是有关人体骨骼长度的专论,故以"骨度"名篇。

黄帝问于伯高曰:脉度①言经脉之长短,何以立之?伯高曰:先度其骨节之大小、广狭、长短,而脉度定矣。

黄帝曰:愿闻众人②之度,人长七尺五寸者,其骨节之大小、长短各几何?伯高曰:头之大骨③围二尺六寸,胸围④四尺五寸,腰围⑤四尺二寸。发所覆者,颅至项⑥尺二寸,发以下至颐长一尺,君子终折⑦。结喉以下至缺盆中长四寸,缺盆以下至䯍骺⑧长九寸,过则肺大,不满则肺小。䯍骺以下至天枢⑨长八寸,过则胃大,不及则胃小。天枢以下至横骨⑩长六寸半,过则迴肠广长,不满则狭短。横骨长六寸半,横骨上廉以下至内辅⑪之上廉长一尺八寸,内辅之上廉以下至下廉长三寸半,内辅下廉下至内踝长一尺三寸,内踝以下至地长三寸。膝腘以下至跗属⑫长一尺六寸。跗属以下至地长三寸。故骨围大则太过,小则不及。角⑬以下至柱骨⑭长一尺,行腋中不见者长四寸。腋以下至季胁长一尺二寸,季胁以下至髀枢长六寸,髀枢以下至膝中长一尺九寸,膝以下至外踝长一尺六寸,外踝以下至京骨长三寸,京骨以下至地长一寸。耳后当完骨者广九寸,耳前当耳门[15]者广一尺三寸,两颧之间相去七寸,两乳之间广九寸半,两髀之间广六寸半。足长一尺二寸,广四寸半。肩至肘长一尺七寸,肘至腕长一尺二寸半,腕至中指本节长四寸,本节至其末长四寸半。项发以下至背骨[16]长二寸半,膂骨[17]以下至尾骶[18]二十一节长三尺,上节长一寸四分分之一,奇分在下[19],故上七节至于膂骨,九寸八分分之七。此众人骨之度也,所以立经脉之长短也。是故视其经脉之在于身也,其见浮而坚,其见明而大者,多血,细而沉者,多气也。

注释

① 脉度:指本书《脉度》篇。张志聪:"此言经脉之长短,从骨节之大小、广狭、长短而定其度数,故曰骨为干,脉为营,如藤蔓之营附于木干也。"

② 众人:指一般成年人。

③ 头之大骨:指整个颅骨。以两耳尖平行,前齐额,后齐枕骨,为横围的标准。

④ 胸围:平两乳向后横量为标准。

⑤ 腰围:前平脐,后平十四椎,横量为标准。丹波元简:"腰髋骨之周围。"

⑥ 颅至项:由额上前发际,向项后的发际纵量为标准。

⑦ 君子终折:君子,系指当时的王公大人、士大夫等,与"众人"相对而言。他们养尊处优,骨度可能不同于一般人。其发所覆的颅至项的部分比较短,发以下至颐的部分比较长。终折,《甲乙经》作"参折",即是说发所覆颅至项尺二寸,一般人发以下至颐长一尺,君子则发所覆颅至项和发以下至颐,各长一尺一寸的意思。

⑧ 䯏骬(hé yú 合于):即鸠尖,一称剑骨突。

⑨ 天枢：穴名。与脐平，旁开二寸，足阳明经穴。此处意谓平脐中心的横线。《素问·至真要大论》："半，所谓天枢也。"王冰："身之半，正谓脐中也。"

⑩ 横骨：此处是指耻骨。又穴名，即在该骨的中央上方旁开五分。

⑪ 内辅：此处指膝内辅骨。

⑫ 跗属：指两足踝前后胫骨与踵骨所交之处，皆为跗之所属。

⑬ 角：即额角，在头侧耳上的高角。

⑭ 柱骨：在此指肩骨之上，颈项的根部，以平大椎为标准。

⑮ 耳门：在此指耳前部位，约当听宫穴处。又穴名，在听宫穴上部。

⑯ 背骨：项骨颈椎之下，以第一节大的椎骨为标准。背，《甲乙经》作"脊"。

⑰ 膂骨：指脊椎骨。膂，《甲乙经》作"脊"。此处指第一椎骨。

⑱ 尾骶：尾，指尾闾骨。骶，即尾闾骨上四节椎骨，左右相通，如覆瓦形。

⑲ 奇分在下：奇分，是指有余不尽的奇零分数。下，是指七椎以下。

语译

黄帝问伯高道：《脉度》篇内所说经脉的长短，是如何确定的呢？伯高说：应当先测量骨节的大小、宽狭、长短，从而就可以测定经脉的长度。

黄帝道：想听听关于一般人的骨度，成人以七尺五寸长计算，其骨节的大小、长短各是多少？伯高说：头颅大骨周围二尺六寸，胸围四尺五寸，腰围四尺二寸。头发所覆盖的部位，颅至项为一尺二寸，前发际以下至颐长一尺，后发际至颐共二尺二寸，君子则折中各一尺一寸。喉结以下至缺盆中央长四寸，缺盆以下至剑骨突长九寸，如果超过九寸的是肺大，不满九寸的是肺小。剑骨突以下至天枢长八寸，超过八寸的是胃大，不满八寸的是胃小。天枢向下至耻骨长六寸半，超过六寸半的是迴肠宽而长，不满六寸半的是迴肠狭而短。耻骨横长为六寸半，横骨的上缘向下至膝内辅骨的上缘长一尺八寸，内辅骨上缘向下至内辅骨下缘长三寸半,内辅骨下缘向下至内踝骨尖长一尺三寸,内踝骨尖至足底长三寸。膝腘窝向下至足跗两踝之周围所属长一尺六寸,跗属向下至足底长三寸。以上这些骨的尺寸数字,粗大的会超过,细小的会不及。两侧头角向下至柱骨长一尺,肩骨行至腋中尽处长四寸,腋部向下至软肋长一尺二寸,软肋向下至髀枢长六寸,髀枢向下至膝盖中央长一尺九寸,膝向下至外踝骨尖长一尺六寸,外踝骨尖向下至小趾侧后的京骨长三寸,京骨向下至足底长一寸。耳后当完骨部之间宽九寸,耳前当两耳门之间宽一尺三寸,两颧骨之间宽七寸,两乳之间宽九寸半,两髀之间宽六寸半。足长一尺二寸,宽四寸半。肩峰至肘关节长一尺七寸,肘至腕关节长一尺二寸半,腕至中指本节长四寸,中指本节至中指端长四寸半。项后发际向下至背骨第一节的大椎处长二寸半,大椎骨向下至尾骶骨共二十一节长三尺,上面的七节每节长一寸四分一厘,零数在下,所以上七节共长九寸八分七厘。以上所述是一般人骨的长度,根据这个标准,然后来确定经脉的长短。所以说经脉在人体中,其浮于表面,坚实明显而粗大的多血,细小而隐于内的多气。

按语

计量骨骼的长短,主要是为了测量经脉的长短。篇中所述各部的长短尺寸,一方面由于古今度量衡的不同,我们不能以现代的尺寸长短对待;另一方面,各个部位的尺寸长短,是作为一般的计算标准,只能局部专用,不能互相移易。因此,目前临床取穴时,一般通用的同身寸,也是根据这一精神而具体运用的。

本 篇 要 点

一、具体记述了人体各部骨骼的长短尺寸。

　　二、说明经脉的长度是以骨度为依据的。

　　三、认为躯体外形大小与内在脏器有关。例如胸部与肺，上腹部与胃，下腹部与肠等，其大小、长短都是密切相关的。

五十营第十五

题解

本篇一方面用日球周行于二十八宿之间的情况，来比喻二十八脉中营气运行的周流往复；另一方面以铜壶滴漏的方法和经脉长度，来计算昼夜间的气行度数。总的是：一昼夜水下百刻，日行一千零八分，人一万三千五百息，气行八百一十丈，合为五十周。所以用"五十营"名篇。

黄帝曰：余愿闻五十营奈何？岐伯答曰：天周二十八宿①，宿三十六分。人气行一周，千八分。日行二十八宿②，人经脉上下、左右、前后二十八脉③，周身十六丈二尺④，以应二十八宿，漏水下百刻⑤，以分昼夜。故人一呼，脉再动，气行三寸；一吸，脉亦再动，气行三寸。呼吸定息⑥，气行六寸；十息，气行六尺，日行二分⑦；二百七十息，气行十六丈二尺，气行交通于中，一周于身，下水二刻，日行二十五分；五百四十息，气行再周于身，下水四刻，日行四十分；二千七百息，气行十周于身，下水二十刻，日行五宿二十分；一万三千五百息，气行五十营于身，水下百刻，日行二十八宿，漏水皆尽，脉终⑧矣。所谓交通者，并行一数⑨也，故五十营备⑩，得尽天地之寿矣，凡行八百一十丈也。

注释

① 天周二十八宿：宿(xiù 秀)，星群留止之处。二十八宿是指我国古代天文学上二十八组恒星。东方苍龙七宿：角、亢、氐、房、心、尾、箕。北方玄武七宿：斗、牛、女、虚、危、室、壁。西方白虎七宿：奎、娄、胃、昴、毕、觜、参。南方朱雀七宿：井、鬼、柳、星、张、翼、轸。天周，《甲乙经》作"周天"，意即天空之一周。参阅本书《卫气行》篇。

② 日行二十八宿：《甲乙经》无此六字。

③ 二十八脉：即十二经脉左右共为二十四，加上任、督各一，左右蹻脉各一（男子以阳蹻，女子以阴蹻计数），共为二十八脉。

④ 周身十六丈二尺：指二十八脉之总长度。详见本书《脉度》篇。

⑤ 漏水下百刻：这是古代的计时方法。当未发明钟表之前，是用铜壶刻纹漏水以计时，名曰"铜壶滴漏"，一昼夜以百刻计算。

⑥ 息：一呼一吸称为息。

⑦ 十息，气行六尺，日行二分：气，《甲乙经》作"脉"。楼英《医学纲目》"日行二分"下补"二十七息，气行一丈六尺二寸"十二字。张介宾："其日行之数，当以每日千八分之数为实，以一万三千五百息为法除之，则第十息日行止七厘四毫六丝六忽不尽。此云日行二分者，传久之误也。"

⑧ 脉终：是二十八脉行一遍之意。

⑨ 并行一数：张介宾："谓并二十八脉通行一周之数也。"

⑩ 备：完备、周到的意思

语译

黄帝说：我想听你讲讲五十营是如何计算的？岐伯答道：天空的一周有恒星二十八宿，每宿占三十六分，共计一千零八分。人身之气运行一周，经脉在上下前后左右也共有二十八脉，总长一十六丈二尺，以应天之二十八宿。铜壶滴漏以一百刻计算，来分白天和黑夜。人一呼，脉搏动两次，营气在脉中行三寸；一吸，脉也搏动两次，营气也行三寸。一呼一吸，称为"息"，营气运行六寸；十息，营气行六尺，日行二分(?)；二百七十息，营气运行十六丈二尺，气行交通于中，脉气行遍周身，此时漏水降下二刻，日光在星宿之间移行二十五分(?)；当人呼吸五百四十息时，营气就再运行全身一周，此时漏水降下四刻，日光在星宿之间移行四十分有零；人呼吸二千七百息时，营气已周行于全身十次，此时漏水降下二十刻，日光在星宿之间移行五宿又二十分有零；人呼吸一万三千五百息的时间，脉气就营运周身五十次，此时漏水降下百刻，日光遍行二十八宿，漏水已尽，而人体的经脉之气也运行周遍了。所谓"交通"，是营气并二十八脉通行一周之数。因此，每日营气运行五十周次，不失其常，共计八百一十丈，则能保持健康，尽其天年。

按语

运行在脉内的营气，计算其度数，古代是以呼吸次数与脉搏至数为标准，一呼脉动两次，一吸脉动两次，一呼一吸脉动四次，与现代以钟表计时法，折合每分钟呼吸十八次左右，脉搏七十二次左右，古今方法虽不同，而其衡量标准基本上是一致的。唯在一日夜总的呼吸次数方面悬殊较大，本文所称一万三千五百息，仅及实际呼吸二万六千息左右的半数稍强，可能系计算方法不同的关系。另外，关于一息脉行六寸和昼夜脉行五十周的问题。可能是从脉度折算而来，还须作进一步的研究。

本　篇　要　点

一、以二十八脉和二十八宿相应的情况，说明人体营气循环往复，周流不息。

二、指出呼吸与脉搏的比例。

三、记述一昼夜营气运行的周次和脉行度数。

营气第十六

题解

营气源于饮食，为人体的主要营养物质。饮食入胃，经脾化生为精微之气以后，上传于肺，通过经脉，营运于周身，终而复始，构成了经脉的整体循环。本篇重点说明了营气在十四经脉中的循行概况，所以称为"营气"。正如马蒔所说："此篇论营气运行，故名篇。"

黄帝曰：营气之道，内谷为宝①。谷入于胃，乃传之肺，流溢于中，布散于外。精专者，行于经隧②，常营无已，终而复始，是谓天地之纪③。故气从太阴出，注④手阳明，上行注足阳明，下行至跗上，注大指间，与太阴合⑤，上行抵髀，从脾注心中，循手少阴，出腋，下臂，注小指，合手太阳。上行乘腋，出颐内，注目内眦，上巅，下项，合足太阳。循脊下尻，下行注小指之端，循足心，注足少阴。上行注肾，从肾注心，外散于胸中，循心主脉，出腋，下臂，出两筋之间，入掌中，出中指之端，还注小指次指之端，合手少阳。上行注膻中，散于三焦，从三焦注胆，出胁，注足少阳。下行至跗上，复从跗注大指间，合足厥阴，上行至肝，从肝上注肺，上循喉咙，入颃颡之窍，究于畜门⑥。其支别者,上额,循巅,下项中,循脊,入骶,是督脉也,络阴器,上过毛中,入脐中,上循腹里,入缺盆,下注肺中,复出太阴。此营气之所行也,逆顺之常也。

注释

① 内谷为宝:内,音义同"纳"。内谷,就是进饮食的意思。张介宾:"营气之行,由于谷气之化,谷不入则营气衰,故云'内谷为宝'。"

② 精专者,行于经隧:精专,意谓饮食精微中纯而清的精粹部分。隧(suì 碎),为地下道。经隧,指经脉。

③ 天地之纪:在此可理解为自然规律。

④ 注:含有传注、流注、转输的意义。

⑤ 合:本篇对阴阳表里手足上下之经交接处,都称为"合"。

⑥ 入颃颡之窍,究于畜门:颃颡,即上腭内二孔,又称鼻之内窍。究,深入的意思。畜门,在颃颡之上,为通脑之门。丹波元简:"颃颡者,喉屋上通于鼻之窍门。畜门者,鼻孔中通于脑之门户。"

语译

黄帝说:营气能运行全身,以纳入饮食为最宝贵。饮食入胃后,经脾化生精微,上输于肺,由此而流溢于内,营养脏腑,布散于外,滋养形体。其中最精纯的部分,则行于脉道之中,经常营运不息,终而复始,这是自然的规律。营气的运行是从手太阴经脉出,注于手阳明经脉,上行传注足阳明经脉,下行达足跗,传注足大趾间,与足太阴经脉会合。上行股内入腹,从脾上传注心中,沿手少阴经脉,出腋窝,下臂,至手小指,会合于手太阳经脉。上行经过腋部,出眼下眶内,注于眼内角,再上行头顶中央,下走项后,与足太阳经脉会合。沿脊柱下行于尾骶部,再下行注于足小趾尖,斜入足心,注于足少阴经脉。上行注入肾脏,由肾转注心脏,向外布散于胸中,沿手厥阴经脉,出腋窝,下臂,经腕后两筋之间,入掌中,出中指尖,回出注无名指尖,合手少阳经脉。上行于两乳之间,膈膜之上,散布于三焦,从三焦注胆,出胁肋,注足少阳经脉。下行至足背,复从足背注入大趾,合足厥阴经脉。上行至肝脏,从肝脏上注于肺脏,再上沿喉咙,入上颚之窍,深入于鼻内通脑之处。别行的分支,由额沿头顶,下项后中线,沿脊柱入骶内,这是督脉;再由此环绕阴器,从阴毛中部上行,过脐中,上沿腹内,入缺盆,下注肺脏,复出手太阴经脉。这就是营气运行的途径,无论上行下行,都循此常道而不变。

营气循环示意图

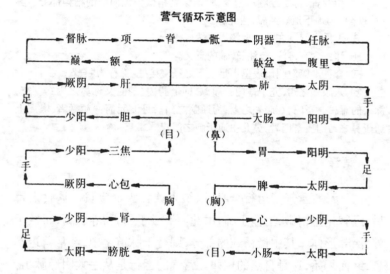

按语

营气运行于经脉之中,由肺经依次传注到大肠经、胃经,最后至肝经复传于肺经,构成了十二经脉的整体循环。肝经有一支脉,上行头顶,与督脉相联,督脉又与任脉相通,于是形成十四经的整体循环。本文不仅概括地说明逐经相传的次序及其起止、交接部位,并反映了手足三阴三阳正常的上下循行方向,所以最后总结谓"逆顺之常"。

本 篇 要 点

一、简述营气的来源和生成。

二、具体叙述了十四经脉的循行方向、次序和交接部位，构成"常营无已，终而复始"的整体循环。

脉 度 第 十 七

题解

经脉分布于头身四肢,既是纵横交叉相互衔接的,而又各有其起讫点和循行径路,因此,手足六阴六阳与任、督、蹻脉等二十八脉,都有一定的长度,其中以足之六阳经为最长,手之六阴经为最短,合计总长十六丈二尺。因篇中重在具体说明经脉的长度,即以"脉度"名篇。

黄帝曰:愿闻脉度。岐伯答曰:手之六阳①。从手至头,长五尺,五六三丈。手之六阴,从手至胸中,三尺五寸,三六一丈八尺,五六三尺,合二丈一尺。足之六阳,从足上至头,八尺,六八四丈八尺。足之六阴,从足至胸中,六尺五寸,六六三丈六尺,五六三尺,合三丈九尺。蹻脉从足至目,七尺五寸,二七一丈四尺,二五一尺,合一丈五尺。督脉、任脉,各四尺五寸,二四八尺,二五一尺,合九尺。凡都合一十六丈二尺,此气之大经隧也。经脉为里,支而横者为络,络之别者为孙。盛而血者疾诛之,盛者泻之,虚者饮药以补之。

注释

① 手之六阳:张介宾:"手有三阳,以左右言之,则为六阳。凡后六阴

及足之六阴、六阳,皆仿此。"

语译

黄帝说:我希望了解关于经脉的长度。岐伯答道:手的六阳经脉,从手至头部,每脉长五尺,五六得三丈。手的六阴经脉,从手至胸中,每脉长三尺五寸,三六一丈八尺,五六三尺,合计二丈一尺。足的六阳经脉,从足上行至头部,每脉长八尺,六八得四丈八尺。足的六阴经脉,从足至胸中,每脉长六尺五寸,六六三丈六尺,五六三尺,合计三丈九尺。蹻脉从足至眼部,每脉长七尺五寸,二七一丈四尺,二五一尺,左右合计一丈五尺。督脉和任脉,各长四尺五寸,二四八尺,二五一尺,合计九尺。综此二十八脉,共长十六丈二尺,这是营气运行于大经脉之中的情况。经脉多行于里,由经脉分支而横向运行的叫络脉,由络脉再分支别出的叫孙络。如果气盛而有瘀血的,当快行刺出血,凡邪气盛的可用泻法,正气虚的当饮汤药来补养之。

五藏常内阅①于上七窍也:故肺气通于鼻,肺和则鼻能知臭香矣;心气通于舌,心和则舌能知五味矣;肝气通于目,肝和则目能辨五色矣;脾气通于口,脾和则口能知五谷矣;肾气通于耳,肾和则耳能闻五音矣。五藏不和,则七窍不通;六府不和,则留为痈。故邪在府,则阳脉不和,阳脉不和则气留之,气留之则阳气盛矣。阳气太盛②,则阴脉不利③,阴脉不利则血留之,血留之则阴气盛矣。阴气太盛,则阳气不能荣④也,故曰关;阳气太盛,则阴气弗能荣也,故曰格;阴阳俱盛,不得相荣,故曰关格。关格者,不得尽期而死也。

注释

① 阅：在此有经历,通过的意思。

② 阳气太盛：《甲乙经》作"邪在藏"。

③ 利：《甲乙经》作"和"。恐是形近之误。

④ 不能荣：张介宾："本经荣、营通用。不能荣,谓阴阳乖乱,不能营行,彼此格柜不相通也。"

语译

五脏的精气,经常由内而上通达于七窍;肺气通于鼻,肺气调和,则鼻能辨别香臭;心气通于舌,心气调和,则舌能辨别五味;肝气通于目,肝气调和,则眼睛能辨别五色;脾气通于口,脾气调和,服食五谷就有滋味;肾气通于耳,肾气调和,则耳能听五音。如果五脏之气不调和,则七窍的功能就要失常;六腑之气不调和,则气血郁滞而生痈疡外证。因此,邪气在腑,则阳脉不和,阳脉不和则气稽留,气稽留则阳气偏盛;邪在五脏,则阴脉不和,阴脉不和则血稽留,血稽留则阴气偏盛。阴气大盛,则阳气不能营运于内,所以称为"关";阳气太盛,则阴气不能营运于外,所以称为"格";阴阳之气都盛,不能互相营运,则叫做"关格"。见到"关格"的症状,就不能尽享其天年而死亡了。

黄帝曰:蹻脉安起安止?何气荣水①?岐伯答曰:蹻脉者,少阴之别②,起于然骨之后,上内踝之上,直上循阴股入阴,上循胸里,入缺盆,上出人迎之前,入頄,属目内眦,合于太阳、阳蹻而上行,气并相还,则为濡目③,气不荣,则目不合。

黄帝曰:气独行五藏,不荣六府,何也?岐伯答曰:气之不得无行也,如水之流,如日月之行不休。故阴脉荣其藏,阳脉荣其府,如环之无端,莫知其纪,终而复始。其流溢之气,内溉藏府,外濡腠理。

黄帝曰:蹻脉有阴阳,何脉当其数? 岐伯答曰:男子数其阳,女子数其阴。当数者为经,其不当数者为络也。

注释

① 水:《甲乙经》作"也"。较妥。

② 蹻脉者,少阴之别:此系指阴蹻从足少阴经别出。

③ 濡目:即濡养、滋润眼睛的意思。张介宾:"阴蹻、阳蹻之气,并行迴还而濡润于目。若蹻气不荣,则目不合目。"故本书《寒热病》篇曰:"阴蹻阳蹻,阴阳相交,阳入阴,阴出阳,交于目锐眦,阳气盛则瞋目,阴气盛则瞑目。"此所以目之瞑与不瞑,皆蹻脉为之主也。

语译

黄帝说:蹻脉起于何处,止于何处? 是何气营养它的? 岐伯答道:蹻脉是自足少阴肾经所别出,起于内踝前的然骨之后,向上经过内踝上部,直上沿股内侧入前阴,上沿胸腹内部,入缺盆,再上至人迎之前,入颅骨部,至眼内角,与足太阳经脉、阳蹻脉相合而上行,三经之气并合,还而下行,濡养眼睛,如果阴蹻脉气不能上营,而阳气偏盛,眼睛就不能闭合。

黄帝说:阴蹻之气独运行于五脏而不荣六腑,是什么道理呢? 岐伯答道:气的运行不能停止,就像水的流动,日月的运行一样。所以阴蹻脉荣于五脏,阳蹻脉荣于六腑,它们的运行是如环无端的,也是无法计算它的周次的,只是终而复始的循环着。流溢的精气,在内灌溉脏腑,在外濡养腠理。

黄帝说:蹻脉有阴蹻、阳蹻的不同,究竟依据哪一条脉来计算呢? 岐伯答道:男子以阳蹻计算,女子以阴蹻计算。凡作为计数的就是经脉,不作为计数的是为络脉。

按语

二十八脉的长度,是以骨度为基准,结合各经的起止点来计算的,对经脉的曲折循环与分支别络等,均未计算在内。此二十八脉中,除十二经与任、督二脉外,特别提出蹻脉,因其不仅具有濡目而司开合的作用,而且为营卫运行于表里的必经径路(因蹻脉属足少阴、太阳二经),与睡眠密切有关。

关于五脏之气上通七窍,是揭示了内脏和外在器官的关系。五脏分别主宰五官的生理功能,这一理论在诊断和治疗五官疾病时有着重要的指导作用。

本 篇 要 点

一、记述了二十八脉的长度,总计为十六丈二尺。

二、说明了经与络的区别。

三、具体说明五脏和七窍在生理上的联系。

四、概括说明邪气侵入阳经和阴经后的不同病理变化。

五、从蹻脉的起止、循行,说明其和眼睛与睡眠的关系。

营卫生会第十八

题解

营卫来源于水谷,生成于脾胃,分为两条径路:清纯的为营气,行于脉中;慓悍的为卫气,行于脉外。一昼夜之间,两者各行于阳二十五周次,行于阴亦二十五周次,当黎明与日落的时候,交相出入,至半夜大会于手太阴。由于本篇主要论述营卫的生成和会合,故命名"营卫生会"。

黄帝问于岐伯曰:人焉①受气?阴阳焉会,何气为营?何气为卫?营安从生?卫于焉会?老壮②不同气,阴阳异位,愿闻其会。岐伯答曰:人受气于谷,谷入于胃,以传与肺,五藏六府,皆以受气。其清者为营,浊者为卫③,营在脉中,卫在脉外,营周不休,五十而复大会。阴阳相贯,如环无端。卫气行于阴二十五度,行于阳二十五度,分为昼夜,故气至阳而起,至阴而止。故曰:日中而阳陇④为重阳,夜半而阴陇为重阴。故太阴主内,太阳主外,各行二十五度,分为昼夜。夜半为阴陇,夜半后而为阴衰,平旦⑤阴尽而阳受气矣。日中为阳陇,日西而阳衰,日入阳尽而阴受气矣。夜半而大会,万民皆卧,命曰合阴。平旦阴尽而阳受气。如是无已,与天地同纪。

黄帝曰:老人之不夜瞑者,何气使然? 少壮之人,不昼瞑者,何气使然? 岐伯答曰:壮者之气血盛,其肌肉滑,气道通,营卫之行不失其常,故昼精⑥而夜瞑。老者之气血衰,其肌肉枯,气道涩,五藏之气相搏⑦,其营气衰少,而卫气内伐⑧,故昼不精,夜不瞑。

注释

① 焉:在此作"如何"解。

② 老壮:张介宾:"五十已上为老,二十已上为壮。"

③ 清者为营,浊者为卫:张介宾:"谷气出于胃,而气有清浊之分。清者,水谷之精气也;浊者,水谷之悍气也。诸家以上下焦言清浊者皆非。清者属阴,其性精专,故化生血脉,而周行于经隧之中,是为营气;浊者属阳,其性慓疾滑利,故不循经络,而直达肌表,充实于皮毛分肉之间,是为卫气。"

④ 陇:通"隆",作盛解。《通雅》:"阳陇、阴陇,子午之桥起关也,犹言拥起为陇,而过此渐平迤也。"

⑤ 平旦:指早晨。

⑥ 精:在此是神清气爽,精神饱满的意思。熊宗立:"精,清爽也。"

⑦ 相搏:搏,《甲乙经》作"薄",耗损的意思。相搏,指五脏的功能不协调。

⑧ 伐:《书传》:击刺。

语译

黄帝问岐伯说:人体的精气受自何处? 阴阳之气是怎样交会的? 什么气叫"营"? 什么气叫"卫"? 营是怎样生成的? 卫是怎样和营相会的? 老年人与壮年人气的盛衰不同,日夜气行的位置各异,请你讲讲交会的情况。岐伯答道:人体精气来源于饮食物,饮食入胃,经过消化,再经脾吸收其精微之气,然后向上传注到肺,从而五脏六腑都能得到精微之气的供养。这些精气中,精粹的部分叫"营",慓悍的部分叫"卫",营气运行于经脉之内,卫气运行于经脉之外,周流不息,各行五十周次而后大会,阴分和阳分互相贯通,终而复始,如圆环之无端始。卫气运行于阴分二十五周次,运行于阳分二十五周次,这是以白天和黑夜来划分的,所以气行到阳分为起始,行到阴分为终止。因此,当中午阳气隆盛时叫做"重阳",到半夜阴气隆盛时叫做"重阴"。太阴主管人体内部,太阳主管人体外表,营卫在其中各运行二十五周次,都以昼夜来划分。半夜是阴分之气最隆盛的时候,自半夜以后,行于阴分之气就逐渐衰减,到早晨时,则行于阴分之气已尽,而阳分开始受气。中午是阳分之气最隆盛的时候,从日西斜,行于阳分之气就逐渐衰减,到日落时,则行于阳分之气已尽,而阴分开始受气。并且在半夜的时候,阴阳之气相会合,此时人们均已入睡,称为"合阴"。到早晨则行于阴分之气已尽,而阳分开始受气。如此循环不息,和自然界昼夜阴阳的变化规律相一致。

黄帝说:老年人往往夜间不易熟睡,是什么气使他们这样的?壮年人在白天往往不想睡,这又是什么气使他们这样的? 岐伯答道:壮年人的气血旺盛,肌肉滑利,气道畅通,营卫的运行都很正常,所以白天的精神饱满,而晚上睡得很熟。老年人的气血衰少,肌肉枯瘦,气道滞涩,五脏之气耗损,营气衰少,卫气内伐于阴,所以白天的精神不振,晚上也就不能熟睡了。

黄帝曰:愿闻营卫之所行,皆何道从来? 岐伯答曰:营出于中焦,卫出于下焦①。

黄帝曰:愿闻三焦之所出。岐伯答曰:上焦出于胃上口,并咽以上,贯膈而布胸中,走腋,循太阴之分而行,还至阳明,上至舌,下足阳明,常与营俱行于阳二十五度,行于阴亦二十五度,一周也,故五十度而复大会于手太阴②矣。

黄帝曰:人有热饮食下胃,其气未定,汗则出,或出于面,或出于背,或出于身半,其不循卫气之道而出何也?岐伯曰:此外伤于风,内开腠理,毛蒸理泄,卫气走之,固不得循其道,此气慓悍滑疾,见开而出,故不得从其道,故命曰漏泄。

注释

① 营出于中焦,卫出于下焦:张介宾:"营气者,由谷入于胃,中焦受气取汁,化其精微,而上注于肺,乃自手太阴始,周行于经隧之中,故营气出于中焦。卫气者,出其悍气之慓疾,而先行于四末分肉皮肤之间,不入于脉,故于平旦阴尽,阳气出于目,循头项下行,始于足太阳膀胱经,而行于阳分,日西阳尽,则始于足少阴肾经,而行于阴分,其气自膀胱与肾由下而出,故卫气出于下焦。"《黄帝内经太素》作"卫出于上焦。"《千金要方·三焦脉论》亦云:"荣出中焦,卫出上焦。"故张志聪认为:"下,当作上。"

② 大会于手太阴:张介宾:"上焦之气,常与营气俱行于阳二十五度,阴亦二十五度。阳阴者,言昼夜也。昼夜周行五十度,至次日寅时,复会于手太阴肺经,是为一周,然则营气虽出于中焦,而施化则由于上焦也。"

语译

黄帝说:请教关于营气与卫气的运行,是从什么道路来的?岐伯答道:营气出于中焦,卫气出于下(上)焦。

黄帝说:请教三焦之气的出发处。岐伯说:上焦出自胃的上口贲门,与食道并行向上至咽喉,贯穿于膈膜而分布于胸中,再横走至腋下,沿着手太阴经的路线循行,回复至手阳明,向上到舌,下循足阳明胃经,卫气与营气同样运行于阳分二十五周次,运行于阴分二十五周次,这就是昼夜一周,所以卫气五十周次行遍全身,再与营气大会于手太阴肺经。

黄帝说：人吃了热的饮食入胃，还没有化成精微的时候，就已出汗，有出于面部的，有出于背部的，有出于半身的，不循卫气通常的运行道路而出，这是什么缘故呢？岐伯说：这是由于外表受了风邪的侵袭，腠理开发，毛窍疏泄，卫气趋向体表，就不能循常道而行，这是因为卫气的本性是慓悍滑疾的，见到何处疏张开来，就由此道而出行，所以不一定循行于脉道，这种出汗过多的情况，名叫"漏泄"。

黄帝曰：愿闻中焦之所出。岐伯答曰：中焦亦并胃中，出上焦之后，此所受气者，泌糟粕，蒸津液，化其精微，上注于肺脉，乃化而为血，以奉生身，莫贵于此，故独得行于经隧，命曰营气。

黄帝曰：夫血之与气，异名同类，何谓也？岐伯答曰：营卫者，精气也；血者，神气也。故血之与气，异名同类焉。故夺血者无汗，夺汗者无血。故人生有两死，而无两生①。

注释

① 人生有两死，而无两生：人体夺血会致死亡，夺汗也会致死亡，所以说"有两死"。血与汗两者缺一则不能生，所以说"无两生"。

语译

黄帝说：请你再谈谈中焦的出处。岐伯答道：中焦的部位与胃相并列，在上焦之后，它的功能是吸收精气，通过泌去糟粕、蒸腾津液，而化成精微，然后向上传注于肺脉，再化为血液，奉养周身，这是人体内最宝贵的物质，所以能够独行于经脉之内，称为"营气"。

黄帝说：血与气，名虽不同而实是同类的物质，如何来理解呢？岐伯答道：营和卫，都属于精气；而血是精气所化生的更高贵的物质，因此叫"神气"。所以说血与气名虽不同，而实质上是同类的物质。凡失血过多的人，不可用汗法；出汗过多的人，不可用活血法。所以说人体夺血或夺汗均可死亡，而血与汗缺一则不能生存。

按语

文中"中焦亦并胃中，……乃化而为血，以奉生身，莫贵于此"，其意与本书《决气》中"中焦受气取汁，变化而赤，是谓血"之义同，也即后世"脾胃为气血生化之源"论点的理论依据。据此凡治血虚者，若脾胃不调，切勿遽用补血剂，必先调理脾胃；即脾胃功能正常者亦必须于补血剂中配以调和脾胃之品，方可久服无弊。因补血之药，大多阴柔滋润，易于呆胃，恐亦难达补血之效。

文中"血之与气，异名同类"的观点，对治疗血证和补血剂的配伍，乃系理论依据。如当归补血汤中重用补气的黄芪，在病理上为气虚不能生血故也；即使血虚非由气虚所致，亦当加少量的补气理气之品，方可提高补血的效果。故有人提出"补血必兼补气"的论点。

文中"夺血者无汗，夺汗者无血"，应作为治大失血和汗出多者的座右铭。试观仲景《伤寒论》有"亡血家不可汗"及"疮家不可汗"，《金匮要略》有"衄家不可汗"等训诫。良以亡血家、疮家、衄家，阴血已伤，复发其汗，是重竭其阴；汗为心液，为津液的一部分，汗多者心血亦耗，故常汗出者及大汗之患者，忌用活血、破血之剂。

黄帝曰：愿闻下焦之所出。岐伯答曰：下焦者，别迴肠，注于膀胱而渗入焉。故水谷者，常并居于胃中，成糟

粕而俱下于大肠,而成下焦。渗而俱下,济泌别汁,循下
焦而渗入膀胱焉。

黄帝曰:人饮酒,酒亦入胃,谷未熟而小便独先下,何
也? 岐伯答曰:酒者,熟谷之液也,其气悍以清,故后谷而
入,先谷而液出焉。

黄帝曰:善。余闻上焦如雾,中焦如沤,下焦如渎。
此之谓也!

语译

黄帝说:请教关于下焦的出处。岐伯答道:下焦分别清浊,糟
粕从迴肠而下行,水液注于膀胱而渗入其中。所以说,水谷同在
脾胃之中,经过消化吸收以后,糟粕传入大肠;水液渗入膀胱,这
就是下焦的主要功能。总的来看,是经过分别清浊之后,循下焦
而渗入于膀胱的。

黄帝说:人饮的酒也是入胃的,为什么五谷尚未消化,而小便
独先下行呢? 岐伯答道:由于酒是谷类已经蒸熟酿成的液体,其
性慓悍而质清稀,因此,酒液虽在五谷之后入胃,但经过脾胃的迅
速吸收,多余的水分反在五谷腐熟之前排出于体外。

黄帝说:很对。我听说上焦的作用能输布精气,像雾露蒸腾
一样;中焦的作用主腐熟运化水谷,像沤渍东西一样;下焦的作用
主排泄废料,像沟渠一样。就是这样的道理吧!

本 篇 要 点

一、指出了营卫来源于饮食,生成于脾胃,上输于肺脏,传之
五脏六腑,发挥营养全身的作用。

二、营卫循行的径路是:营在脉中,卫在脉外。

三、说明营卫运行的周次是昼夜各二十五度,合为五十度;会合于手太阴。

四、概述了营卫与三焦的关系以及营卫与气血的关系。

四时气第十九

题解

本篇着重论述一年四季之中,自然气候的变化有寒热温凉的不同,因而邪气伤人所产生的病变也随之而异。所以针刺治疗的原则,虽皆以掌握气穴为主,但必须根据时令气候的不同,以及病变的特点,而选用适当的穴位,采取不同的刺法。因以"四时气"名篇。

黄帝问于岐伯曰:夫四时之气,各不同形,百病之起,皆有所生,灸刺之道,何者为定? 岐伯答曰:四时之气,各有所在,灸刺之道,得气穴为定。故春取经、血脉、分肉之间①,甚者深刺之,间者浅刺之;夏取盛经②、孙络,取分间,绝皮肤;秋取经腧,邪在府,取之合;冬取井荥,必深以留之。

注释

① 春取经、血脉、分肉之间:相当于本书《本输》所说"取大经分肉之间"。但马莳据《素问·水热穴论》之义,认为:"经,当作络"。可以互参。

② 盛经:指手足六阳经的经穴。马莳:"盛经者,阳经也,则止取手足六阳经之经穴耳。"

语译

黄帝问岐伯道:四时的气候变化,各有不同的性质,人体各种疾病的起始,都有不同原因而发生,针灸治疗的原则,应根据什么来决定?岐伯答:四时的邪气伤人,各有它一定的发病部位,针灸治疗的原则,以掌握四时气候与经穴的关系而定。所以春季可取大经、血脉、分肉之间的穴位,病重的可用深刺的方法,病轻的可以浅刺;夏季可取气盛的六阳经脉或孙络之间的穴位,或刺分肉之间,以及透过皮肤的浅刺法;秋季可取"经穴"或"输穴",如邪在六腑的可取"合穴";冬季可取"井穴"或"荥穴",一定要深刺留针。

温疟汗不出,为五十九痏①。风痟肤胀②,为五十七痏③,取皮肤之血者,尽取之。飧泄,补三阴之上④,补阴陵泉,皆久留之,热行乃止。转筋于阳,治其阳;转筋于阴,治其阴:皆卒刺之⑤。徒痟⑥,先取环谷下三寸⑦,以铍针针之,已刺而筩⑧之,而内之,入而复之,以尽其痟,必坚。来缓则烦悗,来急则安静,间日一刺之,痟尽乃止。饮闭药⑨,方刺之时徒饮之,方饮无食,方食无饮,无食他食,百三十五日。著痹不去,久寒不已,卒取其三里骨为干⑩。肠中不便,取三里,盛泻之,虚补之。疠风⑪者,素⑫刺其肿上,已刺,以锐针针其处,按出其恶气,肿尽乃止,常食方食,无食他食。

注释

① 五十九痏:痏(wěi委),针灸施术后穴位上的瘢痕。这里是代表穴位的意思。五十九痏,是治疗热病的五十九个腧穴。详本书《热病》篇的

"五十九刺"。

②　风疢肤胀：疢(shuì 税)，水肿病。张志聪："此外因之邪，病在于皮肤也。疢，水病也。因汗出遇风，风水之邪留于皮肤而为肿胀也。"后世通作"风水"。

③　五十七痏：指适用于水病的五十七个腧穴。据《素问·水热穴论》王冰注为：脊中、悬枢、命门、腰俞、长强各一穴；大肠俞、小肠俞、膀胱俞、中膂俞、白环俞、胃仓、肓门、志室、胞肓、秩边、中注、四满、气穴、大赫、横骨、外陵、大巨、水道、归来、气街、太冲、复溜、阴谷、照海、交信、筑宾各二穴。

④　三阴之上：指三阴交穴。之，《甲乙经》作"交"。

⑤　转筋于阳……皆焠刺之：阳、阴，在此指四肢的外侧(阳)、内侧(阴)。卒刺，据楼英作"焠刺"，即指火针。

⑥　徒疢：单纯的水病，与上文的"风疢"不同。

⑦　环谷下三寸：马莳："按各经无环谷穴，止足少阳胆经有环跳穴，今曰下三寸，意者风市穴乎？理亦甚的。"

⑧　筩：与"筒"同，是指中空如筒的针。楼英："筩针，针中有空窍，如筩出水也。"

⑨　饮闭药：指服用通闭的药物。马莳："必饮通闭之药，以利其水，防其再肿。"

⑩　骨为干：语出本书《经脉》篇。按在此与上下文义不相衔接，疑为衍文。

⑪　疠风：即麻风病。

⑫　素：《黄帝内经太素》、《甲乙经》作"索"。《卫生宝鉴》卷九引作"当"。

语译

患温疟病而不出汗的，可取用治疗热病的五十九个腧穴内的穴位。患风水皮肤浮肿，可取用治疗水肿病的五十七个腧穴内的穴位。若皮下有郁血，都应当刺出其血。患脾气虚寒的飧泄病，可取三阴交、阴陵泉，用补法，并且都要留针较久，必待患者觉针下有热感为止。四肢外侧转筋，应治阳经；四肢内侧转筋，应治阴经：都可以用火针焠刺。单纯因水而成的肿病，可取环跳之下三寸处，用铍针刺治，针过以后用竹筒样中间空的针插进针孔放水，反复进行，将水放尽，必须使肌肉恢复正常的坚实。放水时出水慢的，病人多觉胸中烦闷，出水急的，病人比较安静，这种病可隔一天刺一次，直到水肿退尽为止。并且可以内服开闭利水的药，在初刺时就可饮服，但要注意刚饮药不能进食，刚进食不能饮药，尤其除了正常的饮食以外，禁其他食物一百三十五天。患湿邪偏胜的着痹证，经久不愈，常觉寒冷不解，可用火针刺三里穴。大小肠功能失常，都可取足三里穴，实证用泻法，虚证用补法。麻风病当针刺肿起的部位，刺后再用锐利的针刺其患处，用手按压，出其恶气，直到肿消尽为止。吃普通常吃的食物，不可吃其他对病不利的食物。

腹中常鸣，气上冲胸，喘不能久立，邪在大肠，刺肓之原①、巨虚上廉、三里。小腹控睾，引腰脊，上冲心，邪在小肠者，连睾系，属于脊，贯肝肺，络心系。气盛则厥逆，上冲肠胃，熏肝，散于肓，结于脐。故取之肓原以散之，刺太阴以予之，取厥阴以下之，取巨虚下廉以去之，按其所过之经以调之。善呕，呕有苦，长太息，心中憺憺，恐人将捕之，邪在胆，逆在胃，胆液泄则口苦，胃气逆则呕苦，故曰呕胆。取三里以下胃气逆，则②刺少阳血络以闭③胆逆，却调其虚实，以去其邪。饮食不下，膈塞不通，邪在胃脘，在上脘④则刺抑而下之，在下脘⑤则散而去之。小腹痛肿，不得小便，邪在三焦约，取之太阳大络⑥，视其络脉与厥阴小络结而血者，肿上及胃脘，取三里。

注释

① 肓之原：即气海穴。见本书《九针十二原》篇。

② 则：《脉经》、《黄帝内经太素》均无。又马莳："则，当作侧。"
③ 闭：马莳："闭，止也。"
④ 上脘：指胃脘上口贲门部。又穴名，在脐上五寸处。
⑤ 下脘：指胃脘下口幽门部。又穴名，在脐上二寸处。
⑥ 太阳大络：指足太阳经的委阳穴，为三焦下俞。

语译

　　腹内时常鸣响，气向上冲于胸部，气喘而不能久站，这是病邪在大肠，可刺气海、上巨虚、足三里穴。小腹部控引睾丸，连及腰脊作痛，向上冲心，是邪在小肠，因其连及睾丸的系脉，附属于脊椎，上贯于肝肺，绕络于心系。病气盛的会致厥气上逆，上冲及肠胃，熏灼肝脏，散于肓膜，聚结于脐部，所以要取气海穴以散其结气，再刺手太阴肺经的穴位用补法，取足厥阴肝经的穴位用泻法，取小肠经的合穴下巨虚以去其邪气，按其出现症状的经脉进行调治。病人时常呕吐，呕出苦水，叹长气，心中恐惧不宁，似有人来捕捉的一样，这是病邪在胆，而气逆于胃，胆汁外泄则口苦，胃气上逆则呕苦，所以叫做呕胆。在治法上，应取足三里穴，以降胃之逆气，并刺足少阳胆经的血络，以止上逆的胆气，然后根据其属虚属实，来祛除病邪。饮食不下，膈间闭塞不通，这是邪在胃脘。若是上脘不通，可用针刺使其上逆之气下降，若是下脘不通，可用针刺以疏散病邪。小腹肿痛，小便难解，这是邪在三焦约束而不行，可取太阳经的大络委阳，看它的络脉与厥阴经的小络交结而有瘀血之处，若是肿胀上至胃脘部，并取足三里穴。

　　睹其色，察其目①，知其散复者，视其目色，以知病之存亡也。一其形，听其动静者，持气口人迎，以视其脉，坚且盛且滑者，病日进；脉软者，病将下；诸经实者，病三日已。气口候阴，人迎候阳也。

注释

① 目：原文作"以"，据《黄帝内经太素》改。

语译

所谓"睹其色，察其目，知其散复者"，就是看病人眼睛的五色，可以知道病邪的存亡情况。所谓"一其形，听其动静者"，是诊气口与人迎之脉，如坚强盛大而滑利的，病会日渐加重；脉象软而不坚的，是病将要减退；各经尚充实的，病约三天就会好了。这就是所谓气口是候阴分的，人迎是候阳分的。

按语

四时气候变化，对人体的经络血气是有影响的，因此针刺取穴与进针深浅等也有所不同。本篇与本书《本输》篇所述的内容，虽有小异之处，但其基本精神是一致的。另《素问·水热穴论》中有一节，可作为本文的解释，以互相参证。

本 篇 要 点

一、论述了四时气候变化对人体的影响，指出针刺治疗时，要根据时令气候的不同，选择适当的穴位，掌握进针的深浅和手法。

二、列举了温疟、风水、飧泄、转筋、水肿、着痹、疠风等病的针刺治疗方法。

三、对六腑病的病理变化与针刺治疗方法，作了简要的说明。

五 邪 第 二 十

题解

本篇继上篇关于四时之邪伤及形体的证治之后,进一步论证了邪伤五脏的证治。文中一一叙述了邪气在五脏所引起的病变和刺治方法,因以"五邪"名篇。

邪在肺,则病皮肤痛,寒热,上气喘,汗出,咳动肩背。取之膺中外腧①,背三节五藏之傍②。以手疾按之,快然③,乃刺之。取之缺盆中以越之④。

邪在肝,则两胁中痛,寒中,恶血在内,行⑤善掣,节时脚⑥肿。取之行间,以引胁下,补三里以温胃中,取血脉以散恶血,取耳间青脉⑦,以去其掣。

邪在脾胃,则病肌肉痛。阳气有余,阴气不足,则热中善饥;阳气不足,阴气有余,则寒中肠鸣、腹痛;阴阳俱有馀,若俱不足,则有寒有热。皆调于三里。

邪在肾,则病骨痛,阴痹。阴痹者,按之而不得,腹胀,腰痛,大便难,肩、背、颈、项痛,时眩。取之涌泉、昆仑,视有血者,尽取之。

邪在心,则病心痛,喜悲,时眩仆。视有余不足,而调之其输也。

注释

① 膺中外腧：膺中，指侧胸部。外腧，马莳："云门、中府等穴。"

② 背三节五藏之傍：《甲乙经》作"背三椎之旁"，是指肺俞穴。

③ 以手疾按之，快然：这是说明取穴的方法。意即以手急按其处，自觉爽快的，就是穴位之所在。

④ 取之缺盆中以越之：意谓取缺盆穴，可以引肺邪从上而出。越，从上而出。

⑤ 行：《甲乙经》、《脉经》、《千金方》均作"胻"。胻，指小腿肚（腓肠肌）。

⑥ 脚：《甲乙经》、《脉经》、《黄帝内经太素》均无。删之为是。

⑦ 耳间青脉：指耳轮后青络上的瘈脉穴。张志聪："耳间青脉，名鸡足青。"丹波元简："按《甲乙》瘈脉一名资脉，在耳本后。鸡足青络脉，盖谓此穴。"

语译

病邪侵袭到肺脏，就会发生皮肤疼痛，恶寒发热，气上逆而喘，汗出，咳嗽牵引到肩背作痛。治疗可取侧胸上部的中府、云门穴，以及背部第三椎骨旁的肺俞穴。刺针时，先以手速按其处，病人觉得爽快的，就在该处进针。同时可取缺盆穴，使肺中邪气向上越出。

病邪侵袭到肝脏，就会发生两胁中疼痛，寒气在中，恶血瘀留在内，小腿肚时常牵引抽痛，并且时有关节肿的症状。治疗可取行间穴，以引胁肋间的郁结之气下行，并取足三里穴以温其胃中，同时对有瘀血的络脉，可用刺法以散其恶血，再取耳轮后青络上的瘈脉穴，以减去牵引性的病痛。

病邪侵袭到脾胃，就会发生肌肉疼痛。如果阳气有余，阴气不足，则热在中而易饥；阳气不足，阴气有余，则寒在中而肠鸣、腹痛；若阴阳均有余或均不足，则有寒有热。这些病证，都可取三里穴来调治。

病邪侵袭到肾脏,就会发生骨痛、阴痹。所谓阴痹,是说在形体表面按摸不到,证见腹胀,腰痛,大便难,肩、背、颈、项等处疼痛,以及经常目眩诸症。治疗时可取涌泉、昆仑穴;凡有瘀血的,都刺出其血。

病邪侵袭到心脏,就会发生心痛,易于悲伤,时时目眩跌仆。诊疗时先要分析其偏虚还是偏实,而后取治于本经的腧穴。

按语

本篇所述五邪伤及五脏的病变,其症状记述,主要为五脏所主组织器官发病后的症状。例如,邪在肺则病皮肤痛,邪在肝则病胁中痛,邪在脾胃则病肌肉痛,邪在肾则病骨痛等。同时,对于各脏发病的兼症和针刺治疗方法,均作了具体说明。其中,中府与肺俞相配合,是募、俞同用的配穴法,临床上对肺经疾病有着良好的效果。

本 篇 要 点

叙述邪伤五脏所引起的病证和刺治方法。

寒热病第二十一

题解

本篇的内容比较复杂,由于先从皮寒热、肌寒热、骨寒热三病的证治谈起,所以篇名"寒热病"。

皮寒热者,不可附席[1],毛发焦,鼻槁腊[2],不得汗,取三阳之络[3],以补手太阴。肌寒热者,肌痛,毛发焦而唇槁腊,不得汗,取三阳于下,以去其血者,补足太阴,以出其汗。骨寒热者,病无所安,汗注不休。齿未槁,取其少阴于阴股之络[4];齿已槁,死不治。骨厥亦然。骨痹,举节[5]不用而痛,汗注烦心,取三阴之经,补之。身有所伤,血出多,及中风寒,若有所堕坠,四支懈惰不收,名曰体惰,取其小腹脐下三结交[6]。三结交者,阳明、太阴也,脐下三寸关元也。厥痹者,厥气上及腹,取阴阳之络,视主病也,泻阳补阴经也[7]。

注释

① 不可附席:席,指卧席。附席,是卧着床褥的意思。张介宾:"邪在外,故畏于近席。"

② 槁腊(xī 西):腊,干肉,作干解。槁腊,是干枯的意思。

③ 三阳之络:三阳,指太阳。三阳之络,指足太阳膀胱经的络穴飞扬。

④ 少阴于阴股之络：指足少阴经的络穴大钟。

⑤ 举节：所有的关节。丹波元简："举，合也。谓支节尽痛。"

⑥ 三结交：马蒔："盖本经为任脉，而足阳明胃、足太阴脾经之穴亦结于此，故谓之三结交也。"

⑦ 厥痹者……泻阳补阴经也：张介宾："厥必起于四肢，厥而兼痹，其气上及于腹者，当取足太阴经之络穴公孙、足阳明经之络穴丰隆，以腹与四肢，治在脾胃也。然必视其主病者或阴或阳而取之。"

语译

邪在皮肤而发生的寒热病，不能着席而卧，毛发憔悴，鼻内干枯，汗不得出，治疗可取足太阳膀胱经的络穴飞扬，并补手太阴肺经的穴位。邪在肌肉而发生的寒热病，肌肉疼痛，毛发憔悴，口唇干枯，汗不得出，治疗可取足太阳膀胱经在下肢的络穴飞扬，以祛除其中的瘀血，并补足太阴脾经的穴位，以出其汗。邪在骨而发生的寒热病，病者烦躁不安，汗出如注不止。如牙齿尚未枯槁的，可取足少阴经的络穴大钟；如牙齿已经枯槁的，是不治的死证。对骨厥的诊断和治疗，也是这样的。患骨痹证，周身关节活动不能自如而疼痛，汗出如注，心中烦躁，治疗可取三阴经的穴位，用补法。因外伤而出血过多，又受了风寒，或从高处堕坠跌伤，以致四肢急惰而不能运动，名叫"体惰"，治疗可取小腹部在脐下的三结交。所谓"三结交"，是足阳明、足太阴与任脉三经交结之处，在脐下三寸，名叫关元。患厥痹证，有厥气上及于腹部，治疗可取阴经或阳经的络穴，但必须诊察以何经之病为主，大体说来，阳经多实而宜用泻法，阴经多虚而宜用补法。

颈侧之动脉人迎，人迎，足阳明也，在婴筋①之前。婴筋之后，手阳明也，名曰扶突。次脉，足少阳脉也，名曰天牖。次脉，足太阳也，名曰天柱。腋下动脉，臂太阴②也，名曰天府。阳迎③头痛，胸满不得息，取之人迎。暴瘖气鞕④,取扶突与舌本出血。暴聋气蒙⑤,耳目不明,取天牖。暴挛痫眩,足不任身,取天柱。暴瘅⑥内逆,肝肺相搏,血溢鼻口,取天府。此为天牖五部。

注释

① 婴筋:指颈侧的筋。《说文》:"婴,颈饰也。"

② 臂太阴:即手太阴。

③ 阳迎:迎,在此作"逆"解。阳迎,是阳邪上逆的意思。《甲乙经》、《黄帝内经太素》均作"阳逆"。

④ 气鞕:鞕(yìng 硬),强硬的意思。气鞕,在此指舌强硬。

⑤ 暴聋气蒙:张介宾:"经气蒙蔽,而耳目暴有不明者。"手足少阳之脉入耳中至目锐眦,少阳之气厥逆于下,则上之经脉不通,使耳目不聪不明。

⑥ 暴瘅:张志聪:"瘅,消瘅。暴瘅,暴渴也。"

语译

颈间结喉两侧的动脉处,有穴名叫人迎,属足阳明经脉,在"婴筋"的前方。在"婴筋"后方的是手阳明经脉,有穴名叫扶突。向后次一行的经脉是足少阳,有穴名叫天牖。向后再次一行的经脉是足太阳,有穴名叫天柱。腋窝下方的动脉处,是手太阴经脉,有穴名叫天府。如阳邪上逆而头痛,胸中满闷,呼吸不利,可取人迎穴。如突然音哑,舌强,可取扶突穴,并刺舌根出血。如突然耳聋,经气蒙蔽不通,耳失聪,目不明,可取天牖穴。如突然拘挛发痫,头目眩晕,两足站不稳,可取天柱穴。如突然患消瘅,内脏气机逆乱,肝肺两经邪火相争,以致血往上溢,口鼻出血,可取天府穴。这是天牖等五部穴位的所在及其主治的病证。

臂阳明①有入颃遍齿者,名曰大迎,下齿龋取之。臂恶寒补之,不恶寒泻之。足太阳有入颃遍齿者,名曰角孙②,上齿龋取之,在鼻与颜前。方病之时,其脉盛,盛则泻之,虚则补之。一曰取之出鼻外③。足阳明有夹鼻入于面者,名曰悬颅②,属口,对入系目本,视有过者取之。损有余,益不足,反者益其④。足太阳有通项入于脑者⑤,正属目本,名曰眼系⑥,头目苦痛,取之在项中两筋间。入脑乃别。阴蹻阳蹻,阴阳相交,阳入阴,阴出阳,交于目锐眦⑦,阳气盛则瞋目⑧,阴气盛则瞑目。热厥取足太阴、少阳,皆留之;寒厥取足阳明、少阴于足,皆留之。舌纵涎下,烦悗,取足少阴。振寒洒洒,鼓颔⑨,不得汗出,腹胀烦悗,取手太阴。刺虚者,刺其去也;刺实者,刺其来也。

注释

① 臂阳明:即手阳明。

② 角孙、悬颅:均穴名。角孙在耳轮上,其处为足太阳与手少阳相通。悬颅在耳上角发际内,其处为足阳明与足少阳相通。

③ 一曰取之出鼻外:马莳:“即本经之禾髎、迎香等穴也。”

④ 其:《甲乙经》作“甚”。

⑤ 有通项入于脑者:马莳:“此言头目痛者,当取玉枕。”

⑥ 眼系:即目系。参阅本书《终始》篇。

⑦ 阴蹻阳蹻……交于目锐眦:张介宾:“此云锐眦者,当作内眦也。”目内眦有睛明穴。

⑧ 瞋(chēn 琛)目:睁大眼睛。

⑨ 鼓颔:两颔鼓动颤抖,俗称牙齿打战。

语译

手阳明经脉,有走入颧骨下遍络于齿龈的,有穴名叫大迎,所以下齿龋痛时,可以取手阳明经脉的某些穴位治疗。如果臂部恶寒的用补法,臂部不恶寒的用泻法。足太阳经脉,也有走入颧骨上方遍络于齿龈的,有穴名叫角孙,所以上齿龋痛时,可以取足太阳经在鼻与颧骨前的穴位治疗。初病的时候,如脉气盛,脉盛的可用泻法,如脉虚的可用补法。另一说法,上齿痛可取鼻外侧的禾髎、迎香等穴治疗。足阳明经脉,有夹行于鼻之两侧而走面部的,有穴名叫悬颅,该脉下行的属于口,上行的对着口角而走入眼睛深部,诊视该部如有病变,即可取悬颅穴。手法上仍旧是实证用泻法,虚证用补法,如果治疗方法相反,就会使疾病加重。足太阳经脉有通于项后而走入脑部的,也联系到眼睛深部,叫做目系,如见头痛目痛,可以取治于项中两筋之间的玉枕穴。此脉入脑后才别道而行。阳蹻和阴蹻,是阴阳相交的,阳入于阴,阴出于阳,相交于目锐(内)眦,如阳气偏盛眼睛就睁大,阴气偏盛眼睛就常闭。热厥证,可取足太阴经与足少阳经的腧穴,并皆留针。寒厥证,可取足阳明经与足少阴经的腧穴,并皆留针。舌纵缓不收,口涎自下,心中烦闷,可取足少阴经的腧穴。洒洒恶寒,甚至两颔颤抖,汗不得出,腹胀,烦闷,可取手太阴经的腧穴。总起来说,刺虚证用补法,当顺着脉气去的方向转针;刺实证用泻法,当迎着脉气来的方向转针。

　　春取络脉,夏取分腠,秋取气口[1],冬取经输[2]。凡此四时,各以时为齐[3]。络脉治皮肤,分腠治肌肉,气口治筋脉,经输治骨髓、五藏。

注释

① 秋取气口:张介宾:"秋取气口者,手太阴肺脉应秋金也。"

② 冬取经输:丹波元简:"此言经输者,总言经穴也,非诸经之经穴、俞穴。盖《水热穴论》以五输言,故云秋取经俞,冬取井荥。此以内外言,故云络脉治皮肤,经输治骨髓也。"

③ 齐:丹波元简:"齐,剂同。药曰药剂,砭曰砭剂也。"

语译

春季针刺时,可取络脉间的穴位;夏季针刺时,可取分肉腠理间的穴位;秋季针刺时,可取气口部的穴位;冬季针刺时,可取经穴。大凡这四季的刺法,是以各个时令为刺剂的标准。取络脉能治皮肤间病,取分肉腠理能治肌肉间病,取气口能治筋脉间病,取经穴能治骨髓、五脏间病。

身有五部:伏兔一①;腓二②,腓者,腨也;背三③;五藏之腧四④;项五⑤。此五部有痈疽者死。

注释

① 伏兔一:指大腿前方肌肉隆起的伏兔部,是体表的重要部位之一。
② 腓二:小腿肚叫腓,是体表的重要部位之二。
③ 背三:指背中行的督脉,是体表的重要部位之三。
④ 五藏之腧四:指背部中行两侧的五脏俞,是体表的重要部位之四。
⑤ 项五:指项间督脉的穴位,是体表的重要部位之五。

语译

体表的重要部位有五处:一是大腿前方的伏兔部;二是小腿肚部;三是背部中行的督脉部;四是背部的五脏俞穴部;五是项间的督脉经部。这五个部位如发生痈疽,预后多不良。

病始手臂者,先取手阳明、太阴而汗出;病始头首者,先取项太阳而汗出;病始足胫者,先取足阳明而汗出。臂太阴可汗出,足阳明可汗出。故取阴而汗出甚者,止之于阳;取阳而汗出甚者,止之于阴①。凡刺之害,中而不去则精泄,不中而去则致气;精泄则病甚而恇,致气则生为痈疽②也。

注释

① 病始手臂者……止之于阴：丹波元简："此言臂太阴者，即鱼际、太渊二穴，然则足阳明者，亦当取之荥输，则内庭、陷谷是也。补太阴而汗出甚者，阴之胜也，当补阳明，可以止之；泻太阴而汗出甚者，阳之胜也，当泻阳明，可以止之。盖以阴阳平而汗自止也。取阳而汗出甚者，其止法亦然。"

② 凡刺之害……生为痈疽：此节见本书《九针十二原》篇。

语译

疾病开始发生在手部臂部的，可先取手阳明经与手太阴经的穴位治疗，使其出汗；疾病开始发生在头部的，可先取项间足太阳经的穴位治疗，使其出汗；疾病开始发生在足部胫部的，可先取足阳明经的穴位治疗，使其出汗。手太阴经的病可以发汗，足阳明经的病也可以发汗。如果取阴经的穴位用泻法而汗出过多时，可取阳经的穴位用补法来止汗；取阳经的穴位用泻法而汗出过多时，可取阴经的穴位用补法来止汗。大凡误用刺法的危害，当已刺中病而不去针，则易使精气外泄；如尚未刺中病而即出针，则可使邪气内留。如精气外泄则会使病加重而病人更衰弱，如邪气内留则易变生痈疽外证。

按语

本篇所述皮、肌、骨三种寒热病，多系因外感起病，至热盛而耗伤阴液，所以根据五脏配五体和阴脉营于脏的理论，泻足太阳络穴以去热，补三阴经以起其阴液。

天牖等五穴主治五种暴病，多属头面部的病证，所以取诸阳经的邻近腧穴，以求速效，这是"急则治标"的范例。

齿病与目病，虽属局部疾患，但必须分清所属经脉以及证候虚实，而后按经取穴，采用虚补实泻的治疗原则。

热厥寒厥证，取太阴、阳明为主，是直接取治，另外更取少阴、少阳为辅，是借助它们的枢转作用。

体表五部，"有痈疽者死"，《外科全生集》认为并非痈疽二者，而是单指阴疽，如伏兔疽、腓腨发、发背、肾俞发、天柱疽之类。这些病证虽未必都死，但在外科门中，确属险证。

本 篇 要 点

一、介绍了皮寒热、肌寒热、骨寒热以及骨痹、厥痹等病的症状和治疗方法。

二、讨论了天牖五部的五个腧穴的部位和主治。

三、叙述了龋齿、热厥、寒厥等病证的治疗方法。

四、指出四时针刺取穴的常规。

五、说明身体五个重要部位患痈疽病的不良预后。

六、指出误用针刺的危害性。

癫狂第二十二

题解

癫和狂，都是神志失常的疾病。本篇着重论述了癫狂的发病原因、各种类型的症状以及针灸治疗的方法等，所以篇名"癫狂"。

目眦外决[1]于面者，为锐眦；在内近鼻者，为内眦。上为外眦；下为内眦。

注释

① 决（quē 缺）：古通"缺"，凹陷的意思。

语译

眼角向外凹陷于面颊一侧的，叫做目锐眦；在眼的内侧靠近鼻梁的，叫做目内眦。上眼胞属目外眦；下眼胞属目内眦。

按语

本节专为解释目眦，似与本篇癫狂病关系不大，故疑为衍文。

癫疾始生，先不乐，头重痛，视[1]，举目赤，甚作极，已而烦心。候之于颜。取手太阳、阳明、太阴[2]，血变而止。癫疾始作，而引口啼呼喘悸者，候之手阳明、太阳，左强者攻其右,右强者攻其左③,血变而止。癫疾始作,先反僵,因而脊痛,候之足太阳、阳明、太阴、手太阳④,血变而止。治癫疾者,常与之居,察其所当取之处,病至,视之有过者泻之。置其血于瓠壶⑤之中,至其发时,血独动矣;不动,灸穷骨二十壮。穷骨者,骶骨⑥也。

注释

① 视:《甲乙经》此前有"直"字。

② 手太阳、阳明、太阴:张介宾:"当取手太阳支正、小海,手阳明偏历、温溜,手太阴太渊、列缺等穴。"

③ 左强者攻其右,右强者攻其左:左右牵引,病多在络,所以应用缪刺法。马莳:"凡证候脉体,左强、右强,俱不病也。其不强者为病,故左强攻右,右强攻左。"

④ 足太阳、阳明、太阴、手太阳:张介宾:"足太阳之委阳、飞扬、仆参、金门,足阳明三里、解溪,足太阴隐白、公孙皆主之。手太阳脉经穴同前。"

⑤ 瓠(hú 胡)壶:即葫芦。

⑥ 骶骨:马莳:"骶骨穴名长强。"

语译

癫病开始发生的时候,病人先感到闷闷不乐,头部沉重疼痛,眼直视,两眼全发红,进一步发作到严重时,就会出现心中烦乱不宁。医者诊察时,可通过颜面部的色泽、表情,来推断其病将要发作。治疗可取手太阳、手阳明、手太阴三经的一些腧穴,等到病人面部的血色转为正常时停针。癫病开始发作的时候,有口角牵引而歪斜,发出啼叫的声音,喘促、心悸的症状,应当候察手阳明、手太阳两经,根据其病变所在而治疗,凡左侧正常的,应刺右侧,右侧正常的,应刺左侧,等到病人面部的血色转为正常时停针。癫病开始发作时,先见腰脊反张而僵硬,因此会觉得脊柱作痛,候察其病变所在,可取足太阳、足阳明、足太阴、手太阳经的一些腧穴,等到病人面部的血色转为正常时停针。治疗癫病时,医生应当常与病人住在一处,观察所应当取治的部位,当病发作时,根据其有病的经脉,使用泻法出血。将泻出的血放在葫芦内,等到再复发时,其血就会变动;如果没有变动,可灸穷骨二十壮。所谓"穷骨",就是骶骨。

按语

文中提出"治癫疾者,常与之居,察其所当取之处"。这一高度负责精神与细致观察的医疗态度值得提倡。文中有"血独动"与"不动"之说,于义似难理解。纵观历代医家,对此亦无令人信服的解说。唯有通过临床,如其法验之,方可得出正确的结论。

骨癫疾①者,颠②齿诸腧、分肉,皆满而骨居,汗出,烦悗;呕多沃沫,气下泄,不治。筋癫疾者,身倦挛急大③,刺项大经之大杼脉④;呕多沃沫,气下泄,不治。脉癫疾者,暴仆,四肢之脉皆胀而纵。脉满,尽刺之出血;不满,灸之挟项太阳,灸带脉于腰相去三寸,诸分肉本输;呕多沃沫,气下泄,不治。癫疾者,疾发如狂者,死不治。

注释

① 骨癫疾:张介宾:"骨癫疾者,病深在骨也。"
② 颠:《甲乙经》、《黄帝内经太素》均作"颌"。
③ 身倦挛急大:《甲乙经》作"身卷挛急脉大"。
④ 大杼脉:指足太阳膀胱经的大杼穴。

语译

病已深入到骨的骨癫疾,颌齿部的腧穴及分肉之间,都充满了邪气,形体瘦弱而骨独留,常出汗,胸中烦闷;倘呕吐出很多的白沫,而又气泄于下,就是不治的死证。病已深入于筋的筋癫疾,筋肉拘挛而身体踡缩,筋脉拘急,脉大,治疗宜刺项后足太阳膀胱经的大杼穴;倘呕吐出很多的白沫,而又气泄于下的,就是不治的死证。病已深入于脉的脉癫疾,发病时突然跌倒,四肢的脉都胀满而弛纵不收。当脉满处,都可以针刺出血;如脉不满而陷下的,宜灸挟行于项后两侧足太阳经的腧穴,并可灸带脉穴,在与腰相距三寸许的地方,也可灸诸经的分肉之间与四肢的输穴;倘呕吐出很多的白沫,而又气泄于下的,就是不治的死证。上述各种癫疾,如发作时像狂证一样,就是不治的死证。

狂始生,先自悲也,喜忘、苦怒、善恐者,得之忧饥。治之取手太阴、阳明[①],血变而止,及取足太阴、阳明[②]。狂始发,少卧,不饥,自高贤也,自辩智也,自尊贵也,善骂詈,日夜不休,治之取手阳明、太阳、太阴、舌下、少阴[③]。视之盛者,皆取之,不盛,释之也。狂言、惊、善笑、好歌乐、妄行不休者,得之大恐。治之取手阳明、太阳、太阴。狂、目妄见、耳妄闻、善呼者,少气之所生也。治之取手太阳、太阴、阳明、足太阴、头、两颡[④]。狂者多食、善见鬼神、善笑而不发于外者,得之有所大喜。治之取足太阴、太阳、阳明,后取手太阴、太阳、阳明。狂而新发,未应如此者,先取曲泉左右动脉及盛者见血,有顷已;不已,以法取之,灸骨骶二十壮。

注释

① 手太阴、阳明:在此指手太阴经的太渊、列缺穴,手阳明经的偏历、温溜穴。

② 足太阴、阳明:在此指足太阴经的隐白、公孙穴,足阳明经的三里、解溪穴。

③ 手阳明、太阳、太阴、舌下、少阴：手阳明与手太阴经的穴位同注①。手太阳指该经的支正、小海穴，舌下指任脉经的廉泉穴，手少阴指神门、少冲穴。

④ 两颗：颗，《甲乙经》作"颌"。丹波元简："诸家不注经穴。"

语译

狂证开始发生的时候，病人先有悲伤的情绪，健忘，容易发怒，时常恐惧，这是由于过度的忧愁与饥饿所致。治疗可取手太阴经、手阳明经的一些腧穴，等到病人面部的血色转为正常时停针，并取足太阴经、足阳明经的一些腧穴。狂证开始发作的时候，病人不想睡眠，不知饥饿，自以为了不起，自以为最聪明，自以为最尊贵，好骂人，日夜吵闹不休。治疗可取手阳明、手太阳、手太阴、手少阴经的一些腧穴及舌下的廉泉穴。但要注意血脉盛的才可以施针，如血脉不盛就放弃不用。病人语言狂妄，易惊，好笑，喜欢歌唱，行动反常而不停止，这由于大恐所致。治疗可取手阳明、手太阳、手太阴经的一些腧穴。狂证发作时，有幻视幻听，好喊叫的症状，这是由于神气衰少所致。治疗可取手太阳、手太阴、手阳明、足太阴经的一些腧穴，以及头部和两颌部的腧穴。发狂的人，多食而不知饱，疑神疑鬼，内心喜笑而不显露于外，这是由于喜乐过度所致。治疗可先取足太阴、足太阳、足阳明的一些腧穴，后再取手太阴、手太阳、手阳明的一些腧穴。如狂证是新起的，还没有见到上述严重症状时，应先取左右曲泉，以及血脉盛的用针泻血，不久就可痊愈了；如果还没有治愈，再用上述的治法治疗，并灸骶骨二十壮。

风逆①，暴四肢肿，身漯漯②，晞然时寒③，饥则烦，饱则善变，取手太阴表里，足少阴、阳明之经，肉清④取荥，骨清取井、经也。厥逆为病也，足暴清，胸若将裂，肠若将以刀切之,烦而不能食,脉大小皆涩,暖取足少阴⑤,清取足阳明⑥,清则补之,温则泻之。厥逆腹胀满,肠鸣,胸满不得息,取之下胸二胁,咳而动手者⑦,与背腧以手按之立快者⑧是也。内闭不得溲,刺足少阴、太阳与骶上⑨以长针,气逆则取其太阴、阳明、厥阴,甚取少阴、阳明动者之经⑩也。少气,身漯漯也,言吸吸⑪也,骨痠体重,懈惰不能动,补足少阴。短气,息短不属,动作气索⑫,补足少阴,去血络也。

注释

① 风逆:外感风邪,厥气内逆的意思。

② 身漯漯:漯(tà 榻),湿、水的意思。身漯漯,形容身体如被水淋而寒栗的样子。

③ 唏然时寒:形容寒栗时发出的一种唏嘘声。

④ 清:寒冷感。

⑤ 足少阴:在此指足少阴经的涌泉、然谷穴。

⑥ 足阳明:在此指足阳明经的厉兑、内庭、解溪、丰隆等穴。

⑦ 下胸二胁,咳而动手者:即胸下两胁之间,指章门、期门穴。

⑧ 背腧以手按之立快者:指肺俞与膈俞之间的腧穴。

⑨ 足少阴、太阳与骶上:指涌泉、筑宾、委阳、飞扬、仆参、金门及长强等穴。

⑩ 太阴、阳明、厥阴,甚取少阴、阳明动者之经:指隐白、公孙、三里、解溪、章门、期门等穴,以及足少阴、足阳明发生变动的某经腧穴。

⑪ 吸吸:指气少,言语不能接续。

⑫ 气索:正气消索,即正气衰弱。

语译

外受风邪而厥气内逆的病,症状见四肢突然肿胀,身体像被水淋一样寒栗颤抖,时常因寒栗而发出唏嘘声,饥饿时心中就烦乱,吃饱后又多变而不安,治疗可取手太阴与手阳明表里两经,以及足少阴、足阳明经的一些腧穴,如果肌肉感到寒冷的,可取荥穴,骨骼感到寒冷的,应取井穴与经穴。厥逆病的症状,是两足突然感到寒冷,胸中痛得像要裂开一样,肠中痛得如刀切一样,心中烦乱而不能进食,脉搏无论大小都兼涩象,如身体温暖的,可取足少阴经的腧穴,如身体感到寒冷的,可取足阳明经的腧穴,身体感到寒冷的当用补法,身体温暖的当用泻法。厥逆病见腹胀,肠鸣,胸中闷而呼吸不利,治疗可取胸下两胁肋间,咳嗽则脉动应手的腧穴,再取背俞穴,用手按压就觉得轻快的,就是应刺的穴位。下焦肾与膀胱气化不利而小便不通,治疗可取足少阴与足太阳两经及骶上的一些腧穴,用长针刺之。气机上逆,就取足太阴、足阳明、足厥阴经的一些腧穴,病势重的,可取足少阴与足阳明经发生变动的腧穴。如气衰而身体颤抖,言语不相连续,骨节发酸而身体沉重,身体懈惰无力而不能动作,治疗可取足少阴经的腧穴用补法。如果气息短促,呼吸不能连续,活动就感到气虚而疲乏,治疗可补足少阴经的腧穴,其脉有瘀血时,应刺之出血。

本 篇 要 点

一、叙述了癫疾的发作过程、证候类型和临床表现、针灸治疗方法和预后。

二、论述了狂证的病因、症状和针灸治疗方法。

三、对风逆、厥逆等病的证治作了简要的介绍。

热病第二十三

题解

本篇主要论述了热病的证候、诊断、预后和针刺治疗方法，所以篇名"热病"。

偏枯①，身偏不用而痛，言不变，志不乱，病在分腠之间。巨针②取之，益其不足，损其有余，乃可复也。痱③之为病也，身无痛者，四肢不收，智乱不甚。其言微知，可治，甚则不能言，不可治也。病先起于阳，后入于阴④者，先取其阳，后取其阴，浮而取之。

注释

① 偏枯：张志聪："是风寒之邪，偏中于形身，则身偏不用而痛。夫心主言，肾藏志。言不变，志不乱，此病在于分腠之间，而不伤于内也。"

② 巨针：即大针。

③ 痱(féi 肥)：风病之一种。楼英："痱，废也。痱即偏枯之邪气深者。痱与偏枯是二疾，以其半身无气营运，故名偏枯；以其手足废而不收，故名痱。或偏废，或全废，皆曰痱也。"又："中风，世俗之称也。……其卒然仆倒者，经称为击仆，世又称为中，乃初中风时如此也。其口眼㖞斜，半身不遂者，经称为偏枯，世又称为左瘫右痪及腲腿风，乃中倒后之症，邪之浅者如此也。其舌强不言，唇吻不收者，经称为痱病，世又称为风懿风气，亦中倒后之症，邪之深者如此也。"

④ 先起于阳，后入于阴：阳指分腠经络，阴指内脏；脏腑之间又以腑为

阳,脏为阴。张介宾:"此下不言先起于阴者,病始于阴,直中脏也,多不可治,故不复言之。"

语译

偏枯病的症状,为身体的一侧不能随意运动而疼痛,但是言语如常,神志清楚,这是病在分肉腠理之间,并未影响内脏的缘故。应当用大针刺治,补益不足的正气,祛除有余的邪气,才能恢复正常。痱病的症状,是全身并无疼痛,但四肢弛缓而不收,神志虽乱而不甚。讲话还有些清楚的,尚可治疗;病重而不能讲话的,就无法治愈了。这种病如果是先从阳分起始而后转入阴分的,应当先治阳分,而后再治阴分,用浅刺的方法。

热病三日,而气口静、人迎躁①者,取之诸阳,五十九刺②,以泻其热而出其汗,实其阴③以补其不足者。身热甚,阴阳皆静者,勿刺也;其可刺者,急取之,不汗出则泄④。所谓勿刺者,有死征⑤也。热病七日八日,脉口动,喘而短⑥者,急刺之,汗且自出,浅刺手大指间⑦。热病七日八日,脉微小,病者溲血,口中干,一日半而死;脉代者,一日死⑧。热病已得汗出,而脉尚躁,喘且复热,勿刺肤⑨,喘甚者死。热病七日八日,脉不躁,躁不散数,后三日中有汗;三日不汗,四日死。未曾汗者,勿腠刺之⑩。

注释

① 气口静、人迎躁:气口主阴,人迎主阳。气口静而人迎躁,是邪在阳分而未入阴分。

② 五十九刺:即治疗热病的五十九个腧穴。

③ 实其阴:即补三阴经。

④ 其可刺者,急取之,不汗出则泄:意谓可刺之证当急治,虽不得汗,邪热亦可从此处外泄。

⑤ 死征:即指上文所述身热甚而阴阳皆静,脉证相反的征象。

⑥ 喘而短:指气喘,呼吸急促。

⑦ 手大指间:指少商穴。

⑧ 脉微小……一日死:脉微小是正气已衰,溲血,口干是阴分已伤,气阴都已亏竭,是死证。若脉再数十动而一止,是血气已不能连续,死期更促。

⑨ 勿刺肤:身热脉躁的现象不能随汗而解,如再刺肤表,徒伤其气,所以说"勿刺肤"。

⑩ 脉不躁……勿腠刺之:勿腠刺,就是不要刺分腠的意思。张志聪:"热病七八日,脉不躁者,外已解也。脉即躁而不散数,此邪热虽未去,而正气不伤。后三日,乃再经之十一日,此复传于里阴,必得阴液之汗而解,故未曾汗者,勿腠刺之,当取汗于阴也。若三日不汗,乃阳热盛而阴气已绝,故至四日而死。"

语译

热病已经三天,气口的脉象静而不变,人迎的脉象躁扰不宁,应当取治于各阳经,在治疗热病的五十九个腧穴中选穴,以泻其热邪发其汗,并充实三阴经,以补阴分的不足。如果身热很甚,但人迎、气口的脉象都沉静,这是脉证不符的坏证,不可用针刺;对于可针刺的病证,应立即施治,即使不得汗出,邪热也会外泄。所以"勿刺"的缘故,因见有脉证不符的死亡的征象。热病至七八天,寸口脉象躁动,气喘呼吸短促,应立即用针刺,可使出汗,必须用浅刺法,取手大指间的少商穴。热病至七八天,脉象微小,病人小便出血,口中作干,是气阴衰竭的征象,一天半就可能死亡;如见到代脉,一天内就会死亡。热病已出汗,而脉象仍然躁动,气喘,又见发热,不宜再浅刺肤表以重伤其气,如气喘剧烈的就会死亡。热病已七八天,脉象并不躁动,即使躁动而并无"散"象或"数"象,三天之内可能有汗,如果三天未出汗,这是阴液已竭,四日就会死亡;未曾得汗的病人,也不可再浅刺其腠理以求发汗解表。

热病先肤痛，窒鼻，充面，取之皮，以第一针^①，五十九；苛轸鼻^②索皮于肺^③，不得索之火^④，火者，心也。热病先身涩，倚^⑤而热，烦悗，干唇口嗌，取之皮，以第一针，五十九；肤胀口干，寒汗出，索脉于心，不得索之水，水者，肾也。热病嗌干多饮，善惊，卧不能起，取之肤肉，以第六针，五十九；目眦青，索肉于脾，不得索之木，木者，肝也。热病面青，脑痛，手足躁，取之筋间，以第四针，于四逆^⑥；筋躄目浸^⑦，索筋于肝，不得索之金，金者，肺也。热病数惊，瘈疭而狂，取之脉，以第四针，急泻有余者。癫疾毛发去，索血于心，不得索之水，水者，肾也。热病身重骨痛，耳聋而好瞑，取之骨，以第四针，五十九，刺骨；病不食，啮齿，耳青，索骨于肾，不得索之土，土者，脾也。热病不知所痛，耳聋，不能自收，口干，阳热甚，阴颇有寒者，热在髓，死不可治。热病头痛，颞颥目瘈脉痛^⑧，善衄，厥热病也，取之以第三针，视有余不足。寒热痔^⑨。热病体重，肠中热，取之以第四针，于其腧及下诸指间^⑩，索气于胃胳^⑪，得气也。热病挟脐急痛，胸胁满，取之涌泉与阴陵泉，取以第四针，针嗌里^⑫。热病而汗且出，及脉顺可汗者，取之鱼际、太渊、大都、太白，泻之则热去，补之则汗出，汗出太甚，取内踝上横脉^⑬以止之。热病已得汗而脉尚躁盛，此阴脉之极也，死；其得汗而脉静者，生。热病者，脉尚盛躁而不得汗者，此阳脉之极也，死；脉盛躁得汗静者，生。

注释

① 第一针：根据九针排列的次序，第一针是镵针。下文第六针等，其取义均同。

② 苛轸鼻：苛，细小的意思。轸，通"疹"。苛轸鼻，即鼻部生小疹。

③ 索皮于肺：肺主皮毛，治皮病当取肺经。下文"索脉于心"等，其取义均同。

④ 不得索之火：杨上善："此皮毛病，求之肺俞，不得求之心俞，以其心火克肺金也"。下文"不得索之水"等，其取义均同。

⑤ 身涩，倚：涩，作"不爽"解。倚，作"无力"解。张介宾："涩，燥涩也。倚，无力也。"倚，《甲乙经》作"烦"。

⑥ 四逆：四肢厥逆的意思。

⑦ 筋躄目浸：肝主筋，筋躄则足不能行。目浸，为眼泪汪汪，浸淫不收的意思。张介宾："筋躄者，足不能行也。目浸者，泪出不收也。"

⑧ 颞颥目瘛脉痛：颞颥（niè rú 聂儒），指鬓骨，在头侧面，耳前上方，眉后方。瘛，通"瘲"。颞颥目瘛脉痛，意即颞颥部引及目之脉络抽掣作痛。

⑨ 寒热痔：此句与上下文不相连贯，疑为衍文。

⑩ 于其腧及下诸指间：指脾胃二经的"输"穴太白、陷谷，以及足五趾间的腧穴左右共八穴。

⑪ 胃胳：胳，当作"络"。胃络，指丰隆穴。

⑫ 嗌里：指廉泉穴。

⑬ 内踝上横脉：指三阴交穴。

语译

热病先见皮肤痛，鼻孔窒塞，面部浮胀，当取治于皮，用九针中的第一针（镵针），在治疗热病的五十九个腧穴中选取穴位；如鼻部有小疹，因为肺气通于鼻，又主皮毛，应当取治于肺经，不可取治于"火"，所谓"火"，就是指心经。热病先见身体不爽，无力而热，烦闷，口唇咽喉干燥，治疗当取治于肺，用九针中的第一针（镵针），在治疗热病的五十九个腧穴中选取穴位；如果肌肤作胀，口干，冷汗出，因为心主脉，应当取治于心经，不可取治于"水"，所谓"水"，就是指肾经。热病见咽喉干燥，饮水多，易惊，卧床不起,当取治于肤肉,用九针中的第六针(员利针),在治疗热病的五十九个腧穴中选取穴位;如见眼角发青,因为脾主肌肉,应当取治于脾经,不可取治于"木",所谓"木",就是指肝经。热病见面色青,脑部疼痛,手足躁动不安,应当取治于筋间,用九针中的第四针(锋针),针其四肢厥逆;如筋蹙足不能行,泪出不收,因为肝主筋,应当取治于肝经,不可取治于"金",所谓"金",就是指肺经。热病屡发惊痫,抽搐而发狂,应当取治于脉,用九针中的第四针(锋针),急泻其偏盛处;如发癫疾而毛发脱落,因为心主血,应当取治于心经,不可取治于"水",所谓"水",就是指肾经。热病见身体沉重,骨节疼痛,耳聋,常想闭目,应当取治于骨,用九针中的第四针(锋针),在治疗热病的五十九个腧穴中选取穴位;如病人不思饮食,咬牙,耳色青,因为肾主骨,应当取治于肾经,不可取治于"土",所谓"土",就是指脾经。热病不能自知其痛处,耳聋失聪,四肢懈惰不能自主运动,口干,阳分热势很重而阴分仅有寒意,这是热在骨髓的征象,为不治的死证。热病见头痛,颞颥部连及眼睛的脉络抽掣作痛,鼻易出血,这是厥热病,用九针中的第三针(锃针),根据病证的虚实,用不同的手法进行补泻。热病身体沉重,肠中有热,用九针中的第四针(锋针),取脾胃二经的"输"穴(太白、陷谷),以及诸足趾间之腧穴,并可取胃经的络穴(丰隆)导引经气,而后才能得气。热病见挟脐两侧拘急疼痛,胸胁间满闷不舒,可取涌泉与阴陵泉穴,用九针中的第四针(锋针),针咽喉部的廉泉穴。热病而有汗出,脉象尚顺,可以用针发汗时,当取鱼际、太渊、大都、太白穴,用泻法则热邪可去,用补法则能使汗出,如果汗出太多的,可取内踝上横脉处的三阴交穴。热病如已有汗出而脉尚躁动的,这是阴脉衰极的征象,为死证;如果汗出后脉象平静的,预后良好。热病脉象尚躁动盛大不得汗出的,是阳脉偏亢已极的征象,为死证;如脉虽盛大躁动,汗出以后而脉平静的,预后良好。

热病不可刺者有九:一曰,汗不出,大颧发赤,哕者死;二曰泄而腹满甚者死;三曰,目不明,热不已者死;四曰,老人婴儿,热而腹满者死;五曰,汗不出,呕下血者死;六曰,舌本烂,热不已者死;七曰,咳而衄,汗不出,出不至足者死;八曰,髓热者死;九曰,热而痉者死。腰折,瘛疭,齿噤龂也。凡此九者,不可刺也。

语译

热病有九种死证,不可用针刺治疗:一是汗不得出,两颧骨部色红而呃逆的,是死证;二是泄泻而腹中胀满很甚的,是死证;三是目视不明,发热不退的,是死证;四是老年人与婴儿,发热而腹中胀满的,是死证;五是汗不得出,呕血下血的,是死证;六是舌根腐烂,发热不退的,是死证;七是咳嗽而鼻出血,汗不得出,或虽有汗而出不到足部的,是死证;八是热邪已深入骨髓的,是死证;九是热甚而发痉的,是死证。痉是指腰脊反张、手足抽搐、口噤咬牙等。凡遇上述九种征象,都不宜妄用针刺治疗。

所谓五十九刺①者,两手外内侧各三,凡十二痏;五指间各一,凡八痏,足亦如是;头入发一寸傍三分各三,凡六痏;更入发三寸边五,凡十痏;耳前后口下者各一,项中一,凡六痏;巅上一,囟会一,发际一,廉泉一,风池二,天柱二。

注释

① 五十九刺:指适应于治疗热病的五十九穴,即两手外侧的少泽、关冲、商阳,内侧的少商、中冲、少冲,共十二穴。手五指间的后溪、中渚、三间、

少府,左右共八穴。足五趾间的束骨、临泣、陷谷、太白,左右共八穴。头部的五处、承光、通天、临泣、目窗、正营、承灵、脑空,共十六穴。耳前的听会二穴。耳后的完骨二穴。口下的承浆一穴。项中的痖门一穴。又百会、囟会、神庭、风府、廉泉各一穴,风池、天柱各二穴。合计五十九穴。

语译

所谓治疗热病的五十九穴,就是两手外侧与内侧各有三穴,共计十二穴;手五指间各一穴,共计八穴,足五趾间也是这样;头部入发际一寸,中行旁开有三处,每侧各三穴,左右共六穴;再从入发际的中行向后三寸,每侧各五穴,左右共十穴;耳前后各一穴,口下一穴,项中一穴,共计六穴;巅顶上一穴,囟会一穴,前发际一穴,后发际一穴,廉泉一穴,左右风池共两穴,左右天柱共两穴。

气满胸中喘息,取足太阴大指之端,去爪甲如薤叶[1],寒则留之,热则疾之,气下乃止。心疝暴痛,取足太阴、厥阴,尽刺去其血络。喉痹舌卷,口中干,烦心,心痛,臂内廉痛,不可及头,取手小指次指爪甲下,去端如韭叶[2]。目中赤痛,从内眦始,取之阴跷[3]。风痉身反折,先取足太阳及腘中[4]及血络出血;中有寒,取三里。癃,取之阴跷及三毛上[5]及血络出血。男子如蛊[6],女子如怚[7],身体腰脊如解[8],不欲饮食,先取涌泉见血,视跗上盛者,尽见血也。

注释

① 薤叶:薤(xiè 械),植物名,俗名小蒜。薤叶,宽一分左右,在此指隐白穴的距离。

② 韭叶:韭菜叶宽一分左右,在此指无名指爪甲下关冲穴的距离。

③ 阴跷:指照海穴。

④ 腘中：指委中穴。

⑤ 三毛上：指大敦穴。

⑥ 蛊：在此形容男子的胀病，如犯蛊毒。

⑦ 怚：《甲乙经》作"阻"。这里当作阻，指女子的郁病。

⑧ 解：通"懈"。

语译

胸中气满胀闷，喘息，可取足太阴经脉在足大趾端距离爪甲约薤叶宽处的隐白穴，寒证要留针，热证出针要快，待上逆之气下降而不喘为止。心脉急而形成的疝病，突然疼痛，可取足太阴、足厥阴二经，针刺放尽络脉中的瘀血。喉痹，舌卷，口干，心烦，心痛，臂部内侧疼痛而不能上举至头，可取无名指爪甲端距离如韭菜叶宽处的关冲穴。眼红疼痛，从内眼角开始的，可取阴跷脉的照海穴。因风而致痉挛，角弓反张，可先取足太阳经及膝腘中的委中穴，以及浮浅的络脉，刺出其血，如中焦有寒，可取足三里穴。小便不通，可取阴跷脉的照海穴和足大趾三毛处的大敦穴，以及浮浅的络脉，刺出其血。男子腹胀如蛊，女子郁阻之病，身体腰脊松懈无力，饮食不贪，可先取涌泉穴出血，再看足背上有血盛的络脉，同样刺出其血。

本 篇 要 点

一、主要论述热病的证候、诊断、治疗以及预后。

二、简要说明偏枯与痱的鉴别点和治疗原则。

三、指出热病禁忌针刺的九种证候。

四、介绍了治疗热病的五十九个穴位。

五、简介了喉痹、癃等病证的治法。

厥病第二十四

题解

气逆不顺叫"厥"。病邪袭于经脉,使经气逆乱,干犯于头则为厥头痛,干犯于胸脘则为厥心痛。本篇主要论述厥头痛、厥心痛的证治,及其与真头痛和真心痛的鉴别,故以"厥病"名篇。

厥头痛[①],面若肿起而烦心,取之足阳明、太阴。厥头痛,头脉痛[②],心悲善泣,视头动脉反盛者,刺尽去血,后调足厥阴。厥头痛,贞贞[③]头重而痛,泻头上五行,行五[④];先取手少阴,后取足少阴。厥头痛,意善忘,按之不得,取头面左右动脉[⑤],后取足太阴。厥头痛,项先痛,腰脊为应,先取天柱,后取足太阳。厥头痛,头痛甚,耳前后脉涌有热,泻出其血,后取足少阳。真头痛[⑥],头痛甚,脑尽痛,手足寒至节,死不治。头痛不可取于腧者,有所击堕,恶血在于内,若肉伤,痛未已,可则刺,不可远取也。头痛不可刺者,大痹为恶,日作者,可令少愈,不可已。头半寒痛,先取手少阳、阳明,后取足少阳、阳明。

注释

① 厥头痛:张介宾:"厥,逆也。邪逆于经,上干头脑而为痛者,曰厥头痛也。"

② 头脉痛：头部沿一定的经脉循行处疼痛。

③ 贞贞：不移动。

④ 头上五行,行五：头部五条经脉线路,每条经脉上各有五个穴位。即中行督脉经的上星、囟会、前顶、百会、后顶;两旁足太阳经的五处、承光、通天、络却、玉枕;又两旁足少阳经的临泣、目窗、正营、承灵、脑空。共二十五穴。

⑤ 头面左右动脉：指头面部的足阳明经处的动脉。

⑥ 真头痛：指邪气在脑所致的头痛。

语译

厥气上逆的头痛,如见面部浮肿和心中烦躁的,可取足阳明与足太阴经的腧穴。厥气上逆的头痛,如见头部一定的经脉处疼痛,心中悲观,好哭泣,可以诊察其头部动脉,在跳动过盛处刺出血,然后取足厥阴经的腧穴。厥气上逆的头痛,痛处固定不移,并有沉重感,应用泻法,取头部中行督脉与两旁的足太阳、足少阳经,共计五行,每行五穴,合计二十五穴;先取手少阴经,后取足少阴经的腧穴。厥气上逆的头痛,健忘,按摸不到痛点所在,可先取在头面部左右的动脉,然后再取足太阴经的腧穴。厥气上逆的头痛,如从项部先痛,而后腰脊部也相应疼痛的,可先取天柱穴,后取足太阳经的腧穴。厥气上逆的头痛,痛得很剧烈,耳前耳后的脉络都努张而有热,应先取局部泻出其血,后取足少阳经的腧穴。邪气在脑的真头痛,痛得很剧烈,如果满脑都疼痛,手足发冷至关节的,这是不治的死证。有一种不可取固定腧穴施治的头痛,是因为被击伤或从高处跌落后,有瘀血留阻于内或肌肉受伤而痛势不止,可在受伤的局部针刺,不可取用远距离的腧穴。又有一种头痛不可用针刺的,是由严重的痹证为患,假使每天发作的,用针刺治疗可使痛势轻减一些,但无法根治。头一侧发冷而痛的偏头痛,应先取手少阳、手阳明经的腧穴,后取足少阳、足阳明经的腧穴。

厥心痛[①]，与背相控，善瘛，如从后触其心，伛偻者，肾心痛也，先取京骨、昆仑，发狂不已，取然谷[②]。厥心痛，腹胀胸满，心尤痛甚，胃心痛也，取之大都、太白。厥心痛，痛如以锥针刺其心，心痛甚者，脾心痛也，取之然谷、太溪。厥心痛，色苍苍如死状，终日不得太息，肝心痛也，取之行间、太冲。厥心痛，卧若徒居[③]，心痛间，动作痛益甚，色不变，肺心痛也，取之鱼际、太渊。真心痛[④]，手足清至节，心痛甚，旦发夕死，夕发旦死。心痛不可刺者，中有盛聚，不可取于腧。

注释

① 厥心痛：因五脏气机逆乱导致的心痛。《难经·第六十难》："其五脏气相干，名厥心痛。"杨玄操："诸经络皆属于心，若一经有病，其脉逆行，逆则乘心，乘心则心痛，故曰厥心痛。是五脏气冲逆致痛，非心家自痛也。"

② 发狂不已，取然谷：《甲乙经》作"发针立已，不已取然谷。"似是。

③ 卧若徒居：若，和的意思。徒居，闲居、休息的意思。

④ 真心痛：是邪气直犯心脏的一种心痛病。

语译

厥气上逆的心痛，牵引至背部，并有拘急感，似从背后触动心脏一样，以致背屈腰弯，这是肾邪厥逆的心痛，应当先取京骨、昆仑穴，针后可以立即止痛，如痛不止，可再取然谷穴。厥气上逆的心痛，胸腹胀满，心口疼痛剧烈，这是胃邪厥逆的心痛，可取大都、太白穴。厥气上逆的心痛，痛如锥针刺其心一样，心口疼痛剧烈，这是脾气厥逆的心痛，可取然谷、太溪穴。厥气上逆的心痛，面色苍白如死人，整天不能深呼吸，这是肝气厥逆的心痛，可取行间、太冲穴。厥气上逆的心痛，当安卧和休息时，疼痛比较轻，而活动时疼痛就加重，但面色不变，这是肺气厥逆的心痛，可取鱼际、太渊穴。邪气在心的真心痛，手足冷至肘膝关节，心部痛势剧烈，早上发作的到晚上就会死亡，晚上发作的到次日早上就会死亡。凡心痛不可用刺法治疗的，是因为内有积聚或瘀血停聚，所以这种病不可以取穴治疗。

　　肠中有虫瘕①及蛟蛕②，皆不可取以小针。心肠③痛，憹作痛④，肿聚，往来上下行，痛有休止，腹热喜渴涎出者，是蛟蛕也。以手聚按而坚持之，无令得移，以大针刺之，久持之，虫不动，乃出针也。恚腹憹痛，形中上者⑤。耳聋无闻，取耳中⑥。耳鸣，取耳前动脉⑦。耳痛不可刺者，耳中有脓，若有干耵聍⑧，耳无闻也。耳聋，取手⑨小指次指爪甲上与肉交者⑩，先取手，后取足。耳鸣，取手中指爪甲上⑪，左取右，右取左，先取手，后取足⑫。足髀不可举，侧而取之，在枢合中，以员利针，大针不可刺。病注下血，取曲泉。风痹淫泺，病不可已者，足如履冰，时如入汤中，股胫淫泺，烦心头痛，时呕时悗，眩已汗出，久则目眩，悲以喜恐，短气，不乐，不出三年死也。

注释

① 虫瘕：是由寄生虫结聚于肠中形成的瘕病。

② 蛟蛕：蛕，"蛔"的异体字。蛟蛕，是泛指蛔虫等肠寄生虫。

③ 肠：《脉经》、《甲乙经》均作"腹"。

④ 憹作痛：《甲乙经》作"发作"。

⑤ 恚腹憹痛，形中上者：恚（pēng 烹），心中满的意思。《甲乙经》无此八字。

⑥ 耳中：指听宫穴。

⑦ 耳前动脉：指耳门穴。

⑧ 耵聍：即耳垢。

⑨ 手：《黄帝内经太素》此下有"足"字。

⑩ 小指次指爪甲上与肉交者：指无名指的关冲穴与足第四趾的窍阴穴。

⑪ 手中指爪甲上：指中冲穴。

⑫ 后取足：指大敦穴。

语译

　　肠内有虫积或蛔虫一类的病，都不适宜用小针治疗。脘腹疼痛，发作时痛苦难忍，内有肿块，上下游走不定，时痛时止，腹部热，经常口渴流涎，这是有蛔虫的征象。针刺时用手按紧结块，不让它移动，然后用大针刺之，手仍捏住，等虫不动才可以出针。一般来说，脘腹懊憹作痛，并有结块在中而上冲的，就是有虫的征象。耳聋不能闻声，可取耳中的听宫穴。耳内鸣响，可取耳前动脉处的耳门穴。耳内疼痛，不适宜针刺治疗的是指耳中有脓，或有耳垢，以致听觉失聪的疾患。治疗耳聋，可先取无名指爪甲上的关冲穴，后取足第四趾的窍阴穴。治疗耳鸣，可取手中指爪甲上端的中冲穴，左侧耳鸣取右侧穴，右侧耳鸣取左侧穴，先取手上的腧穴，以后再取足部的大敦穴。足部腿股部不能抬起的，可以侧卧取髀枢中的环跳穴，用员利针，不可用大针。下血如注的病，可取曲泉穴。风痹证邪气浸淫，身体日渐消瘦，病重不愈，两足忽冷忽热，大小腿部因邪气浸淫而肌肉瘦削，并见心烦不安，头痛，时作呕吐或饱闷，目眩才定就出虚汗，停一会又发生目眩，心情悲伤，容易恐惧，呼吸短促，闷闷不乐，出现这些症状三年内可能死亡。

本　篇　要　点

　　一、详细论述了厥头痛与厥心痛的证候与针刺治疗方法。

二、简要说明真头痛与真心痛的症状特征与不良预后。

三、叙述了虫瘕和蛟蛕等肠寄生虫病的症状和针刺方法。

四、简述了耳鸣、耳聋的针刺方法。

五、指出风痹经久不愈的症状和预后。

病本第二十五

题解

本篇举出多种病证为例,说明在临床治疗时,必须首先分清标本,从而才能决定治疗的主次先后。要做到这一点,医者又必须对病因、病所、病态等通过全面综合,分析其病机,找到疾病的根本所在,然后方可获得正确的诊断和治疗。因以"病本"名篇。

先病而后逆者,治其本①;先逆而后病者,治其本②。先寒而后生病者,治其本;先病而后生寒者,治其本。先热而后生病者,治其本。先泄而后生他病者,治其本,必且调之,乃治其他病。先病而后中满者,治其标①。先病后泄者,治其本。先中满而后烦心者,治其本。有客气,有同气③。大小便不利,治其标;大小便利,治其本。病发而有余,本而标之,先治其本,后治其标;病发而不足,标而本之,先治其标,后治其本。谨详察间甚④,以意调之,间者并行⑤,甚为独行⑥。先小大便不利而后生他病者,治其本也。

注释

① 本、标:含有本质与现象、根本与支末、主与次等多种意义。"标本"是病机、诊断和治疗上分析归纳的一种方法。就邪正而言,正气为本,

邪气为标；从疾病而言，原因为本，症状为标；以发病时间而言，先病为本，后
病为标。所以"标本"在中医学上运用的范围很广，总的有"由博返约，执简
驭繁"的作用。

② 先病而后逆者，治其本；先逆而后病者，治其本：马莳："凡先生病，
而后病势逆者，必先治其初病之为本；若先病势之逆，而后生他病者，则又以
病势逆之为本，而先治之也。"此外，吴崑认为"逆"是指"呕逆"。张介宾又
释为"血气之逆"。诸家解释不一，各具其理，读者可以互参。又《素问·标
本病传论》在"先热而后生病者"下，有"先热而后生中满者，治其标"一句，
疑本篇有脱文。

③ 有客气，有同气：《素问》林亿新校正："按全元起本，同，作固。"历
来诸家对客气、同气的解释，意见颇不一致。编者认为仍按古本"同"作
"固"较妥。客气，是指新受之邪气，为标；固气，即指原在体内之邪气，为
本。故本句有承上启下的作用，意即先病为本，后病为标。

④ 间甚：指疾病的深浅轻重。间是轻浅，甚是深重。

⑤ 并行：标本同治的意思。

⑥ 独行：单独治本，或单独治标。

语译

先患某病，而后气血违逆不和的，应治其本病；若先因气血违
逆不和，而后发生某种病变的，应治其气血不和的本病。凡先因
寒邪致病，而后发生各种病变的，应当先治其属寒的本病，先有某
种病变，而后发生寒证的，应当治其先患的本病。凡先因热邪致
病，而后发生各种病变的，应先治其属热的本病。先患泄泻，而后
发生其他病变的，应先治其泄泻的本病，必先调理脾胃，然后再治
疗其他病证。先患某病，而后发生泄泻的，应先治其本病。先患
某病，而后发生中满证的，应先治疗中满的标病；先患中满，而后
发生心烦不安证，应先治疗中满之本病。总的说来，人体患病，有
新感"客气"之邪而发的，有体内先受之"固气"而发的。又如大
小便不利，应当先治其标病，大小便通利的，应当先治其本病。大
凡发病后见有余的实证，应当采取"本而标之"的方法，先治其邪

盛之本,然后治疗其他标病;假使发病后见不足的虚证,应当采取
"标而本之"的方法,先救其正气不足之标,然后治疗由邪气所引
发疾病之本。总之,必须要仔细观察病情的轻重浅深,然后考虑
适当的治疗措施。凡是病变轻浅的,可以标本兼治,假使病变严
重的,则须集中力量治本或治标。例如先见大小便不利,而后发
生其他病变的,应当先治其本病。

按语

　　临床上在分析病机、确定诊断的时候,对疾病标本缓急的辨
析是十分重要的,它是决定治疗先后的先决条件。一般来说,标
本在临床诊治时的运用原则有三:①急则治其标:凡标病特别严
重,有影响整个病变的机转,甚或危及生命的情况下,应使用这一
原则。待标病解决之后,还须治其本病。②缓则治其本:此"缓"
是指标病不急。这是一般疾病的治疗原则,即"治病必求于本"
的精神。其中又分为两种情况:一是先治其本,后治其标;一是单
治其本而标病自愈。③标本同治:在标病既不过分偏急,又不能
单治其本病的情况下,采用这一原则。此即经文所谓"间者并
行"的具体应用。

　　又:本篇与《素问·标本病传论》前半部分关于"标本"的内
容近似,文字上亦大同小异。唯《素问》在该段经文前对标本的
意义和临床运用价值的论述尤精,读者可以互参。

本 篇 要 点

　　一、文中提出"本而标之"、"标而本之",以及"间者并行,甚
者独行"的原则,是为后世医家在临床上使用"标本"理论的
依据。

二、举出多种病例,说明临床上"急则治其标,缓则治其本"的具体运用。一般疾病都应先治其本,唯有中满和大小便不利这一类标急的病证,才应先治其标。

杂病第二十六

题解

本篇名为"杂病",是因介绍了多种疾病的症状和治法,但其内容杂而不乱。篇中着重论证了病因同而病证不同、主症同而兼症不同者,都应分经取治。这充分体现了处理杂病,必须掌握辨证论治的原则。

厥夹脊而痛者,至顶,头沉沉然,目眈眈①然,腰脊强,取足太阳腘中血络。厥胸满,面肿,唇漯漯②然,暴言难,甚则不能言,取足阳明。厥气走喉而不能言,手足清,大便不利,取足少阴。厥而腹响响③然,多寒气,腹中瀔瀔④,便溲难,取足太阴。

注释
① 眈眈:目不明。
② 漯漯(tà 榻):指唇肿流涎。
③ 响响:腹膨而弹之有声。
④ 瀔瀔:瀔(hú 斛),同"瀔",水名。瀔瀔,流水声。

语译

经气厥逆,在夹脊两旁作痛,上至头顶,头昏沉重,目视物不清,腰脊部强直,可取足太阳经在腘中的委中穴处的络脉刺血。

经气厥逆,胸中满闷,面部浮肿,口唇肿起而流涎,突然讲话困难,甚至不能言语,可取足阳明经的腧穴治疗。经气厥逆,行及喉部以致不能言语,手足发冷,大便不利,可取足少阴经的腧穴治疗。经气厥逆,腹部膨胀弹之有声,寒气滞留,腹中有水声,大小便不利,可取足太阴经的腧穴治疗。

嗌干,口中热如胶,取足少阴。膝中痛,取犊鼻[①],以员利针,发而间之。针大如氂,刺膝无疑。

注释

① 犊鼻:穴名,属足阳明胃经,位于膝髌下。

语译

咽喉干燥,口中热而唾液胶黏,可取足少阴经的腧穴治疗。膝关节疼痛,可取犊鼻穴,用员利针刺之,出针后隔些时候还可再刺。这种针身大如牛尾的长毛,用刺膝部无疑是最为适宜的。

按语

本节两证,与上下文义不相连贯,疑为错简。嗌干证似可移至上一节的“厥气走喉……取足少阴”之下。因同属咽喉病,同样取治足少阴经,一寒一热,可以相互发明。膝中痛证,似可移至下文的“腹痛,刺脐左右动脉,……已刺按之,立已”之下。可以补充足阳明经病由于上下的部位不同,症状各异,也必须采用不同的治法。

喉痹[①]不能言,取足阳明;能言,取手阳明。疟不渴,间日而作,取足阳明;渴而日作,取手阳明。齿痛,不恶清饮,取足阳明;恶清饮,取手阳明。聋而不痛者,取足少阳;聋而痛者,取手阳明。衄而不止,衃血②流,取足太阳;衃血,取手太阳。不已,刺宛骨下③;不已,刺胭中出血。腰痛,痛上寒,取足太阳、阳明;痛上热,取足厥阴;不可以俯仰,取足少阳;中热而喘,取足少阴、胭中血络。喜怒而不欲食,言益小④,刺足太阴;怒而多言,刺足少阳。颅痛,刺手阳明与颅之盛脉⑤出血。项痛不可俯仰,刺足太阳;不可以顾,刺手太阳也。小腹满大,上走胃,至心,淅淅⑥身时寒热,小便不利,取足厥阴。腹满,大便不利,腹大,亦上走胸嗌,喘息喝喝⑦然,取足少阴。腹满食不化,腹响响然,不能大便,取足太阴。

注释

① 喉痹:咽喉肿痛病证的统称。

② 衃(pēi 胚)血:凝积的死血。王冰:"衃血,败恶凝聚之血,色赤黑也。"

③ 宛骨下:宛,同"腕"。宛骨下,指手太阳小肠经的腕骨穴。

④ 小:《甲乙经》作"少"。

⑤ 颅之盛脉:颅(hàn 憾),《甲乙经》作"颔",即下巴。颅之盛脉,指足阳明胃经的颊车穴。

⑥ 淅淅:在此与"洒淅"通,恶寒战栗的样子。

⑦ 喝喝:喝(hè 贺),大声呼喊。喝喝,在此形容气喘的声音。

语译

喉痹肿痛,如不能说话的,可取足阳明经的腧穴治疗;还能够讲话的,可取手阳明经的腧穴治疗。疟疾口不渴,隔日发作一次的,可取足阳明经的腧穴治疗;如口渴,每日发作的,可取手阳明经的腧穴治疗。牙齿疼痛,不怕冷饮的,可取足阳明经的腧穴治疗;如怕冷饮的,可取手阳明经的腧穴治疗。耳聋并不疼痛的,可取足少阳经的腧穴治疗；如耳聋兼有疼痛的，可取手阳明经的腧穴治疗。鼻出血不止，如有黑色衃血流出的，可取足太阳经的腧穴治疗；如衃血结滞，可取手太阳经的腧穴治疗。如果没有治愈，可刺腕骨下的腕骨穴治疗；再不愈，可刺委中出血。腰痛，痛处发寒的，可取足太阳、足阳明两经的腧穴治疗；如痛处发热的，可取足厥阴经的腧穴治疗；如腰痛不能俯仰的，可取足少阳经的腧穴治疗；如果内有热而气喘的，可取足少阴经的腧穴与委中处络脉刺血。容易发热而不思饮食，少讲话的，可刺足太阴经的腧穴；如果易怒而讲话特别多的，可刺足少阳经的腧穴。下巴部疼痛，可取手阳明经的腧穴与足阳明经的颊车穴泻血。项部疼痛，不能俯仰的，可刺足太阳经的腧穴；如果不能左右盼顾的，可刺手太阳经的腧穴。小腹部胀满膨大，向上波及胃脘以至心胸部，恶寒战栗时常有寒热，小便不利，可取足厥阴经的腧穴治疗。腹部胀满，大便不利，腹膨大向上影响到胸部与喉咙，气喘有声，可取足少阴经的腧穴治疗。腹中胀满，食物积滞不化，腹中鸣响，大便不通，可取足太阴经的腧穴治疗。

　　心痛引腰脊，欲呕，取足少阴。心痛，腹胀啬啬①然，大便不利，取足太阴。心痛引背，不得息，刺足少阴；不已，取手少阳②。心痛引小腹满。上下无常处，便溲难，刺足厥阴。心痛，但短气不足以息，刺手太阴。心痛，当九节③刺之，按，已刺按之，立已；不已，上下求之，得之立已。

注释

① 啬啬：啬(sè 涩)，阻塞。啬啬，形容肠中涩滞不通。

② 阳：《甲乙经》作"阴"。

③ 九节：指第九胸椎棘突下的筋缩穴。

语译

心痛牵引到腰脊作痛,恶心欲吐,可取足少阴经的腧穴治疗。心痛,腹中作胀,肠中涩滞不通,大便不利,可取足太阴经的腧穴治疗。心痛牵引到背部作痛,呼吸不利,可刺足少阴经的腧穴;如没有治愈,可取手少阴经的腧穴治疗。心痛牵引到小腹胀满,上下窜痛无定处,大小便不利,可刺足厥阴经的腧穴。心痛,但见气短,呼吸困难,可刺手太阴经的腧穴。心痛,可在第九胸椎棘突下的筋缩穴刺之,先在穴位上按揉,刺后再继续按揉,可以立即止痛;如痛仍不止,再在该处上下寻求痛点刺治,就可立即止痛。

颠痛,刺足阳明曲周动脉①见血,立已;不已,按人迎于经,立已。气逆上,刺膺中陷者与下胸动脉。腹痛,刺脐左右动脉,已刺按之,立已;不已,刺气街,已刺按之,立已。痿厥,为四末束悗②,乃疾解之,日二,不仁者,十日而知,无休,病已止。哕,以草刺鼻,嚏,嚏而已;无息而疾迎引之,立已;大惊之,亦可已。

注释

① 曲周动脉:动脉环绕一周,称为曲周。当耳下曲颊之端,此处有颊车穴。

② 四末束悗:束缚患者的四肢,使其觉得满闷,然后解开,可以帮助气血的流通。这是古代的一种导引疗法。

语译

下巴痛,可刺足阳明经在曲周部的颊车穴处出血,可以立即止痛;如果痛仍不止,再按摩人迎部,就可立即止痛。气逆上冲,可刺胸膺中凹陷处的膺窗穴,以及胸前下方的动脉处。腹中疼痛,可刺脐左右动脉处的天枢穴,刺后再按摩该处,可以立即止痛;如痛仍未止,可刺气冲穴,刺后再按摩,就可立即止痛。痿与厥病,可将四肢束缚起来,待病人感觉气闷,就立即解开,每天两次,不知痛痒的,治疗十天就可恢复感觉,但不可中止,需继续至病愈为止。呃逆证,可用草刺入鼻孔,使喷嚏,打了喷嚏后呃逆即止;又可以闭口停住呼吸,很快的迎其上逆之气引而下行,呃逆即止;或者使呃逆者突然受惊,也可以立愈。

本 篇 要 点

一、指出经气厥逆所致病证的病位不同,应分经取治。

二、论述了喉痹、疟疾、齿痛、耳聋、衄血、腰痛、项痛、心痛等病,因兼症不同,应分经取治。

三、介绍了巅痛、腹满、腹痛、痿、厥、哕等病证的症状和治疗方法。

周痹第二十七

题解

风寒湿三气杂至,停留于经脉分肉之中,使气血不能正常运行,而其病邪可以随经脉上下流动,故称为"周痹"。众痹的病因病机虽与周痹相同,但它能左右相应,时发时止,又与周痹不同。篇中以周痹内容为主,并提出与众痹相鉴别,故篇名"周痹"。

黄帝问于岐伯曰:周痹之在身也,上下移徙①随脉,其上下左右相应,间不容空,愿闻此痛在血脉之中邪②?将在分肉之间乎?何以致是?其痛之移也,间不及下针;其慉痛③之时,不及定治,而痛已止矣。何道使然?愿闻其故。岐伯答曰:此众痹也,非周痹也。

黄帝曰:愿闻众痹。岐伯对曰:此各在其处,更发更止,更居更起,以右应左,以左应右,非能周也,更发更休也。

黄帝曰:善。刺之奈何?岐伯对曰:刺此者,痛虽已止,必刺其处,勿令复起。

帝曰:善。愿闻周痹何如?岐伯对曰:周痹者,在于血脉之中,随脉以上,随脉以下,不能左右,各当其所。

黄帝曰:刺之奈何?岐伯对曰:痛从上下者,先刺其下以过④之,后刺其上以脱⑤之;痛从下上者,先刺其上以过之,后刺其下以脱之。

黄帝曰:善。此痛安生? 何因而有名? 岐伯对曰:风寒湿气,客于外分肉之间,迫切而为沫⑥,沫得寒则聚,聚则排分肉而分裂也,分裂则痛,痛则神归⑦之,神归之则热,热则痛解,痛解则厥,厥则他痹发,发则如是。帝曰:善。余已得其意矣⑧。此内不在藏,而外未发于皮,独居分肉之间,真气不能周,故命曰周痹。故刺痹者,必先切循其下之六经⑨,视其虚实,及大络之血结而不通,及虚而脉陷空者而调之,熨而通之,其瘈坚,转引而行之。

黄帝曰:善。余已得其意矣,亦得其事也。九者,经巽⑩之理,十二经脉阴阳之病也。

注释

① 徙(xǐ 喜):迁移的意思。

② 邪:在此与"耶"音义通。为疑问词。

③ 愾痛:愾,通"蓄"。愾痛,积聚而痛,形容疼痛集中在一处。

④ 过:《甲乙经》作"通"。一作"遇"。张介宾:"过者,去之之谓。"马莳解作:"遏绝"。

⑤ 脱:张介宾:"脱者,拔绝之谓。先刺以过之,去其标也;后刺以脱之,拔其本也。"

⑥ 沫:津液被邪所迫而产生的异物。

⑦ 神归:马莳:"神归即气归也。"神,在此指卫气。神归,就是卫气贯注于患处之意。

⑧ 帝曰:善。余已得其意矣:《甲乙经》无此九字。恐系下文误重。

⑨ 其下之六经:《甲乙经》作"上下之大经"。

⑩ 巽(xùn 逊):《说文》:"巽,具也。"

语译

黄帝问岐伯说:人体患周痹病,邪气随着经脉上下移动,其疼痛的症状上下左右相应,并且遍身无处不到,几乎没有一点点空隙,请问这种邪气引起的疼痛,是在血脉之中呢? 还是在分肉之间? 其形成的机制怎样? 当疼痛移动的时候,速度很快而来不及下针;聚积在一处疼痛的时候,还未及下针治疗,而疼痛已停止了,这是什么道理? 请你讲讲其中的缘故。岐伯答道:这是众痹病,而不是周痹。

黄帝说:请教众痹是怎样的情况? 岐伯答道:众痹的疼痛各有一定的部位,交互发作和停止,交互留居和复起,左右可以相应,但不能周及全身,而是交互发作和停止的。

黄帝说:好。怎样进行针刺治疗呢? 岐伯说:针刺这种痹证,疼痛虽然已经停止,但还要在病处进行刺治,不让它复发。

黄帝说:好。再请问周痹是怎样的情况? 岐伯答道:周痹的病邪居于血脉之中,所以能随着经脉上下移动,但是不能左右交互发作,而固定在一定的部位上。

黄帝说:如何进行针刺治疗? 岐伯答道:疼痛由上向下移动的,应当先刺其下部以遏止病邪,然后再刺其上部尽除病根;如果疼痛由下向上移动的,应当先刺其上部以遏止病邪,然后再刺其下部以尽除病根。

黄帝说:好。这种病是怎样生成的? 又根据什么来定名的呢? 岐伯答道:风、寒、湿三气,侵袭到体表分肉之间,使该部津液被迫形成汁沫,并遇到寒气而凝聚,凝聚处的分肉受到了排挤,分肉裂开则产生疼痛,痛时卫气就贯注到局部而发热,痛遇热就能缓解,痛势缓解就无热而冷,此处厥冷而他处痹痛又发作,发作时的情况也是这样。这种病既不在内脏,又不在外表的皮肤,单单留居于分肉之间,使人身的真气不能正常周行,所以命名为"周痹"。运用针刺治疗这种痹证时,必先要依次检查病在哪一经,并分析其属虚属实,以及大络之间有无瘀血凝结不通,或因虚弱而脉下陷,然后再进行调治,并可采用熨法来疏通经脉,如果拘急坚硬的,可以牵引病者肢体,帮助血气的运行。

黄帝说:好。我已懂得了其中的意义,并且懂得治疗的方法。关于九针的运用,早在医经中已具明其道理,这样,十二经脉阴阳的病变都能解决了。

本 篇 要 点

一、提出了周痹与众痹两病的鉴别点。周痹随脉上下,遍及全身;众痹左右相应,时发时止。

二、痹证的病因,是由于风、寒、湿三邪的侵袭,但因所聚的部位有深浅以及所在经络之异,所以发病后的症状也就各有不同。

三、痹证的治疗,除应根据痛处的上下分先后进行施治外,还要注意六经的虚实,经络的血结、陷下等情况,采用热熨、运动等辅助疗法。

口问第二十八

题解

本篇主要论述十二种奇邪上走孔窍所致十二种病证的病机和治法。这些内容,在古医经上没有记载,是岐伯在与先师的问答中,从先师口授而得来的一些医学知识,所以本篇名为"口问"。

黄帝闲居,辟^①左右而问于岐伯曰:余已闻九针之经,论阴阳逆顺,六经已毕,愿得口问。岐伯避席再拜曰:善乎哉问也! 此先师之所口传也。黄帝曰:愿闻口传。岐伯答曰:夫百病之始生也,皆生于风雨寒暑,阴阳喜怒,饮食居处,大惊卒恐。则血气分离,阴阳破败,经络厥^②绝,脉道不通,阴阳相逆,卫气稽留,经脉虚空,血气不次,乃失其常。论不在经者,请道其方。

注释

① 辟:屏除。与"避"义同。
② 厥:《黄帝内经太素》作"决"。

语译

黄帝闲居,屏除左右的人,对岐伯说:我已经知道关于九针在医经上的记载,对论述阴阳经的逆顺走向,手足六经都已经讲完了,我还希望从问答的口授中得到医学知识。岐伯离开座位,再行礼以后说,您问得好啊！这些知识都是先师口传给我的。黄帝说:我希望听听这些口传的医学知识。岐伯答道:大凡疾病的发生,都由于风雨寒暑,阴阳失和,喜怒不节,饮食不调,居处不适,大惊猝恐等原因。从而导致了血气分离,阴阳衰竭,经络闭塞,脉道不通,阴阳逆乱,卫气滞留,经脉空虚,气血循行紊乱,于是人体的生理功能失常。古代医经上没有记载的,请允许我来说明这些方术。

黄帝曰:人之欠者,何气使然? 岐伯答曰:卫气昼日行于阳,夜半则行于阴。阴者主夜,夜者卧;阳者主上,阴者主下。故阴气积于下,阳气未尽,阳引而上,阴引而下,阴阳相引,故数欠。阳气尽,阴气盛,则目瞑;阴气尽而阳气盛,则寤矣。泻足少阴,补足太阳。

语译

黄帝说:人打呵欠,是什么原因形成的? 岐伯答道:卫气白天行于阳分,夜间行于阴分。阴气主夜主静,入夜则多睡眠;阳气主升发而向上,阴气主沉降而向下。故阴气聚集于下,阳气开始入于阴分,阳引阴气向上,阴引阳气向下,阴阳上下相引,于是连连呵欠。等到阳气都入于阴分,阴气盛时,就能闭目安眠;若阴气尽而阳气盛,人就醒了。对于这样的病,应该泻足少阴肾经,补足太阳膀胱经。

黄帝曰:人之哕者,何气使然? 岐伯曰:谷入于胃,胃气上注于肺。今有故寒气与新谷气,俱还入于胃,新故相乱,真邪相攻,气并相逆,复出于胃,故为哕。补手太阴,泻足少阴。

语译

黄帝问道：人患呃逆证，是什么原因形成的？岐伯说：正常情况下，饮食物入胃，经过胃的腐熟、脾的运化，将精微上注到肺。现病人原已感受寒邪，又新进饮食，寒邪与食滞都留于胃中，新进的饮食与原有的寒邪两相扰乱，邪正相争，邪气与胃气搏结而同时上逆，再从胃中出，所以发生呃逆。治疗时，应补手太阴肺经，泻足少阴肾经。

黄帝曰：人之唏[1]者，何气使然？岐伯曰：此阴气盛而阳气虚，阴气疾而阳气徐，阴气盛而阳气绝，故为唏。补足太阳，泻足少阴[2]。

注释

[1] 唏(xī 希)：哀叹。《方言》："唏，痛也。凡哀而不泣曰唏。"张介宾："悲忧之气，生于阴惨，故为阴盛阳虚之候。"

[2] 补足太阳，泻足少阴：张介宾："补太阳之申脉，阳蹻所出也；泻少阴之照海，阴蹻所出也。"

语译

黄帝问：人有哀叹，这是什么原因形成的？岐伯说：这是由于阴气盛而阳气虚，阴气运行快速，阳气运行缓慢，甚至阴气过盛，阳气衰微，所以造成哀叹。治疗时，应补足太阳经，泻足少阴经。

黄帝曰：人之振寒者，何气使然？岐伯曰：寒气客于皮肤，阴气盛，阳气虚，故为振寒寒栗。补诸阳[1]。

注释

① 补诸阳：杨上善："以阳虚阴盛,阳虚故皮肤虚,阴盛故寒客皮肤,故振寒寒栗,宜补三阳之脉。"

语译

黄帝问：人发冷战抖,是什么原因形成的？岐伯说：由于寒邪侵入皮肤,阴寒之邪偏盛,体表阳气偏虚,所以出现发冷、战栗的症状。治疗时,当采用温补各阳经的方法。

黄帝曰：人之噫①者,何气使然？岐伯曰：寒气客于胃,厥逆从下上散,复出于胃,故为噫。补足太阴、阳明②。

注释

① 噫(ài 爱)：嗳气。《古今医统》："《内经》名噫气,俗作嗳气,今从之,即饱食有声出是也。"

② 补足太阴、阳明：杨上善："脾胃腑脏皆虚,故补斯二脉。"张介宾："使脾胃气温,则客寒自散,而噫可除。"又此后原有"一曰补眉本也"六字,系校语,今删之。

语译

黄帝问：人发生嗳气,是什么原因形成的？岐伯回答说：寒邪侵入胃中,厥逆之气从下向上扩散,再从胃中出,所以出现嗳气。治疗时,应该补足太阴脾经和足阳明胃经。

黄帝曰：人之嚏者,何气使然？岐伯曰：阳气和利,满于心①,出于鼻,故为嚏。补足太阳荣②、眉本③。

注释

① 心：孙鼎宜："'心'当作'胸',字误。"

② 荣：通"荥"。杨上善："太阳荥在通谷,足指外侧本节前陷中。"

③ 眉本：指攒竹穴。又此后原有"一曰眉上也"五字，系校语，今删之。

语译

黄帝说：人有喷嚏，是什么原因形成的？岐伯说：阳气和利，布满于心胸而上出于鼻，成为喷嚏。治疗时，应补足太阳荥穴通谷，以及眉根部的攒竹穴。

黄帝曰：人之軃①者，何气使然？岐伯曰：胃不实，则诸脉虚；诸脉虚，则筋脉懈惰；筋脉懈惰，则行阴用力，气不能复，故为軃。因其所在，补分肉间。

注释

① 軃(tuǒ 妥)：下垂的样子。指肢体疲困，全身无力的懈惰状态。

语译

黄帝问：人发生全身无力、疲困懈惰，是什么原因形成的？岐伯说：胃气虚，以致各经脉皆虚；各经脉的虚衰就导致筋脉懈惰无力；筋脉懈惰，若再强力入房，则元气不能恢复，于是出现懈惰无力的軃证。治疗时，应根据病变发生的重点部位，在分肉间施以补法。

黄帝曰：人之哀而泣涕出者，何气使然？岐伯曰：心者，五藏六府之主也；目者，宗脉之所聚也，上液之道也①；口鼻者，气之门户也。故悲哀愁忧则心动，心动则五藏六府皆摇，摇则宗脉感，宗脉感则液道开，液道开故泣涕出焉。液者，所以灌精濡空窍者也，故上液之道开则泣，泣不止则液竭，液竭则精不灌，精不灌则目无所见矣，故命曰夺精。补天柱经侠颈。

注释

① 目者,宗脉之所聚也,上液之道也:杨上善:"手足六阳及手少阴、足厥阴等诸脉凑目,故曰宗脉所聚。大小便为下液之道,涕泣以为上液之道。"张介宾:"宗,总也。凡五脏六腑之精气,皆上注于目而为之精,故目为宗脉之所聚。"二说可并参。

语译

黄帝问:人因哀伤而涕泪俱出,这是什么原因形成的?岐伯答道:心是五脏六腑的主宰;眼睛是许多经脉聚会的地方,也是津液由上而外泄的道路;口鼻是气出入的门户。大凡悲哀忧愁等情志变化,首先激动了心神,心神不安则影响到其他脏腑和波及各经脉,从而使眼及口鼻的液道开张,涕泪就由此而出。人体的液,有渗灌精微物质濡养孔窍的作用,所以上液之道开张就流泪,而哭泣不止则可耗竭精液,不能渗灌精微以濡养空窍,所以目无所见,这叫作"夺精"。治疗时应补足太阳经在项部的天柱穴。

黄帝曰:人之太息①者,何气使然?岐伯曰:忧思则心系急,心系急则气道约,约则不利,故太息以伸出之。补手少阴、心主、足少阳,留之也。

注释

① 太息:即叹气。以呼气为主的深呼吸。

语译

黄帝说:人有叹气,是什么原因形成的?岐伯说:忧愁思虑则心系急迫,心系急迫就约束气道,气道约就呼吸不利,所以不时作深呼吸以伸展其气。治疗时,应补手少阴经、手厥阴经、足少阳经,采用留针的方法。

黄帝曰:人之涎下者,何气使然? 岐伯曰:饮食者,皆入于胃,胃中有热则虫动,虫动则胃缓,胃缓则廉泉①开,故涎下。补足少阴。

注释

① 廉泉:杨上善:"廉泉,舌下孔,通涎道也。人神守,则其道不开,若为好味所感,神者失守,则其孔开涎出也;亦因胃热虫动,故廉泉开,涎因出也。"

语译

黄帝问:人流涎,是什么原因形成的? 岐伯说:饮食入胃,若胃中有热,寄生虫因热而蠕动,会使胃气弛缓,胃缓则舌下廉泉开张而流涎。治疗时,应补足少阴肾经。

黄帝曰:人之耳中鸣者,何气使然? 岐伯曰:耳者,宗脉之所聚也,故胃中空则宗脉虚,虚则下,溜脉①有所竭者,故耳鸣。补客主人②、手大指爪甲上与肉交者也。

注释

① 溜脉:溜,流行。溜脉,即流行的经脉,在此指流行过耳的经脉。杨上善:"溜脉,入耳之脉,溜行之者也。有竭不通,虚故耳鸣也。"

② 客主人:即足少阳胆经之上关穴,为手少阳三焦经、足少阳胆经及足阳明胃经的会穴,位于耳前,耳病常取之。

语译

黄帝问:人发生耳鸣,是什么原因形成的? 岐伯答道:耳部是宗脉聚集的地方,若胃中空虚,水谷精气供给不足,则宗脉必虚,宗脉虚则阳气不升,精微不得上奉,上入耳部的经脉气血不充而有耗竭的趋势,所以耳中鸣响。治疗时,应在足少阳胆经的客主人穴及位于手大指爪甲角的手太阴肺经少商穴施以补法。

黄帝曰:人之自啮舌者,何气使然?岐伯曰:此厥逆走上,脉气辈至也①。少阴气至则啮舌;少阳气至则啮颊;阳明气至则啮唇矣。视主病者,则补之。

注释

① 此厥逆走上,脉气辈至也:张介宾:"厥逆走上则血涌气腾,至生奇疾,所至之处,各有其部。如少阴之脉行舌本,少阳之脉循耳颊,阳明之脉环唇口,故或为肿胀,或为怪痒,各因其处,随而啮之,不独止于舌也。"

语译

黄帝说:人有时自咬其舌,是什么原因形成的?岐伯说:这是由于厥气上逆,影响到各经脉之气分别上逆而致。如少阴脉气上逆,就会咬舌;少阳脉气上逆,就会咬颊部;阳明脉气上逆,就会咬唇。治疗时,应诊视发病部位,确定属于何经,而施以补法。

凡此十二邪者,皆奇邪①之走空窍者也。故邪之所在,皆为不足。故上气不足,脑为之不满,耳为之苦鸣,头为之苦倾,目为之眩;中气不足,溲便为之变,肠为之苦鸣;下气不足,则乃为痿厥心悗。补足外踝下,留之。

注释

① 奇邪:奇,作"异常"解。奇邪,指以上十二种邪气侵害人体的部位和为病方式有异于一般病邪。

语译

上述十二种病邪,都是奇邪侵入孔窍造成的。故邪气侵害的部位,都由于正气的不足。凡上气不足,则脑髓不充,症见耳鸣、头倾、目眩;中气不足,症见二便失常、肠中鸣响;下气不足,两足痿弱无力、厥冷、心胸窒闷。治疗时,补足太阳经位于足外踝后部的昆仑穴,并用留针法。

按语

"邪之所在,皆为不足",应看作是"邪之所凑,其气必虚"的补充。以"邪之所凑,其气必虚",是指所有疾病发生的内因,亦是从整体而言的;而"邪之所在,皆为不足",是指某种病或某一系统疾病发生的内因,是指局部而言的。如肺病的邪之所在为肺,则因肺气的不足,肝病的邪之所在为肝,则因肝虚。余可类推。据此,则在当补虚时,必须有的放矢,针对其虚处而补之,疗效就可以提高。

"三气不足"的论说,在诊治上颇多指导意义。如近代名医张锡纯氏,以"上气不足"的理论为指导,治疗脑贫血证,用当归补血汤加味,取得了良好的效果。又如大小便的病变,凡伴有中气不足表现者,用补益中气法,都能获效。下气不足,主要指肾气之虚。如肾阴虚兼有湿热者可以致痿,治以丹溪虎潜丸;肾阳虚而致下肢厥寒者,以桂附地黄丸治之;肾阳虚而致心阳亦虚者,可出现心悸、胸闷,则宜温肾阳中参入温心阳之品,则可比单用温心阳者效佳。

黄帝曰:治之奈何? 岐伯曰:肾主为欠,取足少阴。肺主为哕,取手太阴,足少阴。唏者,阴与①阳绝,故补足太阳,泻足少阴。振寒者,补诸阳。噫者,补足太阴、阳明。嚏者,补足太阳、眉本。軃,因其所在,补分肉间。泣出,补天柱经侠颈,侠颈者,头中分也。太息,补手少阴、心主、足少阳,留之。涎下,补足少阴。耳鸣,补客主人、手大指爪甲上与肉交者。自啮舌,视主病者,则补之。目眩、头倾,补足外踝下,留之。痿厥、心悗,刺足大指间上二寸,留之;一曰足外踝下,留之。

注释

① 与:《甲乙经》作"盛"。据前文以"盛"为妥。

语译

黄帝说:上述各病,怎样治疗? 岐伯说:肾主呵欠,故呵欠应取足少阴肾经。肺主呃逆,故呃逆应取手太阴肺经以及足少阴肾经。哀叹是由于阴盛阳衰,所以要补足太阳膀胱经、泻足少阴肾经。发冷战抖,要补各阳经。嗳气,应补足太阴脾经和足阳明胃经。喷嚏,当补足太阳膀胱经的攒竹穴。肢体懈惰无力,根据发病部位,补分肉间。哭泣涕泪俱出,当补位于项后中行两旁的足太阳经天柱穴。叹气,当补手少阴心经、手厥阴心包经和足少阳胆经,用留针法。流涎,补足少阴肾经。耳鸣,补足少阳胆经的客主人穴,以及位于手大指爪甲角部的手太阴肺经的少商穴。自咬舌颊等部位,应据发病部位的所属经脉分别施用补法。目眩、头倾,补足外踝后的昆仑穴,用留针法。肢痿无力而厥冷、心胸窒闷的,刺足大趾本节后二寸处,用留针法,一说可针刺足外踝后的昆仑穴,并用留针法。

本 篇 要 点

一、概述疾病的原因,包括外感六淫、内伤七情和生活规律失常等三方面。

二、叙述了欠、哕、唏、振寒、噫、嚏、嚲、泣涕、太息、涎下、耳鸣、啮舌十二种病证的病因病机和治疗方法。

师传第二十九

题解

本篇论述了临床上医者问诊的重要性,尤其对病人的喜爱必须详细询问,因其往往能反映出病变的性质;同时,在问诊过程中,若遇到复杂的病情,而病人又不遵守医嘱时,医者则要加强说服教育,取得病人与医生的协作,从而才能获得正确的诊断与预期的治疗效果。这些知识,来源于前人的经验积累,因此必须从临床实践中,接受老师的传授。本篇的内容,认为是先师传授下来的宝贵经验,故以"师传"名篇。

黄帝曰:余闻先师,有所心藏,弗著于方①。余愿闻而藏之,则②而行之,上以治民,下以治身,使百姓无病,上下和亲,德泽下流,子孙无忧,传于后世,无有终时。可得闻乎? 岐伯曰:远乎哉问也! 夫治民与自治,治彼与治此,治小与治大,治国与治家,未有逆而能治之也,夫惟顺而已矣。顺者,非独阴阳脉论气之逆顺也,百姓人民皆欲顺其志也。

黄帝曰:顺之奈何? 岐伯曰:入国问俗③,入家问讳④,上堂问礼⑤,临病人问所便⑥。

注释

① 方：方版，古代书写用的木板。《仪礼·聘礼》："不及百名书于方。"

② 则：有定作规则以为根据的含义。

③ 俗：指风俗习惯。

④ 讳：俗称"忌讳"。张介宾："讳者，忌也。人情有好恶之偏，词色有嫌疑之避，犯之者取憎，取憎则不相合，故入家当问讳。"

⑤ 礼：礼貌仪式。张介宾："礼者，仪文也。交接有体，进止有度，失之者取轻，取轻则道不重，故上堂当问礼。"

⑥ 便：可理解为病者"喜爱"或"相宜"的意思。张介宾："便者，相宜也。有居处之宜否，有动静之宜否，有阴阳之宜否，有寒热之宜否，有性情之宜否，有味气之宜否。临病人而失其宜，施治必相左矣。故必问病人之所便，是皆取顺之道也。"

语译

黄帝说：我听说从前的老先生们，有着很多的心得体会，没有记载于版简上。我想了解以后把它保存下来，订为规则加以推广运用，上可以治万民，下可以治本身，使百姓没有疾病之苦，从而上下都互相和睦亲爱，使这些优良技术流传下去，让子子孙孙都不为疾病而忧虑，从而更可以永远流传于后代，没有终止的时候。那么这些学问可以讲给我听听吗？岐伯说：你这个问题真是考虑得深远啊！不论治民与治身，治彼与治此，处理大事与小事，以及治国与治家，从来没有逆其情而能治理得好的，唯一的办法就是要顺其情。所谓"顺"，不仅是指人体的阴阳经脉血气循行的逆顺，而且包括了广大人民的情志顺逆。

黄帝说：怎样来顺从他们的愿望呢？岐伯说：到一国先要问问当地的风俗习惯；到一家先要问问他家的忌讳；到人家客堂上也要问问礼节仪式；面临病人则要问问患者的喜爱，以掌握其宜忌。

按语

"临病人问所便",这在临床上十分重要。"问所便"的目的,是为了对疾病的治疗,有更好的针对性。故张介宾说:"临病人而失其宜,施治必相左矣。"要做到这一点,必须在临床时详细询问与疾病有关的情况,如饮食、起居、气候变化等对疾病的影响,而后进行综合分析,便能对疾病的诊断,得出更准确的结论。

黄帝曰:便病人奈何? 岐伯曰:夫中热消瘅,则便寒;寒中之属,则便热。胃中热,则消谷,令人悬心善饥,脐以上皮热;肠中热,则出黄如糜^①,脐以下皮寒^②。胃中寒,则腹胀;肠中寒,则肠鸣飧泄。胃中寒肠中热,则胀而且泄;胃中热肠中寒,则疾饥,小腹痛胀。

黄帝曰:胃欲寒饮,肠欲热饮,两者相逆,便之奈何? 且夫王公大人,血食之君,骄恣从^③欲轻人,而无能禁之,禁之则逆其志,顺之则加其病,便之奈何? 治之何先? 岐伯曰:人之情,莫不恶死而乐生,告之以其败,语之以其善,导之以其所便,开之以其所苦,虽有无道^④之人,恶有不听者乎?

黄帝曰:治之奈何? 岐伯曰:春夏先治其标,后治其本;秋冬先治其本,后治其标。

黄帝曰:便其相逆^⑤者奈何? 岐伯曰:便此者,食饮衣服,亦欲适寒温。寒无凄怆^⑥,暑无出汗。食饮者,热无灼灼^⑦,寒无沧沧^⑧。寒温中适,故气将持,乃不致邪僻也。

注释

① 糜：五谷腐烂如稀粥状物。

② 寒：详文义似应改作"热"为妥。

③ 从：通"纵"。

④ 无道：胡作非为，不按常规行事。

⑤ 便其相逆：张介宾："谓于不可顺之中，而复有不得不委曲，以便其情者也。"

⑥ 凄怆：形容寒冷很甚。

⑦ 灼灼：灼，烧也。灼灼，在此形容饮食过烫。

⑧ 沧沧：沧，作"寒"解。沧沧，在此形容饮食过冷。

语译

黄帝说：怎样从病人的喜爱来适应其病情呢？岐伯说：中焦有热的消瘅病人，饮食喜欢寒凉；内部有寒的病人，饮食喜欢温热。胃中有热，则谷物容易消化，食欲亢进使人心悬易饥，脐上部的皮肤发热；若肠中有热，则会出现大便色黄如糜粥一样，脐下部的皮肤发冷（热）。胃中有寒，则会产生腹胀；肠中有寒，则会见肠鸣泄泻，完谷不化。如果胃中有寒，而肠中有热，就见腹胀又见泄泻；胃中有热，而肠中有寒，就易饥而小腹胀痛。

黄帝说：假定遇到胃中有热而喜爱寒的饮食，肠中有寒而喜爱热的饮食，两者性质相反，怎样处理才能适合病情呢？尤其是遇到养尊处优的王公大人，以及一向肉食美味的统治者，他们骄傲任性，为所欲为，轻视别人，不能遵守医嘱，如果强行禁止其嗜好，则会违背了他们的意愿，若顺从他们，又会使病情加重，在这种情况下，怎样能使患者的喜爱适合病情呢？治疗的步骤又应先治哪一方面？岐伯说：一般人的常情，没有一个愿意死而不愿意生的，为此，遇到上述的病人，可以告诉他们在什么情况下病会恶化，怎样与医者合作才能使病好转，诱导病人使之掌握对病情所适宜的方面，开导病人所苦闷的问题，这样，虽是不通情理的人，哪里还有不听从的呢？

黄帝说:怎样治疗呢? 岐伯说:春夏之季应先治在外的标病,而后治本病;秋冬之季应先治在内的本病,而后治其标病。

黄帝说:病人的喜恶有违医者的施治,那么又应该怎样处置呢? 岐伯说:在这种情况下虽可变通,但也应有一定的限度,如饮食、衣服的冷热厚薄都要适宜。大凡寒天不能让他寒冷凄凉,暑天不能让他出汗过多。饮食虽应温服而不宜过烫,应凉服而不宜过冷。要寒温适中,正气才能维持正常,不致发生特殊的病变。

按语

"人之情,莫不恶死而乐生",这是所有病人带有普遍性的心理状态。文中又提出要针对这种心理状态做好思想工作,必须"告之以其败,语之以其善,导之以其所便,开之以其所苦。"所有这些应作为医嘱的内容,也应看作是一种精神疗法。这对于慢性病,尤其是情志病,显得更为重要。在目前来说,虽无王公大人,血食之君,但骄恣纵欲之流,却不乏其人。对这种人的治疗,更应遵此做过细的思想工作,才能取得满意疗效。

黄帝曰:《本藏》①以身形支节胭肉,候五藏六府之小大焉。今夫王公大人,临朝即位之君,而问焉,谁可扪循之而后答乎? 岐伯曰:身形支节者,藏府之盖②也,非面部之阅③也。

黄帝曰:五藏之气,阅于面者,余已知之矣。以肢节知而阅之奈何? 岐伯曰:五藏六府者,肺为之盖,巨肩陷咽,候见其外④。黄帝曰:善。岐伯曰:五藏六府,心为之主,缺盆为之道,骭骨⑤有余,以候髑骬。黄帝曰:善。岐伯曰:肝者主为将,使之候外,欲知坚固,视目小大。黄帝曰:善。岐伯曰:脾者主为卫,使之迎粮⑥,视唇舌好恶,以知吉凶。黄帝曰:善。岐伯曰:肾者主为外,使之远听,视耳好恶,以知其性。黄帝曰:善。愿闻六府之候。岐伯曰:六府者,胃为之海,广骸⑦、大颈、张胸,五谷乃容;鼻隧以长,以候大肠;唇厚、人中长,以候小肠;目下果⑧大,其胆乃横;鼻孔在外,膀胱漏泄⑨;鼻柱中央起,三焦乃约。此所以候六府者也。上下三等⑩,藏安且良矣。

注释

① 《本藏》:指本书《本藏》篇。

② 藏府之盖:盖,覆盖的意思。藏府之盖,指躯壳是覆盖脏腑的。

③ 阅:作"省视"解。形容看到的意思。

④ 巨肩陷咽,候见其外:张介宾:"肩高胸突,其喉必缩,是为陷咽。"马莳:"凡巨肩陷咽者,肺之小大高下、坚脆偏正可候矣。"

⑤ 骺(kuò 括)骨:原为"骺骨",据马莳、张志聪注本改。胸骨下端之骨为骺骨。

⑥ 迎粮:接受饮食物的意思。

⑦ 广骸:形容骨骼宽大。

⑧ 目下果:果,通"裹"。目下果,即下眼胞。

⑨ 鼻孔在外,膀胱漏泄:意谓鼻孔偏向外翻,则膀胱失于内固而小便漏泄。

⑩ 上下三等:指身形的上、中、下三部相称。

语译

黄帝说:《本脏》篇中说,根据人体的外形与肢节䐃肉情况,可以测候五脏六腑的大小。现在见到王公大人和临朝即位的君主,如果他们问到这个问题时,有谁敢在他们的身上抚摸探测,然后再作答复呢?岐伯说:形体肢节,内通于脏腑,外显五脏六腑之精气,故察其外,可知其内,而不只是依靠了对面部的诊察。

黄帝说:从面部视察五脏之精气的方法,我已经懂得了,但从肢节形体的审察来了解内脏的变化,又是怎样的呢? 岐伯说:五脏六腑,以肺的部位最高而称为"盖",可从肩骨及咽喉的高突与陷下外形来测候。黄帝说:对。岐伯说:五脏六腑以心为主宰,缺盆是气血升降的道路,从胸骨下端的饱满情况,可以测候心脏的大小。黄帝说:对。岐伯说:肝的性能如将军一样,勇而有谋,有防御外侮的能力,要了解它坚强与否,可从眼睛的大小来测候。黄帝说:对。岐伯说:脾的功能主运化,以充实全身的卫外能力,在饮食时视其唇舌色泽的好不好,可以测候预后的吉凶。黄帝道:对。岐伯说:肾气通于耳而主外,能远听声音,所以从听觉的好与不好,可以测候肾的性能。黄帝道:对。请问如何从外在形体以测候六腑情况呢? 岐伯说:六腑以胃为水谷之海,骸骨阔、颈壮大、胸廓舒张的人,容纳五谷就多。鼻窍的隧道长短,可以测候大肠的情况。唇部厚,人中长,可以测候小肠的情况。下眼胞肥大,可见胆是刚强的。鼻孔偏向外翻,是膀胱不固而小便漏泄。鼻柱中央隆起,可知三焦是固密的。这就是测候六腑的方法。总之,外形的上、中、下三部相称,其内脏一定是很安定而健康的。

本 篇 要 点

一、首先引用"入国问俗,入家问讳,上堂问礼"的一般道理,突出"临病人问所便"的重要性。说明在问诊过程中要特别注意病人的"喜爱",从而有助于诊断。

二、其次用举例的方法,说明在临床上遇到"胃欲寒饮,肠欲热饮"的复杂病候,加之"王公大人,血食之君,骄恣从欲轻人,而无能禁之"的情况,医者必须加强说服教育,以取得病人与医者的合作,从而提高疗效。

　　三、最后叙述了"从外知内"的诊断机理,即根据肢体、五官的形态及功能改变,来测候内脏的大小、强弱和预后吉凶等,以说明望诊的重要性。

决气第三十

题解

"决"是分析、辨别的意思。篇内以"一气"分为精、气、津、液、血、脉六气,并从它们各别的生理功能和病变特征上进行了论述,所以篇名"决气"。

黄帝曰:余闻人有精、气、津、液、血、脉,余意以为一气耳,今乃辨为六名,余不知其所以然。岐伯曰:两神相搏①,合而成形,常先身生,是谓精。何谓气? 岐伯曰:上焦开发,宣五谷味②,熏肤,充身,泽毛,若雾露之溉,是谓气。何谓津? 岐伯曰:腠理发泄,汗出溱溱③,是谓津。何谓液? 岐伯曰:谷入气满,淖泽④注于骨,骨属屈伸,泄泽⑤,补益脑髓,皮肤润泽,是谓液。何谓血? 岐伯曰:中焦受气取汁,变化而赤,是谓血。何谓脉? 岐伯曰:壅遏⑥营气,令无所避,是谓脉。

注释

① 两神相搏:张介宾:"两神,阴阳也。搏,交也。"意指男女交媾。

② 宣五谷味:宣,作"布散"解。宣五谷味,就是将五谷所化生的精微物质布散至全身。

③ 溱溱(zhēn 真):形容汗出。

④ 淖泽:淖(nào 闹),满而外溢的意思。泽,滋润。

⑤ 泄泽：渗出而滋润的意思。

⑥ 雍遏：张介宾："雍遏者,堤防之谓,犹道路之有封疆,江河之有涯岸。俾营气无所迴避,而必行其中者,是谓之脉。"

语译

黄帝说：听说人身有精、气、津、液、血、脉,而我本来认为这是"一气",现在分为六种不同的名称,我不知道是什么道理? 岐伯说：男女交媾,和合而成新的形体,在新的形体产生之前的物质叫做"精"。什么叫"气"? 岐伯说：五谷所化生的精微物质,从上焦散布,熏蒸于皮肤,充养周身,滋润毛发,好像雾露一样的溉养万物,这就叫做"气"。什么叫"津"? 岐伯说：肌腠疏泄太过,溱溱地出来的汗液,叫做"津"。什么叫"液"? 岐伯说：水谷精气充满到周身,外溢部分注于骨,使关节的屈伸滑利;渗出的部分,能补益脑髓;散布到皮肤,使皮肤润泽,这叫做"液"。什么叫"血"? 岐伯说：饮食物经中焦所吸收的精气,取其精微部分再经气化而变化成红色的液体,这叫做"血"。什么叫"脉"? 岐伯说：像隧道一样约束着营气的运行,不使它泛滥妄行,这叫做"脉"。

黄帝曰：六气者,有余不足,气之多少,脑髓之虚实,血脉之清浊,何以知之? 岐伯曰：精脱者,耳聋①。气脱者,目不明②。津脱者,腠理开,汗大泄③。液脱者,骨属屈伸不利,色夭,脑髓消,胫酸,耳数鸣。血脱者,色白,夭然不泽,其脉空虚④。此其候也。

黄帝曰：六气者,贵贱何如? 岐伯曰：六气者,各有部主⑤也。其贵贱善恶,可为常主,然五谷与胃为大海也。

注释

① 精脱者,耳聋：肾藏精,开窍于耳,听以精脱则耳聋。

② 气脱者，目不明：张志聪："目之精明五色,气之华也,故气脱者目不明。"

③ 津脱者，腠理开，汗大泄：汗为阳津,腠理疏泄而不能固密,则大汗不止。

④ 其脉空虚：《甲乙经》"其"上有"脉脱者"三字。

⑤ 各有部主：张介宾："部主,谓各部所主也。如肾主精,肺主气,脾主津液,肝主血,心主脉也。"

语译

黄帝说：六气在人体的有余不足，如气的多少，脑髓的虚实，血脉的清浊，怎样才能知道呢？岐伯说：精的大量耗损，则使人耳聋。气的大量耗损，则使人视觉不明。津脱的，腠理开，汗大泄。液的大量耗损，使人关节屈伸不利，面色憔悴，脑髓消减，小腿酸软，常常耳鸣。血的大量耗损，可见面色㿠白，枯槁无华，最后脉象也空虚无神。这就是六气不足的主要证候。

黄帝说：上述六气，在人体有没有主要与次要的区分呢？岐伯说：六气在人体是各有其分布部位，并且由各别脏器所主。其在人体的主要次要区别，只是从它们经常发挥的专门作用而分，但其来源，都依赖于脾胃的功能和饮食物的不断供给。

本 篇 要 点

一、说明精、气、津、液、血、脉六者的生成，其功用在滋养人体各脏器组织，从而产生正常的生理功能。

二、指出此六者病变的主要症状。这些都是由于过分耗损而引起的虚证的特征。

三、六气都依赖于脾胃健运和饮食物的精微化生而成。

肠胃第三十一

题解

本篇列述肠胃的大小、长短和容量等,包括自口唇起至直肠止的整个消化道,这是古代解剖知识的记载。在饮食物的消化吸收过程中,古人认为是以肠胃为主体的,因即以"肠胃"名篇。

黄帝问于伯高曰:余愿闻六府传谷者,肠胃之小大长短,受谷之多少奈何? 伯高曰:请尽言之。谷所从出入浅深远近长短之度:唇至齿长九分,口广二寸半。齿以后至会厌①,深三寸半,大容五合。舌重十两,长七寸,广二寸半。咽门重十两,广一寸半,至胃长一尺六寸。胃纡曲屈,伸之,长二尺六寸,大一尺五寸,径五寸,大容三斗五升。小肠后附脊,左环迴周叠积,其注于迴肠者,外附于脐上②,迴运环十六曲,大二寸半,径八分分之少半③,长三丈二尺。迴肠当脐,左环迴周叶积④而下,迴运环反十六曲,大四寸,径一寸寸之少半,长二丈一尺。广肠傅脊⑤,以受迴肠,左环叶脊⑥,上下辟,大八寸,径二寸寸之大半,长二尺八寸。肠胃所入至所出,长六丈四寸四分,迴曲环反,三十二曲也。

注释

① 会厌：在气管和食管交会之处，是掩盖气管的一个器官。

② 其注于迴肠者，外附于脐上：张介宾："其下口注于迴肠者，外附近于脐上一寸，当水分穴处是也。"迴肠，指大肠上段和小肠下段的一部分。

③ 少半：俗称"小半"。杨玄操："三分有二为大半，有一为小半。"

④ 叶积：就是叠积的意思。

⑤ 广肠傅脊：广肠，指乙状结肠和直肠部分。傅脊，附丽于脊柱的意思，故马蒔释为"附脊"。

⑥ 叶脊：据《甲乙经》、《黄帝内经太素》及本篇上文，应作"叶积"为是。

语译

黄帝问伯高道：我希望了解六腑之中消化器官的状况，关于肠胃的大小长短，容纳水谷的多少，是怎样的情况？伯高说：让我全部讲给您听。水谷的出入以及浅深、远近、长短的度数是：口唇到牙齿距离九分，两口角之间阔二寸半。牙齿向后到会厌部，深三寸半，能容水谷五合。舌重十两，长七寸，阔二寸半。咽门重十两，对径一寸半，由咽门到胃长一尺六寸。胃的形态是纡屈曲折的，伸直长二尺六寸，周长一尺五寸，直径是五寸，能容水谷三斗五升。小肠在腹腔，后系附于脊柱之前，从左向右环行，而后周迴重叠于腹内，下口注于迴肠，在外侧附着于脐上，迴行环转共有十六个弯曲，周长二寸半，直径八分又三分之一，长三丈二尺。迴肠当脐处向左迴环，叠积向下，迴行环绕也有十六个弯曲，周长四寸，直径一寸又三分之一，共长二丈一尺。广肠附丽于脊前，承受迴肠所传的糟粕，向左迴环叠积在脊椎之前，由上向下而逐渐宽大，最宽处周长八寸，直径二寸又三分之二，长二尺八寸。肠胃运化水谷的过程，从口唇至肛门总长六丈零四寸四分，共有三十二个迴环弯曲。

按语

本篇所述消化道各器官的大小、长度,据近代许多学者研究,认为古代的度量衡与现代不同,如按胃肠之间的比例折合,基本上与现代解剖学记载相符合,可见古人是很重视人体解剖,并作了详细观察和研究的。

又按《难经·四十二难》有类似本篇内容的记述,读者可以互参。关于小肠的长度,《甲乙经》作三丈二尺,《难经》亦作三丈二尺,本书《平人绝谷》篇也记为三丈二尺。因此,本篇作三丈三尺恐系传抄之误,应改为三丈二尺,方符合六丈零四寸四分的总数。

本 篇 要 点

本篇记述了从口唇至直肠的整个消化道的大体解剖。内容包括唇、齿、口、舌、会厌、咽门、胃、小肠、大肠、直肠等,分别对长度、宽度、周长、直径、重量、容量等方面作了说明。

平人绝谷第三十二

题解

本文承上篇之后,对肠胃的长度与容量等作了进一步的说明。由于本篇重点在于论述正常人摒绝饮食后死亡的日期及其机理,故以"平人绝谷"名篇。

黄帝曰:愿闻人之不食,七日而死何也? 伯高曰:臣请言其故。胃大一尺五寸,径五寸,长二尺六寸,横屈,受水谷三斗五升,其中之谷常留二斗,水一斗五升而满。上焦泄气,出其精微,慓悍滑疾,下焦下溉诸肠。小肠大二寸半,径八分分之少半,长三丈二尺,受谷二斗四升,水六升三合合之大半。迴肠大四寸,径一寸寸之少半,长二丈一尺,受谷一斗,水七升半。广肠大八寸,径二寸寸之大半,长二尺八寸,受谷九升三合八分合之一。肠胃之长,凡五丈八尺四寸①,受水谷九斗二升一合合之大半,此肠胃所受水谷之数也。平人则不然,胃满则肠虚,肠满则胃虚。更虚更满,故气得上下,五藏安定,血脉和利,精神乃居。故神者,水谷之精气也。故肠胃之中,当②留谷二斗,水一斗五升。故平人日再后③,后二升半,一日中五升,七日五七三斗五升,而留水谷尽矣。故平人不食饮七日而死者,水谷精气津液皆尽故也。

注释

① 凡五丈八尺四寸:此数再加上篇唇至齿长九分,齿至会厌长三寸半,咽门至胃长一尺六寸,共为六丈零四寸四分,这样与上篇之总数相符。

② 当:《甲乙经》、《黄帝内经太素》均作"常"。

③ 日再后:一日两次大便的意思。但丹波元简认为:"三斗五升,兼水谷而言,则后亦兼大小溲而言也。"《难经·四十三难》作"日再至圊,一行二升半"。

语译

黄帝说:请问一般人不进饮食,七天就会死亡,这是什么道理呢? 伯高说:让我讲讲其中的道理吧。胃周长一尺五寸,直径五寸,长二尺六寸,其形弯曲,横于上腹,能受纳水谷三斗五升,其中经常容纳二斗谷物、一斗五升水液就满了。上焦主布散精气,将中焦化生的精微布散出去,其运行快速滑利;其余的向下焦传入大肠。小肠周长二寸半,直径八分又三分之一分,长三丈二尺,能容纳谷物二斗四升,水六升三合又三分之二合。迴肠周长四寸,直径一寸又三分之一寸,长二丈一尺,能容纳谷物一斗,水七升半。直肠周长八寸,直径二寸又三分之二寸,长二尺八寸,能容纳谷物九升三合又八分之一合。肠胃的总长度,共计五丈八尺四寸,能容纳水谷九斗二升一合又三分之二合,这就是肠胃能够受纳水与谷物的总数。可是人在日常的生活中并不如此,因为当胃中纳满水谷时,肠内是空虚的,等到水谷注满肠中,则胃内又空虚了。肠胃交替地虚和满,所以气机才能上下畅行,五脏功能正常,血脉通利,精神内守。因此,神就是水谷精微之气所化。由于肠胃之内,经常容留谷物二斗,水一斗五升,所以一般健康人,每天都要解大便两次,每次排出约二升半,一天共排出五升,七天内总计为三斗五升,将肠胃所留的水谷完全排尽。因此说健康人如果七天不饮不食,就会死亡,这是由于水谷精气津液都已竭尽的缘故。

按语

本篇关于肠胃的解剖与上篇相同,同时提出各别的生理功能及其与人体整个生命活动的关系。其中关于平人七日不食而死亡的计算方法,只可作为参考,总的精神在于说明饮食营养在人体的重要性,所以原文最后说:"故平人不食饮七日而死者,水谷精气津液皆尽故也。"另外,《难经·四十三难》亦有同样内容的论述,其基本精神是一致的,可以互参。

本 篇 要 点

一、叙述了肠胃的大小、长度和生理功能。

二、指出平人绝食而死亡的日期,其死亡机理在于"水谷精气津液皆尽"。

海论第三十三

题解

自然界的十二经水,有东、西、南、北四海为之调节。古人用取象比类的方法,借以推论人体十二经脉中营卫气血的生成和运行,同样有四海作为汇聚之所。本篇详论髓海、血海、气海、水谷之海的生理,以及有余不足的病理,因而以"海论"名篇。

黄帝问于岐伯曰:余闻刺法于夫子,夫子之所言,不离于营卫血气。夫十二经脉者,内属于府藏,外络于肢节,夫子乃合之于四海乎? 岐伯答曰:人亦有四海①、十二经水。经水者,皆注于海,海有东、西、南、北,命曰四海。

黄帝曰:以人应之奈何? 岐伯曰:人有髓海,有血海,有气海,有水谷之海。凡此四者,以应四海也。

黄帝曰:远乎哉! 夫子之合人天地四海也,愿闻应之奈何? 岐伯答曰:必先明知阴阳、表里、荥输②所在,四海定矣。

黄帝曰:定之奈何? 岐伯曰:胃者,水谷之海③,其输上在气街,下至三里。冲脉者,为十二经之海④,其输上在于大杼,下出于巨虚之上下廉。膻中者,为气之海⑤,

其输上在于柱骨之上下⑥,前在于人迎。脑为髓之海⑦,其输上在于其盖⑧,下在风府。

注释

① 四海：海,汇聚的意思。人身髓、气、血以及饮食物所汇聚之处,称做"四海"。

② 荥输：在此作流转、输注解。

③ 胃者,水谷之海：胃能容纳饮食物,故称"水谷之海"。水谷为五脏六腑所需营养物质的根本来源,因此本书《动输》篇及《素问·太阴阳明论》、《素问·痿论》等,又称胃(阳明)为五脏六腑之海。

④ 冲脉者,为十二经之海：即上文所说的"血海"。张介宾："此即血海也。冲脉起于胞中,其前行者,并少阴之经,侠脐上行,至胸中而散,其后行者,上循背里,为经络之海,其上行者出于颃颡,下行者出于足,故其输上在于足太阳之大杼,下在于足阳明之巨虚上下廉。"

⑤ 膻中者,为气之海：膻中,在此系指胸中部位。张介宾："膻中,胸中也,肺之所居。诸气者,皆属于肺,是为真气,亦曰宗气。宗气积于胸中,出于喉咙,以贯心脉,而行呼吸,故膻中为之气海。"

⑥ 柱骨之上下：指项后的哑门与大椎二穴。柱骨,亦称"天柱骨",系指全部颈椎。

⑦ 脑为髓之海：张介宾："凡骨之有髓,惟脑为最巨,故诸髓皆属于脑,而脑为髓之海。"

⑧ 盖：指脑盖骨。张介宾："盖,脑盖骨也。即督脉之囟会、风府,亦督脉穴,此皆髓海之上下前后输也。

语译

黄帝问岐伯说：我听到先生谈过刺法,先生所讲的都不离乎营卫血气。人身十二经脉的流注,它们在内隶属于五脏六腑,在外联络于四肢百节,先生又如何将它们归纳起来,配合于"四海"呢? 岐伯答道：人身本来也有四海与十二经水。自然界的经水,都是流注于海的,海有东、西、南、北之分,所以称为"四海"。

黄帝说：人体与自然界相应的情况是怎样的呢? 岐伯说：人

身有髓海、血海、气海、水谷之海,这四处就是与自然界的四海相应的。

黄帝说:这种见解多么深远啊! 先生能将人与天地间的四海相合起来,请问是怎样相应的? 岐伯答道:必先要了解经脉的阴阳、表里和流注转输的部位,而后才能将四海确定下来。

黄帝说:究竟是怎样确定的呢? 岐伯说:胃是水谷之海,它的主要输注部位,上在气冲穴,下至足三里穴。冲脉是十二经之海,它的主要输注部位,上达足太阳经的大杼穴,下至足阳明经的上下巨虚穴。膻中是气之海,它的主要输注部位,上至天柱骨上下的哑门和大椎穴,前在人迎穴。脑是髓之海,它的主要输注部位,上在脑盖骨处的百会穴,下在风府穴。

黄帝曰:凡此四海者,何利何害? 何生何败? 岐伯曰:得顺者生,得逆者败;知调者利,不知调者害。

黄帝曰:四海之逆顺①奈何? 岐伯曰:气海有余者,气满胸中,悗息,面赤;气海不足,则气少不足以言。血海有余,则常想其身大,怫然②不知其所病③;血海不足,亦常想其身小,狭然④不知其所病。水谷之海有余,则腹满;水谷之海不足,则饥不受谷食。髓海有余,则轻劲多力,自过其度⑤;髓海不足,则脑转耳鸣,胫痠眩冒,目无所见,懈怠安卧。黄帝曰:余已闻逆顺,调之奈何? 岐伯曰:审守其输⑥,而调其虚实,无犯其害⑦。顺者得复,逆者必败。黄帝曰:善。

注释

① 逆顺:保持正常,或虽有病而趋向好转者为顺,发生病变甚至逐渐恶化者为逆。

② 怫然:郁闷的形容词。张介宾:"怫,怫郁也,重滞不舒之貌。"

③ 不知其所病：形容病势进展缓慢,自己不觉得有病。张介宾:"病在血者,徐而不显,故茫然不觉其所病。"

④ 狭然：狭小的形容词。张介宾:"狭,隘狭也,索然不广之貌。"

⑤ 自过其度：超过常人一般的水平。按:四海之有余不足共八条,惟有"髓海有余"而见"轻劲有力,自过其度"一条,诸家都认为是无病之象。

⑥ 审守其输：意即审察和掌握四海所流注部位的腧穴。张介宾:"审守其输,谓审察其输穴,如上文也。"

⑦ 无犯其害：意谓不要犯"实实虚虚"的错误。

语译

黄帝说:以上所说人身四海的功能,怎样算是正常的,又怎样算是反常的呢？怎样才会生机旺盛,又怎样便会虚弱衰败呢？岐伯说:凡顺者生,逆者败,懂得调养的就正常,不懂得调养的便会有害。

黄帝说:人身四海的逆顺情况是怎样的？岐伯说:气海有余,会见胸中满闷,呼吸不利,颜面发赤等证象；如果气海不足,会见呼吸短弱,讲话无力等证象。血海有余,则会自觉身体庞大,只是郁闷不舒,而说不出是什么病；如果血海不足,又会自觉身体瘦小,意志消沉,也说不出是什么病。水谷之海有余,则见腹中胀满；如果水谷之海不足,虽觉饥饿而不欲受纳饮食。髓海有余,就会感到身体轻健多力,超过一般常人的水平；如果髓海不足,会出现头晕、耳鸣、腿痠无力、眼目昏花、视物不清、倦怠嗜眠。

黄帝说:我已听说关于四海的正常与反常现象了,又如何来调治呢？岐伯说:要仔细地审察和掌握上述各输注之处,来调治四海偏虚偏实的病证,不能犯虚虚实实的禁忌。能够顺从这样的法则的,即可恢复康健；如果违逆了这样的法则,必致败坏无救。黄帝道:讲得好！

按语

本篇所述四海有余不足的证候,除血海外,其他三者实质上是肺、脾胃、肾的疾患,临床上亦颇常见。唯血海有余不足所现的自觉症状,一般比较少见。

本 篇 要 点

一、说明十二经脉应十二经水合为"四海",它们各有汇聚与输注之处。

二、文中列举了四海有余和不足的症状,并提出"调其虚实"的治疗原则。

五乱第三十四

题解

正常人经脉中的营卫之气，与自然界四时五行的变化相应，并且其活动是相互联系，有一定顺序的，如果一旦违反了这个顺序，便会发生气机逆乱，反映在心、肺、肠胃、四肢、头部等处，呈现出种种不同的征象。本篇就是分述此五乱的症状和治法，因即名为"五乱"。正如张介宾说："言一时血气之错乱，非宿疾有因之谓，气本五行，故曰五乱。"

黄帝曰：经脉十二者，别为五行，分为四时，何失而乱？何得而治①？岐伯曰：五行有序，四时有分②，相顺则治，相逆则乱。

黄帝曰：何谓相顺？岐伯曰：经脉十二者，以应十二月。十二月者，分为四时。四时者，春秋冬夏，其气各异。营卫相随，阴阳已和，清浊不相干，如是则顺之而治。

黄帝曰：何谓逆而乱？岐伯曰：清气在阴，浊气在阳，营气顺脉，卫气逆行。清浊相干，乱于胸中，是谓大悗。故气乱于心，则烦心密嘿③，俯首静伏；乱于肺，则俯仰喘喝，接手以呼④；乱于肠胃，则为霍乱；乱于臂胫，则为四厥；乱于头，则为厥逆，头重眩仆。

注释

① 治：在此有安定、正常的含义。

② 分：在此有定分、界限的含义。

③ 密嘿：嘿，同"默"。密嘿，沉默、静寂的意思。

④ 接手以呼：意即两手相接，按于胸前而呼吸。接，《甲乙经》作"按"。

语译

黄帝说：人身的十二经脉，其属性分别与五行相合，又与四时相应，但不知因何失调而引起脉气运行的逆乱？又是什么缘故保证了它的正常运行？岐伯说：五行的内在联系是有一定顺序的，四时气候的变化是有季节之分别的，大凡经脉的运行，与四时五行的规律相适应，就可保持正常的活动，违反了这个规律，就会引起运行的逆乱。

黄帝说：怎样才是相互顺应的呢？岐伯说，十二经脉，与十二个月相应。十二个月分为四时，四时就是春、夏、秋、冬，其气候各不相同。人体营气与卫气，是内外相随，阴阳互相协调的，清气与浊气不致互相干犯，这样就能顺应四时而保持健康。

黄帝说：怎样是逆乱的反常情况呢？岐伯说：清之营气本在阴分，浊之卫气本在阳分，营气在脉内顺脉而行，卫气在脉外与脉逆行。如果清浊之气受邪干犯而乱于胸中的，就叫做"大悗"。乱于心，可见心中烦扰，沉默不言，低头静伏而不欲动；乱于肺，可见俯仰不安，喘息喝喝有声，两手按于胸前而呼吸；乱于肠胃，则发为霍乱；乱于手臂与足胫，就会见四肢厥冷；乱于头，就会见厥气上逆，头重眩晕，甚至仆倒。

黄帝曰：五乱者，刺之有道乎？岐伯曰：有道以来，有道以去，审知其道，是谓身宝①。

黄帝曰：善。愿闻其道。岐伯曰：气在于心者，取之

手少阴、心主之输。气在于肺者,取之手太阴荥、足少阴
输。气在于肠胃者,取之足太阴、阳明;不下者,取之三
里。气在于头者,取之天柱、大杼;不知,取足太阳荥输。
气在于臂足,取之先去血脉,后取其阳明、少阳之荥输。

黄帝曰:补泻奈何? 岐伯曰:徐入徐出,谓之导气②,
补泻无形,谓之同精③。是非有余不足也,乱气之相逆
也。黄帝曰:允④乎哉道! 明乎哉论! 请著之玉版⑤,命
曰治乱也。

注释

① 身宝:马莳释为"养生之宝"。含有卫生要点的意思。

② 徐入徐出,谓之导气:即慢慢地进针和出针,以导致经气。这种手
法,俗称"平补平泻"。张介宾:"凡行针补泻,皆贵和缓,故当徐入徐出,在
导气复元而已。"

③ 同精:张介宾:"然补者导其正气,泻者导其邪气,总在保其精气耳。
故曰'补泻无形,谓之同精'。"

④ 允:在此作"恰当"解。

⑤ 玉版:表示著版的珍贵。

语译

黄帝说:上述五种逆乱的病证,刺治时有一定的原则吗? 岐
伯说:营卫之气的往来运行,都有一定的规律,能掌握这种规律,
实是养生的要点。

黄帝道:好。请你讲讲治疗的原则。岐伯说:气乱于心,取治
手少阴心经与手厥阴心包络经的"输"穴神门、大陵。气乱于肺,
取手太阴经的"荥"穴鱼际和足少阴经的"输"穴太溪。气乱于肠
胃,取足太阴、足阳明的"经"穴太白、陷谷;如果不能见效的,可
以取用足三里穴。气乱于头,取天柱、大杼二穴;如果病仍不减,

再取足太阳经的"荥"穴通谷与"输"穴束骨。气乱于手臂与足胫,应先刺瘀结不通的血脉,以后再取阳明、少阳两经的"荥"穴与"输"穴:凡是气乱在臂,取手少阳、阳明的液门、中渚、二间、三间;气乱在足,取足少阳、阳明的侠溪、临泣、内庭、陷谷。

黄帝说:补泻的手法怎样呢? 岐伯说:慢进针,慢出针,以导引逆乱的经气,使其恢复正常,这叫做"导气"。这种补和泻,手法轻巧无形,其总的目的都在调和精气。因为这些病证,并不属于有余的实证和不足的虚证,而仅是气机一时的乱逆。黄帝说:这是很恰当的道理! 论证也很明白! 让我把它著在珍贵的版上,命名为"治乱"。

按语

"五乱"的成因,是由经脉营卫之气受到病邪的影响而一时逆乱,虽有乱于心、乱于肺等病所不同,但究与五脏本身病变的虚实证有所区别。因此,在针刺治疗上,都采用平补平泻的方法。但取穴仍按"荥输治外经,合治内府"的原则,取治各经的"荥"穴和"输"穴为主,从而达到调整经气,恢复营卫之气的正常运行。

本 篇 要 点

一、说明十二经脉之气和四时、五行的变化相应,次序分明,经气和顺,营卫相随。

二、经脉营卫之气受到病邪的干扰,发生逆乱,从而便产生疾病。由于扰乱的部位不同,反映的病证亦有所区别。

三、文中分述了"五乱"的发病症状和刺治方法。

胀论第三十五

题解

本篇专论胀病,比较详细地叙述了五脏六腑胀的证治,故以"胀论"名篇。

黄帝曰:脉之应于寸口,如何而胀?岐伯曰:其脉大坚以涩者,胀也。

黄帝曰:何以知藏府之胀也?岐伯曰:阴为藏,阳为府。

黄帝曰:夫气之令人胀也,在于血脉之中耶?藏府之内乎?岐伯曰:三者皆存焉,然非胀之舍①也。黄帝曰:愿闻胀之舍。岐伯曰:夫胀者,皆在于藏府之外,排藏府而郭胸胁②,胀皮肤,故命曰胀。

黄帝曰:藏府之在胸胁腹里之内也,若匣匮之藏禁器③也,各有次舍,异名而同处,一域之中,其气各异,愿闻其故。黄帝曰:未解其意,再问④。岐伯曰:夫胸腹,藏府之郭⑤也。膻中者,心主之宫城也。胃者,太仓也。咽喉、小肠者,传送也。胃之五窍⑥者,闾里⑦门户也。廉泉、玉英者,津液之道也。故五藏六府者,各有畔界⑧,其病各有形状。营气循脉,卫气逆为脉胀;卫气并脉循分为肤胀。三里而泻,近者一下,远者三下⑨。无问虚实,工在疾泻。

注释

① 舍:作处所、病所解。

② 郭胸胁:郭,《甲乙经》作"廓"。廓胸胁,是充斥、扩张于胸胁之间的意思。

③ 禁器:丹波元简:"禁秘之器。"即禁止轻易观看的秘密物件。

④ 黄帝曰:未解其意,再问:《甲乙经》无此九字。且与上下文不相衔接,当是衍文。

⑤ 郭:外城叫"廓"。在此以"郭"比喻胸廓、腹腔,说明胸腹为脏腑的外围。

⑥ 胃之五窍:指胃气所行上下,包括食道、胃肠道在内的五个孔窍门户,即咽门、贲门、幽门、阑门、魄门。

⑦ 闾里:民户聚居的处所。古称二十五户为闾,五十户为里。在此比喻胃肠中聚留的饮食物。

⑧ 畔界:畔(pàn 叛),田界。界,地域的限隔。畔界,在此比喻五脏六腑之间各有界限。

⑨ 近者一下,远者三下:张介宾:"一下三下,谓一次再次三次也,盖邪有远近,故泻有难易耳。"

语译

黄帝道:脉气反应到寸口,见怎样的脉象是为胀病? 岐伯说:脉象大而坚劲带涩滞的,就是胀病。

黄帝道:如何鉴别脏胀与腑胀呢? 岐伯说:病在阴分属于脏,病在阳分属于腑。

黄帝道:大凡气的运行不畅使人发生胀病,其病所是在血脉之中呢,还是在脏腑之内? 岐伯说:胀病与血脉、脏、腑三者都有关系,但都不是胀的病所。黄帝道:听你讲讲胀的病所。岐伯说:大凡胀病,都是在脏腑之外,其内排挤脏腑而外充斥于胸胁,使皮肤胀满,所以叫做"胀"。

黄帝道:五脏六腑居于胸胁和腹腔之内,就像禁物藏在匮匣中一样,各有一定的位置,这不同名称的脏器,虽然同处在一个区域之内,它们的功能却是各不相同,请你讲讲其中的道理。岐伯说:胸腹是五脏六腑的外郭。胸中是心脏君主的宫城。胃容纳食物像仓库一样。咽喉至小肠是传送饮食物的径路。咽门、贲门、幽门、阑门、魄门五窍,是胃肠道的门户。廉泉、玉英是津液所行的道路。所以五脏六腑各有界限,发病后也各有不同的症状。营气本循行于脉中,如果卫气逆行于脉中则为脉胀;若卫气并经脉同行于分肉之间,则成为肤胀。治疗时可取足三里为主穴,使用泻法,病轻的可治一次,病重的可治三次。不论虚证或实证,关键在于急用泻法以祛其邪。

黄帝曰:愿闻胀形。岐伯曰:夫心胀者,烦心短气,卧不安。肺胀者,虚满而喘咳。肝胀者,胁下满而痛引小腹。脾胀者,善哕,四肢烦悗,体重不能胜衣①,卧不安。肾胀者,腹满引背央央然②,腰髀痛。六府胀:胃胀者,腹满,胃脘痛,鼻闻焦臭,妨于食,大便难。大肠胀者,肠鸣而痛濯濯,冬日重感于寒,则飧泄不化。小肠胀者,少腹䐜胀,引腰而痛。膀胱胀者,少腹满而气癃。三焦胀者,气满于皮肤中,轻轻然③而不坚。胆胀者,胁下痛胀,口中苦,善太息。凡此诸胀者,其道在一。明知逆顺,针数不失。泻虚补实,神去其室,致邪失正,真不可定,粗之所败,谓之夭命。补虚泻实,神归其室,久塞其空④,谓之良工。

注释
① 体重不能胜衣:胜,是胜任。体重不能胜衣,形容肌胀身重,穿衣困

难并且嫌重而不能胜任。

② 央央然：黄元御："不快之意。"《甲乙经》作"快快然"。

③ 轻轻然：浮而不实的样子。《甲乙经》作"壳壳然"。

④ 久塞其空：意即逐步地充实其不足之处。

语译

黄帝道：请你讲一讲关于胀病的症状。岐伯说：心胀的症状，为心中烦乱，气息短促，睡眠不安。肺胀的症状，为胸中气胀而虚满，气喘咳嗽。肝胀的症状，为胁下胀满，并且疼痛牵引至少腹。脾胀的症状，为呃逆，四肢烦扰闷胀，身体沉重而不能胜衣，睡眠不安。肾胀的症状，为腹中胀满，引及背部不舒，腰髀部疼痛。六腑胀：胃胀的症状，腹中胀满，胃脘疼痛，鼻中如闻焦臭，妨碍饮食，大便困难。大肠胀的症状，腹痛肠鸣，濯濯有声，如在冬天再感受寒邪，就会发生泄泻而完谷不化。小肠胀的症状，为少腹撑胀，引及腰部作痛。膀胱胀的症状，为少腹胀满而气机闭塞，小便不利。三焦胀的症状，气充满于皮肤之间，用手按时浮而不实。胆胀的症状，胁肋下胀痛，口中苦，经常叹大气。上述各种胀病，其发病机理都是一样的。只要能够懂得气血运行的逆顺，并准确掌握针刺的次数，就可不失时机。如果虚证反用泻法，实证反用补法，会使神气离其藏所，导致邪气内入，正气散失，真气不能安定，这是由于粗工之所败，是谓折人寿命。若虚证用补法，实证用泻法，使神气能归藏其所，再逐步地填补其不足，这才称为良工。

黄帝曰：胀者焉生？何因而有？岐伯曰：卫气之在身也，常然并脉循分肉，行有逆顺，阴阳相随，乃得天和，五藏更始，四时循序，五谷乃化。然后①厥气在下，营卫留止，寒气逆上，真邪相攻，两气相搏，乃合为胀也。黄帝曰：善。何以解惑？岐伯曰：合之于真，三合而得②。帝曰：善。

注释

① 后：《甲乙经》作"而"。

② 三合而得：意即将血脉、脏、腑三者所反映的症状相互对照，从而可以了解其病变实况。张介宾："不得其真，所以生惑。胀虽由于卫气，然有合于血脉之中者，在经脉也。有合于藏者，在阴分也。有合于府者，在阳分也。三合既明，得其真矣。"

语译

黄帝说：胀病是怎样产生的？是什么原因引起的？岐伯说：卫气在人体的运行，是经常与经脉的循行相并，循走于分肉之间，运行时是上下逆顺，但内外相随，这样才能保持正常规律。五脏之气更相交递，四时气候循着一定次序推移，五谷能化生精微。如果阴阳失调，病气在下，导致营卫之气稽留，加之寒气上逆，真气与邪气相攻，两气互相搏结，搏结不解就成为胀病。黄帝道：好！疑惑的问题如何获得解决呢？岐伯说：结合人体的真气，从血脉、脏、腑三者所反映的症状，互相对照便可知道了。黄帝道：好！

黄帝问于岐伯曰：《胀论》言无问虚实，工在疾泻，近者一下，远者三下。今有其三而不下①者，其过焉在？岐伯对曰：此言陷于肉肓②而中气穴者也。不中气穴，则气内闭；针不陷肓，则气不行；上越中肉，则卫气相乱，阴阳相逐。其于胀也，当泻不泻，气故不下。三而不下，必更其道，气下乃止，不下复始，可以万全，乌有殆者乎？其于胀也，必审其脉③，当泻则泻，当补则补，如鼓应桴，恶有不下者乎？

注释

① 三而不下：即经过针治三次后，胀病仍未消除的意思。

② 肓：张介宾："凡腔腹肉理之间，上下空隙之处，皆谓之肓。"

③ 胀：《甲乙经》、《黄帝内经太素》均作"诊"，为是。

语译

　　黄帝问岐伯道：以上所说胀病的治疗，不论虚实，关键在于急用泻法，病邪近而轻的一次，病邪远而重的三次。现有已刺三次而胀病仍未消退，这是什么缘故呢？岐伯答道：这就是说，针治时要将针刺到分肉的空隙之间，中于气穴之内。如果刺不中气穴，则病气依然内阻；针不到分肉空隙，则经气仍然不行，甚至因刺得太浅，仅仅刺到肌肉，以致病气上越，扰乱了卫气的正常活动，阴阳之气互相争逐而不能相随。对于这种胀病的治疗，是因当泻而不泻，以致病气不能下泄。如果已刺三次而病气仍未下泄，必须更换刺治的部位，直到病气下泄为止。如果病气再不下泄，还应从头开始刺治，这样一定能够治愈的，哪里又会使病加重呢？对于胀病，必须仔细诊察其脉象，当泻则泻，当补则补，就像桴鼓相应一样，病气哪里还有不除的道理呢！

按语

　　本篇所论的五脏六腑胀，是综述胀病的证治，并以五脏六腑来分类。其所以称为某脏胀或某腑胀，是因胀病影响到某脏或某腑，兼见该脏或腑的发病症状。如肺胀见有咳喘，膀胱胀见有小便不利等。所以在治疗时，应先泻其致胀的邪气，然后再按各个脏腑的虚实进行调治，当泻则泻，当补则补，从而达到邪去正复的目的。

本 篇 要 点

一、胀的病因与病机，大多是由于寒气逆上，正邪相攻，营卫之气不能正常运行，便形成胀病。

二、胀病的分类，是根据被累及的脏腑所出现的兼症，来划分为各种不同类型。

三、胀病的治疗，首宜用泻法祛除病邪，然后根据病变所在和证候的虚实进行调治。

五癃津液别第三十六

题解

津与液同源于水谷,输布到全身,分别为五道,即汗、溺、唾、泪、髓五种。如果运行道路闭止不通,就叫做"癃"。本篇专论津液之分别为五的生理作用与病理变化,因即以"五癃津液别"名篇。

黄帝问于岐伯曰:水谷入于口,输于肠胃,其液别为五:天寒衣薄,则为溺与气;天热衣厚,则为汗;悲哀气并①,则为泣②;中热胃缓,则为唾;邪气内逆,则气为之闭塞而不行,不行则为水胀。余知其然也,不知其何由生,愿闻其道。岐伯曰:水谷皆入于口,其味有五,各注其海③,津液各走其道。故三焦出气,以温肌肉,充皮肤,为其津;其流④而不行者,为液。天暑衣厚则腠理开,故汗出,寒留于分肉之间,聚沫则为痛;天寒则腠理闭,气湿不行,水下留⑤于膀胱,则为溺与气。五藏六府,心为之主,耳为之听,目为之候⑥,肺为之相⑦,肝为之将⑧,脾为之卫⑨,肾为之主外⑩。故五藏六府之津液,尽上渗于目,心悲气并则心系急,心系急则肺举,肺举则液上溢。夫心系与⑪肺不能常举,乍上乍下,故咳而泣出矣。中热则胃中消谷,消谷则虫上下作,肠胃充郭,故胃缓,胃缓则气逆,故唾出。五谷之津液和合而为膏者,内渗入于骨空⑫,补益脑髓而下流于阴股⑬。阴阳不和,则使液溢而下流于阴⑭,髓液皆减而下,下过度则虚,虚故腰背痛而胫痠。阴阳气道不通,四海闭塞,三焦不泻,津液不化,水谷并行⑮肠胃之中,别于迴肠,留于下焦,不得渗膀胱,则下焦胀,水溢则为水胀。此津液五别之逆顺也。

注释

① 并:作"并合"解。

② 泣:在此指泪。

③ 各注其海:指五味所入五脏。张志聪释为"五味各归其所喜"。

④ 流:《甲乙经》作"留"。

⑤ 留:《甲乙经》作"流"。

⑥ 候:作"占验"解,即测验的意思。

⑦ 相:即相辅之意。肺朝百脉而主治节,所以为心之相。《素问·灵兰秘典论》称肺为"相傅之官"。

⑧ 将:即将军之意。肝为将军之官,主谋虑。

⑨ 卫:作"护卫"解。脾主肌肉,护卫内在脏腑。

⑩ 主外:肾主骨而成立其形体,故主外。

⑪ 与:《甲乙经》作"急"。

⑫ 骨空:此处指骨腔藏髓之处。

⑬ 阴股:指股间之阴器。

⑭ 阴:指前阴窍。

⑮ 行:《甲乙经》、《黄帝内经太素》均作"于"。

语译

黄帝问岐伯道:水谷自口纳入,输送到肠胃,它化生的津液分别为五:当天气寒冷时,或穿衣过薄时,就变为小便与气;当天气炎热时，或穿衣过厚时，就成为汗液；遇悲感哀痛时，气机并合，则为眼泪；当中焦有热，胃功能弛缓时，就上泛而为唾液；当邪气内犯，气机闭塞而不行，则水气潴留而为水胀。这许多现象，我虽已能了解，但还不知五液是怎样生成的，请教其中的道理。岐伯说：水谷都从口入，它有五味各归其所喜的五脏，津液亦随其所喜而各走其道，故由三焦输出其气，来温养肌肉，充实皮肤，这就叫做"津"；其留而不行的叫做"液"。炎暑之时，穿的衣服过厚，则腠理开张，故而汗出，如果寒邪稽留于分肉之间，将津液凝聚为沫汁而发生疼痛；天寒时腠理闭密，气湿不能从汗窍排泄，向下流于膀胱，就为小便。五脏六腑以心为主宰，耳主听觉，眼主观察，肺像宰相，肝像将军，脾像护卫，肾脏主骨而成形体。所以五脏六腑的津液，向上渗灌于眼睛，当心有悲哀气并时，心系就会引急，心系引急则肺叶上举，肺叶上举使津液向上泛溢。但心系急，肺叶不能经常上举，而是忽上忽下，故发生咳嗽与泪出。中焦有热，胃中消化谷物过快，肠中寄生虫上下蠕动。若水谷使肠胃充廓，则胃的活动弛缓，胃弛缓则气上逆，而为唾液出。五谷的津液，和合而成为脂膏，向内渗灌于骨孔，上行补益脑髓，向下流于生殖器。如果阴阳不能调和，则使液下溢于阴窍，髓液也同时减少，流泄过度使真阴虚，虚则发现腰背疼痛、胫部酸软。如果阴阳气道不通，则四海闭塞，三焦不能输泻，津液不能化生，所受的水谷并聚于肠胃之中，最后别出于大肠，停留在下焦，不能将水分渗入膀胱，则下焦作胀，水液泛溢于外则为水胀。以上所说就是津液分别为五而后运行的正常与反常情况。

按语

饮食物经过消化吸收，其中液体部分在滋养人体过剩后，向体外排出时，由于气候、情绪等因素的影响，生理上便产生了适应性的调节,因此在排出的方式上就有了不同。本篇将津液别为汗、溺、泪、唾、髓五种。天寒则为溺,天热则为汗等,由此可以认识到人与天地相应的道理。

本 篇 要 点

一、津液来源于水谷,生成于脾胃。在生理上别为五道,随着外界刺激因素的不同而发生适应性的变化。

二、简述了津液的病理变化,由于所在部位的不同,其表现的症状和名称也各别。

三、略论五脏和耳、目的功能。

五阅五使第三十七

题解

五官分属于五脏,在生理上两者有着密切的联系,因此当患病以后,从五官的气色变化可以测知内脏病变情况。所谓"阅",《说文》云:"察也"。本篇主要叙述从五官以观察五气的变化,而五气又是属五脏所使。正如马莳所说:"内有五阅以观五气,及五气为五脏之使,故名。"

黄帝问于岐伯曰:余闻刺有五官①五阅,以观五气②。五气者,五藏之使③也,五时之副④也。愿闻其五使当安出? 岐伯曰:五官者,五藏之阅也。黄帝曰:愿闻其所出,令可为常⑤。岐伯曰:脉出于气口,色见于明堂⑥,五色更出,以应五时,各如其常,经气⑦入藏,必当治里。

注释

① 五官:指目、鼻、口、舌、耳。它们各有一定的功能职守,故称"官"。张介宾:"官者,职守之谓,所以司呼吸、辨颜色、纳水谷、别滋味、听声音也。"

② 五气:在此指五脏内在变化所反映于外表的五种气色。

③ 五藏之使:奉令出行叫"使"。五脏之使,是说面部五官的气色属于五脏所使出。

④ 副:在此有配合、相应的含义。

⑤ 令可为常：意谓使它成为常行的方法。

⑥ 明堂：古时政府讲明政教之所叫"明堂"，位于四围正中。而鼻居面部中央，故借"明堂"以喻鼻。

⑦ 经气：在此是指经脉中的邪气。马莳："外经邪气入藏，必当从里以治之。"

语译

黄帝问岐伯道：我听说在针刺治病时，对内在五脏所反映于五官的五种气色变化的观察，可以有助于病情的诊断。"五气"是五脏的精气反映于体表的现象，与五时的气候也是符合的。请问五脏之气怎样能表现于外的？岐伯说：五官的变化，是五脏之气反映于外的迹象。黄帝道：请问它们反映出来的情况怎样？以便据为诊断的常规。岐伯说：脉象出现于气口，气色出现于鼻，五色的交替出现，与五时气候的变换相应，每一时令都有其正常现象。如果外在经脉的邪气影响到内脏，必须治疗其内部脏器。

帝曰：善。五色独决于明堂乎？岐伯曰：五官已辨，阙庭①必张，乃立明堂。明堂广大，蕃蔽②见外，方壁高基③，引垂居外，五色乃治，平博广大，寿中百岁。见此者，刺之必已。如是之人者，血气有余，肌肉坚致，故可苦④以针。

注释

① 阙庭：本书《五色》："阙者，眉间也"，"庭者，颜也"。

② 蕃蔽：本书《五色》："蕃者，颊侧也。蔽者，耳门也。"

③ 方壁高基：马莳："耳四周之壁既方，地角之基又高。"

④ 苦：详文义当作"治"。

语译

黄帝说：好。但观察五色是否单独取决于鼻呢？岐伯说：必先辨别五官的分野,将眉间、颜额的区域划分明确,然后才能确定鼻的范围。凡是鼻的范围广大,两颊部饱满,耳门丰厚,耳周围的四壁方正,耳下的地基高厚,耳垂圆露于外,五色正常,各部都平正开朗,这样的容貌,寿数能享百岁。如有疾病,用刺法必定能愈。因为这种人的体质,血气有余,肌肉坚实而致密,所以可应用针治法。

黄帝曰:愿闻五官。岐伯曰:鼻者,肺之官也;目者,肝之官也;口唇者,脾之官也;舌者,心之官也;耳者,肾之官也。

黄帝曰:以官何候?岐伯曰:以候五藏。故肺病者,喘息鼻张。肝病者,眦青。脾病者,唇黄。心病者,舌卷短,颧赤。肾病者,颧与颜黑。

语译

黄帝道:请你讲讲五官与五脏的关系。岐伯说:鼻是肺之官;目是肝之官;口唇是脾之官;舌是心之官;耳是肾之官。

黄帝道:如何从五官来候测疾病呢?岐伯说:观察五官主要是测候五脏有无病变。所以肺有病时,可见喘息、鼻孔煽张。肝有病时,可见眼角发青。脾有病时,可见唇部发黄。心有病时,可见舌部卷缩而短,两颧发红。肾有病时,可见两颧与额部发黑。

黄帝曰:五脉安出?五色安见?其常色殆者如何?岐伯曰:五官不辨,阙庭不张,小其明堂,蕃蔽不见,又埤①其墙,墙下无基,垂角去外,如是者,虽平常殆,况加疾哉!

黄帝曰:五色之见于明堂,以观五藏之气,左右高下,各有形乎?岐伯曰:府藏之在中也,各以次舍,左右上下,各如其度也。

注释

① 埤:同"卑",低下之意。

语译

黄帝道:有的人五脏的脉象是正常的,五色的表现也是正常的,其气色与常人一样,而一旦罹疾就很危险,这是什么道理呢?岐伯说:五官的分野不清,眉间颜额的部位也不开朗,鼻子很小,两颊及耳门瘦削而不饱满,耳周的肌肉不厚,耳下的肌肉亦不丰厚,耳垂和下颏都像外面削去了一部分,这样的人,虽脉色正常,可是体质很差,何况再加上疾病呢!

黄帝道:五色表现于鼻部是可以了解五脏之气的内在情况,但在它的左右上下,有一定的形状反映出来吗? 岐伯说:五脏六腑分属在面部的中央,各按一定的次序确定所在部位,其左右上下,也各有一定的分寸的。

按语

望诊在四诊中居于首位,而在望诊中又以头面五官的形态气色为主要内容。本篇即是根据五脏与五官相应的内外联系,来说明临床望诊时的价值。在生理上,从头面五官的形态,可以了解体质情况;当五脏有病时,亦可从五官反映出来。因此,观察外在五官的变化,即可测知内脏的病变,古人所谓"有诸内者,必形诸外",就是这个道理。另外,本书《脉度》篇及《难经·第三十七难》均有类似的内容,读者可以互参。

本 篇 要 点

一、说明五脏之气与外在五官在生理上是密切联系的，因此从五官的形态可以了解人体的健康状况。凡五官端正而丰满，体质多强壮而少病，能尽终其天年。

二、详细叙述了五官与五脏之间的联系规律，在五脏发生病变时，外在五官可相应的发生变态，因此可以作为诊断的依据之一。

逆顺肥瘦第三十八

题解

本篇的主要内容有二:一是总结了十二经脉走向与气血运行的逆顺规律;二是针刺的深浅、快慢、次数,必须根据人体的胖瘦以及年龄大小、皮肤黑白、体质强弱等来酌量决定。因此以"逆顺肥瘦"名篇。

黄帝问于岐伯曰:余闻针道于夫子,众多毕悉矣。夫子之道应若失,而据未有坚然①者也。夫子之问学熟乎,将审察于物而心生之乎? 岐伯曰:圣人之为道者,上合于天,下合于地,中合于人事,必有明法,以起度数,法式检押②,乃后可传焉。故匠人不能释尺寸而意③短长,废绳墨④而起平水⑤也;工人不能置规而为圆,去矩而为方。知用此者,固自然之物,易用之教,逆顺之常也。

黄帝曰:愿闻自然奈何? 岐伯曰:临深决水,不用功力,而水可竭也;循掘决冲⑥,而经⑦可通也。此言气之滑涩,血之清浊,行之逆顺也。

注释

① 坚然:形容病证的顽固。

② 法式检押:法式,方法、方式。检押,规则。

③ 意：通"臆"，猜测的意思。

④ 绳墨：木匠画直线用的工具。

⑤ 平水：指水平线。马莳："万物之平，莫过于水，故曰平水。"

⑥ 循掘决冲：掘，通"窟"；冲，是要塞。循掘决冲，是沿着窟处来开要塞的意思。

⑦ 经：直行的大道。

语译

黄帝问岐伯道：我听先生所谈针刺的道理，很多内容已经理解了。根据先生所谈的针刺理论，在运用到临床时，常常手到病除，从来没有坚牢不除的病证。先生的学术究竟是由勤学好问而熟能生巧呢？还是由于缜密地观察而后思考得来的呢？岐伯说：圣人所行的针道，符合于天地自然与社会人事的变化规律，所以必定有明确的法则，作为推理研究的标准，订立各种方式、方法与规则，然后才可流传于后世。犹如匠人不能离开尺寸而猜测长短，废除绳墨而求得平直；工人不能放弃圆规而划出圆形，丢开矩尺而划出方形。懂得了运用这些法则，便可根据客观事物，教导人们用简易的方法，来掌握经脉逆顺的常规。

黄帝道：希望听你讲讲怎样适应自然？岐伯说：譬如从深处决堤放水，不要用多大的功夫和劳力，就可以将水放尽；沿着窟洞来决开要塞，则直行的大道，就很容易通行了。用这些例子，就可以说明人体气机的滑涩，血液的清浊，经气运行的逆顺了。

黄帝曰：愿闻人之白黑、肥瘦、小长，各有数乎？岐伯曰：年质壮大，血气充盈，肤革坚固，因加以邪，刺此者，深而留之，此肥人也。广肩腋，项肉薄，厚皮而黑色，唇临临然①；其血黑以浊，其气涩以迟，其为人也，贪于取与，刺此者，深而留之，多益其数也。黄帝曰：刺瘦人奈何？岐伯曰:瘦人者,皮薄色少,肉廉廉然②,薄唇轻言,其血清气滑,易脱于气,易损于血,刺此者,浅而疾之。黄帝曰:刺常人奈何? 岐伯曰:视其白黑,各为调之,其端正敦厚者,其血气和调,刺此者,无失常数也。黄帝曰:刺壮士真骨③者,奈何? 岐伯曰:刺壮士真骨,坚肉④缓节⑤监监然⑥。此人重则气涩血浊,刺此者,深而留之,多益其数;劲则气滑血清,刺此者,浅而疾之。黄帝曰:刺婴儿奈何?岐伯曰:婴儿者,其肉脆,血少气弱,刺此者,以豪刺⑦,浅刺而疾发针,日再可也。黄帝曰:临深决水奈何? 岐伯曰:血清气浊,疾泻之,则气竭焉。黄帝曰:循掘决冲奈何? 岐伯曰:血浊气涩,疾泻之,则经可通也。

注释

① 唇临临然:形容口唇肥厚下垂。
② 肉廉廉然:形容肌肉瘦薄。
③ 真骨:坚固的骨骼。
④ 坚肉:结实的肌肉。
⑤ 缓节:筋骨坚强,关节舒缓。
⑥ 监监然:形容坚强有力。
⑦ 豪刺:即毫针。

语译

黄帝道:希望听你讲讲人的皮肤黑白、形体肥瘦、年龄长幼,在针刺时的深浅和次数有一定的标准吗? 岐伯说:壮年而体格魁梧的人,气血充盛,皮肤坚固,因感受邪气而发病,可以深刺而留针,这是肥壮人的刺法。病人肩腋部宽阔,项部的肌肉瘦薄,皮肤粗厚而色黑,口唇肥厚下垂;他的血色深而浓厚,气行涩而迟滞,性格好胜而勇于进取,对这种病人可深刺留针,并且可以增加针刺的次数。

黄帝道:刺瘦人是怎样的? 岐伯说:瘦人的皮肤薄,颜色淡,肌肉消瘦,口唇薄,言语声音轻,他的血清稀,气滑利,既容易脱气,也容易损血,对这种病人应该浅刺而出针要快。黄帝道:刺一般的人是怎样的? 岐伯说:这要辨别他肤色的黑白,用不同的方法调治。对于端正敦厚的人,他的血气也是调和的,对这种病人不要违反常规针法。黄帝道:针刺壮年骨骼坚固的人是怎样的? 岐伯说:针刺壮年骨骼坚固的人,肌肉结实,关节舒缓,坚强有力。这种病人,如果是稳重不好动的人,多属气涩血浊,针刺时应当深刺而留针,并且要增加针刺的次数;如果是活泼好动的人,多属气滑血清,针刺时应当用浅刺法,出针要快。黄帝道:针刺婴儿是怎样的? 岐伯说:婴儿的肌肉柔脆,血少气弱,针刺时应当用毫针,浅刺而快出针,一天可以针刺两次。黄帝道:"临深决水"在针刺上是怎样的? 岐伯说:血清而气浊的,应迅速用泻法,则邪气就可去尽了。黄帝道:"循掘决冲"又是什么意思呢? 岐伯说:血浊而气涩的,迅速用泻法,则经脉气血就可畅通了。

黄帝曰:脉行之逆顺奈何? 岐伯曰:手之三阴,从藏走手;手之三阳,从手走头,足之三阳,从头走足;足之三阴,从足走腹。黄帝曰:少阴之脉独下行,何也? 岐伯曰:不然。夫冲脉者,五藏六府之海也,五藏六府皆禀焉。其上者,出于颃颡,渗诸阳,灌诸精;其下者,注少阴之大络,出于气街,循阴股内廉,入腘中,伏行骭骨内,下至内踝之后属而别;其下者,并于少阴之经,渗三阴;其前者,伏行出跗属,下循跗,入大指间,渗诸络而温肌肉。故别络结则跗上不动,不动则厥,厥则寒矣。黄帝曰:何以明之? 岐伯曰:以言导之,切而验之,其非必动,然后乃可明逆顺之行也。

黄帝曰:窘乎哉! 圣人之为道也,明于日月,微于毫厘,其非夫子,孰能道之也!

语译

黄帝道:经脉循行的逆顺情况怎样? 岐伯说:手三阴经脉,是从内脏走向手部;手三阳经脉,是从手部走向头部;足三阳经脉,是从头部走向足部;足三阴经脉,是从足部走向腹部。黄帝道:唯独足少阴经脉下行,是什么缘故? 岐伯说:不是这样的。大凡冲脉,是五脏六腑气血汇聚的地方,而五脏六腑都禀受它的气血的濡养。它上行的部分,出于咽后壁上的后鼻道,能渗入阳经,灌注精气;下行的部分,输注于足少阴经的大络,由气街部出行,沿大腿内侧,下入膝腘窝中,伏行于胫骨之内,再下至内踝后跟骨上缘而别行;下行的又一支,与足少阴经相并而行,渗入三阴经;行于前面的,从内踝后的深部出于跟骨结节上缘,下沿足背走入足大趾内,渗入该部的诸络脉而温养肌肉。所以该脉的别络瘀结时,在足背上的脉就不跳动,以致经气厥逆而足胫寒冷。黄帝道:用什么方法查明经气的逆顺呢? 岐伯说:开导病人问明症状,用手切足背动脉验其是否跳动,如果它不是厥逆,该处必定有脉跳动,然后就可辨明经脉循行的逆顺情况。

黄帝道:这个问题真难解答啊! 圣人所行的针道,比日月还光明,比毫厘还细微,若不是先生,有谁能讲得出来呢!

本 篇 要 点

一、论述针刺疗法必须根据人体的黑白、胖瘦、小长等,来决定刺针的深浅,以及是否留针和用针次数。

二、概括说明十二经脉走向与气血运行的逆顺规律。

三、介绍了奇经八脉中冲脉循行于上下前后的概况。

血络论第三十九

题解

本篇内容,详细讨论奇邪在络的病变,使用针刺放血时所发生的几种不良反应,以及这些异常现象产生的原因,所以就叫做"血络论"。

黄帝曰:愿闻其奇邪①而不在经者。岐伯曰:血络②是也。

黄帝曰:刺血络而仆者何也? 血出而射者何也? 血少黑而浊者③何也? 血出清而半为汁者何也? 发针而肿者何也? 血出若多若少而面色苍苍者何也? 发针而面色不变,而烦悗者何也? 多出血而不动摇者何也? 愿闻其故。岐伯曰:脉气盛而血虚者,刺之则脱气,脱气则仆。血气俱盛而阴气多者,其血滑,刺之则射。阳气畜积,久留而不泻者,其血黑以浊,故不能射。新饮而液渗于络,而未合和于血也,故血出而汁别焉。其不新饮者,身中有水,久则为肿。阴气积于阳,其气因于络,故刺之血未出而气先行,故肿。阴阳之气,其新相得而未和合,因而泻之,则阴阳俱脱,表里相离,故脱色而苍苍然。刺之血出多,色不变而烦悗者,刺络而虚经;虚经之属于阴者,阴脱，故烦悗。阴阳相得而合为痹者，此为内溢于经，外注于络，如是者，阴阳俱有余，虽多出血而弗能虚也。

黄帝曰：相④之奈何？岐伯曰：血脉者，盛坚横以赤，上下无常处，小者如针，大者如筋，则⑤而泻之，万全也。故无失数矣，失数而反，各如其度。

黄帝曰：针入而肉著者何也？岐伯曰：热气因于针则针热，热则肉著于针，故坚焉⑥。

注释

① 奇邪：张介宾："即《缪刺论》所论奇病也。在络不在经，行无常处，故曰奇邪。"

② 血络：张志聪："血络者，外之络脉、孙脉，见于皮肤之间，血气有所留积，则失其外内出入之机。"

③ 血少黑而浊者：《甲乙经》作"血出黑而浊者"。

④ 相：观察的意思。

⑤ 则：《甲乙经》作"刺"。

⑥ 热则肉著于针，故坚焉：张介宾："肉著者，吸著于针也。针入而热，肉必附之，故紧涩难转，而坚不可拔也。"

语译

黄帝道：希望听你讲解一下奇邪导致的，但不在经脉中的病变的情况。岐伯说：这是一种在络脉之中的病变。

黄帝道：有刺血络放血时而病人昏倒的，有刺后放出的血向外射出的，有血出少而色黑质浊的，有血出清稀而内有一半像水汁一样的，有出针后而局部肿起的，有血出或多或少而面色却转变为苍白的，有出针后面色虽然不变而心中烦闷的，有血出虽多而未能动摇其阴阳致虚的，以上这些不同的情况，请教这是什么缘故？岐伯说：脉内的气偏盛而血偏虚，所以刺时容易脱气，气脱就会神昏而仆倒。血气虽然并盛而阴气较多的,它的血行滑疾,所以刺时血向外喷射。阳气积蓄于络脉之内,停留已久而不能外泄,以致血色变黑而质厚浊,所以不能射。刚刚喝了汤水所变化的液汁渗入于络脉,还没有完全与血液混和起来,所以刺出的血中有水汁夹杂。如果不是新饮的汤水,而病人体内本有水液停留,久之会形成水肿。阴气积蓄在阳分,已经渗入到络脉,因此当刺治时,血还未出而气已先行,故使局部肿起。经脉内的阴气与脉外的阳气刚相接触,还没有融合调和,此时针刺用泻法,阴阳两气可同时脱失,使表里之间失去联系,以致色脱而颜面苍白。刺时血出过多,虽外在颜色没有变化,而胸中烦闷,这是因为刺络血出过多,使经脉也空虚了;若属于阴经空虚,就会因阴脱而产生烦闷。阴分阳分邪气相结合而形成痹证,在内泛滥于经脉,在外渗注于络脉,这样,阴分与阳分都是邪气有余,虽然多出一些血,也不会致虚。

黄帝道:怎样来观察呢? 岐伯说:瘀血停留的络脉,比一般的大而结实,横露于皮下而发红,上下没有固定的部位,小的像针一样细,大的像筷一样粗,针刺时用泻法,这是非常安全的。所以不能失去常规,假使不按常规要求,非但无效,反会使病证加重。

黄帝道:在进针后,往往有肌肉胶着针身的情况,这是什么缘故? 岐伯说:由于人体的热气使针身发热,针热则致肌肉胶着,故使坚涩难于转动。

按语

络脉因受邪气侵袭而产生的充血、瘀血,显现于皮下,治疗时一般可以刺放其血,但在施针过程中,晕针、血箭、血肿、血少色黑、血薄色淡、面青胸闷以及滞针等,都是针刺中常见的现象。而其发生的原因是多方面的,本文虽一一作了说明,但只是原因中的一部分,临床时还必须细细诊察,辨明不同原因,予以适当处理。

本 篇 要 点

一、阐述奇邪在络,因放血而产生各种不良反映及其原理。

二、说明针刺后肉着于针的原理。

阴阳清浊第四十

题解

本篇从所受饮食物"质"的区别,分析其所化生的精气有清有浊,并根据经脉的属性,说明阴经中是清气,阳经中是浊气。但进一步分析,清中还有清浊,浊中也有清浊。如果清浊混淆,上下异位,便会形成乱气致病。篇中以阴阳经与清浊气为主题,故名为"阴阳清浊"。

黄帝曰:余闻十二经脉,以应十二经水者,其五色各异,清浊不同,人之血气若一,应之奈何? 岐伯曰:人之血气,苟能若一,则天下为一矣,恶有乱者乎?

黄帝曰:余问一人,非问天下之众。岐伯曰:夫一人者,亦有乱气,天下之众,亦有乱人,其合为一耳。

黄帝曰:愿闻人气之清浊。岐伯曰:受谷者浊,受气者清①。清者注阴,浊者注阳。浊而清者,上出于咽,清而浊者,则下行②。清浊相干,命曰乱气。

黄帝曰:夫阴清而阳浊,浊者有清,清者有浊③,清浊别之奈何? 岐伯曰:气之大别:清者上注于肺,浊者下走于胃。胃之清气,上出于口。肺之浊气,下注于经,内积于海④。

　　黄帝曰:诸阳皆浊,何阳浊甚乎? 岐伯曰:手太阳独受阳之浊,手太阴独受阴之清。其清者上走空窍,其浊者下行诸经。诸阴皆清,足太阴独受其浊。

　　黄帝曰:治之奈何? 岐伯曰:清者其气滑,浊者其气涩,此气之常也。故刺阴者,深而留之;刺阳者,浅而疾之;清浊相干者,以数调之也。

注释

　　① 受谷者浊,受气者清:接受饮食物所化生的稠厚精气称"浊",稀薄精气称"清"。另外,张介宾认为浊气指谷气,清气指天气。

　　② 则下行:《甲乙经》作"下行于胃"。

　　③ 浊者有清,清者有浊:《甲乙经》两"者"字作"中"字。

　　④ 海:指胸中气海。

语译

　　黄帝道:我听说人体的十二经脉与自然界的十二经水相应,水色的青黄赤白黑不一样,清浊也各不相同,而人身的血气都是一样的,其相应的状况怎样呢? 岐伯说:人体内的血气,假使能够一样的话,那么推及天下的人也就相合为一了,哪里还会有变乱的情况发生呢?

　　黄帝道:我所问的是一个人的情况,并不是问天下众多的人啊! 岐伯说:一个人的体内也是有气乱情况的,而在天下众多人之内,也有变乱的人,总的看来其道理都是一样的。

　　黄帝道:请你讲一讲人身之气的清浊情况。岐伯说:人所受谷物化生之气是浊的,所受饮料与空气化生之气是清的。清气注入于阴分,浊气输布于阳分。但水谷浊气之中的清气可上升于咽喉,清气之中的浊气可下行。如果清气与浊气互相混淆,不能分别而行,升降失却其常,这就叫做"乱气"。

黄帝道:所谓阴清而阳浊,浊气之中有清气,清气之中有浊气,究竟清气与浊气怎样来分别呢? 岐伯说:气的大致区别:清气是先上注于肺脏的,浊气是先下行而走入于胃腑的。胃腑的浊气所化生的清气,又能上升于口。肺脏的清气所化生的浊气,又能下注于经脉,内积于气海。

黄帝道:诸阳经都是浊的,哪一经的浊气为最甚呢? 岐伯说:诸阳经中以手太阳经的浊气为最甚,因其独受诸阳经的浊气;诸阴经中以手太阴经的清气为最甚,因其独受诸阴经的清气。大体上说:清气上走于空窍,浊气下行于诸经。而在诸阴经中都是清气,唯有足太阴经独受阴经的浊气,是为清中之浊。

黄帝道:对清浊之气的刺法怎样呢? 岐伯说:凡是受清气的都比较滑利,受浊气的都比较滞涩,这是一般情况。所以刺阴经时要深刺而留针;刺阳经时要浅刺而快出针;如果清浊互相干扰紊乱,就要根据具体情况,按常规分别调治。

本 篇 要 点

一、说明人体的精气由于来源不同,故有清浊之分。而清浊之气与经脉的阴阳属性有特殊关系,阴经中的精气多清,阳经中的精气多浊。清者气滑,浊者气涩。

二、叙述了由于清浊之气混乱后所发生的病变,以及在刺法上有深浅疾徐的不同。

阴阳系日月第四十一

题解

本篇以天人相应的观点,论述人体的上部下部、手经足经、左侧右侧等与日月、天干、地支等对应的阴阳属性,并据此提出针刺方面的注意事项。由于本篇主要是根据日月相对转移的现象,以说明自然界阴阳盛衰的情况与手足阴阳经经气的活动规律,所以名为"阴阳系日月"。

黄帝曰:余闻天为阳,地为阴,日为阳,月为阴,其合之于人奈何? 岐伯曰:腰以上为天,腰以下为地,故天为阳,地为阴。故足之十二经脉,以应十二月^①,月生于水,故在下者为阴;手之十指,以应十日,日生于^②火,故在上者为阳。

注释

① 足之十二经脉,以应十二月:足之十二经脉,是指足三阴、三阳经,左右共十二经脉;十二月,即一年中的十二个月份。因两足在腰以下,下为阴;月与日相对,则月属阴。所以把两者联系起来,认为足十二经与十二月相应。

② 生于:原作"主",据《黄帝内经太素》改。"日生于火"与上"月生于水"为对文。

语译

黄帝说：我听说天为阳，地为阴，日为阳，月为阴，这天、地、日、月是怎样与人体相应的？岐伯说：人体的腰以上应天而属阳，腰以下应地而属阴，故人体上部为阳，下部为阴。足三阳和足三阴左右合计共十二条经脉在下，与一年中的十二个月份相应，因月生于水，属阴，所以在下的属阴；手的十指在上，与十日相应，日生于火而属阳，所以在上的为阳。

黄帝曰：合之于脉奈何？岐伯曰：寅者正月之生阳也①，主左足之少阳；未者六月，主右足之少阳；卯者二月，主左足之太阳；午者五月，主右足之太阳；辰者三月，主左足之阳明；巳者四月，主右足之阳明。此两阳合于前，故曰阳明。申者七月之生阴也，主右足之少阴；丑者十二月，主左足之少阴；酉者八月，主右足之太阴；子者十一月，主左足之太阴；戌者九月，主右足之厥阴；亥者十月，主左足之厥阴。此两阴交尽，故曰厥阴。

注释

① 寅者正月之生阳也：寅是十二地支之一。古人将十二地支，按其先后顺序，从寅开始，分配于十二月，称谓"月建"，作为每一个月份的代号。正月寅是古代天文学家从观察北斗星所指的方位定出来的。因北斗由七星组成，其中一至四星名魁，五至七星名杓，又称斗柄。斗柄在每年正月的黄昏时指向东北寅位，二月指向东方卯位，三月指向东南辰位，四月指向东南巳位，……十一月指向北方子位，十二月指向东北丑位。以寅代正月，正月为初春，是一年中阳气初生的时候，故曰寅者正月之生阳也。

语译

黄帝说：上面所说的十二月和十日，怎样与经脉相配合？岐伯说:十二地支配合十二月以及与足十二经脉的相应关系是这样的:正月配寅,称为正月建寅,此时为阳气初生,主左足的少阳经;六月未,主右足的少阳经;二月卯,主左足的太阳经;五月午,主右足的太阳经;三月辰,主左足的阳明经;四月巳,主右足的阳明经。因三、四两个月夹在两阳的中间,而为两阳合明,所以叫做阳明。七月申,自然界阴气渐生,主右足的少阴经;十二月丑,主左足的少阴经;八月酉,主右足的太阴经;十一月子,主左足的太阴经;九月戌,主右足的厥阴经;十月亥,主左足的厥阴经。因九、十两个月夹在两阴的中间,为阴气交会的时间,所以称为厥阴。

按语

本段经文所述十二月与足之十二经相合的关系,是有一定规律可循的。一岁之中上半年为阳,所以前六个月分主阳经;下半年为阴,所以后六个月分主阴经。上半年的正、二、三月,阳气渐盛,为阳中之阳,而左为阳,右为阴,所以这三个月分主左足的阳经;四、五、六月,阳气由盛而渐衰,为阳中之阴,所以这三个月分主右足的阴经。下半年七、八、九月,阴气渐进,为阴中之阴,所以这三个月分主右足的阴经;十、十一、十二月,阴渐退阳渐生,为阴中之阳,所以这三个月主左足之阴经。这种以季节时令和逐月按日来说明人体气血盛衰的情况,提示人们在针刺时,要注意到这一生理活动的特点。这一认识,可能是后世子午流注针法的起源。子午流注主要是揭示人体气血一日间在十二经中运行的情况,具体是:子时注胆,丑时注肝,寅时注肺,卯时注大肠,辰时注胃,巳时注脾,午时注心,未时注小肠,申时注膀胱,酉时注肾,戌时注心包,亥时注三焦。

甲主左手之少阳,己主右手之少阳;乙主左手之太阳,戊主右手之太阳;丙主左手之阳明,丁主右手之阳明。

此两火并合,故为阳明。庚主右手之少阴,癸主左手之少阴;辛主右手之太阴,壬主左手之太阴。

语译

以十天干配合十日以及与上肢十条经脉的关系是:甲日主左手的少阳经,己日主右手的少阳经;乙日主左手的太阳经,戊日主右手的太阳经;丙日主左手的阳明经,丁日主右手的阳明经。丙丁都属火,丙、丁日是两火合并,所以称为阳明。庚日主右手的少阴经,癸日主左手的少阴经;辛日主右手的太阴经,壬日主左手的太阴经。

故足之阳者,阴中之少阳也;足之阴者,阴中之太阴也。手之阳者,阳中之太阳也;手之阴者,阳中之少阴也。腰以上者为阳,腰以下者为阴。

语译

足在下属阴,所以足的阳经,为阴中的少阳(阳气微);足的阴经,为阴中的太阴(阴气盛)。手在上属阳,所以手的阳经,为阳中的太阳(阳气盛);手的阴经,为阳中的少阴(阴气微)。总的说来,腰以上属于阳位,腰以下属于阴位。

其于五藏也,心为阳中之太阳,肺为阳[1]中之少阴,肝为阴中之少阳,脾为阴中之至阴,肾为阴中之太阴。

注释

[1] 阳:原作"阴",据《黄帝内经太素》改。

语译

把这种上下划分阴阳的方法来划分五脏,则心肺居于膈上属阳,心属火为阳中的太阳,肺属金为阳中的少阴;肝、脾、肾居于膈下属阴,肝属木为阴中的少阳,脾属土为阴中的至阴,肾属水为阴中的太阴。

　　黄帝曰:以治之奈何? 岐伯曰:正月、二月、三月,人气①在左,无刺左足之阳②;四月、五月、六月,人气在右,无刺右足之阳;七月、八月、九月,人气在右,无刺右足之阴;十月、十一月、十二月,人气在左,无刺左足之阴。

注释

　　① 人气:指人体的正气。
　　② 无刺左足之阳:指正月不宜刺左足的少阳经,二月不宜刺左足的太阳经,三月不宜刺右足的阳明经。总的是不刺与月建相配合的经脉,其目的是为了避免伤损正气。其余类推。

语译

　　黄帝说:经脉阴阳与十二月阴阳的配属关系,如何运用到治疗上呢? 岐伯说:正月、二月、三月分主左足的少阳、太阳、阳明经,此时人的正气偏重在左,所以不宜针刺左足的三阳经;四月、五月、六月分主右足的阳明、太阳、少阳经,此时人的正气偏重在右,所以不宜针刺右足的三阳经;七月、八月、九月分主右足的少阴、太阴、厥阴经,此时人的正气偏重在右,所以不宜针刺右足的三阴经;十月、十一月、十二月分主左足的厥阴、太阴、少阴经,此时人的正气偏重在左,所以不宜针刺左足的三阴经。

按语

　　这是古人的经验,指出在十二个月中,都不宜针刺与它相配合的经脉。这种针刺治疗观点是否正确,针灸家宜进一步验证,特别要用现代科学方法进行探索和研究。

黄帝曰：五行以东方为甲乙木王春。春者，苍色，主肝。肝者，足厥阴也。今乃以甲为左手之少阳，不合于数，何也？岐伯曰：此天地之阴阳也，非四时五行之以次行也。且夫阴阳者，有名而无形，故数之可十，离之可百，散之可千，推之可万，此之谓也。

语译

黄帝说：根据五行归类法，方位上的东方，天干中的甲、乙，同属于木，木气旺于春季。春在颜色上为苍色，在内脏应于肝。肝的经脉，是足厥阴。现在以甲来配属左手的少阳，与五行配天干的规律不符，这是什么道理？岐伯说：这是根据天地阴阳的规律来说明手足经脉的阴阳属性的，不是按四时配合五行的次序来分阴阳的。而且阴阳是抽象的概念，是有名无形的，所以用阴阳的对立统一观点说明事物，可以由一到十，进一步分析可以至百至千，推演至万，就是这个意思。

按语

本篇所述，重在强调手的十经和足的十二经分别与日序、月序相配合的关系，从天地四时（推及日序、月序）的阴阳消长来应合这些经脉脉气的衰旺，也就是说明各经脉的衰旺与时序间的联系。由此出发而指导临床针刺，提醒人们在治疗时，不但要考虑具体的病证，也要因时制宜，注意在不同的时间内人体经脉气血衰旺的情况。这种重视时序自然变化对人体经脉气血影响的观点，在针刺技术上逐步发展为后世的子午流注针法。这些论述虽然属于祖国医学天人相应的内容，但在具体运用中，若过分强调这一方面而忽略具体病证的辨证论治,也是片面的。这些都是在学习与研究中应予注意的。

本 篇 要 点

一、说明自然界天地、日月的阴阳变化,和人身阴阳经脉经气的运行流注有其一致性。

二、叙述了一年十二月中人身经脉气血的运行情况,并指出针刺的禁忌。

病传第四十二

题解

本篇论述疾病由外而内逐步入侵脏腑的病况,说明了脏腑疾病的传变规律以及不同的传变方式对疾病预后的影响。故以"病传"名篇。

黄帝曰:余受九针于夫子,而私览于诸方,或有导引行气①,乔摩②、灸、熨、刺、焫③、饮药,之④一者可独守耶? 将尽行之乎? 岐伯曰:诸方者,众人之方也,非一人之所尽行也。

注释

① 导引行气:凡人自摩自捏,伸缩手足,除劳去烦,名为导引。通过导引,以达到行气活血、养筋壮骨的目的,故曰导引行气。

② 乔摩:乔,《甲乙经》作"按"。周学海:"乔,即'蹻'字"。乔摩,即按摩疗法。

③ 焫(ruò 弱,又读 rè 热):烧灼的意思。这里是指火针或以艾烧针尾之类的疗法。

④ 之:"此"的意思。

语译

黄帝说:我从先生这里学习了九针的知识,自己又阅读了一些方书,其中有导引行气、按摩、灸、熨、针刺、火针及服药等疗法,在应用时,是只采取其中的一种疗法,还是同时采用多种疗法呢?岐伯说:方书上所谈到的各种疗法,是为适应治疗许多人的不同疾病的,并不是对一个病人将多种疗法都使用上的。

黄帝曰:此乃所谓守一勿失,万物毕者也①。今余已闻阴阳之要,虚实之理,倾移之过,可治之属②,愿闻病之变化,淫传绝败而不可治者,可得闻乎?岐伯曰:要乎哉问!道,昭乎其如日醒,窘乎其如夜瞑,能被而服之③,神与俱成,毕将服之,神自得之。生神之理,可著于竹帛,不可传于子孙。

注释

① 守一勿失,万物毕者也:马莳:"诸方虽行于众病,而医工当知乎守一。守一者,合诸方而尽明之,各守其一而勿失也。庶于万物之病,可以毕治而无误矣。"

② 可治之属:即治疗疾病的适当方法。

③ 被而服之:被,有被动之意,即接受的意思。服,是信服。

语译

黄帝说,这就是掌握了一个总的原则而不遗忘,就能解决各种事物复杂的问题。现在我已经懂得了阴阳的要点,虚实的理论,因失于调护而造成的疾病,以及治愈疾病的各种方法,我希望了解疾病变化的情况,以及病邪传变致使脏气败绝而不易救治的道理,你能告诉我吗?岐伯说:这个问题至关重要。这些医学道理,明白了它就像白天一样头脑清醒,如不明白就像在黑夜中闭上眼睛,什么都难以察觉,所以不但要接受和掌握这些道理,而且要按照它去实际运用,聚精会神地体验和探索,就能达到全部理解的境地,而在实际应用的过程中,也就会抓住要领,出神入化,得心应手。对这些神效疗法的理论,应当写在竹帛上传于后世,不应据为私有而只传给自己的子孙。

黄帝曰:何谓日醒?岐伯曰:明于阴阳,如惑之解,如醉之醒。黄帝曰:何谓夜瞑?岐伯曰:阖乎其无声,漠乎其无形,折毛发理,正气横倾,淫邪泮衍①,血脉传溜②,大气入藏③,腹痛下淫④,可以致死,不可以致生。

注释

① 淫邪泮衍:淫邪,指偏胜的病邪。泮衍,扩散、蔓延的意思。

② 溜:通“留”。

③ 大气入藏:张介宾:“大气,大邪之气也。”大邪之气,犹言极严重的病邪。大气入藏,谓严重病邪入侵于内脏。

④ 下淫:淫,作“乱”字解。下淫,指下焦的脏气逆乱。

语译

黄帝说:什么是日醒?岐伯说:明白了阴阳的道理,就好像迷惑的难题得到明确的解答,又像在酒醉后清醒过来一样。黄帝说:什么是夜瞑?岐伯说:病邪侵入人体后所引起的内部变化,既没有声音,也没有形象,看不见、摸不着,就像在黑夜闭上眼睛一样,什么都看不见,常在不知不觉之中出现了毛发毁折、腠理开泄多汗,若正气大伤,而邪气弥漫,可经过血脉传到内脏,就会引起腹痛,脏腑功能逆乱,到了邪盛正虚的严重阶段,就不易救治了。

黄帝曰:大气入藏奈何?岐伯曰:病先发于心,一日而之肺,三日而之肝,五日而之脾,三日不已,死,冬夜半,夏日中。

语译

黄帝说：邪气侵入内脏后，会发生什么样的病变？岐伯说：邪气入脏，若疾病先发生在心，过一天就传到肺，三天就传到肝，五天就传到脾，如再过三天不愈，就会死亡，冬天死于半夜，夏天死于中午。

病先发于肺，三日而之肝，一日而之脾，五日而之胃，十日不已，死，冬日入，夏日出。

语译

疾病先发生在肺，过三天就传到肝，一天就传到脾，五天就传到胃，如再过十天不愈，就会死亡，冬天死在日落的时候，夏天死在日出的时候。

病先发于肝，三日而之脾，五日而之胃，三日而之肾，三日不已，死，冬日入，夏蚤食①。

注释

① 蚤食：蚤，通"早"。早食，指早晨卯时5～7时，吃早饭时。

语译

疾病先发生在肝，过三天就传到脾，五天就传到胃，三天就传到肾，如再过三天不愈，就会死亡，冬天死在日落的时候，夏天死在吃早餐的时候。

病先发于脾，一日而之胃，二日而之肾，三日而之脊膂膀胱①，十日不已，死，冬人定②，夏晏食③。

注释

① 膂膀胱：膂，背脊两旁的肌肉。膂膀胱,指膀胱的经脉与经筋循行于背脊两旁的部分以及膀胱腑。

② 冬人定：高世栻:"冬之人定在戌。"戌时,相当 19～21 时。

③ 夏晏食：晏,晚,相当于酉时,即 17～19 时。晏食即晚餐。

语译

疾病先发生在脾,过一天就传到胃,两天就传到肾,三天就传到脊背和膀胱,如再过十天不愈,就会死亡,冬天死在夜晚人们刚入睡的时候,夏天死在吃晚饭的时候。

病先发于胃,五日而之肾,三日而之膂膀胱,五日而上之心,二日不已,死,冬夜半,夏日昳[①]。

注释

① 日昳(dié 迭)：约午后未时,相当于 13～15 时。马莳:"夏之日昳在未,土气正衰,故夏死于昳也。"

语译

疾病首先发生在胃,过五天就传到肾,三天就传到脊背和膀胱,五天就上传到心,如再过两天不愈,就会死亡,冬天死在半夜,夏天死在午后。

病先发于肾,三日而之膂膀胱,三日而上之心,三日而之小肠,三日不已,死,冬大晨[①],夏晏晡[②]。

注释

① 大晨：早晨天大亮时,约当寅末卯初。马莳:"冬之大晨在寅末。"

② 晏晡：张介宾:"晏晡,戌时也。"

语译

疾病首先发生在肾,过三天就传到脊背和膀胱,三天就上传到心,三天就传到小肠,如再三天不愈,就会死亡,冬天死在天亮的时候,夏天死在黄昏的时候。

病先发于膀胱,五日而之肾,一日而之小肠,一日而之心,二日不已,死,冬鸡鸣,夏下晡①。

注释

① 冬鸡鸣,夏下晡:张志聪:"即上节大晨、晏晡之时也。"

语译

疾病首先发生在膀胱,过五天就传到肾,一天就传到小肠,一天就传到心,如再过两天不愈,就会死亡,冬天死在天亮鸡鸣的时候,夏天死在黄昏的时候。

诸病以次相传,如是者,皆有死期,不可刺也;间一藏及二三四藏①者,乃可刺也。

注释

① 间一藏及二三四藏:上文"诸病以次相传",是说各脏疾病按五行相克的次序相传,即肝→脾→肾→心→肺→肝。间一脏,是子母相传,如肝病传肾等。如肝病传心、肝病传肺,则属间二、三脏传变。间四脏则为自传,即脏腑表里相传,如肝病传胆等。

语译

上述各脏疾病,如依相克的次序相传,这样就都有一定的死亡时间,所以不可用针刺;如果疾病传变次序是间隔一脏或二、

三、四脏的，就可以用针刺治疗。

按语

　　本篇所论疾病传变的次序、日数及死期的推定，是按五行相克规律来推测的，这或是古人个别经验的总结，征之临床实际，均难吻合，因此不可拘泥。尤其在治疗过程中，由于药物的作用，及邪正双方的复杂变化，这些结论就更显得机械和失实。

本 篇 要 点

　　一、说明病邪侵袭人体至五脏的传变情况。

　　二、依据五行相克的次序以及脏腑表里关系，说明五脏病候的传变情况。

　　三、指出疾病传变在一定时间无有终止，其预后必然不良。

　　四、指出有些疾病运用针刺治疗，有可刺、不可刺的区别。

淫邪发梦第四十三

题解

本篇论述因邪气有余及脏腑不足等原因所引起的不同梦境，提示从各种梦境可以丰富诊断疾病的具体资料，并可作为循经取穴应用补泻刺法的依据。因本篇主要内容是讨论邪气干扰而引起发梦的情况，故名"淫邪发梦"。

黄帝曰：愿闻淫邪泮衍奈何？岐伯曰：正邪①从外袭内，而未有定舍，反淫于藏，不得定处，与营卫俱行，而与魂魄飞扬，使人卧不得安而喜梦。气淫于府，则有余于外，不足于内；气淫于藏，则有余于内，不足于外。

注释

① 正邪：指能够刺激身心正常活动的各种因素，如情志活动、饥饱、劳逸等。张介宾："凡阴阳劳逸之感于外，声色嗜欲之动于内，但有干于身心者，皆谓之正邪。"

语译

黄帝说：我想听你讲解关于邪气在体内弥散而引起的病变情况是怎样的？岐伯说：正邪从外侵袭体内，有时没有固定的部位，却流窜于内脏，也不固定处所，而与营卫之气一起流行，随着魂魄一起飞扬,使人睡卧不宁而多梦。若邪气侵扰于腑,在外的阳气就有余,在里的阴气就不足;若邪气侵扰于脏,在里的阴气就有余,在外的阳气就不足。

黄帝曰:有余不足,有形乎? 岐伯曰:阴气盛则梦涉大水而恐惧,阳气盛则梦大火而燔焫,阴阳俱盛则梦相杀。上盛则梦飞,下盛则梦堕。甚饥则梦取,甚饱则梦予。肝气盛则梦怒,肺气盛则梦恐惧、哭泣、飞扬,心气盛则梦善笑、恐畏,脾气盛则梦歌乐、身体重不举,肾气盛则梦腰脊两解不属。凡此十二盛者,至而泻之,立已。

语译

黄帝说:有余与不足,有什么表现呢? 岐伯说:阴气盛就会梦渡涉大水而感到恐惧,阳气盛就会梦大火而感到灼热,阴阳都盛就会梦互相杀戮。上部邪盛就会梦向上飞腾,下部邪盛就会梦向下坠堕。过度饥饿的时候就会梦向人索取东西,过饱的时候就会梦给别人东西。肝气盛就会梦愤怒,肺气盛就会梦恐惧、哭泣和升腾飞扬,心气盛就会梦喜笑、恐惧和畏怯,脾气盛就会梦歌唱娱乐、身体沉重难举,肾气盛就会梦腰脊分离而不相连接。上面十二种气盛的病证,可从所述梦境辨别其病位,针刺时可在相应部位使用泻法,就能使疾病很快痊愈。

厥气客于心则梦见丘山烟火,客于肺则梦飞扬、见金铁之奇物,客于肝则梦山林树木,客于脾则梦见丘陵大泽、坏屋风雨,客于肾则梦临渊、没居水中,客于膀胱则梦游行,客于胃则梦饮食,客于大肠则梦田野,客于小肠则梦聚邑冲衢①,客于胆则梦斗讼自刳②,客于阴器则梦接内,客于项则梦斩首,客于胫则梦行走而不能前及居深地窌苑③中,客于股肱则梦礼节拜起,客于胞腪④则梦溲便。凡此十五不足者,至而补之,立已也。

注释

① 聚邑冲衢:聚邑,是指聚集着很多人的地方。冲衢,指四通八达的交通要道。

② 自刳:刳(kū 枯),剖割。自刳,是指剖腹自杀。

③ 窌苑:窌(jiào 叫),地窖。苑(yuàn 怨),古代养禽兽并种植树木的地方。

④ 胞腪:胞,指膀胱。腪,《广韵》:"音直,肥肠。"张介宾:"胞,溲脬也。腪,大肠也。"

语译

正气不足,而邪气侵犯到心就会梦见山丘烟火弥漫,侵犯到肺就会梦飞扬腾越或看到金属所铸的奇怪东西,侵犯到肝就会梦见山林树木,侵犯到脾就会梦见连绵的丘陵和巨大的湖泽以及风吹雨淋之中的破漏房屋,侵犯到肾就会梦至大河边或浸没在水中,侵犯到膀胱就会梦到处游荡,侵犯到胃就会梦饮食,侵犯到大肠就会梦身在广阔田野中,侵犯到小肠就会梦身在众人聚集的交通要道,侵犯到胆就会梦与人斗殴、打官司或剖腹自杀,侵犯到生殖器就会梦中性交,侵犯到项部就会梦杀头,侵犯到足胫就会梦欲行走而不能前进以及被困于地窖、苑囿之中,侵犯到大腿和上臂就会在梦中行跪拜的礼节,侵犯到膀胱和大肠就会梦小便和大便。以上十五种虽有邪气侵犯而主要由于正气虚弱的疾病,可从所述梦境辨别其病位,针刺时在相应的部位施以补法,就能使疾病很快痊愈。

按语

本篇对人体阴阳偏盛以及脏腑虚实等病变所导致的种种梦

境,进行了论述,认为梦境与脏腑等病变的性质密切相关。这些
与实际病理变化虽不完全符合,但可作为临床诊断某一脏腑病变
的一种线索。如经常梦中恼怒,则可启示为肝气亢盛或肝火上
炎;常梦身体沉重、不能举动,则可启示为湿邪困脾。总之,梦多
者是一种病态,应该引起临床上注意。

此外,《素问·脉要精微论》和《素问·方盛衰论》中,也有关
于疾病与梦境之间联系的论述,可见古代对梦境产生与某种疾病
的关系已相当重视。其内容可与本篇互参。

本 篇 要 点

一、叙述了阴阳、上下、饥饱及五脏等偏盛病变所引起的各
种梦境,治疗时应用泻法。

二、叙述了脏腑以及阴器、项、胫、股肱等正虚邪逆所引起的
各种梦境,治疗时应用补法。

顺气一日分为四时第四十四

题解

本篇论述了一日分为四时,以应春、夏、秋、冬,而疾病有旦慧、昼安、夕加、夜甚的变化及其原理;同时也说明有些疾病不按上述规律发生变化的原因。此外,谈到脏、色、时、音、味等五变的意义,以及五变主病与刺治五输的相应关系。所以称谓"顺气一日分为四时"。

黄帝曰:夫百病之所始生者,必起于燥湿寒暑风雨、阴阳、喜怒、饮食、居处,气合而有形,得藏而有名[①],余知其然也。夫百病者,多以旦慧[②],昼安,夕加,夜甚,何也?岐伯曰:四时之气使然。

注释

① 气合而有形,得藏而有名：气合,指邪气和正气相搏。有形,指发病后有症状体征的表现。得藏,指邪气入脏。有名,指各种疾病都有一定的名称。

② 慧：是指病人神志清爽的意思。

语译

黄帝说:各种疾病在发生时,都由于燥湿寒暑风雨等外邪侵犯、房劳过度、喜怒不节等情志刺激、饮食及起居失常所致,邪气与正气相搏就会出现各种症状体征,邪气入脏都有一定的病名,这些情况我已经知道了。许多病人多在早晨病情减轻而神志清爽,白昼较安静,傍晚病势渐渐增重,夜间病情最甚,这是什么道理呢?岐伯说:这是由于四时气候的不同变化而造成的。

黄帝曰:愿闻四时之气。岐伯曰:春生,夏长,秋收,冬藏,是气之常也,人亦应之。以一日分为四时,朝则为春,日中为夏,日入为秋,夜半为冬。朝则人气始生,病气衰,故旦慧;日中人气长,长则胜邪,故安;夕则人气始衰,邪气始生,故加;夜半人气入藏,邪气独居于身,故甚也。

语译

黄帝说:想听你讲讲关于四时之气的问题。岐伯说:春天阳气生发,夏天阳气隆盛,秋天阳气收敛,冬天阳气闭藏,这是四时之气变化的一般规律,人体的阳气变化也与此相应。以一昼夜来分四时,早晨就像春天,中午就像夏天,傍晚就像秋天,半夜就像冬天。人体早晨阳气生发,邪气衰退,所以病人感到神志清爽;中午人的阳气逐渐隆盛,正气能胜邪气,所以病人较安静;傍晚人的阳气开始收敛,邪气就会逐渐嚣张,所以病情加重;半夜人的阳气闭藏于内,只有邪气处于身形,所以病情就更重。

黄帝曰:其时有反者[①]何也?岐伯曰:是不应四时之气,藏独主其病者,是必以藏气之所不胜时者甚[②],以其所胜时者起[③]也。黄帝曰:治之奈何?岐伯曰:顺天之时[④],而病可与期。顺者为工,逆者为粗。

注释

① 其时有反者:指有些疾病的轻重变化,与上述旦慧、昼安、夕加、夜

甚的情况不同。

② 以藏气之所不胜时者甚：指受病的内脏被时日的五行所克,病情就加重。因为内脏分别具有一定的五行属性,时日也分别有五行属性,凡遇到时日的五行属性克制内脏的五行属性时,如肝病逢庚辛日或申酉时辰,为金克木,病情就要加重。

③ 以其所胜时者起：指受病内脏克制所逢时日,疾病则趋向轻减,如肝病逢戊己日或辰戌丑未的时辰(木克土)则轻。

④ 顺天之时：治疗时能够根据日、时的五行属性与受病内脏五行属性的关系,施以补泻,以避免时日克脏。如脾病则于属木的甲乙日或寅卯时,采用补土泻木的方法;肺病则于属火的丙丁日或巳午时,采取补金泻火的方法等,即为顺天之时。

语译

黄帝说:疾病在一天中的轻重变化,有时没有旦慧、昼安、夕加、夜甚的情况,这是为什么呢？ 岐伯说:这是疾病变化不和四时之气相应,而由内脏单独对疾病发生决定性的影响,这样的疾病,必定在受病内脏被时日所克的时候就加重,若受病内脏能克制时日的时候病就轻减。黄帝说:怎样进行治疗呢？ 岐伯说:治疗时,根据时日与受病脏气的五行关系施以补泻,使病脏不被时日克伐太过,疾病就可以预期治愈。能这样做,就是高明的医生,相反,就是粗率的医生。

黄帝曰:善。余闻刺有五变,以主五输①,愿闻其数。岐伯曰:人有五藏,五藏有五变,五变有五输,故五五二十五输,以应五时②。黄帝曰:愿闻五变。岐伯曰:肝为牡藏③,其色青,其时春,其音角,其味酸,其日甲乙;心为牡藏,其色赤,其时夏,其日丙丁,其音徵,其味苦;脾为牝藏③,其色黄,其时长夏,其日戊己,其音宫,其味甘;肺为牝藏,其色白,其音商,其时秋,其日庚辛,其味辛;肾为牝

藏,其色黑,其时冬,其日壬癸,其音羽,其味咸。是为
五变。

注释

① 五输:指井、荥、输、经、合五类腧穴。

② 五时:指春、夏、长夏、秋、冬五季而言。

③ 牡藏、"牝藏":牡,鸟兽的雄性。牝(pìn 聘),鸟兽的雌性。五脏中
肝、心为牡脏,脾、肺、肾为牝脏。马莳:"肝为阴中之阳,心为阳中之阳,故
皆称曰牡藏。脾为阴中之至阴,肺为阳中之阴,肾为阴中之阴,故皆称曰牝
藏。"张志聪:"肝属木,心属火,故为牡藏;脾属土,肺属金,肾属水,故为牝
藏。"二说俱可参。

语译

黄帝说:好。我听说刺法中有五变,以决定井、荥、输、经、合
五输穴的运用,希望听你讲讲其中的规律。岐伯说:人有五脏,五
脏各有相应的色、时、日、音、味的五种变化,每种变化都有井、荥、
输、经、合五种腧穴分别与之相应,五五相乘,所以就有二十五个
输穴,又分别与五季相应。黄帝说:想听你讲讲什么叫五变? 岐
伯说:肝属木,为阴中之少阳,所以称为牡脏,在色为青,在时为
春,在日为甲乙,在音为角,在味为酸;心属火,为阳中之太阳,所
以称为牡脏,在色为赤,在时为夏,在日为丙丁,在音为徵,在味为
苦;脾属土,为阴中之至阴,所以称为牝脏,在色为黄,在时为长
夏,在日为戊己,在音为宫,在味为甘;肺属金,为阳中之少阴,所
以称为牝脏,在色为白,在时为秋,在日为庚辛,在音为商,在味为
辛;肾属水,为阴中之太阴,所以称为牝脏,在色为黑,在时为冬,
在日为壬癸,在音为羽,在味为咸。这就是五变。

黄帝曰:以主五输奈何? 岐伯曰:藏主冬,冬刺井;色
主春,春刺荥;时主夏,夏刺输;音主长夏,长夏刺经;味主

秋,秋刺合。是谓五变以主五输①。

注释

① 五变以主五输:马莳:"五脏主于五输者,何也？盖五脏主于冬,故风病在于脏者,必取五脏之井,如肝取大敦,心取少冲之类。色生于春,故凡病在于色者,必取五脏之荥,如肝取行间,心取少府之类。时主于夏,故凡病时间时甚者,必取五脏之输,如肝取太冲,心取神门之类。音主于长夏,故凡病在于音者,必取五脏之经,如肝取中封,心取灵道之类。味主于秋,故凡病在于胃及饮食不节得病者,必取五脏之合,如肝取曲泉,心取少海之类。是之谓五变以主五输,所谓五五二十五输以应五时也。"

语译

以五变分主五输穴是什么情况？岐伯说:五脏主冬,冬季刺井穴;五色主春,春季刺荥穴;五时主夏,夏季刺输穴;五音主长夏,长夏刺经穴;五味主秋,秋季刺合穴。这是五变分主五输的情况。

按语

本节从春、夏、长夏、秋、冬的五时与五脏之气的相应关系,来讨论按不同季节分刺五输的问题。关于脏主冬、色主春、时主夏、音主长夏、味主秋,是把五季分别与脏、色、时、音、味联系起来。虽然结语说"是谓五变以主五输",但这"五变",与前面的色、时、日、音、味五变内容不尽相同,而这里是按季分刺五输的方法,重点在季节时间与所刺腧穴的相应关系,而没有考虑"五变"的发病特征,这与后文所谈五变的发病特征,并从而确定针刺相应的五输穴,其实质不同。

黄帝曰:诸原安合以致六输？岐伯曰:原独不应五时,以经合之①,以应其数,故六六三十六输。

注释

① 以经合之：以经穴来概括原穴，即以经穴代原穴为用。此以五时分配井、荥、输、经、合五输穴，六腑本有六输，其中除上述五输穴之外，尚有原穴，而"独原不应五时"，所以将原穴归在经穴中，此时经穴和原穴具有相同的属性，以与五变相应。

语译

黄帝说：六腑的原穴是怎样配合成六输的呢？岐伯说：只有原穴不与五时相配合，而是把它归在经穴之中，以应五时六输之数，所以六六三十六个腧穴。

黄帝曰：何谓藏主冬，时主夏，音主长夏，味主秋，色主春？愿闻其故。岐伯曰：病在藏者，取之井；病变于色者，取之荥；病时间时甚者，取之输；病变于音者，取之经；经满而血者，病在胃及以饮食不节得病者，取之于合，故命曰味主合。是谓五变也。

语译

黄帝问：什么叫做脏主冬、时主夏、音主长夏、味主秋、色主春？我想知道其中的道理。岐伯说：病在脏的邪气深，治疗时应刺井穴；疾病变化显现于面色的，治疗时应刺荥穴；病情时轻时重的，治疗时应刺输穴；疾病影响到声音发生变化的，应刺经穴；经脉盛满而有瘀血，病在阳明胃，以及因饮食不节引起的疾病，治疗时都应刺合穴，所以说味主合。这就是五变所表现的不同特征以及与五输相应的针治方法。

本 篇 要 点

一、以一日分为四时，说明人体阳气活动的情况，可以影响邪正斗争的势力,故病情在一日之中,有旦慧、昼安、夕加、夜甚的不同表现。

二、说明有些疾病,因不应四时之气,脏独主其病,故其轻重变化,决定于各脏气与邪气的盛衰,凡脏气不胜邪气则病甚,脏气胜邪气则病轻。

三、强调在治疗上必须适应时令,不可违逆。

四、具体叙述了五脏、五变、五输的内容,以及五脏与色、时、音、味的配合关系。

外揣第四十五

题解

本篇强调阴阳内外的密切联系与相互影响,说明从外以知内的道理。从而启发人们重视外在临床表现,作为诊断疾病的主要依据。医生临症时,从病人的声、色等进行揣摩,可以了解病因、病机和病位等概况,故篇名曰"外揣"。

黄帝曰:余闻九针九篇,余亲受其调①,颇得其意。夫九针者,始于一而终于九②,然未得其要道也。夫九针者,小之则无内,大之则无外,深不可为下,高不可为盖,恍惚无穷,流溢无极,余知其合于天道人事四时之变也,然余愿杂之毫毛,浑束为一,可乎?

岐伯曰:明乎哉问也!非独针道焉,夫治国亦然。黄帝曰:余愿闻针道,非国事也。岐伯曰:夫治国者,夫惟道焉。非道,何可小大浅深杂合而为一乎?

注释

① 亲受其调:调(diào 吊),才略、智慧。亲受其调,犹言亲身接受他的智慧和方略结晶的理论。

② 始于一而终于九:指九针的名称和用途,从第一针开始到第九针为止,都是有条理和次序的。此文原出本书《九针十二原》篇。

语译

黄帝说:我听了关于九针的九篇论文,亲身领略了这种充满智慧的理论,感到很有体会。九针的内容这么丰富,从一到九,我还没有能掌握其中的要领。九针的理论,可说是精得不能再精,多得不能再多,深得不能再深,高得不能再高了,道理玄妙无穷,所以它应用的范围很广泛,我知道这是由于它符合于自然规律、人事和四时变化的,可是我想把这些多如毫毛的论述,归纳成一个系统的理论,你看可以做到吗?

岐伯说:问得真高明呀!不但九针的道理应该归纳成系统的理论,就是治理国家,也应该这样。黄帝说:我想听的是用针的道理,不是治国的方略。岐伯说:治理国家也罢,用针也罢,都必须有原则和法度。如果没有法度,怎么能使小、大、浅、深的复杂内容统一到一起呢?

黄帝曰:愿卒闻之。岐伯曰:日与月焉,水与镜焉,鼓与响焉。夫日月之明,不失其影;水镜之察,不失其形;鼓响之应,不后其声。动摇则应和,尽得其情。

语译

黄帝说:希望你把有关的问题都讲给我听。岐伯说:事物之间是有密切联系的,比如日与月、水与镜、鼓和声响等。日、月照明物体,马上会有影子出现;水和镜可以清楚地反映出物体本来的形态;击鼓时就会立刻发出响声,这声音和击鼓的动作几乎同时发生。用针治病,也会引起一定的反应,懂得了这个道理,有关用针的理论也就完全掌握了。

黄帝曰:窘乎哉!昭昭之明不可蔽。其不可蔽,不失

阴阳也。合而察之,切而验之,见而得之,若清水明镜之
不失其形也。五音不彰,五色不明,五藏波荡,若是则内
外相袭①,若鼓之应桴,响之应声,影之似形。故远者司
外揣内②,近者司内揣外,是谓阴阳之极,天地之盖,请藏
之灵兰之室③,弗敢使泄也。

注释

① 相袭:指相互影响而言。

② 司外揣内:司,主其事叫司。揣,推测的意思。司外揣内,就是观察
外表,可以推测内脏病变。

③ 灵兰之室:传说中黄帝藏书的地方。王冰:“灵兰室,黄帝之书
府也。”

语译

黄帝说:这个问题说起来真是困难呀!尽管问题复杂,可是
这深刻而明显的道理是无法遮蔽的。说它不可遮蔽,是因为其理
论基础没有脱离阴阳这个基本规律。把临床的各种现象综合起
来观察,用切诊来验脉象的变化,以望诊来获得外部的病象,这就
像清水、明镜反映物体形象一样的真切。如果人的声音不响亮,
色泽晦暗,就是五脏的功能有了改变,这是由于人体阴阳的内外
相互影响,就如同以槌击鼓,响声必随着打击而发出来,也像影子
和形体相随而又相似形体一样。所谓“远”,是从外在形体的变
化可以测知内脏的疾病,所谓“近”,是从内脏的疾病可以推测外
在的证候,这些道理就是阴阳的高深理论,也是自然界的基本规
律,请让我把它珍藏在灵兰之室,不致使它散失掉。

本 篇 要 点

一、说明使用针刺治病,其疗效如以桴击鼓而有声,日月照

物而生影,水镜鉴人而现形,也即内外相应的道理。

二、对表现于外的声、色进行揣测,可以了解内脏的病变,并作为诊断和治疗的依据。

五变第四十六

题解

本篇主要讨论疾病和体质的关系。文中列举了风、痹、消瘅、寒热、积聚五种病证病人的不同体质类型及其发病机制，并以刀斧伐木的五种变化情况作比喻，来说明内因、外因与发病的关系。篇末有"五变之纪"为结束语，实即以"五变"作为论述的纲要，故以"五变"名篇。

黄帝问于少俞曰：余闻百疾之始期^①也，必生于风雨寒暑，循毫毛而入腠理，或复还，或留止，或为风肿汗出，或为消瘅，或为寒热，或为留痹，或为积聚，奇邪淫溢，不可胜数，愿闻其故。夫同时得病，或病此，或病彼，意者天之为人生风乎，何其异也？少俞曰：夫天之生风者，非以私百姓也，其行公平正直，犯者得之，避者得无殆，非求人而人自犯之。

黄帝曰：一时遇风，同时得病，其病各异，愿闻其故。少俞曰：善乎哉问！请论以比匠人。匠人磨斧斤^②砺刀，削斫^③材木，木之阴阳^④，尚有坚脆，坚者不入，脆者皮弛，至其交节，而缺斤斧焉。夫一木之中，坚脆不同，坚者则刚，脆者易伤，况其材木之不同，皮之厚薄，汁之多少，而各异耶。夫木之蚤⑤花先生叶者,遇春霜烈风,则花落而叶萎;久曝大旱,则脆木薄皮者,枝条汁少而叶萎;久阴淫雨,则薄皮多汁者,皮溃而漉;卒风暴起,则刚脆之木,枝折机⑥伤;秋霜疾风,则刚脆之木,根摇而叶落。凡此五者,各有所伤,况于人乎!

黄帝曰:以人应木奈何?少俞答曰:木之所伤也,皆伤其枝,枝之刚脆而坚,未成伤也。人之有常病也,亦因其骨节、皮肤、腠理之不坚固者,邪之所舍也,故常为病也。

注释

① 始期:意即开始的时候。
② 斧斤:砍木的工具。
③ 斫(zhuó 浊):砍伐的意思。
④ 木之阴阳:树木向日面为阳,背日面为阴。
⑤ 蚤:音义同"早"。
⑥ 杌(wù 误):张介宾:"木之无枝者也。"在此可理解为树干。

语译

黄帝问少俞道:我听说许多疾病开始的时候,必定由于风、雨、寒、暑而引起,邪气沿着毫毛而侵入到腠理,有的能够由表复出,有的停留在体内,或发为风肿汗出,或发为消瘅,或发为寒热,或留而为痹,或成为积聚,因时令反常而浸淫泛溢于人体的病邪,其引起的病证甚至数不尽,希望听你讲讲其中的缘故。至于有些人同时得病,有的患这种病,有的患那一种病,我以为自然气候对人的影响是不同的,否则,何以病变有种种区别呢?少俞说:大凡自然界的邪气,并不偏私于哪一种人,凡是冒犯了它的就会得病,避开了它的就不会发生危险,这不是邪气来伤人,而是人们自己去触犯了邪气才发病的。

黄帝道:有些人在同一时候遭遇到邪气,又同样地患了病,可是他们的病证各不相同,希望听你讲讲其中的缘故。少俞说:这个问题提得很好! 请让我借匠人伐木作个譬喻吧。当匠人磨砺刀斧用来砍削木材时,因为木的阴阳面有坚脆的不同,坚实处刀斧就不容易砍入,脆弱处因外皮松弛而容易砍入,遇到有节的地方,甚至会把刀斧都砍缺了锋口。在同一种木材中,有坚脆的不同,坚硬处就难砍,脆弱处就易砍,何况不同的木材,它们皮有厚薄,汁有多少,性质坚脆各异。大凡树木花开得早而先长叶子的,遇到春霜或大风,就会使花落而叶萎;假使长期的烈日干旱,就会使性脆皮薄的树木,枝条少汁而叶萎;假使长期天阴下雨,就会使皮薄汁多的树木,外皮溃烂而渗水;假使突然起了暴风,就会使性质刚脆的树木,干枝折伤;假使秋天下霜而又有剧烈的风,就会使性质刚脆的树木,根部摇动而叶子堕落。上述五种不同的情况,各有其损伤的原因及程度的不同,何况人呢!

黄帝说:以人与树木的变化相应来譬喻,是怎样的呢? 少俞答道:树木受伤,都是伤其树枝,凡树枝刚脆而坚实的,就不会受伤了。人体容易患病,也是因为骨节、皮肤、腠理的不坚固,容易被邪气所侵犯而稽留,所以常易发病。

黄帝曰:人之善病风厥漉汗者,何以候之? 少俞答曰:肉不坚,腠理疏,则善病风。黄帝曰:何以候肉之不坚也? 少俞答曰:䐃①肉不坚而无分理;理者粗理,粗理而皮不致者,腠理疏。此言其浑然者②。

黄帝曰:人之善病消瘅者,何以候之? 少俞答曰:五藏皆柔弱者,善病消瘅。黄帝曰:何以知五藏之柔弱也? 少俞答曰:夫柔弱者,必有刚强,刚强多怒,柔者易伤也。

黄帝曰：何以候柔弱之与刚强？少俞答曰：此人薄皮肤，而目坚固以深者，长衡直扬③，其心刚，刚则多怒，怒则气上逆，胸中畜积，血气逆留，髋④皮充肌，血脉不行，转而为热，热则消肌肤，故为消瘅。此言其人暴刚而肌肉弱者也。

黄帝曰：人之善病寒热者，何以候之？少俞答曰：小骨弱肉者，善病寒热。黄帝曰：何以候骨之小大、肉之坚脆、色之不一也？少俞答曰：颧骨者，骨之本也。颧大则骨大，颧小则骨小。皮肤薄而其肉无䐃，其臂懦懦然⑤，其地色⑥殆然，不与其天同色，污然⑦独异，此其候也。然后臂薄⑧者，其髓不满，故善病寒热也。

黄帝曰：何以候人之善病痹者？少俞答曰：粗理而肉不坚者，善病痹。黄帝曰：痹之高下有处乎？少俞答曰：欲知其高下者，各视其部。

黄帝曰：人之善病肠中积聚者，何以候之？少俞答曰：皮肤薄而不泽，肉不坚而淖泽，如此则肠胃恶，恶则邪气留止，积聚乃伤。脾胃之间，寒温不次，邪气稍至，畜积留止，大聚乃起。

黄帝曰：余闻病形，已知之矣，愿闻其时。少俞答曰：先立其年，以知其时。时高则起，时下则殆⑨，虽不陷下，当年有冲通⑩，其病必起⑪。是谓因形而生病，五变之纪也。

注释

① 䐃：《甲乙经》作"胭"，较妥。即指隆起之肌肉，如肩、肘、髀、膝等

部隆起的肌肉。

② 此言其浑然者：《甲乙经》无，疑是后人注释"无分理"之义，误入正文，故丹波元简说："浑然即无分理之谓"。

③ 长衡直扬：衡，原作"冲"，据《甲乙经》改，指眉毛。长衡直扬，就是举目扬眉的意思。

④ 髋：通"宽"。

⑤ 懦懦然：形容软弱。

⑥ 地色：指面部地角(下巴)的气色。

⑦ 污然：形容污垢不洁。

⑧ 后臂薄：指臀部与臂膊的肌肉消瘦。

⑨ 时高则起,时下则殆：凡遇生旺之时,病可以好转,若遇衰下之时,病就会危重。

⑩ 冲通：张介宾："虽非衰克陷下之时,而年有所冲,则气有所通,其病亦因而起。"意思是说年运之气与人体不相适应,就会感触而发病。

⑪ 起：在此作发起、发生解。

语译

黄帝说:有些人容易患风气厥逆而漉漉汗出的疾病,应该怎样候察呢? 少俞答道:凡肌肉脆弱,腠理疏松,就容易为风邪侵袭而致病。黄帝说:怎样看出肌肉脆弱呢? 少俞答道:凡腘部的肌肉不坚实,并且没有分理;即使有分理也比较粗疏,分理粗疏皮肤不致密的,腠理疏松。

黄帝说:有些人容易患消瘅病,应该怎样候察呢? 少俞答道:五脏都很柔弱的人,就容易发生消瘅病。黄帝说:怎样知道五脏是柔弱的呢? 少俞答道:大凡五脏柔弱的人,必定心性刚强,心性刚强则多怒,故五脏柔弱的人就容易受到损伤。黄帝说:怎样候察五脏柔弱与心性刚强呢? 少俞答道:这种人皮肤脆薄,但是眼睛生得很坚固深入,眉毛竖起,心性刚暴,心性刚暴就容易发怒,怒则使气上逆,而积蓄在胸中,血与气交阻而停留,充廓于肌肉皮肤之间,使血脉不得畅流而生郁热,热则消烁肌肉皮肤,而成为消瘅。这就是指性情刚暴而肌肉脆弱的人而言。

黄帝说：有些人容易患寒热病，应该怎样候察呢？少俞答道：凡是骨骼细小，肌肉脆弱的人，就容易患寒热病。黄帝说：应该怎样候察骨骼的大小、肌肉的坚脆、气色的不同呢？少俞答道：面部颧骨是骨骼的基本标志。颧骨大则周身的骨骼也大，颧骨小则周身的骨骼也小。皮肤薄弱肌肉也不能隆起，腘弱而无力，面部下巴的气色晦浊无神，与天庭的气色不一致，像蒙有一层污垢为其特点，这就是诊候骨、肉、色的方法。同时，臂部肌肉薄弱，其骨髓必不充实，所以容易患寒热病。

黄帝说：怎样候察容易患痹病的呢？少俞答道：腠理粗疏而肌肉不坚实，则容易患痹病。黄帝道：痹病的部位上下有一定的处所吗？少俞答道：要知道痹病部位的上下，必须观察各个部位的虚弱情况。

黄帝说：有些人容易患肠中积聚，应该怎样候察呢？少俞答道：皮肤薄弱缺乏润泽，肌肉不结实而缺乏滑泽，这样就可知他的肠胃功能不健，故邪气容易停留而成积聚，致伤及脾胃的正常功能。如果在脾胃之间因寒温不调，即使邪气轻微，也会蕴蓄停留，而形成积聚病。

黄帝说：关于病形的情况，我已经知道了，再想听听疾病与时令的关系。少俞答道：首先要确定整个一年的气候概况，然后再掌握各个时令的气候。凡在气候对疾病有利之时，其病就会好转，气候对疾病不利之时，病就会恶化，有时虽然某一时令的气候变化并不剧烈，但因该年气候与人体不适应，也可以引起发病。这就是由于形体素质不同而发生各种疾病的，是为五变的纲要。

按语

本文首先提到风、雨、寒、暑诸邪侵袭人体以后，有的"复还"

于外而不发病,有的却"留止"于内而发病,其关键决定于人的正气。凡正气强者则不会发病,正气虚者则可引发疾病。这与《素问·评热病论》的"邪之所凑,其气必虚"的论点是一致的。都是强调了正气在发病中的主导作用,外来致病因素乃是引发疾病的条件。

其次,文中详细论述了许多人在同一客观条件下,受到病邪侵袭以后而同时发病,但各人所发的病证不同,这决定于人的体质情况。如肉不坚,腠理疏,易发风病;五脏柔弱,易发消瘅病,等等。这些内容,在临床诊断时,对探求病因、分析病机,都有很大的帮助。同时,根据不同体质,平时注意预防某种病邪的侵袭,也是有一定意义的。

本 篇 要 点

一、论述不同体质和发病的关系。由于人的皮肤、肌肉、腠理、骨骼、五脏等坚固和脆弱的差异,易发疾病则各有不同。

二、提出风、痹、消瘅、寒热、积聚五种疾病为例,说明其各别的发病机理和诊候方法。

本藏第四十七

题解

本篇论述血气精神脏腑等的生理功能及脏腑与体表组织器官的联系,并指出脏腑大小坚脆的不同,对人体与外在环境适应能力的影响。此外,还说明人体健康或疾病的根本,在于内脏功能是否正常,认为人体外形是标,内脏是本,故以"本藏"名篇。

黄帝问于岐伯曰:人之血气精神者,所以奉生而周于性命者也;经脉者,所以行血气而营阴阳,濡筋骨,利关节者也;卫气者,所以温分肉,充皮肤,肥腠理,司关^①合者也;志意者,所以御^②精神,收魂魄,适寒温,和喜怒者也。是故血和则经脉流行,营复阴阳^③,筋骨劲强,关节清利矣;卫气和则分肉解利,皮肤调柔,腠理致密矣;志意和则精神专直^④,魂魄不散,悔怒不起,五藏不受邪矣;寒温和则六府化谷,风痹不作,经脉通利,肢节得安矣。此人之常平也。五藏者,所以藏精神血气魂魄者也;六府者,所以化水谷而行津液者也。此人之所以具受于天也,无愚智贤不肖,无以相倚。然有其独尽天寿,而无邪僻^⑤之病,百年不衰,虽犯风雨卒寒大暑,犹有弗能害也;有其不离屏蔽室内,无怵惕之恐,然犹不免于病,何也?愿闻其故。

注释

① 关：《素问》的《生气通天论》、《阴阳应象大论》王冰注引《灵枢》本篇文作"开"。

② 御：驾驭、统率的意思。

③ 营复阴阳：复，是循环往复的意思。阴阳，指内外而言。在此指血脉的流动，往复营运于全身内外。

④ 精神专直：指精神集中、思维敏捷。

⑤ 邪僻：是不正之气，包括各种致病因素。

语译

黄帝问岐伯说：人体的血气精神，是奉养生命以维持正常生理机能的；经脉是气血通行的道路，使气血往复运行于身体的内部和外部，濡润筋骨，滑利关节；卫气是温煦肌肉，充养皮肤，滋润腠理，主宰汗孔的开合；人的志意，可以统驭精神活动，收摄魂魄，调节人体对冷热刺激的适应能力和情志变化。因此血脉和调以保持正常活动，则气血畅行，全身内外都在这往复循环的过程中得到充分的营养，从而筋骨劲强有力，关节滑利自如；卫气的功能正常，就会使肌肉滑润而富有弹力，皮肤调和柔润，腠理也能致密；志意和顺，就会精神集中，思维敏捷，魂魄的活动有条不紊，没有懊悔愤怒等过度的情绪波动，从而使五脏安定，不会受邪气的干扰；若人能对气候、饮食的冷暖很好地适应与调摄，六腑运化水谷的功能就正常，气血来源充盛，经脉运行通利，则不易感受外邪而发生风病、痹病，肢体关节都能保持正常的活动。这些就是人体正常的生理状态。五脏是贮藏精神气血魂魄的；六腑是传化水谷运行津液的。所有这些功能，都是禀受于先天的，不论愚笨或聪明、好人或坏人，都没有两样。但有的人能够享尽天年，不被外邪所伤,身无疾病,百岁而不衰,虽然感受了大寒大暑急风暴雨的激烈致病因素,也不能伤害他;有的人虽然身不出户,居室严密,没有风雨侵扰,也没有忧伤、惊恐的情志刺激,但还是免不了要生病,这是为什么? 我想知道其中的道理。

岐伯对曰:窘乎哉问也! 五藏者,所以参天地,副^①阴阳,而连四时,化五节^②者也。五藏者,固有小大、高下、坚脆、端正、偏倾者,六府亦有小大、长短、厚薄、结直、缓急。凡此二十五者^③,各不同,或善或恶,或吉或凶,请言其方。

注释

① 副:本是助理的意思,在此作配合、符合解。

② 化五节:张介宾:"化五节者,应五行之节序而为之变化也。"也就是五脏各与五季(春、夏、长夏、秋、冬)的五行变化相应。

③ 二十五者:指五脏各有大小、坚脆、高下、端正、偏倾等不同情况,合为二十五种。

语译

岐伯回答说:这是一个比较难以解答的问题呀! 五脏的功能活动是与自然界相适应的,是符合阴阳变化规律的,它与四时变化有联系,与五个季节的五行变化相适应的。人体的五脏固然有大小、高低、坚脆、端正与偏斜的不同,六腑也有大小、长短、厚薄、结直和缓急的区别。这二十五种情况,分别标志着善恶、吉凶,请允许我说明其一般情况。

心小则安,邪弗能伤,易伤以忧;心大则忧不能伤,易伤于邪。心高则满于肺中,悗而善忘,难开以言;心下则藏外^①,易伤于寒,易恐以言。心坚则藏安守固,心脆则

善病消瘅热中。心端正则和利难伤,心偏倾则操持不一,
无守司也。

注释

① 心下则藏外:心脏低则内部心阳涣散。外,作疏解。《礼记·大
学》:"外本内末。"孔疏:"外,疏也。"引申为疏散、涣散。

语译

心脏小的,则神气安定收敛,外邪不易伤害,而易伤于忧患的
情志变化;心脏大的,不易因忧患而受伤,却容易伤于外邪。心位
偏高,上迫肺脏致烦闷不舒而多忘,遇事固执而难以言语开导;心
位偏低,则心阳不振,而易感寒邪,容易为言语所恫吓。心脏坚
实,则神气安定,守卫固密;心脏脆弱,则易患消瘅和内热证。心
端正则心功能正常,气血流畅,不易受邪气的伤害;心脏偏倾不
正,则神志不定,操守不坚,遇事没有定见。

肺小则少饮,不病喘喝;肺大则多饮,善病胸痹、喉
痹、逆气。肺高则上气,肩息咳;肺下则居贲迫肺,善胁下
痛。肺坚则不病咳上气;肺脆则苦病消瘅易伤。肺端正
则和利难伤;肺偏倾则胸偏痛也。

语译

肺脏小,则很少饮邪停留,所以不病喘息;肺脏大,则多饮邪
停留,常患胸痹、喉痹及气逆。肺位高易致气机逆上,而有喘息抬
肩及咳嗽等病;肺位低则居处接近贲门,胃脘上迫于肺,易致胁下
作痛。肺脏坚固的,不病咳逆上气;肺脏脆弱的,容易发生消瘅
病。肺脏端正,则肺气和利宣通,不易为邪气所伤;肺脏偏倾,则
气不宣畅而患胸中偏痛。

肝小则藏安,无胁下之病;肝大则逼胃迫咽,迫咽则苦膈中,且胁下痛。肝高则上支贲,切胁悗,为息贲;肝下则逼胃,胁下空,胁下空则易受邪。肝坚则藏安难伤;肝脆则善病消瘅,易伤。肝端正则和利难伤;肝偏倾则胁下痛也。

语译

肝小则脏气安定,不会发生胁下的病痛;肝大则压迫胃脘,由于影响胃脘而上逼食道,从而造成胸膈苦闷,两胁作痛。肝位偏高,则向上支撑贲门部位,而且紧贴着胁部而使其发生闷胀,成为息贲病;肝位偏低,则逼近胃脘,使胁下空虚,这就容易招致邪气的侵袭。肝脏坚实,则脏气安定不易受伤;肝脏脆弱,则容易发生消瘅病,易被邪气侵害。肝脏端正,则肝气条达,不易受邪;肝脏位置偏斜,则气机不利而胁下疼痛。

脾小则藏安,难伤于邪也;脾大则苦凑眇①而痛,不能疾行。脾高则眇引季胁②而痛;脾下则下加于大肠,下加于大肠则藏苦受邪。脾坚则藏安难伤;脾脆则善病消瘅易伤。脾端正则和利难伤;脾偏倾则善满善胀也。

注释

① 凑眇:凑,"凑"的异体字,充聚的意思。眇(miǎo 秒),胁下空软处。

② 季胁:相当于侧胸第十一、十二肋软骨处。

语译

脾小则脏气安定,不易被邪气伤害;脾大则使胁下空软处充塞疼痛,不能快步行走。脾位偏高,则胁下空软处牵连着季胁疼痛;脾位偏低,则向下加临大肠之上,易为邪气所伤。脾脏坚实,则脏气安和,外邪不易伤害;脾脏脆弱,则易患消瘅,易被邪气伤害。脾脏位置端正,则脏气安和通利,不易被邪所伤;脾脏位置偏斜,则脏气不利,运化失职,易生胀满。

肾小则藏安难伤;肾大则善病腰痛,不可以俯仰,易伤以邪。肾高则苦背膂痛,不可以俯仰;肾下则腰尻①痛,不可以俯仰,为狐疝。肾坚则不病腰背痛;肾脆则善病消瘅易伤。肾端正则和利难伤;肾偏倾则苦腰尻痛也。凡此二十五变者,人之所苦常病。

注释

① 尻(kāo 考_阴):脊骨的末端。

语译

肾小则脏气安定,不易被外邪所伤;肾大则常发腰痛,不能前后俯仰,而且易被外邪所伤。肾位偏高,就会经常发生背膂疼痛不能俯仰;肾位偏低,就会发生腰尻部疼痛,不能俯仰,发生狐疝病。肾脏坚实,不会发生腰脊疼痛;肾脏脆弱,易患消瘅病,而且易为外邪所伤。肾脏位置端正,则精气充沛,功能正常,不易受邪气伤害;肾脏位置偏斜的,就易发生腰尻疼痛。以上所谈的这二十五种病变,是人体经常发生的病证。

黄帝曰:何以知其然也? 岐伯曰:赤色小理者,心小;粗理者,心大。无髑骬①者,心高;髑骬小短举者,心下。髑骬长者,心下坚;髑骬弱小以薄者,心脆。髑骬直下不举者,心端正;髑骬倚一方者,心偏倾也。

注释

① 髑骺(hé yú 曷于)：胸骨下端蔽心之骨,或名鸠尾、蔽骨,即胸骨剑突。

语译

黄帝说:怎样知道五脏的大小、坚脆等情况呢? 岐伯说:皮肤色红,纹理致密的,心脏小;纹理粗疏的,心脏大。胸骨剑突不显的,心位偏高;胸骨剑突短小而高突的,心位偏低。胸骨剑突长的,心脏坚实;胸骨剑突薄弱而小的,心脏脆弱。胸骨剑突直向下方而没有突起的,心位端正;胸骨剑突歪斜的,心位偏倾不正。

白色小理者,肺小;粗理者,肺大。巨肩反膺陷喉①者,肺高;合腋张胁②者,肺下。好肩背厚者,肺坚;肩背薄者,肺脆。背膺厚者,肺端正;胁偏疏者,肺偏倾也。

注释

① 反膺陷喉:张介宾:"胸前两旁为膺,胸突而向外者,是为反膺。肩高胸突,其喉必缩,是为陷喉。"

② 合腋张胁:张介宾:"合腋张胁者,腋敛胁开也。"指两腋窄紧,胸廓上部敛缩,下部开张。

语译

皮肤色白纹理致密的,肺小;纹理粗疏的,肺大。两肩高起,胸膺部位突出而咽喉下陷的,肺位偏高;两腋之间窄紧,胸廓上部敛缩,胁部开张的,肺位偏低。肩部发育匀称,背部肌肉厚实的,肺坚实;肩背部瘦薄的,肺脆弱。胸背肌肉厚实匀称的,肺位端正;肋骨歪斜而显出疏密不匀的,肺位偏倾不正。

青色小理者,肝小;粗理者,肝大。广胸反骹①者,肝高;合胁兔骹^②者,肝下。胸胁好者,肝坚;胁骨弱者,肝脆。膺腹好相得者,肝端正;胁骨偏举者,肝偏倾也。

注释

① 反骹:骹(qiāo 敲),偏下的肋骨称骹。反骹,即偏下的肋骨突起。张介宾:"胁下之骨为骹也。反骹者,胁骨高而张也。"

② 兔骹:张介宾:"兔骹者,胁骨低合如兔也。"

语译

皮肤色青,纹理致密的,肝小;纹理粗疏的,肝大。胸部宽阔,胁骨高张突起的,肝位偏高;胁骨低合内收的,肝位偏低。胸胁发育匀称健壮的,肝坚实;胁骨软弱的,肝脆弱。胸部与腹部发育良好,比例匀称的,肝端正;胁骨偏斜突起的,肝偏斜。

黄色小理者,脾小;粗理者,脾大。揭唇者,脾高;唇下纵者,脾下。唇坚者,脾坚;唇大而不坚者,脾脆。唇上下好者,脾端正;唇偏举者,脾偏倾也。

语译

皮肤色黄纹理致密的,脾小;纹理粗疏的,脾大。口唇翘起的,脾位偏高;口唇低垂弛缓的,脾位偏低。口唇坚实的,脾坚实;口唇大而松弛不坚的,脾脆弱。口唇上下端正匀称,脾位端正;口唇不正,一侧偏高的,脾位歪斜。

黑色小理者,肾小;粗理者,肾大。高耳者,肾高;耳后陷者,肾下。耳坚者,肾坚;耳薄不坚者,肾脆。耳好前居牙车^①者,肾端正;耳偏高者,肾偏倾也。

凡此诸变者,持则安,减则病也。

注释

① 牙车：即牙床。颊车穴部位。

语译

皮肤色黑,纹理致密的,肾小;纹理粗疏的,肾大。耳的位置偏高的,肾位偏高;耳向后方陷下的,肾位偏低。耳坚厚实的,肾脏坚实;耳瘦薄不坚实的,肾脏脆弱。耳发育完好而端正,前方的位置贴近牙床的,肾端正;两耳偏斜不正,高低不对称的,肾脏偏斜。

上述有关五脏的强弱、位置等不同情况,如能注意调摄,就可以保持功能正常,但若受到损害而功能减弱,那就要产生各种疾病了。

帝曰:善! 然非余之所问也,愿闻人之有不可病者,至尽天寿,虽有深忧大恐,怵惕之志,犹不能感①也,甚寒大热,不能伤也;其有不离屏蔽室内,又无怵惕之恐,然不免于病者,何也? 愿闻其故。岐伯曰:五藏六府,邪之舍也,请言其故。五藏皆小者,少病,苦燋心,大愁忧;五藏皆大者,缓于事,难使以忧。五藏皆高者,好高举措;五藏皆下者,好出人下。五藏皆坚者,无病;五脏皆脆者,不离于病。五藏皆端正者,和利得人心;五藏皆偏倾者,邪心而善盗,不可以为人平②,反复言语也。

注释

① 犹不能感：感,原作"减",据《甲乙经》改。《广雅·积诂二》:"感,惕也。"惕,为伤之本字。犹不能感,即不能伤害之意。

② 平：通"评"。

语译

黄帝说:讲得好! 但是你讲的这些不是我所要问的问题,我想要了解的是:有的人从来不生病,可以享尽天年,虽然有忧恐、惊惕等巨大的情感刺激及严寒酷热的外邪侵袭,但仍不能伤害他;而另有一种人,整天深居密室屏隔帐围之内,又没有惊恐等情志刺激,可是还不免于生病,这是什么道理? 我想知道其中的缘故。岐伯说:人的五脏六腑是内外邪气潜伏寄居的地方,请让我就这个问题讲讲其中的缘故。五脏都小的,较少因外邪侵袭而致病,但却经常焦心思虑,多愁善忧;五脏都大的,作事从容和缓,胸襟开旷,难得使他忧愁。五脏位置偏高的,举止好高骛远;五脏位置偏低的,意志薄弱,甘居人下。五脏都坚实的,内外邪气都不能侵犯,所以不生疾病;五脏都脆弱的,易受病邪侵袭,所以病不离身。五脏位置都端正的,脏气调和,性情和顺,为人正直,办事易得人心;五脏位置偏斜的,思想不正,常为偷盗,不能让这样的人去替人评议,这种人说话是反复无常的。

黄帝曰:愿闻六府之应。岐伯答曰:肺合大肠,大肠者,皮其应;心合小肠,小肠者,脉其应;肝合胆,胆者,筋其应;脾合胃,胃者,肉其应;肾合三焦、膀胱,三焦、膀胱者,腠理毫毛其应。

语译

黄帝说:我想了解六腑与身体各部组织的相应情况。岐伯答道:肺与大肠相合,大肠外应于皮;心与小肠相合,小肠外应于脉;肝与胆相合,胆外应于筋;脾与胃相合,胃外应于肉;肾与膀胱、三焦相合,三焦、膀胱外应腠理毫毛。

黄帝曰:应之奈何? 岐伯曰:肺应皮。皮厚者,大肠厚;皮薄者,大肠薄;皮缓,腹里大者,大肠缓[①]而长;皮急者,大肠急而短;皮滑者,大肠直[②];皮肉不相离[③]者,大肠结。

注释

① 缓：原作"大"，据《甲乙经》改。

② 大肠直：在此并非指脏器的伸而不屈，而是喻大肠的功能正常而畅通。

③ 不相离：离(lí利)，通"丽"，依附的意思。不相离，即不相附丽，如皮皱脱屑之类。

语译

黄帝说：脏和腑与各组织的相应关系是怎样的？岐伯说：肺与皮肤相应，又与大肠相合。皮肤厚的，大肠就厚；皮肤薄的，大肠也薄；皮肤弛缓，腹围大的，大肠松弛而且长；皮肤绷急的，大肠也紧而短；皮肤滑润的，大肠就通顺；皮肤干燥脱屑与肌肉不相附丽的，大肠就结涩。

心应脉。皮厚者脉厚，脉厚者小肠厚；皮薄者脉薄，脉薄者小肠薄；皮缓者脉缓，脉缓者小肠大而长；皮薄而脉冲小①者，小肠小而短；诸阳经脉皆多纡屈者，小肠结。

注释

① 冲小：指脉搏细小。

语译

心与脉相应，又与小肠相合。皮肤厚的，说明脉体也厚，脉厚的小肠就厚；皮肤薄的，说明脉体也薄，脉薄的小肠就薄；皮肤纵缓的，说明脉体也纵缓，脉体缓的小肠就宽松粗大而长；皮肤薄而脉细小的，小肠也小而短；三阳经脉的部位多见萦绕屈曲的，小肠就结涩。

脾应肉。肉䐃坚大者,胃厚;肉䐃么^①者,胃薄;肉䐃小而么者,胃不坚;肉䐃不称身者胃下,胃下者下管约不利。肉䐃不坚者,胃缓;肉䐃无小里累^②者,胃急;肉䐃多小^③里累者胃结,胃结者上管约不利也。

注释

① 么:细小。

② 小里累:里,《甲乙经》作"裹"。小裹累,即小果累,细小颗粒累累。

③ 小:原作"少",据《甲乙经》改。

语译

脾与肉相应,而与胃相合。肉䐃坚实而大的,胃体就厚;肉䐃细薄的,胃体就薄;肉䐃细小薄弱的,胃也薄弱不坚实;肉䐃瘦薄与整个身体不相协调的,胃的位置偏下,并因其位置偏下而致胃下口被压迫收紧,食物不能顺利通过;肉䐃不坚实的,胃纵缓;肉䐃周围没有小颗粒累累相连的,胃体紧敛;肉䐃周围多有小颗粒累累相连的,胃气郁结,由于气郁结而使胃上口紧缩,饮食就不能顺利下行。

肝应爪。爪厚色黄者,胆厚;爪薄色红者,胆薄;爪坚色青者,胆急;爪濡色赤者,胆缓;爪直色白无纹^①者,胆直;爪恶色黑多纹者,胆结也。

注释

① 纹:原作"约",系形近之误,据下文改。

语译

肝与爪相应,而与胆相合。爪甲厚而色黄的,则胆厚;爪甲薄而色红的,胆也薄;爪甲坚实而色青的,胆紧敛;爪甲濡软而色赤的,胆弛缓;爪甲直正而色白无纹的,胆气舒畅和顺;爪甲畸形而色黑多纹的,胆气郁结不畅。

　　肾应骨。密理厚皮者,三焦、膀胱厚①;粗理薄皮者,三焦、膀胱薄;疏腠理者,三焦、膀胱缓;皮急而无毫毛者,三焦、膀胱急;毫毛美而粗者,三焦、膀胱直;稀毫毛者,三焦、膀胱结也。

　　注释

　　① 密理厚皮者,三焦、膀胱厚:倪冲之:"太阳之气主皮毛,三焦之气通腠理,是以视皮肤腠理之厚薄,则内应于三焦、膀胱矣。"

　　语译

　　肾与骨相应,而与膀胱、三焦相合,膀胱、三焦又外应于皮毛。纹理致密皮肤厚的,三焦、膀胱厚;纹理粗疏皮肤削薄的,三焦、膀胱薄;腠理疏松的,三焦、膀胱弛缓;皮肤紧急而无毫毛的,三焦、膀胱也紧急;毫毛美润而粗的,三焦、膀胱之气就通畅;毫毛稀疏的,三焦、膀胱之气就郁结。

　　黄帝曰:厚薄美恶皆有形,愿闻其所病。岐伯答曰:视其外应,以知其内藏,则知所病矣。

　　语译

　　黄帝说:脏腑的厚薄、好坏都有一定的形状,我想了解它们所发生的病变是怎样的。岐伯答道:观察它们各自外应的皮肉筋骨等组织器官,就可以知道内在脏腑,并进而知道其所发生的病变了。

按语

本文在论述人体发病与否，不是着重于外邪的侵袭，而是强调人体质的强弱，可以说是"邪之所凑，其气必虚"与"正气存内，邪不可干"的具体说明。在对素体强弱的认识上，十分强调五脏为本，并指出人体外在组织器官的强弱，亦是渊源于内在脏腑的。基于这样的生理观，故在病变情况下，可以"视其外应，以知其内脏，则知所病矣"。这些理论，为中医诊断学"有诸内，必形诸外"，以及"从外以知内"等基本观点奠定了基础。

本 篇 要 点

一、论述人体经脉、血液、卫气、志意的生理功能，以及在正常情况下的一般表现。这些都是来源于先天，不因人的愚、智、贤、不肖而有所不同。

二、论述了容易发病与尽终天年的根本原因，是在于五脏的大小、高下、坚脆、端正与偏倾的不同。而五脏的这些内在情况，又是可从外在五色、腠理和骨骼等变化而了解的。

三、概论五脏之八种变化的生理表现和多发病证。

四、具体说明五脏、六腑与外在皮肉筋骨等组织器官之间的生理病理联系。

禁服第四十八

题解

本篇说明针刺必须懂得经脉的循行规律及其与卫气的关系。并指出通过人迎、寸口脉象的变化以测知人体经脉脏腑的病变，从而根据疾病虚实寒热性质的不同，确定补泻治则，以施用灸、刺、饮药等不同治疗方法。对于这些医学理论和治疗方法，既要"旦暮勤服"，又不得传非其人，"此先师之所禁"，所以称为"禁服"。

雷公问于黄帝曰：细子①得受业，通于九针六十篇②，旦暮勤服③之，近者编绝④，久者简垢⑤，然尚讽诵弗置，未尽解于意矣。外揣言浑束为一，未知所谓也。夫大则无外，小则无内，大小无极，高下无度，束之奈何？士之才力，或有厚薄，智虑褊浅⑥，不能博大深奥，自强于学若细子，细子恐其散于后世，绝于子孙，敢问约之奈何？黄帝曰：善乎哉问也！此先师之所禁，坐私传之⑦也，割臂歃血之盟⑧也。子若欲得之，何不斋乎？雷公再拜而起曰：请闻命。于是也，乃斋宿⑨三日而请曰：敢问今日正阳⑩，细子愿以受盟。黄帝乃与俱入斋室，割臂歃血。黄帝亲祝曰：今日正阳，歃血传方，有敢背此言者，反受其殃。雷公再拜曰：细子受之。黄帝乃左握其手，右授之书，曰：慎之慎之！吾为子言之。

注释

① 细子：俗称小子，自谦之辞。

② 九针六十篇：张介宾："六十篇，古经数也，今失其传。"指古代有关针刺的医籍文章。

③ 勤服：是孜孜不倦勤奋学习的意思。

④ 编绝：古时无纸，文字都书于简上，而用皮条将其连贯起来，称为编。编绝，是指用以连贯竹简的皮条断了。

⑤ 简垢：简，即竹简。垢，尘污。简垢，是指竹简上有污垢。

⑥ 褊浅：褊，狭也。浅，肤浅。褊浅，犹言狭隘肤浅。

⑦ 坐私传之：是告诫对传授的对象，必须慎重的选择，对那种想不劳而获专谋私利的人是不能传授的。故上有"先师之所禁"。

⑧ 割臂歃血之盟：割臂，就是在臂膊上用刀割出血。歃（shà 霎）血，是盟者以血涂口旁。割臂歃血之盟，是古代最郑重的一种宣誓仪式，以示决不背信弃约。

⑨ 斋宿：即沐浴更衣，素食独宿，止其嗜欲，使心志专一，以示至诚。

⑩ 正阳：即正午的时间。

语译

雷公问黄帝说：我自从接受了你传授的九针六十篇以后，从早到晚都在勤恳地学习，尽管编绝简垢，仍不断地阅读背诵，虽然如此，还不能了解其中的精义。如《外揣》篇里说的"浑束为一"，不知是什么道理。既然说九针的道理，博大到不可再大，精微到不可再精，它的"大"与"小"已经到了极点，甚至至高无上、至深无下，那么怎样将其归纳总结呢？况且人们的聪明才智，有厚有薄，有的智慧过人，思虑周密，也有的浅见薄识，不能领会它的高深道理，又不能像我一样的刻苦努力学习，我恐怕这样长期下去，这一学术就会流散失传，子孙也就难于世代的继承下来，因此我想向你请教怎样由博返约呢？黄帝说：你问得很好！这正是先师再三告诫，不能传给那种不劳而获、专谋私利的人，所以要经过割臂歃血的盟誓，才能秘密地传授。你要想得到它，为什么不至诚地斋戒呢？雷公很有礼貌地说：我愿遵照你说的去做。于是雷公很诚恳地斋戒独宿三天，然后再来请求说：在今天正午的时候，我愿受盟传方。黄帝和他一同进入斋室，举行割臂歃血的宣誓仪式。黄帝亲自祝告说：今天在正午的时候，通过歃血的仪式传授医学要道，如果谁违背了今天的誓言，必定遭受灾殃。雷公再拜说：我愿接受盟戒。黄帝就用左手握住雷公的手，右手将书授给雷公，并且说：慎重啊慎重！我现在给你讲解其中的道理。

凡刺之理，经脉为始，营其所行，知其度量；内刺五藏，外刺六府，审察卫气，为百病母；调其虚实，虚实乃止，泻其血络，血尽不殆矣。雷公曰：此皆细子之所以通，未知其所约也。黄帝曰：夫约方①者，犹约囊②也，囊满而弗约，则输泄；方成弗约，则神与弗俱③。雷公曰：愿为下材者，勿满而约之。黄帝曰：未满而知约之，以为工，不可以为天下师。

注释

① 约方：将医学中的许多诊断和治疗方法，提纲挈领地归纳起来，叫做约方。

② 约囊：指将袋口扎起来。

③ 神与弗俱：意即不能入神，也就不能妙用。张介宾："《易》曰，精义入神，以致用也。不得其精，乌能入神。有方无约，即无神也，故曰神与勿俱。"

语译

凡要掌握针灸治病的理论，首先要熟悉经脉，要知道经脉运行的走向,并知道它的长、短和每经气血多少的差异;病在内的则可以针刺五脏所属的经脉,病在外的则可以针刺六腑所属的经脉,同时要审察卫气的变化,因为卫气在人体起着保卫作用,故卫气失常则邪从外入,百病由此而生;实则泻之,虚则补之,如能调治其虚实,补泻得宜,则虚实病变都会停止发展,病在血络的则用刺络法泻其血络,使邪血尽去,病情就会好转。雷公说:这些道理我是知道的,但还不能归纳起来掌握其要领。黄帝说:约方,就像将一个袋口扎住一样,袋子满了,如果不扎袋口,则所装的东西就会倒出来;学到的许多诊断和治疗方法,如果不能提纲挈领加以总结归纳,则杂而不精,就不能出神入化运用自如。雷公说:愿作下等人材的人,不求学识渊博,就想要归纳精简、提纲挈领。黄帝说:这样的人只能做个普通的医生,而不能作为天下人的导师。

雷公曰:愿闻为工。黄帝曰:寸口主中,人迎主外,两者相应,俱往俱来,若引绳大小齐等①。春夏人迎微大,秋冬寸口微大,如是者,名曰平人②。

注释

① 若引绳大小齐等:形容人迎、寸口脉搏相等的意思。杨上善:"二人共引一绳,彼牵而去,其绳并去;此引而来,其绳并来。寸口人迎,因呼吸牵脉往来,其动是同,故曰齐等也。"

② 平人:指正常之人。

语译

雷公说:我想听听做一般医生所应该具备的医疗技能。黄帝说:寸口脉是候察在内的五脏病变,人迎脉是候察在外的六腑病变,这两个部位的脉搏往来运行,其搏动力量大小相等。春夏阳气盛,人迎脉略大一些,秋冬阴气盛,寸口脉略大一些,像这样就是正常人的表现。

人迎大一倍于寸口，病在足少阳，一倍而躁，在手少阳；人迎二倍，病在足太阳，二倍而躁，病在手太阳；人迎三倍，病在足阳明，三倍而躁，病在手阳明。盛则为热，虚则为寒，紧则为痛痹，代则乍甚乍间。盛则泻之，虚则补之，紧痛则取之分肉，代则取血络且饮药，陷下则灸之，不盛不虚，以经取之，名曰经刺。人迎四倍者，且大且数，名曰溢阳，溢阳为外格，死不治。必审按其本末，察其寒热，以验其藏府之病。

语译

人迎比寸口的脉象大一倍，是病在足少阳经，大一倍而躁疾的，病在手少阳经；人迎脉比寸口大两倍，病在足太阳经，大二倍而躁疾的，病在手太阳经；人迎脉比寸口大三倍，病在足阳明经，大三倍而躁疾的，病在手阳明经。人迎脉盛是阳气内盛而为热，虚小是阳气内虚而为寒，脉紧的为痛痹，出现代脉则有忽痛忽止、时轻时重的病证。治疗时凡脉盛的实证用泻法，脉虚的虚证用补法，脉紧而疼痛的则针刺分肉之间的穴位，脉代的取血络放血并配合服汤药，脉陷下不起的用灸法，不盛不虚是正经自病的，取治于有病脏器的本经，就叫做"经刺"。人迎脉比寸口大四倍，大而且数，阳脉甚盛，名曰溢阳脉，溢阳是阴气格阳于外的现象，属不治的死证。必须详细研究其疾病的全过程，辨明属寒属热，以判断脏腑的病变。

寸口大于人迎一倍，病在足厥阴，一倍而躁，在手心主；寸口二倍，病在足少阴，二倍而躁，在手少阴；寸口三倍，病在足太阴，三倍而躁，在手太阴。盛则胀满、寒中、食不化,虚则热中、出糜^①、少气、溺色变,紧则痛痹,代则乍痛乍止。盛则泻之,虚则补之,紧则先刺而后灸之,代则取血络而后调之,陷下则徒灸之。陷下者,脉血结于中,中有著血^②,血寒,故宜灸之。不盛不虚,以经取之。寸口四倍者,名曰内关,内关者,且大且数,死不治。必审察其本末之寒温,以验其藏府之病。

注释

① 出糜:指粪便中有糜烂未化的食物。

② 著血:指脉管内有瘀血附着。

语译

寸口脉大于人迎一倍,病在足厥阴经,大一倍而躁疾的,病在手厥阴经;寸口脉大于人迎二倍,病在足少阴经,大二倍而躁疾的,病在手少阴经;寸口脉大于人迎三倍,病在足太阴经,大三倍而躁疾的,病在手太阴经。寸口脉盛大可出现胀满、寒滞中焦、食不消化等证,寸口脉虚弱则出现内热、大便中有糜烂未化食物、少气、小便色变,脉紧的出现痛痹,脉代的时痛时止。治疗时脉盛的用泻法,脉虚的用补法,脉紧的先针刺而后用灸法,脉代的先刺血络而后用药物调治,脉虚陷不起的只用灸法治疗。脉虚陷不起,是因脉中的血行凝结,并有瘀血附着在脉中,这是因为寒气深入于血,血因寒而滞,故宜用灸法以通阳散寒。不盛不虚的本经自病,可以取本经穴位治疗。寸口脉大于人迎四倍的,叫做内关,内关是阴气过盛,使阳气不能与阴气相交而外越,内关的脉象是大而且数,是不治的死证。总之,必须详细审察致病的本末及其寒热性质,从而判明脏腑的病变,加以治疗。

通其营输^①,乃可传于大数^②。大数曰:盛则徒^③泻

之,虚则徒补之,紧则灸刺且饮药,陷下则徒灸之,不盛不虚,以经取之。所谓经治者,饮药,亦用④灸刺。脉急则引⑤,脉大以弱,则欲安静,用力无劳也。

注释

① 通其营输:营,指营运。输,指输注。通其营输,指通晓经脉运行和输注的理论。

② 大数:指治疗上的大法。

③ 徒:但、只的意思。

④ 用:原作"曰",据《甲乙经》改。

⑤ 引:指导引法。

语译

必须通晓经脉的运行和输注的理论,才能进一步传授针灸治病的大法。大法说:脉盛的用泻法,脉虚的用补法,脉紧的可灸、刺、服药三者并用,脉虚陷不起的则但用灸法,脉不盛不虚的本经自病,就取本经穴位治疗。所谓"经治",就是或服药,或用灸刺,随其经脉病证所宜而选用施治方法。脉急的是邪盛,可用导引法以去邪,脉大而弱的,宜安心静养,不要勉强用力或烦劳过度。

本 篇 要 点

一、首先说明针刺治病要度量经脉所行的路线,内刺五脏、外刺六腑经脉,还要审察卫气的情况,根据其虚实性质进行调治。

二、其次说明诊断疾病时,切诊以人迎、气口的脉象为主。正常人春天夏天人迎比气口脉略大些,秋天冬天则反是。并指出大的程度超过了一倍以上,便是病态。

五色第四十九

题解

本篇是色诊大纲。说明脏腑和肢节的病变反应于面部时,各有其分布的一定位置以及与五色的配合关系。根据面部色泽的变化以判断疾病深浅、新久和疾病的转归、预后等。由于主要内容是以五色分属五脏作为临床诊断的依据,所以称为"五色"篇。

雷公问于黄帝曰:五色独决于明堂乎?小子①未知其所谓也。黄帝曰:明堂者,鼻也。阙者,眉间也。庭者,颜也。蕃者,颊侧也。蔽者,耳门也。其间欲方大②,去之十步,皆见于外,如是者寿必中百岁③。

注释

① 小子:自谦之词,与本书《禁服》"细子"义同。亦指年少者。张介宾:"诸臣之中,惟雷公独少,故自称小子。"

② 方大:指端正、宽大、丰隆的意思。

③ 寿必中百岁:中(zhòng 众),满的意思。寿必中百岁,即寿必满百岁。

语译

雷公向黄帝问道:观察面部的五色,能单独取决于明堂部位吗?其中的道理我还不太清楚。黄帝说:明堂,是指鼻头。阙,是指两眉中间。庭（天庭），即额部。蕃，是指两颊的外侧。蔽，是耳门前的部位。这些部位之间要方大，在十步以外，看上去都明朗清楚的，是寿命必满百岁的征象。

雷公曰：五官之辨奈何？黄帝曰：明堂骨高以起，平以直，五藏次于中央[①]，六府挟其两侧[②]，首面上于阙庭，王宫在于下极[③]。五藏安于胸中，真色以致，病色不见，明堂润泽以清。五官恶得无辨乎？雷公曰：其不辨者，可得闻乎？黄帝曰：五色之见也，各出其色部。部骨陷者，必不免于病矣。其色部乘袭[④]者，虽病甚，不死矣。雷公曰：官五色奈何？黄帝曰：青黑为痛，黄赤为热，白为寒，是谓五官。

注释

① 五藏次于中央：次，居的意思。五脏次于中央，即五脏反映的部位居于面部的中央。

② 六府挟其两侧：挟，附的意思。六府挟其两侧，即六腑附在五脏部位的两侧。

③ 王宫在于下极：王宫，指心所属的部位。下极，居两目之中。

④ 乘袭：指乘虚侵袭之意。张志聪："承（乘）袭者，谓子袭母气也。如心部见黄，肝部见赤，肺部见黑，肾部见青，此子之气色，承（乘）袭于母部。"

语译

雷公说：五官的气色怎样辨别呢？黄帝说：鼻骨要高起，平正而端直，五脏反映的部位依次排列在面部中间鼻的部位上，六腑在鼻的两旁，在上的阙中和天庭是头面的部位，心所属的部位在两目之中的下极。若五脏功能正常安居胸中，则出现正常的五色，而不见病色，鼻部的色泽必然润泽清明。五官之色有什么不能辨别的呢？雷公说:还有不是这样辨别的,可以讲给我听听吗？黄帝说:五色之见,各有一定的部位。如果在某一部位上的气色有深陷入骨的征象,是必然要发病的现象。如在部位上有乘袭之色,而不是克贼之色,病虽严重,也没有死亡的危险。雷公说:五色所主的病证是什么呢？黄帝说:青和黑主痛,黄和红主热,白主寒,这就是辨五官中五色所主的一般证候。

按语

"青黑为痛,黄赤为热,白为寒"的五色主病,只能说有的病证有此反应,而不是普遍规律。如以黑色言,《金匮要略》中曾提到:"内有干血,肌肤甲错,两目黯黑","膈间支饮,其人喘满,心下痞坚,面色黧黑"。说明黑色不全是主痛。又以黄赤言,在本篇的下文就有"黄赤为风"的说法。因此,对五色主病,也必须灵活运用。

雷公曰:病之益甚[①],与其方衰[②]如何？黄帝曰:外内皆在焉。切其脉口[③]滑小紧以沉者,病益甚,在中;人迎气大紧以浮者,其病益甚,在外。其脉口浮滑者,病日进;人迎沉而滑者,病日损。其脉口滑以沉者,病日进,在内;其人迎脉滑盛以浮者,其病日进,在外。脉之浮沉及人迎与寸口气小大等者,病难已[④]。病之在藏,沉而大者,易已,小为逆;病在府,浮而大者,其病易已。人迎盛坚[⑤]者,伤于寒;气口盛坚者,伤于食。

注释
① 益甚:指病情逐渐加重的意思。
② 方衰:指病邪日衰,病渐减轻。张介宾:"益甚,言进;方衰,言退也。"

③ 脉口：又名寸口、气口，是指手腕桡侧的切脉部位。

④ 病难已：应作"病易已"。本书《终始》、《禁服》等篇所言病者，均以人迎气口不等，致为虚实寒热，诚以阴阳不能和平故为病态；今则"脉之浮沉及人迎寸口气小大等者"，正说明是阴阳和平，疾病向好的方面发展，故病易已。

⑤ 坚：《黄帝内经太素》、《甲乙经》均作"紧"。《伤寒论》："太阳之为病，脉浮而紧者，名曰伤寒。"坚与紧是形近之误。下文"气口盛坚者"之"坚"，应同为"紧"。

语译

雷公说：病势的加重和减轻，应如何判断呢？黄帝说：应该对表里病证表现作全面的观察。切按病人的寸口脉，如出现滑、小、紧而沉的，主邪盛病进，病在五脏；若人迎脉出现大、紧而浮的，主阳分邪盛病进，病位在表。寸口脉浮滑的，主病逐日在发展；若人迎脉沉而滑的，主病逐日减轻。寸口脉滑而沉的，是病邪渐进，病位在里；若人迎脉滑盛而浮的，是病情日益进展，病位在表。若寸口与人迎的脉象浮沉大小相等，说明阴阳和平，是病证向好的方面发展。病在五脏，若脉见沉而大的，病容易治好，如见小脉，病证难治；病在六腑，若脉见浮而大的，其病易愈。人迎主表，脉盛而紧者，主伤于寒邪为病；寸口主里，脉盛而紧者，主伤于饮食不节。

雷公曰：以色言病之间甚奈何？黄帝曰：其色粗以明①，沉夭②者为甚。其色上行者，病益甚；其色下行如云彻散者，病方已。五色各有藏部③，有外部，有内部也。色从外部走内部者，其病从外走内；其色从内走外者，其病从内走外。病生于内者，先治其阴，后治其阳，反者益甚；其病生于阳者，先治其外，后治其内，反者益甚。其脉滑大以代而长者，病从外来，目有所见，志有所恶，此阳气之并也,可变而已。雷公曰:小子闻风者百病之始也,厥逆者寒湿之起也,别之奈何? 黄帝曰:常④候阙中,薄泽⑤为风,冲浊⑥为痹,在地⑦为厥。此其常也,各以其色言其病。

注释

① 色粗以明:张介宾释"粗"为"显"。色粗以明,是指面色明亮光泽。

② 沉夭:晦滞的意思。

③ 藏部:指五色所主的脏腑部位。张志聪:"藏部,脏腑之分部也。"

④ 常:《甲乙经》作"当",义长。

⑤ 薄泽:与浮泽同。指色浮浅而光泽。

⑥ 冲浊:冲,深的意思。浊,浑浊不清。冲浊,即色深沉而浑浊的意思。

⑦ 地:指面的下颏部,又名地阁。

语译

雷公问:怎样从色泽的表现,来判断疾病的轻重呢? 黄帝说:病人面色明润的病轻,晦滞的病重。色上行的,是病势日趋严重;色下行的,如乌云消散,天空晴朗,为疾病将愈的现象。五色见于面部,分现于脏腑所属的部位,有属六腑的外部,有属五脏的内部。病色从外部走向内部的,为病邪从表入里;病色从内部走向外部的,为病邪从里出表。病从内生的,当先治其脏,后治其腑,如先后颠倒,病情必然加重;病生于六腑的,应该先治其表,后治其里,内外表里颠倒而误治,会引邪深入,加重病情。如脉见滑大或更易长脉,是外感病邪由表入里,使人目有妄见,神志反常,这是因为阳邪盛,与阳气合并的病象,通过泻阳的方法治疗,改变其阳盛伤阴的局面,病就会治好。雷公说:我听说许多病的开始多由风邪引起,厥逆病变多由寒湿引起。怎样从面色上鉴别呢? 黄帝说:在通常情况下,观察两眉之间的气色变化,色现浮薄而光泽的是风病,沉浊而暗的为痹病,若沉浊晦暗的颜色出现在地阁部位为厥逆病。这是根据面色的不同来判断疾病的一般方法。

雷公曰:人不病卒死①,何以知之? 黄帝曰:大气②入于藏府者,不病而卒死矣。雷公曰:病小愈而卒死者,何以知之? 黄帝曰:赤色出两颧,大如母指③者,病虽小愈,必卒死。黑色出于庭,大如母指,必不病而卒死。雷公再拜曰:善哉! 其死有期乎? 黄帝曰:察色以言其时。

注释

① 卒死:卒(cù 醋),同"猝"。卒死,突然死亡。

② 大气:就是大邪之气,指极厉害的病邪言。张介宾:"大气,大邪之气也。大邪之人者,未有不由正气大虚而后邪得袭之,故致卒死。"

③ 大如母指:母指,即拇指。大如母指,是形容搏聚成块的病色,如拇指样大。

语译

雷公问:人没有病象而突然死亡,怎么预测呢? 黄帝说:这是因为人的正气大虚,又加大邪之气侵入脏腑,故没有病象而突然死亡。雷公问:病稍愈而突然死亡的,怎么预测呢? 黄帝说:如两颧发现赤色,如拇指那样大,病虽暂时好转,仍会突然死亡。黑色出现在天庭的部位,如拇指那样大,虽没有病象,也会突然死亡。雷公说:你讲得太好了! 病人的死亡时间能预先知道吗? 黄帝说:观察面部气色的变化,就可以判断出死亡的大概时间。

按语

本节经文指出在色诊中出现的几种会突然死亡的病色,这是古人临床实践的宝贵经验,是有相当价值的。对大气入于脏腑而卒死一节,近代医家如张锡纯有所发挥。他说:"夫人之膈上,心肺皆脏,无所谓腑也。经既统言脏腑,指膈下脏腑可知。以膈上之大气,入于膈下之脏腑,非下陷乎? 大气既陷,无气包举肺外以鼓动其阖辟之机,则呼吸顿停,所以不病而猝死也。"因制"升陷汤"三方,可作为我们学习这段经文理论联系实际的参考。

　　雷公曰:善乎! 愿卒闻之。黄帝曰:庭者,首面也;阙上者,咽喉也;阙中者,肺也;下极者,心也;直下①者,肝也;肝左者,胆也;下者②,脾也;方上③者,胃也;中央④者,大肠也;挟大肠者,肾也;当肾者,脐也;面王⑤以上者,小肠也;面王以下者,膀胱、子处也;颧者,肩也;颧后者,臂也;臂下者,手也;目内眦上者,膺乳也;挟绳而上⑥者,背也;循牙车⑦以下者,股也;中央者,膝也;膝以下者,胫也;当胫以下者,足也;巨分⑧者,股里也;巨屈⑨者,膝膑也。此五藏六府肢节之部也,各有部分;有部分,用阴和阳,用阳和阴。当明部分,万举万当;能别左右,是谓大道;男女异位,故曰阴阳。审察泽夭,谓之良工。

注释

① 直下:张介宾:"肝在心之下,故直下应肝。"指鼻柱部位应肝。

② 下者:指肝之下。亦即鼻之准头部位应脾。

③ 方上:指鼻准头的两旁处,即迎香略上方。张介宾:"准头两旁为方上,即迎香之上,鼻隧是也。"

④ 中央:两颧稍下,鼻两旁迎香以外的部位。张介宾:"中央者,面之中央,谓迎香之外,颧骨之下,大肠之应也。"

⑤ 面王:即鼻尖部。

⑥ 挟绳而上:绳,指耳边部位。蒋示吉:"绳,耳边也。耳边如绳突起,故曰绳。"马莳:"挟,近也,故近耳边直上之部分,所以候背之病。"

⑦ 牙车：即牙床，颊车穴部位。

⑧ 巨分：巨，大也。巨分，指上下牙床大分处。

⑨ 巨屈：在颊下的曲骨部。

语译

雷公说：好啊！我想全面地听您讲讲这种诊断方法。黄帝说：脏腑肢节应于面的部位是：天庭，应头面；眉心之上，应咽喉；眉心，应肺；两目之间，应心；由心直下的部位，应肝；肝左边，应胆；鼻准，应脾；鼻准两旁，应胃；面的中央部位，应大肠；挟面中央两旁的颊部，应肾；肾所属颊部的下方，应脐；在鼻准的上方两侧，两颧以内的部位，应小肠；鼻准以下的人中穴处，应膀胱和子宫；颧骨处，应肩；颧骨的后方，应臂；臂下部，应手；内眼角以上的部位，应胸与乳房；颊的外部以上，应背；沿颊车以下，应股；两牙床的中央部，应膝；膝以下的部位，应胫；胫部以下，应足；口角大纹处，应股的内侧；颊下曲骨的部位，应膝盖。以上是五脏六腑肢体分布在面的部位，而五色主病也是各有它一定部位的；脏腑肢节在颜面的分属部位既已确定，因此在治疗时，阴衰而致阳盛的应补阴以配阳，阳衰而致阴胜的应助阳以和阴。只要明确部位和五色的关系，在诊断治疗上就会万无一失；能别左右，就能知道阴阳运动的规律了；男女病色的转移，其位置是不同的（男子左为逆，右为从；女子右为逆，左为从），所以必须掌握阴阳的规律。能根据所属部位去审察面色的润泽和晦暗，从而诊断疾病的，才是一个高明的医生。

按语

五脏、六腑以及肢节反映于面部的区域，其生理上的联系可能与脏腑肢节能反映在耳郭上是一致的。故以此面部的脏腑肢节分部理论,来指导临床诊治,曾有以"阙上者,咽喉也;阙中者,肺也"的理论为指导,用巴豆朱砂膏贴于阙上防治白喉,取得较好的效果;按摩阙中(印堂),对针麻手术时的内脏牵拉痛取得了缓解作用;针刺印堂穴,治呼吸麻痹有一定疗效。现代有些针灸家,应用这一理论,以脏腑肢节反映的部位,作为针刺穴位,名曰"面针"。于此可见这一理论的科学价值,并有进一步研究的必要。

沉浊为内,浮泽为外。黄赤为风,青黑为痛,白为寒,黄而膏润为脓,赤甚者为血,痛甚为挛,寒甚为皮不仁。五色各见其部,察其浮沉,以知浅深;察其泽夭,以观成败;察其散抟[1],以知远近;视色上下,以知病处;积神于心,以知往今。故相气不微,不知是非,属意勿去,乃知新故。色明不粗,沉夭为甚;不明不泽,其病不甚。其色散,驹驹然[2]未有聚,其病散而气痛,聚未成也。

注释

① 抟:聚结不散的意思。

② 驹驹然:驹(jū 拘),幼马。驹驹然,形容病色如驹驰无定,散而不聚之状。张介宾:"稚马曰驹。驹驹然者,如驹无定,散而不聚之谓。故其为病尚散。"

语译

面色沉滞晦暗,主在里在脏的病,面色浮露鲜明,主在表在腑的病。黄赤色主风病,青黑色主痛证,白色主寒证,色黄而如油膏那样润泽的为痛脓已成,赤色深的主血肿疼痛,痛甚的多因筋脉发生挛急,寒邪较甚则使皮肤麻痹不仁。五色各表现在颜面的一定部位上,可以从色的浮沉,以察知病邪的浅深,色浮的病浅,色沉的病深;从病色的润泽与晦暗,可以判断疾病的预后吉凶,色润泽的预后良好,色晦暗的预后不良;观察病色的散漫与聚结,可以知道病程的长短,色散漫的病程短为新病,色聚结的病程长为久病;从病色出现的脏腑肢节上下部位,就可以知道病变的所在;医者能聚精会神地望色辨证,就能正确分析判断病的已往情况和目前的发展变化。所以,对于气色的变化,如果不做精微细致的观察,就不了解病证的是非,只有专心致志地去分析研究,才能知道新病旧病的关系及其发展变化的规律。面色应有的明亮却不显露,而见沉滞晦暗的,主病重;虽不明亮,亦不润泽,只要没有晦暗的现象,其病不致趋向严重。色散而不聚的,则其病势亦将分散,即使有痛证,也仅是由于气滞所引起,而不是积聚的病。

　　肾乘心,心先病,肾为应,色皆如是。男子色在于面王,为小腹痛,下为卵痛①,其圜直②为茎痛,高为本,下为首③,狐疝癀阴④之属也。女子在于面王,为膀胱、子处之病,散为痛,抟为聚,方员左右,各如其色形。其随而下至胝为淫⑤,有润如膏状,为暴食不洁。左为左,右为右,其色有邪,聚散而不端,面色所指者也。色者,青黑赤白黄,皆端满⑥有别乡⑦。别乡赤者,其色亦大如榆荚,在面王为不日。其色上锐,首空上向;下锐下向。在左右如法。以五色命藏,青为肝,赤为心,白为肺,黄为脾,黑为肾。肝合筋,心合脉,肺合皮,脾合肉,肾合骨也。

注释

①　卵痛:指睾丸作痛。

②　圜直:圜(yuán员),同"圆"。圜直,指圆而直的人中沟而言。李中梓:"圜直,指人中水沟穴也。人中有边圆而直者,故人中色见,主阴茎作痛。"

③ 高为本，下为首：在人中上半部者称高，为阴茎根痛；在人中下半部者称下，为茎头痛。

④ 癀阴：癀（tuí 颓），同"癫"。癀阴，又名阴癫，就是阴囊偏大的癫疝病。

⑤ 至胝为淫：胝，疑为"脤"之形误，脤为"脣"之借字。《甲乙经》作"骶"。淫，即白淫。《素问・痿论》："及为白淫。"王冰："白淫，谓白物淫衍，如精之状，女子阴器中绵绵而下也。"

⑥ 端满：即端正盈满的意思。张介宾："端谓无邪（按：邪与斜同），满谓充足。"

⑦ 别乡：一说犹言他乡，即别的部位。另一种说认为是指方位、时日各有所主之正向。张介宾："有别乡者，言方位时日各有所主之正向也。"

语译

肾邪侵犯心脏，是因为心先病，心虚而邪乘虚而入，这时肾的黑色就会出现在心所属的部位上，凡病色的出现，都可依此类推。男子病色出现在鼻准上下的，这是小肠有病，主小腹痛，向下牵引到睾丸作痛，若病色出现在人中沟上，主阴茎作痛，病色出现在人中沟的上半部主茎根痛，出现在下半部主茎头痛，这些都是属于狐疝和阴癫之类的疾病。女子病色出现在鼻准以下，主膀胱和子宫的病，若色散而不聚的为无形之气，色抟为聚，是有形之血凝，为积聚病，其积聚之或方或圆，或左或右，都和它的病色的形态相似。若病色一直下行到唇部，则为带浊病，其排出润如膏状的污物，多因暴食不洁所致。病色的表现和病的部位是一致的，色现于左病在左，色现于右病在右，其色有邪气，或聚或散而不端正的，一如其面色所指，即可以知其病变所在。所言的色，即青、黑、赤、白、黄，都应该端正盈满地表现在所应出现的部位上。如赤色不出现在心的部位，而出现在鼻准的部位，且大如榆荚，病可不日而愈。如病色的尖端向上的，是头面部的正气空虚，病邪有向上发展之势；病色尖端向下的，病邪有向下的趋势。在左、在右都和这个辨认法相同。再以五色与五脏相应的关系来说,青为肝色,赤为心色,白为肺色,黄为脾色,黑为肾色。而肝合于筋,心合于脉,肺合于皮,脾合于肉,肾合于骨。若色青筋病的,是病邪在肝,余脏可类推。

本 篇 要 点

一、说明颜面各部的名称,从五色主病、五色部位的移转,来了解病证性质与病邪的传变概况。

二、指出黑色出于庭、赤色出两颧,大如拇指,在预后诊断上的价值。

三、具体说明头面、咽喉、五脏六腑、四肢关节等在面部的反应区域。

四、论述颜面的脏腑分属部位,举例说明其表现气色与疾病的关系;论证了脏部五色对诊断病位所在的可靠性;指出五色和五脏以及五脏与外在组织的密切关系。

论勇第五十

题解

本篇从人体皮肤、肌肉的厚薄坚脆和色泽的表现，来观察人体对四时虚邪贼风的耐受力；并从人体内外各部组织的强弱，来判断人的勇怯和对痛的耐受性。由于本篇的主要内容是论勇怯之士，故以"论勇"作为篇名。

黄帝问于少俞曰：有人于此，并行并立，其年之长少等也，衣之厚薄均也，卒然遇烈风暴雨，或病，或不病，或皆病，或皆不病，其故何也？少俞曰：帝问何急①？黄帝曰：愿尽闻之。少俞曰：春青②风，夏阳风③，秋凉风，冬寒风。凡此四时之风者，其所病各不同形。黄帝曰：四时之风，病人如何？少俞曰：黄色薄皮弱肉者，不胜春之虚风④；白色薄皮弱肉者，不胜夏之虚风；青色薄皮弱肉，不胜秋之虚风；赤色薄皮弱肉，不胜冬之虚风也。黄帝曰：黑色不病乎？少俞曰：黑色而皮厚肉坚，固不伤于四时之风。其皮薄而肉不坚，色不一者，长夏至而有虚风者，病矣；其皮厚而肌肉坚者，长夏至而有虚风，不病矣。其皮厚而肌肉坚者，必重感于寒，外内皆然，乃病。黄帝曰：善。

注释

①急：先的意思。《吕氏春秋·情欲》：“邪利之急。”高注：“急，犹先。”

②青：《甲乙经》改为“温”，与以下三句义合。

③夏阳风：夏季的热风。

④虚风：即虚邪贼风的意思。张介宾：“虚风者，虚乡不正之邪风也。”也就是指邪风。

语译

黄帝问少俞说：假使有几个人生活在同一环境中，他们的年龄大小一致，穿的衣服厚薄也相等，突然遭到狂风暴雨，有的生病，有的不生病，或者都生病，或者都不病，这是什么缘故？少俞说：你先问哪一个问题呢？黄帝说：我都想听一听。少俞说：春季当令的是温风，夏季是热风，秋季是凉风，冬季是寒风。大凡这四季的风性质不同，影响到人体发病的情况也不一致。黄帝说：四季的风，怎样使人发病呢？少俞说：色黄皮薄而肌肉柔弱的人，是脾气不足，不能抵抗春天的虚邪贼风；色白皮薄肌肉柔弱的人，是肺气不足，经不住夏季的虚邪贼风；色青皮薄肌肉柔弱的人，是肝气不足，不能抵抗秋天的虚邪贼风；色赤皮薄肌肉柔弱的人，是心气不足，不能抵抗冬天的虚邪贼风。黄帝说：色黑的人不受病吗？少俞说：色黑而皮肤宽厚肌肉致密坚固，就不会被四季虚邪贼风所伤。如果其人皮肤薄弱，肉不坚实，又不是始终是黑色的人，到了长夏的季节，遭到了虚邪贼风就会生病的；如果其人色黑皮肤宽厚，肌肉坚实，虽遭到长夏季节的虚风，因抵抗力强，也不会发病。这样的人皮肤宽厚而肌肉坚实，必须是外伤于风寒，内伤于饮食生冷，外内俱伤，才能发病。黄帝说：你讲得很好。

按语

本节经文以朴素的语言,说明内因在人体发病过程中所起的重要作用。这些宝贵的实践经验和理论知识,有深入研究的价值。

关于薄皮弱肉易于感邪致病的道理,有人作了较好的说明:"盖皮肤肌腠之间,五脏元真之所通会,是以薄皮弱肉,则脏真之气虚矣。五脏之气虚,则不能胜四时之虚风矣。"此即外因必须通过内因而发病的道理。

黄帝曰:夫人之忍痛与不忍痛者,非勇怯之分也。夫勇士之不忍痛者,见难则前,见痛则止;夫怯士之忍痛者,闻难则恐,遇痛不动。夫勇士之忍痛者,见难不恐,遇痛不动;夫怯士之不忍痛者,见难与痛,目转面盻[1],恐不能言,失气惊,颜色变化,乍死乍生[2]。余见其然也,不知其何由,愿闻其故。少俞曰:夫忍痛与不忍痛者,皮肤之薄厚,肌肉之坚脆缓急之分也,非勇怯之谓也。

注释

[1] 目转面盻:目转,形容惊恐时,眼花视物旋转。盻(xì系),怒视。面盻,形容面部斜侧向外,惊恐不敢正视。

[2] 乍死乍生:《一切经音义》十七引《苍颉》:"乍,两辞也。"所谓两辞,是疑而未定的意思。乍死乍生,犹疑死疑生。

语译

黄帝说:人能够忍受疼痛与否,不能以性格的勇敢和怯弱来区分。有些勇敢的人而不能耐受疼痛,见到危难时则勇往直前,而当遭到疼痛时,则退缩不前;有些怯弱的人能耐受疼痛,但他听到有危难的事就恐慌不安,而遭到疼痛时,却能忍受而不动声色。有些勇敢而又能耐受疼痛的人,见到危难不恐惧,遭到疼痛能忍耐;有些怯弱而又不能耐受疼痛的人,见到危难与疼痛,吓得头晕眼花,面目变色,不敢正视,话也说不出,心惊气促,疑死疑生。我看到这样的人和这些情况,却不知是什么原因,想听听其中的道理。少俞说:忍痛与否,主要决定于皮肤的厚薄,肌肉的坚实、脆弱、松紧的不同,是不能用性格的勇敢、怯弱来说明的。

黄帝曰:愿闻勇怯之所由然。少俞曰:勇士者,目深以固①,长衡直扬,三焦理横,其心端直,其肝大以坚,其胆满以傍②,怒则气盛而胸张,肝举而胆横,眦裂而目扬,毛起而面苍,此勇士之由然者也。

黄帝曰:愿闻怯士之所由然。少俞曰:怯士者,目大而不减,阴阳相失③,其焦理纵,髑骬短而小,肝系缓,其胆不满而纵,肠胃挺④,胁下空⑤,虽方大怒,气不能满其胸,肝肺虽举,气衰复下,故不能久怒,此怯士之所由然者也。

注释

① 目深以固:形容目光深邃而凝视不动之状。

② 傍:通"旁",大也。《博雅》:"旁,大也,广也。"又张介宾释傍为傍开。如说:"满以傍者,傍即傍开之谓,过于人之常度也。"

③ 阴阳相失:阴阳不协调。

④ 肠胃挺:挺,是直而少弯曲的意思。肠胃挺,就是形容肠胃不强健,少曲折而直。

⑤ 胁下空:指胁下空虚而肝血不能充满。

语译

黄帝说:我想了解人们之所以会有勇敢和怯懦的不同性格。

少俞说:勇敢的人,目光深邃而凝视不动,眉毛宽大长直,皮肤肌腠的纹理是横的,心脏端正,肝脏坚厚,胆大汁满,在发怒时气壮盛而胸廓张大,肝叶上举而胆横,眼瞪得很大,目光逼射,毛发竖起,面色铁青,这些都是决定勇士性格的因素。

黄帝说:我还想了解怯懦人的性格是怎样产生的。少俞说:怯懦的人目虽大而不深固,阴阳不协调,皮肤肌腠的纹理纵而不横,胸骨剑突的形态短而小,肝脏薄而软,胆汁也不充满,胆囊松弛,肠胃不强健,弯曲少而直,胁下空虚而肝血不能充满,虽值大怒,怒气也不能充满胸中,肝肺之气虽因怒而上举,但不能持久,而怒气很快消失,这些都是决定怯士性格的因素。

黄帝曰:怯士之得酒,怒不避勇士①者,何藏使然?少俞曰:酒者,水谷之精,熟谷之液也。其气慓悍,其入于胃中,则胃胀,气上逆,满于胸中,肝浮胆横。当是之时,固比于勇士,气衰则悔。与勇士同类,不知避之,名曰酒悖②也。

注释

① 怒不避勇士:避,《一切经音义》九引《苍颉》:"避,去也。"引申有差别之意。怒不避勇士,犹云怯士得酒即醉以怒,则自以为与勇士相去无几。

② 酒悖:悖(bèi 背),违背。酒悖,是饮酒后发生狂妄行为。

语译

黄帝说:怯懦的人喝了酒以后,当他发怒的时候,也和勇士差不多,这是哪一脏的功能使他这样的呢?少俞说:酒是水谷的精华,是谷类经发酵后酿造而成的液汁。酒气迅利猛急,当酒液进入胃中以后,使胃部胀满,气机上逆,而充满于胸中,使肝气上冲,胆气壮横。当酒醉的时候,他的言谈举止,虽然和勇士差不多,但是当酒气一过，则怯态如故，反而懊悔自己不该那样冲动。这种酒醉以后的言谈举止，看上去像勇士那样的不知避忌，所以称为酒悖。

按语

本节论述了人的勇怯性格与内脏器官及气机强弱有着内在的联系。但是这种性格上的差异，不能把它看作是绝对的，因通过社会实践的锻炼、精神意志的修养，对性格的改变，同样有相当大的作用。

本 篇 要 点

一、说明人在同一环境中，有受病与不受病的区别，其关键决定于体质的强弱。

二、说明忍痛与不忍痛并非勇怯的本质区别，而勇怯的关键，在于内脏生理功能强弱的不同，其中主要又决定于肝胆的坚、脆。

三、举例说明怯者酒醉以后暂时可能表现类同勇士的样子，但不是真勇，故名之曰"酒悖"。

背腧第五十一

题解

本篇主要说明背部五脏俞穴的部位及灸治的补泻方法。这些俞穴，都是内应五脏，在治疗上虽有特殊功效，但都不宜深刺，否则会发生危险。故以"背腧"名篇。

黄帝问于岐伯曰：愿闻五藏之腧出于背者。岐伯曰：胸中大腧在杼骨之端①，肺腧在三焦之间，心腧在五焦之间，膈腧在七焦之间，肝腧在九焦之间，脾腧在十一焦之间，肾腧在十四焦之间。皆挟脊相去三寸所，则欲得而验之，按其处，应在中而痛解②，乃其腧也。灸之则可，刺之则不可。气盛则泻之，虚则补之。以火补者，毋吹其火，须自灭也。以火泻者，疾吹其火，传③其艾，须其火灭也。

注释

① 胸中大腧在杼骨之端：大腧，指大杼穴。背俞穴之中，大杼的穴位高居于五脏六腑各俞穴之上，所以称为"大腧"。杼骨之端，是指项后第一椎棘突下两旁，距督脉的大椎穴左右各旁开一寸半。

② 应在中而痛解：有两种意思：一是指用手指按压在穴位上，病人感到痠胀痛的是穴位；一是指原有疼痛的，用手指按压能使疼痛缓解，病人感觉快然的是穴位。

③ 传：《黄帝内经太素》作"傅"，杨注"傅音付，以手拥傅其艾吹之，使

火气不散也。"

语译

黄帝问于岐伯说:我想了解五脏出于背部的俞穴。岐伯说:胸中的大杼是在项后第一椎下,肺俞在第三椎下,心俞在第五椎下,膈俞在第七椎下,肝俞在第九椎下,脾俞在十一椎下,肾俞在十四椎下。这些穴位,都在脊骨的两旁,左右穴位相距三寸,要确定这些穴位,检验的方法是:用手按其俞穴部位,病人感到痠麻、胀痛,或者原有痠痛不适,通过按压而得到缓解的,便是穴位的所在处。这些俞穴,在治疗上以灸法最好,不可妄用针刺。在用灸时,邪气盛的用泻法,正气虚的用补法。用艾火为补法时,艾火燃着后,不要吹其火,让它慢慢燃烧以待其自灭。用艾火为泻法时,艾火燃着后,迅速吹旺其火,随即加上艾炷再灸,使之急燃而迅速熄灭。

按语

本篇所述位于背脊两侧的大杼、膈俞以及五脏的俞穴,一直为针灸医家所采用。篇中对于五脏俞穴特别指出"灸之则可,刺之则不可",这主要说明背部不可深刺,深刺会刺伤肺、心等内脏,而发生危险,但并不是说背部绝对禁刺。在本书的其他篇中,如《五邪》、《癫狂》等,均有刺背部俞穴的记载。

针灸的治疗作用,一般补用灸、泻用针,这是从针灸两法对比而言。本篇指出灸法中亦有补泻之分,临床用灸法为泻者,如喉痹、鼻衄等灸少商,伤风感冒灸风池、风门、大椎,肝阳病灸涌泉穴,等等。

本文中"按其处,应在中而痛解",即"以痛为腧"之意。这在目前不仅用于针刺治疗的取穴,并作为对某些疾病的诊断方法,称谓"穴位压痛辨病诊断法",并采取用西医已经确诊的病例,进行验证,结果穴位压诊大部分准确。尤其可喜的是,有关单位在临床进行探索时,发现各类癌症病人(除子宫癌、卵巢癌经放射治疗后压痛不明显者外)的新大郄穴(臀横纹及与腘横纹联线中点偏外下五分)均出现明显压痛,通过100例的穴诊验证,基本符合。

本 篇 要 点

一、说明五脏背腧的位置以及取穴的验证方法。

二、指出治疗上取背腧穴,在补泻方法上是宜灸而禁针的。

卫气第五十二

题解

本篇主要介绍了营气和卫气的生理功能,十二经脉的标本穴位所在,胸、腹、头、胫的气街部位及其主治疾病范围,同时说明了辨别虚实进行补泻的方法。本篇因着重讨论体表肢节部位与各经标本相应的穴位,以及有关应用在诊断治疗上的各种问题,认为这些都和保卫肌表、防御外邪、调节内外的卫气功能是否健全有着密切的关系,所以用"卫气"名篇。

黄帝曰:五藏者,所以藏精神魂魄者也;六府者,所以受水谷而行化物者也。其气内干五藏,而外络肢节。其浮气①之不循经者,为卫;其精气之行于经者,为营。阴阳相随,外内相贯,如环之无端,亭亭淳淳②乎,孰能穷之。然其分别阴阳,皆有标本虚实所离之处。能别阴阳十二经者,知病之所生;候虚实之所在者,能得病之高下;知六府之气街③者,能知解结契绍于门户④;能知虚石之坚软⑤者,知补泻之所在;能知六经标本者,可以无惑于天下。

注释

① 浮气:指卫之浮出于脉外,循行于皮肤分肉之间,故称为浮气。

② 亭亭淳淳：亭亭，远的意思。淳淳，流行的意思。亭亭淳淳，是形容营气和卫气在人体内流行既长且远，无有边际。

③ 气街：是指气行往来的径路。张介宾："街，犹道也。"

④ 解结契绍于门户：解结，疏通的意思。契，开的意思。绍，达的意思。解结契绍于门户，形容知道了六腑气街之后，就像会解开绳结、开达门户一样。

⑤ 虚石之坚软：石，通"实"。虚则软，实则坚，这是形容虚证和实证在经脉上所表现的软硬情况 。

语译

黄帝说：五脏，是用来贮藏精神魂魄的；六腑，是用来受纳和传化水谷的。由饮食所化生的精微之气，在内则入于五脏，在外则行于肢节。其浮而在外之气，不循行于经脉之中的，叫卫气；其精气之行于经脉之中的，叫营气。卫行脉外属阳，营行脉中属阴，阴阳相随而行，内外贯通，有如环之无端，如水之源远流长，无有穷尽。但在分别阴阳属性时，都有标本、虚实所离之处。因此，能分别三阴三阳十二经的就可以知道病是怎样产生的；能判断出虚实所在，便能找出疾病的上下部位；能知道六腑之气往来的通道，在诊断和治疗上，就像会解开绳结、开达门户一样，方便自如；能知虚者软——经气空虚，实者硬——邪气结聚，就能知道补虚泻实的关键所在；能知手足六经的标部和本部，对复杂的疾病在治疗时就能应付裕如而无所疑惑。

岐伯曰：博哉圣帝之论！臣请尽意悉言之①。足太阳之本，在跟以上五寸中，标在两络命门②。命门者，目也。足少阳之本，在窍阴之间，标在窗笼之前。窗笼者，耳也。足少阴之本，在内踝下上三寸中，标在背腧与舌下两脉也。足厥阴之本，在行间上五寸所，标在背腧也。足阳明之本，在厉兑，标在人迎颊挟颃颡也。足太阴之本，在中封前上四寸之中,标在背腧与舌本也。手太阳之本,在外踝之后,标在命门之上一寸也。手少阳之本,在小指次指之间上二寸,标在耳后上角下外眦也。手阳明之本,在肘骨中,上至别阳,标在颜下合钳上③也。手太阴之本,在寸口之中,标在腋内动也。手少阴之本,在锐骨之端,标在背腧也。手心主之本,在掌后两筋之间二寸中,标在腋下下三寸也。凡候此者,下虚则厥,下盛则热;上虚则眩,上盛则热痛。故石者绝而止之,虚者引而起之。

注释

① 尽意悉言之:把所知道的东西尽数说出来。杨上善:"尽意,欲穷所知也。悉言,欲极其理也。"

② 两络命门:两络,是指目内眦外的睛明穴,左右各一,故称为两络。命门,在此指目而言。

③ 钳上:即颊耳两旁的部位。张介宾:"钳上,即本书《根结》篇钳耳之义。谓脉由足阳明大迎之次,夹耳之两旁也。"又杨上善释钳在人迎后,扶突上,说:"末在颊下一寸,人迎后,扶突上,名为钳。钳,颈铁也,当此铁处,名为钳上。"

语译

岐伯说:多么高深博大的理论啊!现就我知道的尽量地说出来。足太阳膀胱经的本部,在足跟以上五寸(由外踝下的地平面算起)中的附阳穴,标部在两目的睛明穴。命门,是指眼睛。足少阳胆经的本部,在足第四趾外侧端的窍阴穴之间,标部在窗笼之前的听宫穴。窗笼,是指耳。足少阴肾经的本部在内踝上二寸(内踝之下一寸,再由此向上三寸)的复溜、交信穴,标部在背部的肾俞穴与舌下两脉的廉泉穴。足厥阴肝经的本部,在行间穴上五寸的中封穴,标部在背部的肝俞穴。足阳明胃经的本部,在足次趾端的厉兑穴,标部在颊下结喉两旁的人迎穴。足太阴脾经的本部,在中封穴前上四寸中的三阴交穴,标部在背部的脾俞与舌根部的廉泉穴。手太阳小肠经的本部,在手外踝(尺骨茎突)之后的养老穴,标部在睛明穴上一寸处。手少阳三焦经的本部,在手无名指(环指)尖端之上二寸的液门穴,标部在耳后上角的角孙穴与下外眦的丝竹空穴。手阳明大肠经的本部,在肘骨中的曲池穴,上至臂臑穴处,标部在颊下一寸,人迎之后,扶突之上处。手太阴肺经的本部,在寸口中的太渊穴,标部在腋内动脉即腋下三寸的天府穴处。手少阴心经的本部,在掌后锐骨之端的神门穴,标部在背部的心俞穴。手厥阴心包经的本部,在掌后两筋之间二寸的内关穴,标部在腋下三寸的天池穴。凡要测候十二经标本所主的疾病,一般在下的为本,下虚则元阳衰于下而为厥逆,下盛则阳气盛于下而为热;在上者为标,上虚则清阳不升而为眩晕,上盛则阳盛于上而为热痛。属实证的当泻,以绝其根而使疾病停止发作,属虚证的当补,助其气而振其不足。

十二经脉标本表

经　别	本		标	
	部　位	穴　位	部　位	穴　位
足太阳经	跟以上五寸所	附阳	命门(目)	睛明
足少阳经	窍阴之间	足窍阴	窗笼之前	听宫
足少阴经	内踝上二寸所	复溜、交信	背俞、舌下两脉	肾俞、廉泉
足厥阴经	行间上五寸所	中封	背俞	肝俞

（续表）

经　别	本		标	
	部　位	穴　位	部　位	穴　位
足阳明经	厉兑	厉兑	颊下、挟颃颡	人迎
足太阴经	中封前上四寸中	三阴交	背俞与舌本	脾俞、廉泉
手太阳经	外踝之后	养老	命门之上一寸	睛明穴上一寸
手少阳经	小指次指之间上二寸	液门	耳后上角下外眦	角孙、丝竹空
手阳明经	肘骨中，上至别阳	曲池、臂臑	颊下合钳上	颊下一寸，人迎后，扶突上
手太阴经	寸口之中	太渊	腋内动脉	天府
手少阴经	锐骨之端	神门	背俞	心俞
手厥阴经	掌后两筋之间二寸中	内关	腋下三寸	天池

　　请言气街：胸气有街，腹气有街，头气有街，胫气有街。故气在头者，止之于脑；气在胸者，止之膺①与背腧；气在腹者，止之背腧，与冲脉于脐左右之动脉者；气在胫者，止之于气街，与承山踝上以下。取此者用毫针，必先按而在久应于手，乃刺而予之②。所治者，头痛眩仆，腹痛中满暴胀，及有新积。痛可移者，易已也；积不痛，难已也。

注释

　　① 膺：在前胸部两侧的肌肉隆起处。张介宾："胸之两旁为膺。气在胸之前者止之膺，谓阳明、少阴经分也。"

② 刺而予之：予,同"与"。刺而予之,谓刺而与之补泻的意思。

语译

让我再谈谈各部的气街:胸、腹、头、胫之气,各有所聚所行的道路。气在头部的,聚之于脑;气在胸之前部的聚于胸之两旁的膺部,气在胸之后部的聚于背俞,即自十一椎膈膜之上,足太阳经诸脏之俞;气在腹部的,聚于背俞,即自十一椎膈膜以下,足太阳经诸脏之俞穴,并聚于腹前冲脉及在脐左右经脉处的穴位(肓俞、天枢等穴);气在胫部的,则于足阳明经的气街穴(又名气冲穴)及承山穴(足太阳经)和足踝部上下等处。凡刺这些穴位都要用毫针,操作时必须用手先在穴位上作较长时间的按压,待其气至,然后针刺与之补泻。刺各部气街的穴位能治疗头痛、眩晕、中风跌仆、腹痛、中满、腹部突然胀满,及新得的积聚。疼痛按之移动的,治之易愈;积证不疼痛的,难愈。

本 篇 要 点

一、从五脏六腑的功能,说明营气、卫气的功能和循行概况。
二、指出十二经脉的标本部位与某些穴位的关系。
三、简述虚实证的治法,并说明四街的部位以及治疗上取穴时应用毫针的手法。

论痛第五十三

题解

本篇说明人的筋骨、肌肉、皮肤、腠理以及肠胃之厚薄坚脆有异，而对于针刺、灸火的疼痛和攻邪药物的耐受力也就不相同。因病人有耐痛与不耐痛的区别，所以篇名"论痛"。

黄帝问于少俞曰：筋骨之强弱，肌肉之坚脆，皮肤之厚薄，腠理之疏密，各不同，其于针石火焫之痛何如？肠胃之厚薄坚脆亦不等，其于毒药何如？愿尽闻之。少俞曰：人之骨强筋弱肉缓皮肤厚者耐痛，其于针石之痛，火焫亦然。黄帝曰：其耐火焫者，何以知之？少俞答曰：加以黑色而美骨者，耐火焫。黄帝曰：其不耐针石之痛者，何以知之？少俞曰：坚肉薄皮者，不耐针石之痛，于火焫亦然。

语译

黄帝问于少俞说：人体筋骨的强弱，肌肉的坚脆，皮肤的厚薄，腠理的疏松和致密，各不相同，他们对于针刺和艾火灸灼引起疼痛的耐受性怎样呢？人的肠胃厚薄、坚脆亦不相等，他们对于攻邪药物的耐受性又怎样呢？我想请你详尽的讲给我听。少俞说：人的骨强、筋软弱、肌肉舒缓、皮肤厚实的，能耐受疼痛，无论是针刺或艾火烧灼的疼痛,其耐受力都一样。黄帝说:怎样知道有些人能耐受艾火的灼痛呢? 少俞答道:骨强筋弱肉缓皮肤厚,而加之皮肤色黑、骨骼发育完善而强劲的人,能耐灸火的灼痛。黄帝问道:怎样知道有些人不能耐受针刺的疼痛呢? 少俞说:肉坚而皮薄的人,不能耐受针刺的疼痛,同时也不能耐受灸火的疼痛。

黄帝曰:人之病,或同时而伤,或易已,或难已,其故何如? 少俞曰:同时而伤,其身多热者易已,多寒者难已。黄帝曰:人之胜毒,何以知之? 少俞曰:胃厚色黑大骨及肥者,皆胜毒,故其瘦而薄胃者,皆不胜毒也。

语译

黄帝问道:人们同时患同样的病,有的人容易痊愈,有的人不易痊愈,是什么道理呢? 少俞说:同时患同样的病,如果身多热者容易痊愈,若身多寒的就不易痊愈。黄帝问道:怎样知道人对攻邪药物耐受能力的大小呢? 少俞说:胃厚、皮色黑、骨骼粗、肥壮的人,对攻邪药物有较强的耐受力,体瘦而胃薄的人,就不能耐受攻邪药物的刺激。

本 篇 要 点

一、讨论了人体的素质,亦即筋骨、肌肉有强弱坚脆的不同,皮肤腠理有厚薄疏密的区别,肠胃有厚薄肥瘦的差异,故在治疗上有能否耐受针石、火焫之痛和耐受攻邪药物的区别。

二、说明疾病痊愈的难易,与病证属性的寒热有密切的关系。

天年第五十四

题解

　　本篇说明人体的形成和生长衰老过程,并重点论述了人的寿夭,与血气的盛衰、脏器的强弱,以及与皮肤致密、肌肉解利、营卫运行不失其常等因素有关。因本篇着重从出生到百岁这一生命过程中生理上、体态上、性格上的变化,来说明延缓衰老以及摄生防病的重要意义,故以"天年"名篇。

　　黄帝问于岐伯曰:愿闻人之始生,何气筑为基?何立而为楯?何失而死?何得而生?岐伯曰:以母为基,以父为楯[①],失神者死,得神者生也。黄帝曰:何者为神?岐伯曰:血气已和,荣卫已通,五藏已成,神气舍心[②],魂魄毕具,乃成为人。

注释

　　① 以母为基,以父为楯:基,张介宾:"基,址也。"就是基础或基质的意思。楯,就是栏槛。在此比喻捍卫的功能。《说文》段注:"栏槛者,今之栏干是也。纵曰槛,横曰楯。"以母为基,以父为楯,是说明人体的胚胎,全赖父母精血的结合而形成。根据阴主内、阳主外的特性,认为阴血在内为基质,阳气在外为捍卫,阴阳互根,从而促成了胚胎的生长发育,故曰以母为基,以父为楯。

　　② 神气舍心:舍,止或藏的意思。神气舍心,即神气舍藏于心,此心指

"神明之心"。

语译

黄帝问于岐伯说:我想了解一下人在生命开始时,是以什么作为基础? 以什么作为捍卫呢? 损失了什么就要死亡? 得到了什么才能生存? 岐伯说:以母亲的阴血为基础,以父亲的精气为卫外功能,由父精母血结合而产生神气,失神气的就会死亡,有了神气才能维持生命。黄帝问:什么是神呢? 岐伯说:当人体的血气和调,营卫的运行通畅,五脏形成之后,神气藏之于心,魂魄也都具备了,才能成为一个健全的人体。

黄帝曰:人之寿夭各不同,或夭寿,或卒死,或病久,愿闻其道。岐伯曰:五藏坚固,血脉和调,肌肉解利^①,皮肤致密,营卫之行不失其常,呼吸微徐^②,气以度行,六府化谷,津液布扬,各如其常,故能长久。

注释

① 肌肉解利:解,通达的意思。肌肉解利,就是肌肉之间气血运行通利。

② 呼吸微徐:指呼吸调匀,不粗不疾。杨上善:"谓吐纳气,微微不粗,徐徐不疾。"

语译

黄帝说:人的寿命长短各不相同,有夭折的,有长寿的,有猝然死亡的,有的患病很久,希望听听他的道理。岐伯说:如果五脏强健,血脉调顺,肌肉之间通利,皮肤固密,营卫的运行不失其常度,呼吸均匀徐缓,全身之气有规律地运行,六腑也能正常地消化饮食物,使精气津液能敷布周身,各脏腑功能正常,所以能寿命长久。

黄帝曰：人之寿百岁而死，何以致之？岐伯曰：使道隧以长^①，基墙高以方^②，通调营卫，三部三里起^③，骨高肉满，百岁乃得终。

注释

① 使道隧以长：使道有两种解释：一是指鼻孔，杨上善："使道，谓是鼻空使气之道"；一是指人中沟，马莳："使道者，水沟也（俗云人中）"。使道隧以长，人中沟深而且长的意思。

② 基墙高以方：有三种说法：一是指明堂，基墙高大方正，为长寿的表现。如杨上善："鼻之明堂，墙基高大方正，为寿二也"。二是指面之地部为基，即地阁部位，墙是指蕃蔽而言。高以方，是指高厚方正的意思。三是基墙指面部而言，骨骼为基，蕃蔽为墙。

③ 三部三里起：三部三里，第一种解释是指面部的上、中、下三停。起，是高起而不平陷的意思。如马莳："而面之三里，即三部也，皆已耸起。"三部即上中下三停。第二种解释三部指身之上、中、下三部，三里指手足阳明之脉，皆起发而平等。如张志聪："三部者，形身之上中下；三里者，手阳明之脉，皆起发而平等也。"

语译

黄帝说：有些人可活到百岁而死，怎么会达到这样的长寿呢？岐伯说：长寿的人，他的鼻孔和人中深邃而长，面部的骨骼高厚而方正，营卫的循行通调无阻，面部的三停耸起而不平陷，肌肉丰满，骨骼高起，这种壮健的形体，是能活到百岁而终其天年的象征。

黄帝曰：其气之盛衰，以至其死，可得闻乎？岐伯曰：人生十岁，五藏始定，血气已通，其气在下，故好走^①。二十岁，血气始盛，肌肉方长，故好趋^②。三十岁，五藏大定，肌肉坚固，血脉盛满，故好步^③。四十岁，五藏六府十二经脉,皆大盛以平定,腠理始疏,荣华颓落,发颇斑白,平盛不摇,故好坐。五十岁,肝气始衰,肝叶始薄,胆汁始灭④,目始不明。六十岁,心气始衰,苦忧悲,血气懈惰,故好卧。七十岁,脾气虚,皮肤枯。八十岁,肺气衰,魄离,故言善误。九十岁,肾气焦,四藏经脉空虚。百岁,五藏皆虚,神气皆去,形骸独居而终矣。

注释

① 走:慧琳《音义》卷五十九引《释名》云:"疾趋曰走。"

② 趋:慧琳《音义》引《释名》云:"疾行曰趋。"

③ 步:慧琳《音义》卷十一引《说文》云:"步,行也。"

④ 胆汁始灭:灭,《黄帝内经太素》、《甲乙经》均作"减"。人年五十肝气始衰,故胆汁始减。肝胆为表里,肝衰故胆汁减。

语译

黄帝说:人的血气盛衰,以及从生到死这一过程的情况,可以讲给我听听吗? 岐伯说:人生长到十岁的时候,五脏始发育到一定的健全程度,血气的运行畅通,生气在下,所以喜动而好走。到二十岁,血气开始壮盛,肌肉也正在发达,所以行动更为敏捷,走路也快。到三十岁,五脏已经发育强健,全身的肌肉坚固,血气充盛,所以步履稳重,爱好从容不迫的行走。到四十岁,五脏六腑十二经脉,都很健全已到了不能再继续盛长的程度,从此腠理开始疏松,颜面的荣华逐渐衰落,鬓发开始花白,经气由平定盛满已到了不能再向上发展的阶段,精力已不十分充沛,所以好坐。到五十岁,肝气开始衰退,肝叶薄弱,胆汁也减少,所以两眼开始昏花。到六十岁,心气开始衰弱,会经常忧愁悲伤,血气已衰,运行不利,形体懈惰,所以好卧。到七十岁,脾气虚弱,皮肤干枯。到八十岁,肺气衰弱,不能藏魄,言语也时常发生错误。到九十岁,肾气也要枯竭了,其他四脏经脉的血气也都空虚了。到了百岁,五脏的经脉都已空虚,五脏所藏的神气都消失了,只有形骸存在而死亡。

黄帝曰:其不能终寿而死者,何如? 岐伯曰:其五藏皆不坚,使道不长,空外以张,喘息暴疾,又卑基墙,薄脉少血,其肉不实①,数中风寒,血气虚,脉不通,真邪相攻,乱而相引,故中寿而尽也。

注释

① 实:原作"石",据《黄帝内经太素》改。

语译

黄帝说:有人不能活到应该活到的岁数而死亡的,这是为什么呢? 岐伯说:不能长寿的人,是他的五脏不坚固,鼻孔和人中沟不深邃,鼻孔向外开张着,呼吸急促疾速,或者面部之骨骼卑小,脉管薄弱,脉中血少而不充盈,肌肉不坚实,肌腠松弛,再屡被风寒侵袭,血气更虚,血脉不通利,外邪就易于侵入,与真气相攻,真气败乱而引邪深入,所以到中等年寿就死亡了。

按语

本篇从内脏的强弱、血气的盛衰,探讨了与寿夭的关系。应该指出的是,先天条件并不是绝对的。如果先天秉气薄弱,而后天能注意资培,若更能无犯贼风虚邪,重视体育锻炼,亦可获得长寿。

本 篇 要 点

一、说明胚胎的生长发育过程，并指出了"神"的形成以及长寿的根本条件。

二、系统地叙述了人类生长至死亡过程的一般规律。

三、说明人生不能终寿的因素——五脏皆不坚，使道不长。

逆顺第五十五

题解

本篇指出人体气行有逆顺、脉气有盛衰、针刺有大法。针刺时应根据气之逆顺、脉之盛衰、疾病的具体情况,把握时机,尽量做到早期诊断、早期治疗,不失时机地刺其病之未生、刺其未盛、刺其已衰,才能收到良好的效果。如此者为顺,否则为逆,所以称谓"逆顺"篇。

黄帝问于伯高曰:余闻气有逆顺,脉有盛衰,刺有大约①,可得闻乎? 伯高曰:气之逆顺者,所以应天地、阴阳、四时、五行也。脉之盛衰者,所以候血气之虚实有余不足。刺之大约者,必明知病之可刺,与其未可刺,与其已不可刺也。

注释

① 刺有大约:约,在此作"法"解。杨上善:"约,法也。"刺有大约,就是针刺有大法。

语译

黄帝问于伯高说:我听说气的运行有逆顺,血脉有盛衰,针刺有大法,这些你能讲给我听吗? 伯高说:气行的逆顺,和自然界阴阳、四时、五行是相适应的。脉搏的有力无力，可以诊察气血的虚实与邪有余和正不足。针刺的大法，必须明确掌握病机的可以刺、一时还不可以刺，或已经到了不可施行针刺的程度。

黄帝曰：候之奈何？伯高曰：《兵法》曰：无迎逢逢之气①，无击堂堂之阵②。《刺法》曰：无刺熇熇之热③，无刺漉漉之汗④，无刺浑浑之脉⑤，无刺病与脉相逆者。

注释

① 逢逢之气：逢逢（péng 朋），一是形容鼓声，如《诗·大雅·灵台》："鼍（tuó 陀）鼓逢逢"；二是盛大的意思，如《毛诗·小雅·采菽》传云："蓬蓬，盛貌"。逢逢之气，是形容军队的来势急疾，气势甚盛。

② 堂堂之阵：是形容军队打仗时的阵势盛大整齐。如《孙子·军争》："勿击堂堂之阵。"杜佑曰："堂堂者，盛大之貌也。"

③ 熇熇之热：熇熇（hè 贺），火势炽盛貌。王冰："熇熇，盛热也。"

④ 漉漉之汗：漉漉（lù 禄），渗出，润湿。漉漉之汗，形容大汗不止。

⑤ 浑浑之脉：形容脉象浊乱而无端绪。杨上善："浑浑，浊乱也。凡候脉浊乱者，莫知所病，故不可刺也。"

语译

黄帝问：怎样决断可刺与不可刺呢？伯高说：《兵法》上曾说：敌方来势急疾气盛时不可迎击其锐势，敌军盛大整齐的阵势不可冒昧出击。《刺法》上说：热势炽盛者不可刺，大汗不止的不可刺，脉象模糊浊乱时不可刺，病证与脉象相反的不可刺。

黄帝曰：候其可刺奈何？伯高曰：上工，刺其未生者也；其次，刺其未盛者也；其次，刺其已衰者也。下工，刺其方袭者也，与其形之盛者也，与其病之与脉相逆者也。故曰：方其盛也，勿敢毁伤；刺其已衰，事必大昌。故曰：上工治未病，不治已病。此之谓也。

语译

黄帝说:怎样掌握可刺的时机呢？伯高说:高明的医生,在病未发时刺之;其次,在病虽发作而邪气未盛时刺之;再次,在邪气已衰正气欲复时刺之。技术低劣的医生,却在邪气外袭而势旺之时针刺,或刺外形似盛而实中虚的人,或对病证与脉象相反者进行针刺。所以说,在邪气盛的时候不能针刺,如果迎其锐气而刺之,就会损伤元气;当邪气开始衰退时进行针刺,就会取得很好的效果。所以说,高明的医生,是在未病之前预先防治的,并不是已经形成病证了才去治疗。就是这个道理。

本 篇 要 点

一、说明刺法与经气运行的顺逆有密切关系。

二、指出使用针刺必须掌握病机的可刺、尚未可刺与已不可刺三种情况;并举"大热"、"大汗"等作为不可轻易针刺的例子。

三、最后指出针刺必须根据疾病的发展阶段,来决定可刺与不可刺。

五味第五十六

题解

本篇主要说明五谷、五菜、五果、五畜中的五种性味,对人体所起的不同作用。并说明了五味对于五脏疾病的宜忌,这些宜忌,都是药物治疗和饮食疗法以及病人饮食调补的基本原则,故以"五味"名篇。

黄帝曰:愿闻谷气有五味,其入五藏,分别奈何?伯高曰:胃者,五藏六府之海也,水谷皆入于胃,五藏六府皆禀气于胃。五味各走其所喜:谷味酸,先走肝;谷味苦,先走心;谷味甘,先走脾;谷味辛,先走肺;谷味咸,先走肾。谷气津液已行,营卫大通,乃化糟粕,以次传下。

语译

黄帝说:希望听你讲讲饮食有五味,当五味进入人体后,是怎样分别归于五脏的?伯高说:胃是五脏六腑营养汇聚的地方,饮食物都要先进入胃中,五脏六腑都要接受胃所消化的精微,以维持其机能活动,所以五脏六腑都受气于胃。饮食五味入五脏,因它的不同性味而各有所归:凡味酸的,入胃之后先归肝;味苦的,先归心;味甜的,先归脾;味辛的,先归肺;味咸的,先归肾。水谷的精微津液运行,营卫之气通行于全身,其糟粕部分,按次第下传于大肠、膀胱,成为便、溺排出体外。

黄帝曰:营卫之行奈何?伯高曰:谷始入于胃,其精微者,先出于胃之两焦,以溉五藏。别出两行,营卫之道。其大气①之抟而不行者,积于胸中,命曰气海。出于肺,循喉咽,故呼则出,吸则入。天地之精气②,其大数常出三入一③,故谷不入,半日则气衰,一日则气少矣。

注释

① 大气:指宗气而言。张介宾:"大气,宗气也。"

② 天地之精气:天之精气,天之阳气。地之精气,水谷精微之气。

③ 出三入一:历代注家解释不同。马莳、张介宾认为是指谷食之气呼出三分,天地之气吸入一分而言。杨上善则说:"气海之中,谷之精气,随呼吸出入也。人之呼也,谷之精气,三分出已;及其吸也,一分还入,即须资食充其肠胃之虚,以接不还之气。"任谷庵:"五谷入于胃也,其糟粕津液宗气分为三隧,故其大数常出三入一。盖所入者谷,而所出者,乃化糟粕,以次传下,其津液溉五脏而生营卫,其宗气积于胸中,以司呼吸,其所出有三者之隧道,故谷不入半日则气衰,一日则气少矣。"任氏所解,似得其旨。

语译

黄帝问道:营卫是怎样运行的呢?伯高说:食物入胃后,所化生的精微部分,从胃出后至中上二焦,经肺灌溉五脏。它在输布于全身时,分别为两条途径,其清纯部分化为营气,浊厚部分化为卫气,分别从脉内外的两条道路运行于周身。同时所产生的大气,则聚于胸中,称为气海。这种气自肺沿咽喉而出,呼则出,吸则入,保证人体正常呼吸运动。天地的精气,它在体内代谢的大概情况,是分宗气、营卫和糟粕三部分输出,但另一方面又要从天地间吸入空气与食入饮食物,以补给全身营养的需要,所以半日不进饮食就会感到气衰,一天不进饮食就感到气少了。

黄帝曰:谷之五味,可得闻乎?伯高曰:请尽言之。

五谷：秔米①甘，麻②酸，大豆咸，麦苦，黄黍③辛。五果：枣甘，李酸，栗咸，杏苦，桃辛。五畜：牛甘，犬酸，猪咸，羊苦，鸡辛。五菜：葵④甘，韭酸，藿⑤咸，薤⑥苦，葱辛。五色：黄色宜甘，青色宜酸，黑色宜咸，赤色宜苦，白色宜辛。凡此五者，各有所宜。五宜：所言五色⑦者，脾病者，宜食秔米饭、牛肉、枣、葵；心病者，宜食麦、羊肉、杏、薤；肾病者，宜食大豆黄卷、猪肉、栗、藿；肝病者，宜食麻、犬肉、李、韭；肺病者，宜食黄黍、鸡肉、桃、葱。

注释

① 秔米：秔，"粳"的异体字。秔米，即粳米。

② 麻：即芝麻。张介宾："麻，芝麻也。"

③ 黄黍：即黍米。张介宾："黍，小米也，可以酿酒，北人呼为黄米，又曰黍子。"

④ 葵：即冬葵。杨上善："冬葵子味甘寒，无毒，黄芩为之使。葵根味甘寒，无毒。叶为百菜主。心伤人。"

⑤ 藿：即豆叶。张介宾："大豆叶为藿。"

⑥ 薤：俗名野蒜，可食。

⑦ 色：《黄帝内经太素》作"宜"。

语译

黄帝说：五谷的五味是怎样的，可以告诉我吗？伯高说：让我详细地讲给你听。在五谷之中，粳米味甘，芝麻味酸，大豆味咸，麦味苦，黄米味辛。在五果之中，枣子味甘，李子味酸，栗子味咸，杏子味苦，桃子味辛。在五畜之中，牛肉味甘，狗肉味酸，猪肉味咸，羊肉味苦，鸡肉味辛。在五菜之中，葵菜味甘，韭菜味酸，豆叶味咸，薤味苦，葱味辛。五色与五味的关系：黄色属脾宜食甘味，青色属肝宜食酸味，黑色属肾宜食咸味，赤色属心宜食苦味，白色属肺宜食辛味。这五种色味,在治疗和调补时,都可用其相宜的食品。所言五宜,就是在五脏患病时,选用相适宜的五味:脾病,宜食粳米饭、牛肉、枣子、葵菜;心病,宜食麦、羊肉、杏子、薤;肾病,宜食大豆芽、猪肉、栗子、藿;肝病,宜食芝麻、犬肉、李、韭;肺病,宜食黄米、鸡肉、桃、葱。

五禁:肝病禁辛,心病禁咸,脾病禁酸,肾病禁甘,肺病禁苦。肝色青,宜食甘,秔米饭、牛肉、枣、葵皆甘;心色赤,宜食酸、犬肉、麻、李、韭皆酸;脾色黄,宜食咸,大豆、豕肉、栗、藿皆咸;肺色白,宜食苦,麦、羊肉、杏、薤皆苦;肾色黑,宜食辛,黄黍、鸡肉、桃、葱皆辛。

语译

五脏疾病对五味各有禁忌:肝病禁忌辛味,心病禁忌咸味,脾病禁忌酸味,肾病禁忌甘味,肺病禁忌苦味。肝主青色,宜食甘味,粳米饭、牛肉、枣、葵都是甘味;心主赤色,宜食酸味,犬肉、芝麻、李、韭都是酸味;脾主黄色,宜食咸味,大豆、猪肉、栗、藿都是咸味;肺主白色,宜食苦味,麦、羊肉、杏、薤都是苦味;肾主黑色,宜食辛味,黄黍、鸡肉、桃、葱都是辛味。

附:谷、果、畜、菜之五味入脏宜忌表

五味	五谷	五果	五畜	五菜	五 走	五 色	五 宜	五 禁
酸	麻	李	犬	韭	酸先走肝	青色肝病	心病宜食酸	脾病禁酸
苦	麦	杏	羊	薤	苦先走心	赤色心病	肺病宜食苦	肺病禁苦
甘	粳米	枣	牛	葵	甘先走脾	黄色脾病	肝病宜食甘	肾病禁甘
辛	黍	桃	鸡	葱	辛先走肺	白色肺病	肾病宜食辛	肝病禁辛
咸	大豆	栗	猪	藿	咸先走肾	黑色肾病	脾病宜食咸	心病禁咸

按语

本文以五行分类的方法,扼要地说明了五谷、五畜、五果、五菜各有五味,对内在五脏各有其相应的作用,同时又说明五味的食物对病理方面也各有宜忌,开创了后世食养疗法的先河。

谷肉果菜的营养价值,在《素问·藏气法时论》有"五谷为养,五果为助,五畜为益,五菜为充"的论点。后世对中药药理的阐述上也应用了五味走五脏的理论来说明药物的功能。有关这方面的类似知识在本书的《五味论》、《五音五味》和《素问》的《五运行大论》、《宣明五气篇》、《至真要大论》等篇中都有说明,读者可以互参。

本 篇 要 点

一、说明谷气五味和五脏的密切关系。

二、强调饮食物对人体生命活动的重要作用。

三、在认识五谷、五果、五畜、五菜对五脏作用的基础上,更进一步说明了五脏疾病对这些食物的宜忌。

水胀第五十七

题解

本篇以论述水胀病为主,同时讨论了与其有类似症状的肤胀、鼓胀、肠覃、石瘕等病的病因、症状、鉴别诊断和治疗方法,故以"水胀"名篇。

黄帝问于岐伯曰:水与肤胀、鼓胀、肠覃①、石瘕、石水②,何以别之? 岐伯答曰:水始起也,目窠③上微肿,如新卧起之状,其颈脉④动,时咳,阴股间寒,足胫瘇,腹乃大,其水已成矣。以手按其腹,随手而起,如裹水之状。此其候也。

注释

① 肠覃:病名。覃(xùn 训),古与"蕈"通,指附肠而生之肿块。《玉篇》:"蕈,地菌也。"肠中垢滓,凝聚生瘀肉,犹湿气蒸郁,生蕈于土木,故谓肠覃。

② 石水:病名。本篇对于石水有问无答。但在本书《邪气脏腑病形》篇中曾有说明:"肾脉……微大为石水,起脐以下,至小腹,腄腄然,上至胃脘,死不治。"又《素问·阴阳别论》说:"阴阳结邪,多阴少阳,名曰石水,小腹肿。"《素问·大奇论》说:"肾肝并沉,为石水。"《金匮要略》也说:"石水,其脉自沉,外证腹满不喘。"均可参阅。

③ 目窠:是指目下的部位,即下眼睑。马莳:"目之下为窠,俗名卧蚕。"

④ 颈脉：指人迎脉而言。王冰："颈脉，谓耳下及结喉傍人迎脉是也。"

语译

黄帝问于岐伯说：水胀、肤胀、鼓胀、肠覃、石瘕、石水病，在诊断上怎样进行鉴别呢？岐伯回答说：水胀病开始时，病人的下眼睑微肿，好像刚睡醒起床的样子，他的人迎脉有明显的搏动，并时时咳嗽，在大腿内侧感觉寒凉，足胫部浮肿，腹部也胀大，水胀病就已经形成了。用手按在他的腹部，放手后皮肤随手而起，好像按在裹水的袋子上一样。这就是水胀病的证候。

黄帝曰：肤胀何以候之？岐伯曰：肤胀者，寒气客于皮肤之间，鏊鏊①然不坚，腹大，身尽肿，皮厚，按其腹窅而不起②，腹色不变。此其候也。

鼓胀何如？岐伯曰：腹胀身皆大，大与肤胀等也，色苍黄，腹筋起。此其候也。

注释

① 鏊鏊：鏊（kōng 空阴），就是鼓声。鏊鏊，有中空之义。如丹波元简说："鏊字亦从鼓从空，盖中空之义，诸注为鼓声，岂有不坚而有声之理乎？"

② 窅而不起：窅（yǎo 咬），陷下的意思。窅而不起，是说腹部以手按后深陷不起。

语译

黄帝说：肤胀怎样诊断呢？岐伯说：肤胀病是因寒邪侵入皮肤之间，叩诊时如鼓之中空不实，腹部膨大，全身肿，皮肤厚，用手按其腹部深陷不能随手而起，腹部的皮色没有变化。这就是肤胀病的证候。

鼓胀病的证候是怎样的呢？岐伯说"鼓胀病的腹部胀大和全身肿胀与肤胀病的表现一样,但鼓胀的肤色青黄,腹部青筋暴露。这是鼓胀病的证候表现。

肠覃何如？岐伯曰:寒气客于肠外,与卫气相搏,气不得荣,因有所系,癖而内著,恶气乃起,瘜肉①乃生。其始生也,大如鸡卵,稍以益大,至其成,如怀子之状,久者离岁②,按之则坚,推之则移,月事以时下。此其候也。

注释

① 瘜(xī 息)肉：赘肉。

② 离岁：杨上善："离,历也。"凡经过一年以上的叫离岁。

语译

肠覃病的证候是怎样的呢？岐伯说:寒邪侵袭后停留在肠外,和卫气相搏,阻碍了卫气的正常运行,因而邪气留滞,癖积附着在肠外,病邪日渐滋长,生成瘜肉。这种病初起时像鸡蛋样大,其后越长越大,等到病已成的时候,便像怀孕似的,病程长的可以经过几年,用手按压感到坚硬,推之能移动,月经仍能按期来潮。这是肠覃的证候表现。

石瘕何如？岐伯曰:石瘕生于胞中①,寒气客于子门②,子门闭塞,气不得通,恶血当泻不泻,衃以留止③日以益大,状如怀子,月事不以时下。皆生于女子。可导而下④。

黄帝曰:肤胀、鼓胀可刺邪？岐伯曰:先泻其胀之血络,后调其经,刺去其血络也。

注释

① 胞中：胞，即子宫。胞中，指子宫内。

② 子门：指子宫口的部位。

③ 衃以留止：衃（pēi 胚），《说文》："衃，凝血也。"张介宾："衃，凝败之血也。"衃以留止，就是指瘀血停留在内。

④ 可导而下：是指用活血化瘀之剂导血下行。

语译

石瘕病的证候是怎样的呢？岐伯说：石瘕是生在子宫内的，因寒气入侵于子门，使子门闭塞，气血不能通畅，恶血不得排泄，以致凝结成块滞留在胞中，逐渐长大，其形状像怀孕一样，月经不能按期来潮。这种病都发生在妇女。治疗可用通导攻下法。

黄帝说：肤胀和鼓胀，可用针刺治疗吗？岐伯说：首先用针泻其郁血的络脉，然后再根据经脉的虚实进行调理，但必须先刺去其血络中的恶血。

按语

文中对肠覃和石瘕症状的描述，并以月经之有无作为肠覃与石瘕的主要鉴别点，对石瘕的治疗提出了"可导而下"的原则，这些在目前的诊治中，仍有其重要指导意义。

本 篇 要 点

一、说明了水肿、肤胀、鼓胀、肠覃、石瘕等的病因、证候、病机及其鉴别诊断。

二、对肠覃和石瘕提出了治疗原则，对肤胀和鼓胀介绍了针刺的方法。

贼风第五十八

本篇指出疾病的发生是内外二因互相作用的结果，虽然有时所感受的贼风邪气不易察觉，但疾病的发生绝不是因为鬼神所致，批判了鬼神致病的错误认识。因篇首以"贼风"发问，故以名篇。

黄帝曰：夫子言贼风邪气之伤人也，令人病焉，今有其不离屏蔽，不出室穴①之中，卒然病者，非不离贼风邪气，其故何也？岐伯曰：此皆尝有所伤于湿气，藏于血脉之中，分肉之间，久留而不去；若有所堕坠，恶血在内而不去；卒然喜怒不节，饮食不适，寒温不时，腠理闭而不通。其开而遇风寒，则血气凝结，与故邪相袭，则为寒痹；其有热则汗出，汗出则受风。虽不遇贼风邪气，必有因加而发焉。

注释

① 室穴：因上古之人有穴居野处者，故称居处为室穴。

语译

黄帝说：先生常说贼风邪气伤害了人体，才会生病，但现在有的人并没有离开保护得很严密的地方,不出户外,却突然生病了,他并不是没有避开贼风邪气,这是什么缘故呢? 岐伯说:这都是曾经为湿气所伤,潜伏在血脉之中和分肉之间,长久滞留在体内而没有驱除;或者因为从高处跌下来,致瘀血留积在内而没有排除;也有因突然发生过度的喜怒,或饮食不当,或气候的冷热不注意调摄,使腠理闭塞而不通。有的因腠理开泄时而感受风寒,使血气凝结,新感风寒和宿邪湿气相互搏结,就发生寒痹;又有因热而出汗,因汗出肌腠疏松而受风邪。这些人虽然未受到贼风邪气的侵袭,但必定原有宿邪,并新加致病因素,才能使人发病的。

黄帝曰:今夫子之所言者,皆病人之所自知也,其毋所遇邪气,又毋怵惕①之所志,卒然而病者,其故何也? 唯有因鬼神之事乎? 岐伯曰:此亦有故邪留而未发,因而志有所恶,及有所慕,血气内乱,两气相搏。其所从来者微,视之不见,听而不闻,故似鬼神。黄帝曰:其祝而已者②,其故何也? 岐伯曰:先巫者,因知百病之胜,先知其病之所从生者,可祝而已也。

注释

① 怵惕:恐惧的意思。在此与上文"邪气"相对而言,泛指内伤病因。如孙鼎宜:"邪气,谓外感。怵惕,谓内伤。"

② 祝而已者:祝,就是祝由;已,即病愈的意思。祝由是古代所用的一种精神疗法。吴瑭:"按祝由二字,出自《素问》。祝,告也。由,病之所从出也。近时以巫家为祝由科,并列于十三科之中,《内经》谓信巫不信医不治,巫岂可列之医科中哉! 吾谓凡治内伤者,必先祝由详告,以病之所由来,使病人知之,而不敢再犯,又必细体变风变雅,曲察劳人思妇之隐情,婉言以开导之,安言以振惊之,危言以悚惧之,必使之心悦诚服,而后可以奏效如神。"吴氏明确指出祝由科不得与巫医之流混同起来,并具体说明精神疗法的内容。

语译

黄帝说:刚才先生所讲的,都是病人自己所能知道的,但有的人既没有外来邪气的侵犯,也没有受惊恐等内伤病因的刺激,却突然发病,这是什么缘故呢? 只有用鬼神作祟来解释吗? 岐伯说:这也是因为有宿邪潜伏在内而未发作,由于情感上有厌恶之事,或有所怀慕而不能遂心,引起体内血气的逆乱,和潜伏在体内的病邪相结合而发生病变。这种内在的变化极为细微,没有明显的迹象,是看不见、听不到的,所以好像鬼神作祟一样。黄帝说:用“祝由”的方法能把病治好,这是什么缘故? 岐伯说:古代的巫医,因为他知道治疗疾病是可以用精神克制的方法,又事先审察其疾病发生的原因,所以可用“祝由”的方法来治愈疾病。

本 篇 要 点

一、指出卒然发病的原因,除贼风邪气外,还有其他种种因素,可以引发疾病。

二、说明“祝由”可以治病的原委。

卫气失常第五十九

题解

本篇内容涉及的范围比较广泛,有生理、病理、诊断、治疗等方面。以其在篇首即论述卫气运行失常,留滞胸腹中,引起各种病变,以及刺治的方法。故以"卫气失常"名篇。

黄帝曰:卫气之留于腹中,搐积不行^①,苑蕴不得常所^②,使人支胁胃中满,喘呼逆息者,何以去之?伯高曰:其气积于胸中者,上取之;积于腹中者,下取之;上下皆满者,傍取之。黄帝曰:取之奈何?伯高对曰:积于上,泻人迎、天突、喉中^③;积于下者,泻三里与气街;上下皆满者,上下取之,与季胁之下一寸。重者,鸡足取之^④。诊视其脉大而弦急,及绝不至者,及腹皮急甚者,不可刺也。黄帝曰:善!

注释

① 搐积不行:搐(chù 触),牵制。又,通"蓄"。慧珠《音义》六十五引《苍颉篇》:"搐,聚也,积也。"搐积不行,是形容卫气的运行受到牵制、阻碍,积聚而不能通畅。

② 苑蕴不得常所:苑(yù 郁),郁结的意思。蕴(yùn 运),积聚的意思。苑蕴不得常所,是说卫气郁结而不能运行到所应该运行的部位。

③ 喉中:即位于颈部正中线,喉头结节上方陷中的廉泉穴。

④ 鸡足取之：本书《官针》篇："合谷刺者，左右鸡足，针于分肉之间，以取肌痹。"鸡足是一种针刺的手法，即在针刺到一定深度后，将针提到分肉之间，向左右两侧各针刺一针，像鸡足状，故曰鸡足取之。

语译

黄帝说：卫气循行失常，留滞在腹中，蓄积而致失其正常的运行，郁结成病，可使人发生胸胁与胃部胀满，喘息气逆，应当怎样治疗呢？伯高说：气蓄积在胸中而发病的，当取用上部的穴位治疗；蓄积在腹中的，当取下部的穴位治疗；如果胸腹都胀满的，应该取上下部和附近经脉的穴位治疗。黄帝说：取用哪些穴位呢？伯高说：气蓄积在胸中的，取足阳明胃经的人迎穴，及任脉的天突和廉泉穴以泻之；蓄积在腹中的，取足阳明胃经的三里穴和气冲穴以泻之；胸腹部都胀满的，应当上下部的穴位都取，并取季胁之下一寸处的章门穴。病重的，采用鸡足针法（正入一针，左右斜入各一针）。若在诊察时见脉大而弦急，或脉绝不至的现象，以及腹皮绷急严重的，都不可用针刺治疗。黄帝说：讲得好！

黄帝问于伯高曰：何以知皮肉、气血、筋骨之病也？伯高曰：色起两眉薄泽者，病在皮；唇色青黄赤白黑者，病在肌肉；营气濡然者，病在血气；目色青黄赤白黑者，病在筋；耳焦枯受尘垢，病在骨。黄帝曰：病形何如，取之奈何？伯高曰：夫百病变化，不可胜数，然皮有部①，肉有柱②，血气有输，骨有属③。黄帝曰：愿闻其故。伯高曰：皮之部，输于四末；肉之柱，在臂胫诸阳分肉之间，与足少阴分间；血气之输，输于诸络，气血留居④，则盛而起；筋部无阴无阳，无左无右，候病所在；骨之属者，骨空之所以受益而益脑髓⑤者也。黄帝曰：取之奈何？伯高曰：夫病

变化,浮沉深浅,不可胜穷,各在其处,病间者浅之,甚者
深之,间者小⑥之,甚者众之,随变而调气,故曰上工。

注释

① 皮有部:即皮有其一定的部属。张志聪:"卫气行于皮,输于四末,
为所主之部。"

② 肉有柱:柱,就是䐃肉。张介宾:"柱者、䐃之属也。"即在上下肢高
起处的肌肉,因其坚厚隆起,有支柱的作用,故称之曰柱。

③ 骨有属:属,即指两骨相交的关节部位。丹波元简:"属者,跗属之
属,两骨相交之处,十二关节皆是。"

④ 气血留居:留、居二字,同有"止"的意思,故可解为停滞闭塞。"气
血留居"犹言气血滞塞。

⑤ 骨空之所以受益而益脑髓:受益,《甲乙经》作"受液"。这是说明
益髓就是治骨的道理。张介宾:"病在骨之属者,当治骨空,以益其髓,髓者
骨之充也,故益髓即所以治骨也。"

⑥ 小:《甲乙经》作"少"。

语译

黄帝问于伯高说:根据什么可以知道皮肉、气血、筋骨的病变
呢? 伯高说:病色出现在两眉之间,浮薄而光泽的,主病在皮;口
唇出现青、黄、赤、白、黑之色的,主病在肌肉;皮肤湿润而多汗的,
主病在血气;目现青、黄、赤、白、黑之色的,主病在筋;耳轮枯憔如
尘垢的,主病在骨。黄帝说:症状表现怎样,如何治疗呢? 伯高
说:许多疾病都是千变万化,甚至难以数计的,但都有它所主的部
位,皮有它的部位所属,肉有䐃肉隆起之处,血气有输运之处,骨
有联属的关节部位。黄帝说:想听你讲讲其中的道理。伯高说:
皮之部,经气输于四肢浅表;肉之柱,在臂、胫的阳经分肉之间,与
足少阴经循行通路上的分肉之间;血气之输,在诸经的络穴,所以
气血阻滞,则络脉壅盛而高起;筋的部位不必分阴阳左右,但随其

发病部位候察就可以了;骨联属的关节部位,骨空是输注精气而能补益脑髓的。黄帝说:怎样取穴治疗呢? 伯高说:由于疾病是不断变化的,病有轻重,刺有浅深,治疗的方法也是很多的,主要是根据发病的具体情况和部位来决定治法,病轻的用浅刺,病重的用深刺,病轻的用针宜少,病重的用针宜多,随着病情的变化而调整其气机,能这样治疗的,就是高明的医生。

黄帝问于伯高曰:人之肥瘦、大小、寒温①,有老、壮、少、小,别之奈何? 伯高对曰:人年五十已上为老,三②十已上为壮,十八已上为少,六岁已上为小。黄帝曰:何以度③知其肥瘦? 伯高曰:人有肥、有膏、有肉④。黄帝曰:别此奈何? 伯高曰:腘肉坚,皮满者,肥;腘肉不坚,皮缓者,膏;皮肉不相离者,肉。黄帝曰:身之寒温何如? 伯高曰:膏者其肉淖⑤,而粗理者身寒,细理者身热;脂者其肉坚,细理者热,粗理者寒。

注释

① 寒温:指人的体质有寒温之异,实即言体质之有阳虚、阴虚之不同。

② 三:原作"二",据《甲乙经》改。

③ 度:即揣度的意思。

④ 肉:原作"内",据《甲乙经》改。

⑤ 淖:淖(zhuō 卓),柔美貌。

语译

黄帝向伯高问道:人体有肥瘦、身形有大小、体质有寒温,以及年龄上有老、壮、少、小,应该怎样来区别呢? 伯高说:人的年龄到了五十岁以上为老,三十岁以上为壮,十八岁以上为少,六岁以上为小。黄帝说:用什么标准了解人的肥瘦差异呢? 伯高说:人有脂,有膏,有肉的不同。黄帝说:这三种类型怎样区别呢?伯高说:䐃肉坚厚,皮下丰满的,为脂型;䐃肉不坚厚,皮肤松缓的,为膏型;皮肉相连而结实,上下相称的,为肉型。黄帝说:人的体质寒温有什么特征呢?伯高说:属于膏型的人,肌肉柔美,纹理粗疏的体质多寒,纹理致密的体质多热;属于脂型的人,肌肉坚厚,纹理致密的体质多热,纹理粗疏的体质多寒。

　　黄帝曰:其肥瘦、大小奈何?伯高曰:膏者,多气而皮纵缓,故能纵腹垂腴[1];肉者,身体容大;脂者,其身收小。黄帝曰:三者之气血多少何如?伯高曰:膏者多气,多气者热,热者耐寒;肉者多血则充形,充形则平[2];脂者,其血清,气滑少,故不能大。此别于众人者也。黄帝曰:众人奈何?伯高曰:众人皮肉脂膏,不能相加也,血与气不能相多,故其形不小不大,各自称其身,命曰众人。黄帝曰:善。治之奈何?伯高曰:必先别其三形,血之多少,气之清浊,而后调之,治无失常经。是故膏人,纵腹垂腴;肉人者,上下容大;脂人者,虽脂不能大者。

　　注释

　　① 纵腹垂腴:腴(yú 于),《说文·肉部》:"腴,腹下肥也。"纵腹垂腴,就是形容腹部的肌肉宽纵,肉肥下垂的样子。

　　② 肉者多血则充形,充形则平:说明肉型的人,血多,血能养形,使形体充实,则体质平和。张介宾:"肉者多血,血养形,故形充而气质平也。"

　　语译

　　黄帝说:人体的肥瘦、大小怎样区别呢?伯高说:膏型的人,阳气充盛,皮肤宽纵弛缓,所以出现腹皮宽纵肉肥下垂的形态;肉型的人,身体宽大;脂型的人,肉坚而身形小。黄帝说:这三种人气血的多少怎样呢？伯高说：膏型的人多气，气多为热，故体质偏于阳盛而能耐寒；肉型的人多血，血多则形体充盛，而体质平和；脂型的人，血清，气滑利而少，所以身形不大。这是三种人气血多少的情况，和一般人比较起来是有区别的。黄帝说：一般人的情况又是怎样的呢？伯高说：一般人的皮、肉、脂、膏不可能增加到肥大的程度，血气也没有偏多的情况，所以形体不大不小而很匀称，这就是一般人的标准。黄帝说：讲得好！怎样进行治疗呢？伯高说：首先必须辨别三种不同类型的形体，掌握各型人血的多少，气的清浊，然后根据虚实进行调治，按照常规治法，不致有失。所以膏人的体型是腹皮宽纵，肉肥下垂；肉人的体型是上下肢体都很宽大；脂型的人，虽脂肪多而形体却不大。

按语

本节着重指出了人体体质的三型——脂型、膏型、肉型，以及年龄大小对治疗上的参考价值。朱丹溪对此相当重视，在他的《格致余论》中，有"治病先观形色，然后察脉问证论"一文，强调了在诊断时望形的重要性。读者可以参阅，更有助于对本文的理解。

本 篇 要 点

一、概括说明卫气失常后产生的病变和针刺治法。

二、指出在诊断皮、肉、气、血、筋、骨等病变时要注意体征的变化。

三、指出脂、膏、肉三种不同体质人的气血多少差异与体形之不同。

玉 版 第 六 十

题解

本篇以痈疽为例,说明疾病的形成都是"积微之所生",因此要早预防、早诊断、早治疗等等。由于本篇明确地指出逆证的症状和刺法上的禁忌,要人们引起高度警惕,才不致造成医疗事故。对这些宝贵经验,必须著之玉版,传之后世,所以称为"玉版"篇。

黄帝曰:余以小针为细物也,夫子乃言上合之于天,下合之于地,中合之于人,余以为过针之意矣,愿闻其故。岐伯曰:何物大于天乎? 夫大于针者,惟五兵者焉。五兵①者,死之备也,非生之具。且夫人者,天地之镇②也,其不可不参乎? 夫治民者,亦唯针焉。夫针之与五兵,其孰小乎?

注释

① 五兵:是指五种兵器。文献记载名称不一。如杨上善:"兵有五者,一弓、二殳、三矛、四戈、五戟"。张介宾:"五兵即五刃,刀、剑、矛、戟、矢也"。

② 且夫人者,天地之镇:镇,重的意思。这里是说明在天地万物之中,人是最宝贵最重要的。

语译

黄帝说:我以为小针是一种细小的东西,先生却说它的作用上合于天,下合于地,中合于人,我认为这是把针的意义说得过分了,想听你讲讲其中的道理。岐伯说:还有什么东西能够比天更大呢？能大于针的,惟有五种兵器。但五种兵器都是准备在战争中用以杀人的,不是用来治病活人的工具。而且天地之间最高贵的是人,怎么可以不参合自然界的现象呢？治疗人民的疾病,只有用小针。这样对比针和五兵作用的大小,不是很清楚了吗!

黄帝曰:病之生时,有喜怒不测,饮食不节,阴气不足,阳气有余,营气不行,乃发为痈疽。阴阳不通,两热相搏,乃化为脓,小针能取之乎？岐伯曰:圣人不能使化者,为之,邪不可留也。故两军相当①,旗帜相望,白刃陈于中野者,此非一日之谋也。能使其民,令行禁止,士卒无白刃之难者,非一日之教也,须臾之得也。夫至使身被痈疽之病,脓血之聚者,不亦离道远乎？夫痈疽之生,脓血之成也,不从天下,不从地出,积微之所生也。故圣人自治于未有形也,愚者遭其已成也。黄帝曰:其已形,不予遭,脓已成,不予见,为之奈何？岐伯曰:脓已成,十死一生,故圣人弗使已成,而明为良方,著之竹帛,使能者踵而传之后世②,无有终时者,为其不予遭也。黄帝曰:其已有脓血而后遭乎？不导之以小针治乎？岐伯曰:以小治小者其功小,以大治大者多害,故其已成脓血者,其唯砭石铍锋之所取也。

注释

①　两军相当：当,是敌的意思。如《公羊传》庄十三年:"臣请当其臣",何注:"当,犹敌也"。两军相当,就是两军相敌。

②　使能者踵而传之后世：就是使贤能的人继承下来而一代一代的传

下去。踵,继的意思。

语译

黄帝说:有的病在发生的时候,因喜怒无度,或饮食无节,或阴气不足,或阳气有余,致使营气郁滞不行,而发生痈疽。进而阴阳气血阻滞不通,体内的阳热之气与邪热互相搏结,而化为脓,这样的病,小针能治疗吗? 岐伯说:聪明的人发现了这种病,要早期治疗,等到病已形成,再想化除掉,就不是很容易的事了,所以说病邪不要久留在体内。譬如两军作战,旗帜相望,刀光剑影遍于旷野,这必是策划已久,决不是出于短时间的计谋。能够使民众服从命令,有令必行,有禁必止,使兵士敢于冲锋陷阵,不怕牺牲,这不是短时间教育的结果,也不是顷刻之间就能办得到的。等到身体已经患了痈疽之病,脓血已经形成,这时再想用微针治疗,那不是距离太远了吗? 大凡痈疽的产生,脓血的形成,既不是从天而降,也不是从地而生,而是病邪侵犯机体后,未得及时去除,使之逐渐积累而成的。所以聪明的人能够防微杜渐,在痈疽没有迹象时,积极预防,不使其发生,而愚拙的人,预先不知防治,就会遭受疾病形成后的痛苦。黄帝说:如果痈疽已经形成,因生于内脏在体表无法接触,脓已形成,也不能看到,这又怎么办呢? 岐伯说:脓已成的,十死一生,所以聪明的医生能早期诊断,不等疾病形成,就消灭在萌芽阶段,并将一些好的治法记载在竹帛上,使有才能的人能够继承下来,并能一代一代的传下去,为的是使人们不再遭受痈疽病的痛苦。黄帝说:其已经形成脓血的,而后一定要遭有死亡的危险吗? 难道不能用小针来治疗吗? 岐伯说:用小针治疗,其功效不大,再用大针来治疗,又可能产生不良后果,所以对于已形成脓血的,只有采用砭石或铍针锋针及时排脓,最为适宜。

　　黄帝曰：多害者其不可全乎？岐伯曰：其在逆顺焉。
黄帝曰：愿闻逆顺。岐伯曰：以①为伤者，其白眼青、黑眼
小，是一逆也；内药②而呕者，是二逆也；腹痛渴甚，是三
逆也；肩项中不便③，是四逆也；音嘶色脱④，是五逆也。
除此五者，为顺矣。

注释

①　以：通"已"。

②　内药：内，通"纳"。纳药，即服药的意思。

③　肩项中不便：肩部为手三阳经所过，项部为手足六阳经及督脉经所
过，今肩项转动不便，说明阳气受伤。

④　音嘶色脱：有两种说法：一种认为心主言，心合脉，其荣色也，音嘶
色脱是心伤的表现；另一种认为音嘶为肺衰的表现，色脱为五脏伤的表现。

语译

　　黄帝说：有些痈疽病多向恶化方面发展，这样还能够治好吗？
岐伯说：这主要根据病证的逆顺来决定。黄帝说：我希望听你谈
谈病证的逆顺。岐伯说：凡内脏已经受到损伤，出现白睛青，黑眼
小，是逆证之一；服药而呕吐的，是逆证之二；腹痛而口渴甚的，是
逆证之三；肩项转动不便，是逆证之四；声音嘶哑，面无血色，是逆
证之五。除了这五种逆证之外，便是顺证了。

　　黄帝曰：诸病皆有逆顺，可得闻乎？岐伯曰：腹胀，身
热，脉大，是一逆也；腹鸣而满，四肢清，泄，其脉大，是二
逆也；衄而不止，脉大，是三逆也；咳且溲血，脱形，其脉小
劲，是四逆也；咳，脱形身热，脉小以疾，是谓五逆也。如
是者，不过十五日而死矣。其腹大胀，四末清，脱形，泄
甚，是一逆也；腹胀便血，其脉大，时绝，是二逆也；咳溲

血,形肉脱,脉搏,是三逆也;呕血,胸满引背,脉小而疾,是四逆也;咳呕腹胀,且飧泄,其脉绝,是五逆也。如是者,不及一时而死矣。工不察此者而刺之,是谓逆治。

语译

黄帝说:各种病在发展过程中,预后都有好与不好,你可以告诉我吗? 岐伯说:腹胀满,身发热,脉大,是为预后不良的表现之一;腹满而肠鸣,四肢逆冷,腹泻,脉大,是预后不良的表现之二;衄血不止,脉大,是预后不良的表现之三;咳嗽且兼小便溺血,肌肉消瘦,脉小而劲疾,是预后不良的表现之四;咳嗽,形体羸弱异常,身发热,脉小而搏动疾速,是预后不良的表现之五。若出现以上五逆症状的,不过十五天就有死亡的危险。还有腹大而胀,四肢逆冷,形肉已脱,泄泻不止的,是为预后不良的表现之一;腹胀满,大便下血,脉大而有间歇的,是为预后不良的表现之二;咳而小便溺血,形肉已脱,脉来搏指无和缓之象,是为预后不良的表现之三;呕血,胸部胀满连及背部,脉小而劲,是为预后不良的表现之四;咳嗽呕吐,腹胀,泄泻完谷不化,而脉绝不至,是为预后不良的表现之五。若出现这些症状的,不过一天的时间就会死亡。医生如不仔细审察这些危象而妄行针刺,就是治疗上的错误。

按语

以上所述十种逆证,有人谓是急症、慢症的两种情况。细审其所述症状,似非指证之急慢,而是指证之轻重。言"不过十五日而死"者,是指急症中之较轻者,"不及一时而死"者,是指急症中之极重者。历来医籍中记述的"逆证"以及一些不治之症,揆之实际,并非完全不能治疗者,随着医学科学的进步,会逐步得到解决,甚至达到治愈的。但对危重症的出现要心中有数,不能掉以轻心,并制定完整周密的治疗方案,采取一切积极有效的措施,尽量挽救病人的生命。若放弃治疗和盲目治疗的态度都是错误的,故本文指出,对此十种逆证不能妄行针刺治疗。

黄帝曰:夫子之言针甚骏①,以配天地,上数天文,下度地纪②,内别五藏,外次六府,经脉二十八会③,尽有周纪④,能杀生人,不能起死者,子能反之乎? 岐伯曰:能杀生人,不能起死者也。黄帝曰:余闻之则为不仁,然愿闻其道,弗行于人。岐伯曰:是明道也,其必然也。其如刀剑之可以杀人,如饮酒使人醉也,虽勿诊,犹可知矣。黄帝曰:愿卒闻之。岐伯曰:人之所受气者,谷也。谷之所注者,胃也。胃者,水谷气血之海也。海之所行云气者,天下也。胃之所出气血者,经隧也。经隧者,五藏六府之大络也,迎而夺之而已⑤矣。黄帝曰:上下有数乎? 岐伯曰:迎之五里⑥,中道而止,五至⑦而已,五往⑦而藏之气尽矣。故五五二十五而竭其输矣。此所谓夺其天气者也,非能绝其命而倾其寿者也。黄帝曰:愿卒闻之。岐伯曰:阖门而刺⑧之者,死于家中;入门而刺⑧之者,死于堂上。黄帝曰:善乎方,明哉道,请著之玉版,以为重宝,传之后世,以为刺禁,令民勿敢犯也。

注释

① 骏:大。《尔雅·释诂》:“骏,大也。”

② 地纪:地理的意思。如《白虎通·三纲六纪》:“纪者,理也。”

③ 经脉二十八会:是指手足十二经脉,左右共二十四脉,加上两蹻、督、任,共为二十八脉。

④ 周纪:谓经脉循行都有一定的走向和交会之处。

⑤ 迎而夺之而已：马莳："迎其气之来而有以夺之，则能杀生人矣。"意思是指误用泻法，会使人胃气竭绝，气血耗尽而死。

⑥ 五里：手阳明大肠经穴位，在肘上三寸，是古今针刺家公认的禁针穴位。

⑦ 五至、五往：张志聪："至者迎其气之至也，往者追其气之行也，故五至而迎其五脏之气至即已，若五往而追之，则五脏之气尽泄于外矣。"

⑧ 阘门而刺、入门而刺：阘，"窥"的异体字。门，是指气血出入的门户。阘门言浅刺，入门言深刺。张介宾："门，即《生气通天论》所谓气门之门也。阘门而刺，言犹浅也，浅者害迟，故死于家中；入门而刺，言其深也，深则害速，故死于堂上。"

语译

黄帝说：先生说针刺的作用很大，在自然界可以与天地相配，上合于天文，下合于地理，在人体内则分别与五脏相联，外则以次和六腑相通，全身二十八脉的经气流注有一定的走向和交会之处，所以针刺可以疏通经脉，宣导气血，但在针刺中有的把活生生的人治死，而要死的人却不能用针法治愈，你能够扭转这种情况吗？岐伯说：针治不当，确能致人于死，但针治得当，亦不能把死人救活。黄帝说：我听到针刺不当能把活生生的人致死，认为这太不仁道了，所以我想听你讲讲其中的道理，不要再将错误的针法为人治病。岐伯说：这是很明显的道理，也是必然会出现的结果。如刀剑可以杀人，如饮酒可以醉人的道理一样，虽然没有诊察，但也可以知道它的原因。黄帝说：我想听你详细地讲给我听。岐伯说：人所禀受的精气，来源于水谷。水谷所注入的器官是胃。所以胃是容纳水谷、化生气血的所在。海洋里的水，要化为云气才能行于天下。胃中的精微化生气血，运行于周身，则需有经隧的流通。所谓经隧，就是联络五脏六腑的大络，如果在这些地方用迎而夺之的刺法，就会误泻真气，而致人于死地。黄帝说：在上下手足的经脉，有多少穴位不能用刺法呢？岐伯说：误用迎而夺之的泻法,针刺手阳明大肠经的五里穴,致使脏气运行到中途而止,一脏的真气大约是五至而已,所以若连续五次用迎而夺之的泻法,则一脏的真气泻尽,若连续泻二十五次,则五脏所输注的精气就会竭绝。这就是劫夺了人的天真之气,并非由于他命之自绝而终其寿的。黄帝说:想听你详细的讲讲。岐伯说:在气血出入的要害处妄行针刺,若刺之浅则其害迟,病人回到家中就死亡;若刺之深则其害速,病者就会死在医者的堂上。黄帝说:你讲的这些方法很完善,道理也很明确,请把它著录在玉版上面,作为最珍贵的文献,以留传于后世,作为禁刺的根据,使人们提高针刺医疗水平,不会再犯误针的禁律。

本 篇 要 点

一、首先叙述痈疽的成因、刺法的原则和方法;同时指出痈毒内陷,诸病脉证相反、诸病即将死亡等逆象,凡见到这些逆象,都不宜针刺。

二、其次以兵器的作用和针刺作用相比,说明针虽细物而可以治病活人;若妄用针刺,就像兵器一样可以致人于死。

三、最后举逆刺五里穴为例,说明逆刺可以造成严重的医疗事故,启示临床时要引起高度的警惕。

五禁第六十一

题解

本篇的中心是论述针刺的宜忌,重点介绍了针刺的五禁以及五夺、五过、五逆等禁忌,示人在治疗时知所避忌,所以篇名"五禁"。

黄帝问于岐伯曰:余闻刺有五禁,何谓五禁? 岐伯曰:禁其不可刺也。黄帝曰:余闻刺有五夺。岐伯曰:无泻其不可夺者也。黄帝曰:余闻刺有五过①。岐伯曰:补泻无过其度。黄帝曰:余闻刺有五逆。岐伯曰:病与脉相逆,命曰五逆。黄帝曰:余闻刺有九宜。岐伯曰:明知九针之论,是谓九宜。

注释

① 五过: 指补泻刺法超出一定限度而言。张介宾:"补之过度资其邪气,泻之过度竭其正气,是五过也。"余伯荣:"五过者,五脏外合之皮、脉、肉、筋、骨,有邪正虚实,宜平调之,如补泻过度,是为五过。"

语译

黄帝向岐伯问道:我听说针刺有五禁,什么叫五禁? 岐伯说:是指凡逢到禁日,对某些部位应避免针刺。黄帝说:我听说针刺的禁忌有五夺。岐伯说：是指气血衰弱的人，不可用泻法。黄帝说：我听说针刺的禁忌还有叫五过的。岐伯说：五过就是指针刺补泻不要过其常度。黄帝说：我听说针刺应避免五逆之证。岐伯说：病证与脉象相反，就叫五逆。黄帝说：我听说针刺有九宜。岐伯说：明确知道九针的理论并能恰当运用，谓之九宜。

黄帝曰：何谓五禁？愿闻其不可刺之时。岐伯曰：甲乙日自乘^①，无刺头，无发蒙^②于耳内。丙丁日自乘，无振埃^③于肩喉廉泉。戊己日自乘四季，无刺腹，去爪^④泻水。庚辛日自乘，无刺关节于股膝。壬癸日自乘，无刺足胫。是谓五禁。黄帝曰：何谓五夺？岐伯曰：形肉已夺，是一夺也；大夺血之后，是二夺也；大汗出之后，是三夺也；大泄之后，是四夺也；新产及大血之后，是五夺也。此皆不可泻。黄帝曰：何谓五逆？岐伯曰：热病脉静，汗已出脉盛躁，是一逆也；病泄，脉洪大，是二逆也；著痹不移，䐃肉破，身热，脉偏绝，是三逆也；淫^⑤而夺形，身热，色夭然白，及后下血衃，血衃笃重，是谓四逆也；寒热夺形，脉坚搏，是谓五逆也。

注释

① 自乘：是言天干值日的意思。甲、乙、丙、丁等十个天干，分别作为代表十天的符号，并与人身不同的部位相对应。马莳："天干之应于人身，头为甲乙，肩喉为丙丁，戊己为手足，四肢合辰戌丑未之四季，庚辛应股膝，壬癸应足胫。故凡天干自乘之日，皆无刺之。"故人身每天都能逢到一个值日的天干，叫做自乘。

② 发蒙：是治疗耳目头面之疾的一种刺法的名称。对于耳聋目眩，在午时刺听宫，便叫发蒙。

③ 振埃：是治疗阳气逆于胸中，见喘咳胸满、肩息上气等病的一种刺法名称。

④ 去爪：是指治疗关节脉络病以及阴囊水肿的一种刺法。针刺关节脉络，并以铍针出水，叫去爪。

⑤ 淫：这里泛指耗伤阴津的病变。周学海："淫，谓肠澼沃沫、精遗、淋浊、盗汗之类皆是。"

语译

黄帝说：什么叫五禁？我想知道哪些时日对哪些部位不可针刺。岐伯说：天干应于人身，甲乙应头，所以逢到甲乙日，不要刺头部，也不要用发蒙的针法刺耳内。丙丁应肩喉，逢到丙丁日，不要用振埃法刺肩、喉及廉泉穴。戊己应手足四肢，逢到戊己日，不可刺腹部和用去爪法泻水。庚辛应于股膝，逢庚辛日，不可刺股膝的穴位。壬癸应足胫，逢壬癸日，不可刺足胫的穴位。这就是所谓五禁。黄帝问：什么叫五夺？岐伯说：五夺是五种大虚的病证：形体肌肉瘦削，是一夺；大失血之后，是二夺；大汗出之后，是三夺；大泻之后，是四夺；新产流血过多及大量出血之后，是五夺。五夺证都不可用泻法。黄帝问：什么叫五逆？岐伯说：热性病脉应洪大，而反见沉静，在出汗之后脉应安静，而反见躁动的，是逆证之一；患泻下病，脉宜沉静，而反见洪大之脉，是为逆证之二；肢体麻木重着，肘、膝等处高起的肌肉破溃，身体发热，而脉搏偏于某部难以摸到，是为逆证之三；久病遗、泄、淋、浊、汗等阴津受损之病，致使形体消瘦，发热，肤色苍白枯晦，以及大便下紫血块，大便中有紫血块表示病情危重，是为逆证之四；久病寒热，形体消瘦，脉应细弱，而反见坚硬搏指的，是逆证之五。

本 篇 要 点

一、说明五禁的内容，指出若逢到禁日，对相应的部位，应避免针刺。

二、说明五种大虚证,绝对不宜用泻法针刺。

三、指出凡见脉证相反的病候,也应慎重处理,不可妄用针刺。

动输第六十二

题解

本篇说明在十二经之中,手太阴、足阳明、足少阴三经独动而不休止的生理机制,以及它和全身气血"输注"的关系,所以以"动输"名篇。

黄帝曰:经脉十二,而手太阴、足少阴、阳明独动不休,何也? 岐伯曰:是明胃脉也。胃为五藏六府之海,其清气上注于肺,肺气从太阴而行之,其行也,以息往来①,故人一呼脉再动,一吸脉亦再动,呼吸不已,故动而不止。黄帝曰:气之过于寸口也,上十焉息,下八焉伏②,何道从还? 不知其极。岐伯曰:气之离藏也,卒然如弓弩之发,如水之下岸,上于鱼以反衰③,其余气衰散以逆上,故其行微。

注释

① 以息往来:息,指呼吸而言,凡一呼一吸谓之一息。以息往来,就是指脉气的往来运行,与呼吸有着密切的关系。

② 上十焉息,下八焉伏:历代注家对此二句的解释分歧较大。如马莳说:"……然脉之过于寸口也,上之从息而行者,可拟十分,下之伏于脏内者,可拟八分,但不知其何道而来、何道而还? ……又从肺经而行之一昼一夜,共五十度,但其上鱼之际,十焉在息,下鱼之后,八焉伏藏,故上鱼即已,

则气似反衰。"张介宾:"寸口,手太阴脉也。上下,言进退之势也。十、八,喻盛衰之形也。焉,何也。息,生长也。上十焉息,言脉之进也其气盛,何所来而生也?下八焉伏,言脉之退也其气衰,何所去而伏也?此其往还之道,真若有难穷其极者。"一般多认为张注较为确当。

③ 上于鱼以反衰:鱼,指鱼际。上于鱼以反衰,就是指脉气从寸口上鱼际之后,出现由盛而反衰的现象。

语译

黄帝说:十二经脉之中,为什么手太阴肺经、足少阴肾经、足阳明胃经三经的经脉搏动不止呢?岐伯说:这就是胃气与脉搏跳动的关系。因为胃是五脏六腑的营养来源,胃中水谷精微所化生的清气,上行注入于肺,肺气从手太阴肺经开始,而循行于十二经脉,肺气的运行,是随着人的呼吸而往来的,故人一呼脉跳动两次,一吸脉亦跳动两次,呼吸不停,所以脉搏的跳动也不停止。黄帝说:脉气通过寸口,当脉来时其气较甚,脉去时其气较衰,其盛衰的原理,不知道是怎样的?岐伯说:脉气从内脏输注至经脉时,像箭突然离弦一样的迅速,如水冲决堤岸一样的迅猛,所以,开始时脉气是强盛的,当脉气上达鱼际后,就呈现由盛而衰的现象,但其衰散之力犹逆而上行,故这种运行的脉气就微弱了。

黄帝曰:足之阳明何因而动?岐伯曰:胃气上注于肺;其悍气上冲头者,循咽,上走空窍,循眼系,入络脑,出颅①,下客主人,循牙车②,合阳明,并下人迎,此胃气别走于阳明③者也。故阴阳上下,其动也若一④。故阳病而阳脉小者为逆,阴病而阴脉大者为逆。故阴阳俱静俱动,若引绳相倾者病。

注释

① 颅(kǎn 砍,又读 hàn 憾):指口上傍颊前肉之空软处,俗名为腮。

② 牙车：又名牙床,在此指颊车穴。

③ 胃气别走于阳明：这是说人迎的搏动是由于胃气上注于肺,悍气上冲头,循咽,入络脑,下客主人,合阳明,并下人迎的缘故。这种由胃气上注肺的循行,与十二经脉的循行略有不同,所以说胃气别走于阳明。

④ 阴阳上下,其动也若一：阴,谓寸口,指手太阴肺;阳,谓人迎,指足阳明胃。上,指人迎,人迎在颈,所以为上;下,指寸口,寸口在手,所以为下。人迎与寸口两者的搏动是相应的、一致的,故说其动也若一。

语译

黄帝说:足阳明胃脉是什么原因促使它搏动的? 岐伯说:这是因为胃气上注于肺,其上冲于头的慓悍之气,则循咽喉而上走于孔窍,循眼系,入络脑,从脑出于颅部,向下会于足少阳胆经的客主人穴(上关穴),沿颊车,合于足阳明本经,并向下行于结喉两旁的人迎穴,这就是胃气别走而又合于阳明的径路。由于手太阴寸口脉和足阳明人迎脉的经气是互相贯通的,所以它们的搏动是一致的。阳病时阳脉宜大,若阳病而阳脉反小者为逆;阴病时阴脉宜小,若阴病而阴脉反大者为逆。所以在正常情况下,寸口和人迎脉应当协调,静则俱静,动则俱动,像牵引绳索一样的均匀,若上下之脉如引绳不匀而一方偏盛,就是病态。

黄帝曰:足少阴何因而动? 岐伯曰:冲脉者,十二经之海也,与少阴之大络,起于肾下,出于气街,循阴股内廉,邪①入腘中,循胫骨内廉,并少阴之经,下入内踝之后,入足下;其别者,邪①入踝,出属跗上,入大指②之间,注诸络,以温足胫。此脉之常动者也。

注释

① 邪：通"斜"。

② 大指：汪昂："大指当作小趾为是。《经脉》篇:肾足少阴之脉,起于

小指之下。"

语译

黄帝说:足少阴肾脉是什么原因促使它搏动的? 岐伯说:冲脉,为十二经之海,它和足少阴之络,同起源于肾下,出于足阳明胃经的气街,沿大腿内侧,向下斜行入腘中,再沿胫骨内侧,与少阴经相合而下行入于足内踝的后面,入于足下;它分出一条支脉,斜入内踝,出而入于足背上,进入大趾(小趾)之间,再进入诸络脉之中,发挥温养胫部和足部的作用。这就是足少阴经脉常动不休的原理。

黄帝曰:营卫之行也,上下相贯,如环之无端,今有其卒然遇邪气,及逢大寒,手足懈惰,其脉阴阳之道,相输之会,行相失也,气何由还? 岐伯曰:夫四末阴阳之会者,此气之大络也。四街①者,气之径路也。故络绝则径通,四末解则气从合,相输如环。黄帝曰:善! 此所谓如环无端,莫知其纪,终而复始,此之谓也。

注释

① 四街:指头、胸、腹、胫四部的气街。

语译

黄帝说:营气和卫气的运行,是上下互相贯通,如圆环一样无起端,现在突然遇到邪气的侵袭,或遭到了严寒的刺激,外邪留居四肢,则手足懈惰无力,营卫在经脉内外运行,阴阳有度,若邪气居之,则其运行之道路及经输会合之处,都因外邪的影响而阻滞不通,运行失常,在这样的情况下,营卫之气是怎样往返循环的呢？岐伯说：四肢是阴阳会合的地方，也是营卫之气通行的大道。头、胸、腹、胫四街，是营卫之气运行的必经之路。故邪气阻塞了小的络脉，则四街等径路仍通畅，当四肢的邪气得以解除后，则络脉又复沟通，营卫之气输运会合，如环之无端，周而复始，运行不息。黄帝说：好！经气运行具有这种"络绝则径通"的代偿作用，才能如环无端，环周运转无数次，终而复始，就是这个道理。

本 篇 要 点

一、说明手太阴、足阳明、足少阴三条经脉独动不休的生理机制，特别指出胃为五脏六腑之海，为经脉搏动的基本物质的根本来源。

二、指出四肢是阴阳经脉相会联络之处，四街是营卫之气循行必经之路，同时说明四街具有"络绝则径通"的代偿功能。

五味论第六十三

题解

本篇主要论述五味与人体某些组织器官的关系,以及五味偏嗜所引起的病理变化和发生的病证,故名"五味论"。

黄帝问于少俞曰:五味入于口也,各有所走,各有所病。酸走筋,多食之,令人癃;咸走血,多食之,令人渴;辛走气,多食之,令人洞心;苦走骨,多食之,令人变呕;甘走肉,多食之,令人悗心。余知其然也,不知其何由,愿闻其故。少俞答曰:酸入于胃,其气涩以收,上之两焦^①,弗能出入也,不出即留于胃中,胃中和温,则下注膀胱,膀胱之胞^②薄以懦,得酸则缩绻,约而不通,水道不行,故癃。阴者,积筋之所终^③也,故酸入而走筋矣。

注释

① 上之两焦:之,有"行"或"走"的意思。两焦即上、中二焦。
② 胞:皮的意思。杨上善作"皮"解,极是。
③ 阴者,积筋之所终:阴者,指前阴而言。积筋,即诸筋或宗筋。意谓前阴是人身诸筋终聚之处。杨上善:"人阴器,一身诸筋终聚之处。"张介宾:"阴者,阴气也;积筋者,宗筋之所聚也。"

语译

黄帝问少俞道：饮食的五味进入消化道后，每一种味对脏腑各有其有益而喜走的一面，也各有其不利而导致疾病的一面。酸味走筋，多食酸味会引起小便不通；咸味走血，多食咸味会引起口渴；辛味走气，多食辛味会引起心内空虚感；苦味走骨，多食苦味使人发生呕吐；甘味走肉，多食甘味使人心中烦闷。我虽然知道这些情况，但是不明白是什么道理，请你告诉我。少俞回答说：酸味入胃后，它的味酸涩，有收敛的作用，只能行于上、中两焦，不能遽行出入，就留在胃中，若胃中温和，使之难以久留而下注膀胱，膀胱之皮薄而软，遇到酸味就卷曲而收缩，致使膀胱出口处亦因而约束，影响了水液的通行，形成小便癃闭。前阴为宗筋之所聚，肝主筋，故食酸味过多，能入肝而走筋。

黄帝曰：咸走血，多食之，令人渴，何也？少俞曰：咸入于胃，其气上走中焦，注于脉，则血气走之，血与咸相得则凝，凝则胃中汁注之，注之则胃中竭，竭则咽路①焦，故舌本干而善渴。血脉者，中焦之道也，故咸入而走血矣。

注释

① 咽路：即咽道。杨上善："咽为下食，又通于涎，故为路也。"

语译

黄帝说：咸味善走血分，食咸过多就令人口渴，是什么道理呢？少俞说：咸味入胃后，它的气味上行于中焦，输注到血脉，与血相合，血与咸相得则血浓稠，血浓稠需要胃中的津液不断地注入以补充和调剂，这样胃中的津液就不足，使咽部的津液亏乏，则咽道和舌根部均觉干燥，故出现口渴。血脉是输送中焦精微于周身的道路,血亦出于中焦,咸味上行于中焦,所以入胃后就走入血分。

黄帝曰:辛走气,多食之,令人洞心,何也? 少俞曰:辛入于胃,其气走于上焦,上焦者,受气而营诸阳者也,姜、韭之气熏之,营卫之气不时受之,久留心下,故洞心。辛与气俱行,故辛入而与汗俱出。

语译

黄帝说:辛味善走气分,多食辛味,则使人觉得心中空虚,这是什么道理呢? 少俞说:辛味入胃后,它的气味走向上焦,上焦的功能是秉受中焦之气,而运行于体表,以发挥卫外的作用,若姜、韭的辛味常熏蒸于上焦,营卫之气时常受其影响,因其气久留在胃中,所以使人感觉心内空虚。辛味走散,能和卫气一同运行,故辛入胃能走体表而与汗液同出。

黄帝曰:苦走骨,多食之,令人变呕,何也? 少俞曰:苦入于胃,五谷之气,皆不能胜苦,苦入下脘,三焦之道皆闭而不通,故变呕。齿者,骨之所终也。故苦入而走骨,故入而复出,知其走骨也。

语译

黄帝说:苦味善走骨,多食令人呕吐,是什么道理呢? 少俞说:苦味入胃后,五谷之气味都不能胜过苦味,当苦味进入下脘后,三焦的气机阻闭不通,三焦不通,则胃气上逆而变为呕吐。牙齿是属骨的部分,称骨之所终。故苦味入胃后,走骨亦走齿,如入胃的苦味而复吐出,就可以知其已经走骨了。

黄帝曰:甘走肉,多食之,令人悗心,何也? 少俞曰:

甘入于胃,其气弱小,不能上至于上焦,而与谷留于胃中者,令人柔润者也,胃柔则缓,缓则虫动,虫动则令人悗心。其气外通于肉,故甘走肉。

语译

黄帝说:甘味善走肌肉,多食甘味则令人心中烦闷,这是什么道理呢? 少俞说:甘味入胃后,甘气柔弱而小,不能上达上焦,与饮食物一同留于胃中,所以使胃气亦柔润,胃柔则胃功能减弱,胃的功能减弱则肠中寄生虫乘机而动,虫动则使人心中闷乱。同时,由于甘味入脾,脾主肌肉,所以甘味饮食之气亦走肌肉。

按语

本篇详论五味不能嗜食太过,太过则每易令人发生病变。其所论之病候与病理,有的虽未必符合实际,如“苦走骨,多食之,令人变呕;甘入肉,多食之,令人悗心”等的病理,似乎牵强。但其总的观点“五味入于口也,各有所走,各有所病”是非常正确的,指出饮食五味对人体作用的两重性,即有其有利的一面,同时又看到若偏嗜五味,又有其不利的一面。因此提示我们在临床时对病员除了细心诊察,给予正确的处方外,也要以此论点的精神,嘱以饮食五味的禁忌和节制,以提高疗效。

本 篇 要 点

一、首先提出五味偏嗜影响某些组织器官所产生的病证。

二、其次阐明五味偏嗜引起人体的病理变化。

阴阳二十五人第六十四

题解

本篇根据人的不同禀赋,以阴阳五行学说和五色、五音等,分别论述二十五种人的特性,指出了他们的肤色、体形、性格以及对时令适应方面的差异;同时又根据手足三阳经脉循行于人体各部的气血盛衰以及脏腑内在的变化,说明表现于形色上的特征;并根据二十五种人的不同类型特点而提出不同的治疗原则。因此以"阴阳二十五人"名篇。

黄帝曰:余闻阴阳之人,何如?伯高曰:天地之间,六合之内①,不离于五,人亦应之。故五五二十五人之政,而阴阳之人不与焉。其态又不合于众者五,余已知之矣。愿闻二十五人之形,血气之所生,别而以候,从外知内,何如?岐伯曰:悉乎哉问也!此先师之秘也,虽伯高犹不能明之也。黄帝避席遵循而却②曰:余闻之,得其人弗教,是谓重失③,得而泄之,天将厌之。余愿得而明之,金柜藏之,不敢扬之。岐伯曰:先立五形金木水火土,别其五色,异其五形之人,而二十五人具矣。黄帝曰:愿卒闻之。岐伯曰:慎之慎之! 臣请言之。

注释

① 六合之内：六合，指东南西北四方和上下。六合之内，就是宇宙间的意思。

② 遵循而却：遵循，同"逡巡"。逡巡，却退貌。遵循而却，即不敢前进而后退，又非常恭敬的样子。

③ 重失：失而又失，两次损失的意思。

语译

黄帝说：我听说人有阴、阳类型的不同，他们是怎样区别的呢？岐伯说：天地之间，六合之内，一切事物之理，都离不开"五行"，人也是这样。所以二十五人之形，不包括阴阳之人在内。二十五种类型的人与阴阳之人的五种形态是不同的，这我已经知道了。我希望知道二十五人的形态，及其血气的生成，分别进行候察，从外部表现就能测知内部的情况如何？岐伯说：你问得很详细啊！这是先师所秘而不传的，所以虽然有伯高这样高明的医生，也不能彻底明白其中的道理。黄帝离开座位后退了几步很恭敬的说：我听说，得到一个可以传授学术的人而不教给他，就是双重损失，得到了这种学术而随便泄漏，上天也要厌弃他的。我希望得到这种学术而给予阐明，把它保存在金匮里，不敢随便宣扬出去。岐伯说：先要明确金、木、水、火、土五种类型的人，然后再根据五色的不同，区别五种形态之人，这样二十五种人的形态就清楚了。黄帝说：我希望详尽的听你讲解。岐伯说：慎重啊慎重！请让我给你说。

木形之人，比于上角①，似于苍帝②。其为人苍色，小头，长面，大肩背，直身，小手足，好有才，劳心，少力，多忧劳于事。能春夏不能秋冬，感而病生，足厥阴佗佗然③。大角之人，比于左足少阳，少阳之上遗遗然④。左角（一曰少角）之人，比于右足少阳，少阳之下随随然⑤。钛角

（一曰右角）之人⑥，比于右足少阳，少阳之上推推然⑦。判角之人⑧，比于左足少阳，少阳之下栝栝然⑨。

注释

① 比于上角：比，比类的意思。马莳："以人而拟角，故谓之曰比。"角，五音之一，属木，是以木音作为分类的代号。比于上角，这是将木形之人，比类于上角。而其他属于木的四型人，则分别比类于大角、左角、钛角、判角。说明五行之中，每一行也和音调一样变化多端。张介宾："上角，阴者，总言木形之全也。后云大角、左角、钛角、判角，少阳者，分言木形详也。兹于上角而分左右，左右而又分上下，正以明阴阳之中，复有阴阳也。"以下各节均仿此。

② 似于苍帝：苍帝，是神话中的上天五帝之一。《周礼·天官·大宰》："祀五帝"疏："五帝者：东方青（一作苍）帝，南方赤帝，中央黄帝，西方白帝，北方黑帝。"似于苍帝，就是说木形的人皮肤现苍色。

③ 佗(tuó 驼)佗然：一种解释认为有稳重之义，如马莳等。另一种释为雍容自得之貌，如丹波元简曰："案《诗经·国风·君子偕老》篇云："委委佗佗，朱注云雍容自得之貌。"另据《尔雅·积洲》云："委委佗佗，美也。"

④ 遗遗然：张介宾："遗遗，柔退貌。"马莳则认为"如有所遗失，然行之不骤而驯也。"张志聪则认为谦下之态，"遗遗，谦下之态，如枝叶之下垂也"。

⑤ 随随然：是从顺的样子。《广雅·释诂》："随，顺也。"这是形容木形之右下者左角之人的特征。

⑥ 钛角之人：钛(dài 代)角，即少角之右生者，比于右足少阳。大角为左上，此为右上。

⑦ 推推然：前进的样子。张志聪："推推，上进之态，如枝叶边上达也。"

⑧ 判角之人：判角，即大角之下，比于左足少阳。左角为右下，此为左下。

⑨ 栝(tian 添)栝然：正直的样子。张志聪："栝栝，正直之态。如木体之挺直也。"

语译

木形的人，属于木音中的上角，他好像东方地区的人。他们的皮肤苍色，头小，面长，肩背宽大，身直，手足小，有才智，好用心机，体力不强，多忧劳于事务。对时令的适应，可以耐受春夏，不能耐受秋冬，容易感受病邪而发生疾病，属于足厥阴肝经，其性格特征是柔美而安重。禀木气之偏的有左右上下四种类型：左之上方，在木音中属于大角一类的人，类属于左足少阳经之上，其性格特征是谦让而态度和蔼。右之下方，在木音中属于左角一类的人，类属于右足少阳经之下，其性格特征是随和而顺从。右之上方，在木音中属于钛角一类的人，类属于右足少阳经之上，其性格特征是勇于上进。左之下方，在木音中属于判角一类的人，类属于左足少阳经之下，其性格特征是正直而不阿。

火形之人，比于上徵，似于赤帝。其为人赤色，广䏚①，锐面小头，好肩背髀腹，小手足，行安地，疾心，行摇肩，背肉满，有气轻财，少信多虑，见事明，好颜，急心，不寿暴死。能春夏不能秋冬，秋冬感而病生，手少阴核核然②。质徵之人（一曰质之人，一曰大徵），比于左手太阳，太阳之上肌肌然③。少徵之人，比于右手太阳，太阳之下慆慆然④。右徵之人，比于右手太阳，太阳之上鲛鲛然⑤（一曰熊熊然）。质判（一曰质徵）之人，比于左手太阳，太阳之下支支颐颐然⑥。

注释

① 广䏚：䏚(yìn 印)，张介宾："䏚，当脊肉也。"广䏚，是指背脊部的肌肉宽广。

② 核核然：《汉书》："其文直而其事核。"核核，即真实的意思。

③ 肌肌然：张介宾："肌肌，肤浅貌。"肌肌然，是形容人的识见肤浅。

④ 慆慆然：慆(tāo 滔)，多疑的样子。张介宾："慆慆，不反貌，又多疑也。"

⑤ 鲛鲛然：鲛(jiāo 交)，踊跃的意思。马莳："鲛鲛者，踊跃之义也。"

⑥ 支支颐颐然：形容怡然自得而无忧愁烦恼的样子。张介宾："支支，枝离貌。颐颐，自得貌。"

语译

火形的人，属于火音中的上徵，好像南方地区的人。他们的皮肤色赤，脊背宽广，面瘦，头小，肩背髀腹各部的发育很好，手足小，走路步履稳重，思考敏捷，走路时肩摇，背部的肌肉丰满，为人有气魄，轻财，缺少信心，多忧虑，对事物善于观察和分析，喜爱漂亮，性情躁急，不能享高寿而多暴死。这种人能耐受春夏的温暖，不能耐受秋冬的寒凉，秋冬时感受外邪，容易发生疾病，属于手少阴心经，性格特征是为人很真实。禀火气之偏的有上下左右四种类型：左之上方，在火音中属于质徵一类的人，类属于左手太阳之上，其性格特征是识见肤浅。右之下方，在火音中属于少徵一类的人，类属于右手太阳经之下，其性格特征是多疑。右之上方，在火音中属于右徵一类的人，类属于右手太阳之上，其性格特征是勇于上进不甘落后。左之下方，在火音中属于质判一类的人，类属于左手太阳之下，其性格特征是乐观愉快，怡然自得而无忧愁烦恼。

土形之人，比于上宫，似于上古黄帝。其为人黄色，圆面，大头，美肩背，大腹，美股胫，小手足，多肉，上下相称，行安地，举足浮，安心，好利人，不喜权势，善附人也。能秋冬不能春夏，春夏感而病生，足太阴敦敦然①。大宫之人，比于左足阳明，阳明之上婉婉然②。加宫之人（一曰众之人），比于左足阳明，阳明之下坎坎然③。少宫之人，比于右足阳明，阳明之上枢枢然④。左宫之人（一曰众之人，一曰阳明之上），比于右足阳明，阳明之下兀兀然⑤。

注释

① 敦敦然：诚恳而忠厚的样子。《诗·常武》笺："敦当作屯。""屯屯"与"肫肫"、"纯纯"义并同。《礼记·中庸》："肫肫其仁。"郑注："肫肫或为纯纯，恳诚貌也。"

② 婉婉然：和顺的样子。《文选》谢宣远《张子房诗》："婉婉幙中画。"善注："婉婉，和顺貌也。"

③ 坎坎然：喜悦的样子。《尔雅·释训》："坎坎，喜也。"坎坎然，又是形容端庄持重。

④ 枢枢然：张介宾："枢枢，圆转貌。"

⑤ 兀(wù雾)兀然：用心貌。形容做事专心致志，不怕困难的精神。韩愈文："恒兀兀以穷年。"

语译

土形的人，属于土音中的上宫，好像中央地带的人。他们的皮肤呈黄色，面圆，头大，肩背丰满健美，腹大，下肢从大腿到足胫部都很健壮，手足小，肌肉丰满，全身上下各部都很匀称，步履稳重，行路时举足不高，内心安静，好帮助别人，不争逐权势，善于团结人。这种人对时令的适应，能耐受秋冬寒冷，不能耐受春夏温热，春夏感受了外邪就容易生病，属于足太阴脾经，性格特征是诚恳而忠厚。禀土气之偏的有左右上下四种类型：左之上方，在土音中属于大宫一类的人，类属于左足阳明经之上，其性格特征是和平而柔顺。左之下方，在土音中属于加宫一类的人，类属于左足阳明经之下，其性格特征是时常神情喜悦。右之上方，在土音中属于少宫一类的人，类属于右足阳明经之上，其性格特征是比较圆转。右之下方，在土音中属于左宫一类的人，类属于右足阳明之下，其性格特征是具有专心致志、不怕困难的精神。

金形之人，比于上商，似于白帝。其为人方面，白色，小头,小肩背,小腹,小手足,如骨发踵外,骨轻,身清廉,急心,静悍,善为吏。能秋冬不能春夏,春夏感而病生,手太阴敦敦然。钛商之人,比于左手阳明,阳明之上廉廉然①。右商之人,比于左手阳明,阳明之下脱脱然②。大商之人,比于右手阳明,阳明之上监监然③。少商之人,比于右手阳明,阳明之下严严然④。

注释

① 廉廉然:廉洁的意思。张志聪:"廉廉,如金之洁而不污。"形容其人洁身自好。

② 脱脱然:潇洒貌。马莳:"脱脱然者,无累之义也。"《诗·野有死麕》:"舒而脱脱兮。"

③ 监监然:张志聪:"监监,如金之鉴而明察也。"是明察是非的意思。

④ 严严然:严肃庄重的意思。《荀子·儒效》:"严严兮其能敬己也。"杨注:"严严,有威重之貌。"

语译

金形的人,属于金音中的上商,好像西方地区的人。他们的体型是面方,皮肤白色,小头,小肩背,小腹,小手足,足跟坚壮,其骨如生在足踵的外面一样,行动轻快,禀性廉洁,性急,能动能静,动之则猛悍异常,善为官吏,有决断之才。对时令的适应,能耐受秋冬的寒冷,不能耐受春夏的温热,感受了春夏的邪气易于患病,属于手太阴肺经,性格特征是坚不可屈。禀金气之偏的有上下左右四种类型:左之上方,在金音中属于钛商一类的人,类属于左手阳明经之上,其性格特征是廉洁自守。左之下方,在金音中属于右商一类的人,类属于左手阳明经之下,其性格特征是潇洒而美好。右之上方,在金音中属于大商一类的人,类属于右手阳明经之上,其性格特征是善于明察是非。右之下方,在金音中属于少商一类的人，类属于右手阳明经之下，其性格特征是威严而庄重。

水形之人，比于上羽，似于黑帝。其为人黑色，面不平，大头，廉颐[1]，小肩，大腹，动手足，发行摇身，下尻长，背延延然[2]，不敬畏，善欺绐人，戮死。能秋冬不能春夏，春夏感而病生，足少阴汗汗然[3]。大羽之人，比于右足太阳，太阳之上颊颊然[4]。少羽之人，比于左足太阳，太阳之下纡纡然[5]。众之为人[6]（一曰加之人），比于右足太阳，太阳之下洁洁然[7]。桎之为人[6]，比于左足太阳，太阳之上安安然[8]。

是故五形之人二十五变者，众之所以相欺者是也。

注释

① 廉颐：廉，是棱形。颐，是口角后腮之下的部位。廉颐，就是形容颐部如棱形。

② 背延延然：《广雅·释训》：“延延，长也。”背延延然，是说背部长度过于常人。

③ 汗汗然：汗汗，是形容水面广大无际的样子。汗汗然，形容其所作所为不着边际的意思。

④ 颊颊然：快意或得意的意思。颊，与愿通。颊，愿谐音。《说文·心部》：“愿，快心。”张介宾：“颊颊，得色貌。”文与此近。

⑤ 纡纡然：纡，是曲屈萦绕的意思。郑注：“纡，曲也。”《汉书·叙传》“纡体衡门”注：“屈也。”纡纡然，是指生性屈曲而不直爽。

⑥ 众之为人、桎之为人：所称众、桎，与以上各节所称左右之义同。倪仲宣：“不曰左羽右羽，而曰众之为人、桎之为人，此即以众、桎而为左右也。”

⑦ 洁洁然：洁，静的意思。《广雅·释言》：“洁，静也。”洁洁然，安静、文静的意思。

⑧ 安安然：《集传》“安安，无所勉强也。言其德性之美，皆出于自然而非勉强。”

语译

水形的人,属于水音中的上羽,好像北方地区的人。他们的皮肤黑色,面多皱纹,大头,颐部呈棱形,两肩小,腹部大,手足喜动,行路时摇摆身体,尻骨较长,脊背亦长,对人的态度既不恭敬又无畏惧,善于欺诈,常有杀戮致死。对时令的适应,能耐受秋冬的寒冷,不能耐受春夏的温热,春夏感受外邪容易发生疾病,属于足少阴肾经,性格特征是处事不着边际。禀水气之偏的有左右上下四种类型:右之上方,在水音中属于大羽一类的人,类属于右足太阳经之上,其性格特征是神情洋洋自得。左之下方,在水音中属于少羽一类的人,类属于左足太阳经之下,其性格特征是屈曲而不直爽。右之下方,在水音中属于众羽一类的人,类属于右足太阳经之下,其性格特征是很文静,如水之清澈。左之上方,在水音中属于桎羽一类的人,类属于左足太阳之上,其性格特征是心境安定,有高尚的品德。

以上金、木、水、火、土五种形态的人,因各有其不同特征,故又分为二十五种类型,所以一般人易于混淆而辨别不清。

按语

以上六节,将人的体质运用五行分为五大类型,又细分为二十五种不同的形态和性格。每一行之中都有一种类型的人是禀本气最全的,还有四种是得本气之偏的。据此我们在临床辨证和治疗时,必须注意人体禀赋有不同,一定要因人制宜。正如张介宾所说:"此以木、火、土、金、水五行之人,而复各分其左右上下,是于各形之中,而又悉其太少之义耳。总皆发明禀赋之异,而示人以变化之不同也。"

黄帝曰:得其形①,不得其色,何如? 岐伯曰:形胜色,色胜形②者,至其胜时年加③,感则病行,失则忧矣。形色相得者,富贵大乐。黄帝曰:其形色相胜之时,年加可知乎? 岐伯曰:凡年忌下上之人④,大忌常加⑤。七岁、十六岁、二十五岁、三十四岁、四十三岁、五十二岁、六十一岁,皆人之大忌,不可不自安也,感则病行,失则忧矣。当此之时,无为奸事⑥。是谓年忌。

注释

① 得其形:即指已具备以上二十五种体形之人。张介宾:“此言形色当相合,否则为病矣。得其形者,如上文之所谓二十五形矣。”

② 形胜色,色胜形:这是根据五行生克学说而言的。如木形之人见黄色,为木能胜土;火形之人见白色,为火能胜金等,为形胜色。若木形之人见白色,为金胜木;火形之人见黑色,为水胜火等,为色胜形。马莳:“人有形胜色者,如木形人而黄色现也;有色胜形者,如木形人而白色现也。”

③ 至其胜时年加:年加,即年忌相加之意。当形色相胜之时,值有年忌相加,这样的年龄易于患病。马莳:“年忌何如? 大凡人方七岁是阳之少也,再加九岁,乃十六岁;再加九岁,乃二十五岁;再加九岁,乃三十四岁;再加九岁,乃四十三岁;再加九岁,乃五十二岁;再加九岁,乃六十一岁。盖九为老阳,而阳极必变,故此皆为人之大忌,不可不自安其分也。当此各年之时,毋为奸淫之事,犹可自免,否则形色不相得而相胜,值此年忌加之,斯感则病行,而失则忧矣。”

④ 年忌下上之人:即前五形或上或下之二十五形人。

⑤ 常加:此下《甲乙经》补“九岁”二字。

⑥ 奸事:即奸邪不正当之事。

语译

黄帝说:人体已经具备了五行的体形,但并不显现出每一类型应出现的肤色,又将怎样呢? 岐伯曰:根据五行生克规律,体形的五行属性克制肤色的五行属性,或肤色的五行属性克制体形的五行属性,有这种形色相克的现象出现,再逢有年忌相加,若感受了病邪就要生病,若有失治或自己疏忽,难免有性命之忧。如果形色相称,则体质平和,是康泰的表现。黄帝问:在他们形色相克制之时,年忌相加的情况能够知道吗？岐伯说:年忌适用于以上二十五形之人,其大忌之年是常加九岁。以七岁为基础,递加九年,则十六岁、二十五岁、三十四岁、四十三岁、五十二岁、六十一岁,这些年龄都是大忌之年,必须注意精神和身体的调护,否则容易感受病邪而发生疾病,既病之后又加之失治或有所疏忽,就有性命之忧了。所以,在这些年龄时,要谨慎调护,不要做不正当的奸邪之事,以损伤精神和身体。以上讲的就是年忌。

黄帝曰:夫子之言,脉之上下,血气之候,以知形气奈何？岐伯曰:足阳明之上,血气盛则髯①美长;血少气多则髯短;故气少血多则髯少;血气皆少则无髯,两吻多画②。足阳明之下,血气盛则下毛美长至胸;血多气少则下毛美短至脐,行则善高举足,足指少肉,足善寒;血少气多则肉而善瘃③;血气皆少则无毛,有则稀枯悴,善痿厥足痹。

注释

① 髯(rán 然):生在颊部的胡须。《汉书·高祖记》颜注:"在颐曰须,在颊曰髯。"

② 两吻多画:吻,即口角。画,指口角的纹理。张介宾:"吻,口角也;画,纹也。阳明血气不充两吻,故多纹画。"

③ 瘃(zhú 竹):冻疮。《说文·病部》:"瘃,中寒肿核。"段玉裁:"肿核者,肿而肉中硬,如果中有核也。"

语译

黄帝说:先生曾说过,手足三阳经脉循行于人体的上部和下部,根据其气血的多少,来候知体表的情况,是怎样的呢? 岐伯说:循行于上部的足阳明经脉,若血气充足,则两颊的胡须美而长;血少气多的,胡须就短;气少血多的,胡须稀少;血气皆少的,则两颊完全无胡须,而口角两旁的纹理很多。循行于下的足阳明经脉,若气血充足,则阴毛美而长,可上至胸部;血多气少,则阴毛虽美而短,可至脐部,走路时善高举足,足趾的肌肉少,足部常觉寒冷;血少气多的,则易生冻疮;血气皆不足,则无阴毛,即便有亦甚稀少,枯槁憔悴,并且易患痿、厥、足痹等病。

足少阳之上,气血盛则通髯①美长;血多气少则通髯美短;血少气多则少髯;血气皆少则无须,感于寒湿,则善痹、骨痛、爪枯也。足少阳之下,血气盛则胫毛美长,外踝肥;血多气少则胫毛美短,外踝皮坚而厚;血少气多则骱毛②少,外踝皮薄而软;血气皆少则无毛,外踝瘦无肉。

注释

① 通髯:指生于两颊的髯,上连耳旁鬓脚。马莳:"所谓通髯者,乃连鬓而生者也。"

② 骱毛:骱(héng 衡),脚胫。骱毛,同胫毛,指小腿部的毫毛。

语译

循行于上部的足少阳经脉,若气血充盛,则生于两颊连鬓的胡须美而长;若血多气少,则连鬓的胡须虽美而短;血少气多,则两颊的胡须少;血气皆少,则不生胡须,感受了寒湿之邪,则易患痹证、骨痛、爪甲干枯。循行于下部的足少阳经脉,若血气充盛,则腿胫部的毛美而长,外踝处丰满;若血多气少,则腿胫部的毛虽美而短,外踝处皮坚而厚;若血少气多,则腿胫部的毛少,外踝处皮薄而软;血气都少,则不生毛,外踝处瘦而没有肌肉。

足太阳之上，血气盛则美眉，眉有毫毛①；血多气少则恶眉②，面多少理③；血少气多则面多肉；血气和则美色。足太阳④之下，血气盛则跟肉满、踵坚；气少血多则瘦，跟空⑤；血气皆少则喜转筋、踵下痛。

注释

① 毫毛：即眉毛中的长毛。张志聪："毫毛者，眉中之长毛，因血气盛而生长。"

② 恶眉：眉毛枯焦稀疏。张志聪："恶眉者，无华彩而瘁也。"

③ 面多少理：少，《甲乙经》作"小"。即指面部多有细小之纹理。张志聪："少理当作小理。面多小理者，多细小之纹理，盖气少而不能充润皮肤也。"

④ 阳：原作"阴"，据马注本改。与上为对文。

⑤ 跟空：跟，足后着地处。跟空，形容足根部瘦而少肉。《释名·释形体》："足后曰跟，又谓之踵。"

语译

循行于上部的足太阳经脉，若血气充足，则眉毛清秀而长，眉中并出现毫毛；血多气少，则眉毛枯悴，面部多细小皱纹；血少气多，则面部肌肉丰满；气血调和，则面色秀丽。循行于下部的足太阳经脉，若气血充盛，则足跟部肌肉丰满、坚实；气少血多，则跟部肌肉瘦削，甚者无肉；气血都少的，易发生转筋、足根痛等证。

手阳明之上，血气盛则髭①美；血少气多则髭恶；血气皆少则无髭。手阳明之下，血气盛则腋下毛美，手鱼肉以温②；气血皆少则手瘦以寒。

手少阳之上，血气盛则眉美以长，耳色美；血气皆少则耳焦恶色。手少阳之下，血气盛则手卷多肉以温；血气皆少则寒以瘦；气少血多则瘦以多脉③。

手太阳之上，血气盛则有多须，面多肉以平；血气皆少则面瘦恶色。手太阳之下，血气盛则掌肉充满；血气皆少则掌瘦以寒。

注释

① 髭：口上胡须。张介宾："在口上曰髭，在口下曰须。"

② 手鱼肉以温：手鱼，是手大指本节后，掌侧隆起的肌肉。手鱼肉以温，即该部肌肉温暖。

③ 多脉：形容因肌肉瘦削而脉络显露。另一种解释认为指皮肤较多的皱纹。

语译

循行于上部的手阳明经脉，若气血充盛，则口上胡须清秀华美；血少气多的，则口上胡须粗疏无华；血与气都少，则口上不生胡须。循行于下部的手阳明经脉，若气血充盛，则腋下的毛秀美，手鱼部的肌肉经常是温暖的；气血皆不足，则手部肌肉瘦削而寒凉。

循行于上部的手少阳经脉，若气血充盛，则眉毛美而长，耳部的气色明润；血气都少，则耳部憔悴无光泽。循行于下部的手少阳经脉，若气血充盛，则手部的肌肉丰满，且常觉温暖；气血都不足的，则手部肌肉消瘦且寒凉；气少血多，则手部肌肉消瘦，而络脉多显而易见。

循行于上部的手太阳经脉，若血气充盛，则须多而美，面部丰满；血气都少，则面部消瘦而无华。循行于下部的手太阳经脉，若气血充盛，则掌肉丰满；气血皆少，则掌部肌肉消瘦而寒凉。

黄帝曰：二十五人者，刺之有约①乎？岐伯曰：美眉者，足太阳之脉，气血多；恶眉者，血气少；其肥而泽者，血气有余;肥而不泽者,气有余,血不足;瘦而无泽者,气血俱不足。审察其形气有余不足而调之,可以知逆顺矣。

黄帝曰:刺其诸阴阳奈何? 岐伯曰:按其寸口人迎,以调阴阳,切循其经络之凝涩,结而不通者,此于身皆为痛痹,甚则不行,故凝涩。凝涩者,致气以温之,血和乃止。其结络者,脉结血不和,决^②之乃行。故曰:气有余于上者,导而下之;气不足于上者,推而休之;其稽留不至者,因而迎之。必明于经隧,乃能持之。寒与热争者,导而行之;其宛陈血不结者,则而予之。必先明知二十五人,则血气之所在,左右上下,刺约毕也。

注释

① 约:准则的意思。

② 决:开泄的意思。《文选·甘泉赋》:"天阃决兮地垠开。"善注:"决,亦开也。"张介宾:"决者,开泄之谓。"

语译

黄帝说:这二十五种不同类型的人,针刺治疗有一定的准则吗? 岐伯说:眉清秀而美的,是足太阳经脉的气血充足;眉毛粗疏不好的,是气血均少;人体肌肉丰满而润泽的,是血气有余;肥胖而无润泽的,是气有余,血不足;瘦而不润泽的,是气血均不足。审察病人形体和气血的有余、不足,进行适当调治,就可以知道病势的顺逆,不致贻误病机。

黄帝说:怎样针刺三阴三阳经所出现的病变呢? 岐伯说:诊其人迎、寸口脉,以审察其阴阳盛衰变化,再循按其经络所行之处,察其有无气血凝滞阻涩不通的现象,若发现有闭阻不通的,都会出现痛痹之病,严重的气血不能通行,故出现气血凝结涩滞的现象。气血出现了凝涩,应当用针以温通气机,俟其气血通调后停止治疗。若有小的络脉出现气血的结聚,而血运不通的,可刺出瘀血,开通脉络,则气血就可正常运行了。所以说:凡是上部病气有余的,应该采取上病下取的针法,以引导病气下行;凡上部正气不足的,用推而扬之的针法,催其气以上行;其气迟迟不至的,或气至迟缓而中途滞留的,当于其迟留之处用针迎刺之,以接引其气使继续运行至病所。必须明了经脉的循行,才能正确采用各种不同的针刺法。如有寒热交争的现象,根据其阴阳偏盛的不同情况,引导其气血运行而达到阴阳平衡;有脉中虽有郁滞而血尚未瘀结的,根据不同情况予以不同治疗。必须先了解二十五种人外部的不同特征,以及内部气血的盛衰、通滞等具体情况,这样左右上下各方面的变化都很清楚了,针刺的各种准则也就完全能掌握了。

本 篇 要 点

一、首先以阴阳五行说为基础,用"同中求异"的方法,从五音太少、阴阳属性、体态和生理特征,划分出阴阳二十五种类型的人。

二、其次叙述了因气血盛衰出现在上部或下部的生理特征,以便从这些特征,去测候气血的盛衰和脏腑内在变化。

三、最后分析了对于不同类型之人的针刺原则和取穴标准、操作手法等。

五音五味第六十五

题解

本篇承接前篇的部分内容,进一步阐述对二十五种类型人的调治方法,把五音所属的各类型的人,从性质和部位上,分别说明它和手足阳经与五脏阴经的密切关系;又根据五味和五脏的关系,列举了五谷、五畜、五果,配合五色,在调治上的重要意义。故以"五音五味"名篇。

右徵与少徵,调右手太阳上。左商与左徵,调左手阳明上。少徵与大宫,调左手阳明上。右角与大角,调右足少阳下。大徵与少徵,调左手太阳上。众羽与少羽,调右足太阳下。少商与右商,调右手太阳下。桎羽与众羽,调右足太阳下。少宫与大宫,调右足阳明下。判角与少角,调右足少阳下。钛商与上商,调右足阳明下。钛商与上角,调左足太阳下。

语译

属于火音中的右徵和少徵类型的人,应当调治右侧手太阳小肠经的上部。属于金音中的左商和火音中左徵类型的人,应当调治左侧手阳明大肠经的上部。属于火音中少徵和土音中大宫类型的人,应当调治左侧手阳明大肠经的上部。属于木音中的右角和大角类型的人,应当调治右侧足少阳胆经的下部。属于火音中的大徵和少徵类型的人,应当调治左侧手太阳小肠经的上部。属于水音中的众羽和少羽类型的人,应当调治右侧足太阳膀胱经的下部。属于金音中的少商和右商类型的人,应当调治右侧手太阳小肠经的下部。属于水音中的桎羽和众羽类型的人,应当调治右侧足太阳膀胱经的下部。属于土音中的少宫和大宫类型的人,应当调治右侧足阳明胃经的下部。属于木音中的判角和少角类型的人,应当调治右侧足少阳胆经的下部。属于金音中的钛商和上商类型的人,应当调治右侧足阳明胃经的下部。属于金音中的钛商和木音中的上角类型的人,应当调治左侧足太阳膀胱经的下部。

按语

本节所列举五音之中左右上下各型的人,与前篇左右上下的顺序与调治经脉及其上下部位并不完全相同。怎样认识这些不同之处,历代注家的意见也不一致。一种意见认为是因传抄的错误;另一意见认为人体经脉气血是互相交通往来的,因此可以通融调治。如张志聪说:"按此节论调手足之三阳,有左右上下之相通者,有手太阳而调之手阳明者,有手阳明而调之手太阳者,有手阳明而调之足阳明者,……而调治错综,抑经气之交通,或鲁鱼之舛误,姑从臆见笺疏,以候后贤参正。"因此,本节所论之治法,值得进一步研究,尤其有待于针灸家从实践中进行验证。

上徵与右徵同,谷麦,畜羊,果杏,手少阴,藏心,色赤,味苦,时夏。上羽与大羽同,谷大豆,畜彘,果栗,足少阴,藏肾,色黑,味咸,时冬。上宫与大宫同,谷稷,畜牛,果枣,足太阴,藏脾,色黄,味甘,时季夏。上商与右商同,谷黍,畜鸡,果桃,手太阴,藏肺,色白,味辛,时秋。上角与大角同,谷麻,畜犬,果李,足厥阴,藏肝,色青,味酸,时春。

语译

火音中上徵与右徵的人同类相应,其五谷为麦,五畜为羊,五果为杏,在经脉为手少阴,在脏为心,在五色为赤,在五五味为苦,在时属夏。水音中上羽与大羽的人同类相应,其五谷为大豆,五畜为猪,五果为栗,在经脉为足少阴,在脏为肾,在五色为黑,在五味为咸,在时属冬。土音中上宫与大宫的人同类相应,其五谷为稷,五畜为牛,五果为枣,在经脉为足太阴,在脏为脾,在五色为黄,在五味为甜,在时属长夏。金音中上商与右商的人同类相应,其五谷为黍,五畜为鸡,五果为桃,在经脉为手太阴,在脏为肺,在五色为白,在五味为辛,在时属秋。木音中上角与大角的人同类相应,其五谷为芝麻,五畜为犬,五果为李,在经脉为足厥阴,在脏为肝,在五色为青,在五味为酸,在时属春。

按语

本节以五谷、五畜、五果之五味,调养五音之人及二十五变之人,如上徵与右徵同者,举一而概四,皆可以于同类的关系中,选择适宜的食味进行调治。同时指出五色、时令与五脏的密切关系,正如仇汝霖所说:"五音之人及二十五变之形,总以此谷、畜之五味调养,前后错综,分列二十余条者,重在经气有上下之交通。学者识之!"

大宫与上角,同右足阳明上。左角与大角,同左足阳明上。少羽与大羽,同右足太阳下。左商与右商,同左手阳明上。加宫与大宫,同左足少阳上。质判与大宫,同左

手太阳下。判角与大角，同左足少阳下。大羽与大角，同
右足太阳上。大角与大宫，同右足少阳上。

语译

属土音中大宫和木音中的上角类型的人，都可以调治右侧足
阳明胃经的上部。属木音中左角与大角类型的人，都可以调治左
侧足阳明胃经的上部。属水音中的少羽与大羽类型的人，都可以
调治右侧足太阳膀胱经的下部。属金音中左商与右商类型的人，
都可以调治左侧手阳明大肠经的上部。属土音中加宫与大宫类
型的人，都可以调治左侧足少阳胆经的上部。属火音中质判与土
音中大宫类型的人，都可以调治左侧手太阳小肠经的下部。属木
音中判角与大角类型的人，都可以调治左侧足少阳胆经的下部。
属水音中大羽与属木音中大角类型的人，都可以调治右侧足太阳
膀胱经的上部。属木音中大角与属土音中大宫类型的人，都可以
调治右侧足少阳胆经的上部。

按语

本节承接首节，进一步说明五音所属各种类型的人，其宜于
调治的经脉和部位。但从文字上看似有缺漏和重复，如张介宾认
为此节经文有错简。他说："此篇乃承前篇《阴阳二十五人》，而
详明其五行相属之义，但前节言调者十二条，后节言同者九条，总
计言角者十二，徵者六，宫者八，商者八，羽者七。有重者如左手
阳明上，右足太阳下，右足阳明下，右足少阳下；有缺者如左手阳
明下，右手阳明下，右手阳明上，左足太阳上，左足阳明下。且有
以别音互入，而不合于表里左右五行之序者。"亦有认为其理可
通者，如张志聪、仇汝霖等。仇说："以此经而调彼经者，论经气
之交通也；以本经而调本经者，论左右上下之相通也"。录此以

供参考。

右徵、少徵、质徵、上徵、判徵。右角、鈦角、上角、大角、判角。右商、少商、鈦商、上商、左商。少宫、上宫、大宫、加宫、左角宫。众羽、桎羽、上羽、大羽、少羽。

语译

右徵、少徵、质徵、上徵、判徵五种人,都是属火音中的类型。右角、鈦角、上角、大角、判角五种人,都是属木音中的类型。右商、少商、鈦商、上商、左商五种人,都是属金音中的类型。少宫、上宫、大宫、加宫、左宫五种人,都是属土音中的类型。众羽、桎羽、上羽、大羽、少羽五种人,都是属水音中的类型。

按语

这是总结上文,说明以五音再各分为五,共有二十五种之数。其名称和左右上下互有出入。在理解上,如张志聪的见解,可供参考。他说:"五变之中,又不必专主于质在左而少在右、质在上而少在下,故复序此一节,盖欲使学者通变以论阴阳,不可胶柱而鼓瑟也。"

黄帝曰:妇人无须者,无血气乎?岐伯曰:冲脉、任脉,皆起于胞中①,上循背里②,为经络之海。其浮而外者,循腹右③上行,会于咽喉,别而络唇口。血气盛则充肤热肉,血独盛则澹渗皮肤,生毫毛。今妇人之生,有余于气,不足于血,以其数脱血④也,冲任之脉,不荣口唇⑤,故须不生焉。黄帝曰:士人有伤于阴,阴气绝而不起,阴不用,然其须不去,其故何也?宦者⑥独去何也?愿闻其故。岐伯曰:宦者去其宗筋⑦,伤其冲脉,血泻不复,皮肤内结,唇口不荣,故须不生。黄帝曰:其有天宦⑧者,未尝被伤,不脱于血,然其须不生,其故何也? 岐伯曰:此天之所不足也,其任冲不盛,宗筋不成,有气无血,唇口不荣,故须不生。

注释

① 胞中:指小腹中,相当于子宫部位。张介宾:"胞中者,子宫是也,此男女藏精之所,皆得称为子宫,惟女子于此受孕,因名曰胞。"

② 背里:《甲乙经》作"脊里"。

③ 右:《甲乙经》无。

④ 数脱血:指妇女月月行经而言。

⑤ 冲任之脉,不荣口唇:荣,是营养的意思。张介宾:"冲任为血之海,须为血之余。血不足,则冲任之脉不荣于口,而须不生矣。"

⑥ 宦者:指皇宫中的太监。

⑦ 去其宗筋:宗筋,在此指男子的阴茎,以其是许多筋的集合处,故称为宗筋。去其宗筋,是指宦者在年少时被阉割而言。

⑧ 天宦:指先天性生殖器官发育不全之人。

语译

黄帝说:妇女不生胡须,是没有血气吗? 岐伯说:冲脉和任脉都起于胞中,向上循行在脊柱的里面,为经络气血之海。其循行在体表的,沿腹部上行,在咽喉部相交会,其中的一个分支,从咽喉部别行环绕于口唇的周围。血气充盛的人则肌肉丰满、皮肤润泽,若血独盛则渗灌到皮肤中而生毫毛。妇女的生理特点是气有余而血不足,其原因是每月均有月经排出,冲、任脉中之血,不能营养口唇,所以妇女不生胡须。黄帝说:有人曾损伤了阴器,阴萎而不能勃起,丧失了性的功能,但其胡须仍然生长,这是什么原因呢? 而太监却没有胡须,又是什么原因呢? 请你将其中的道理讲给我听。岐伯说:宦官的阴茎连同睾丸均被割掉了,冲脉受伤,血泻出后不能复行于正常的循行路径,皮肤被伤后伤口干结,唇口得不到冲、任脉气血的营养,所以胡须就不生长了。黄帝说:有一种人是天宦,其宗筋没有受伤,也不像妇女那样排月经,但他不生长胡须,这是什么原因呢?岐伯说:这是先天性的生理上缺陷,其人任、冲二脉不充盛,阴茎和睾丸发育也不健全,虽然有气,但血不足,不能上行营养唇口,所以不能生长胡须。

黄帝曰:善乎哉!圣人之通万物也,若日月之光影,音声鼓响,闻其声而知其形,其非夫子,孰能明万物之精①。是故圣人视其颜色,黄赤者多热气,青白者少热气,黑色者多血少气。美眉者太阳多血;通髯极须者少阳多血;美须者阳明多血。此其时然也②。夫人之常数:太阳常多血少气,少阳常多气少血,阳明常多血多气,厥阴常多气少血,少阴常多血少气,太阴常多血少气。此天之常数也。

注释

① 其非夫子,孰能明万物之精:这是黄帝称赞岐伯能精通万物。杨上善:"见表而知里,睹微而识著,瞻日月而见光影,听音声而解鼓响,闻五声而通万形,察五色而辨血气者,非岐伯至圣,通万物之精,孰能若此也。"

② 此其时然也:其,作则解。时,作常解。然,作如此解。此其时然也,乃承接上文,犹言视颜色眉发,而知血气多少,此则常常如此也。

语译

黄帝说:好得很啊!有才智的人能够通晓万事万物,就好像日月之有光和影,鼓响之有音声,听到声音就能知道它的形状,除非是先生,谁能够对万物这样精通和明白呢。所以有才智的人视察面部颜色,看到黄赤色的就知其气血热,青白色的就知其气血寒,黑色的就知其多血少气。眉毛秀美的,是太阳经多血;须髯很长连鬓的,是少阳经多血;胡须华美的,是阳明经多血。此则常常如此。人体经脉中气血多少的规律:太阳经常多血少气,少阳经常多气少血,阳明经常气血均多,厥阴经常多气少血,少阴经常多血少气,太阴经常多血少气。这是先天获得的生理上的正常规律。

按语

经脉中气血多少,以本篇与本书《九针论》、《素问·血气形志篇》、《黄帝内经太素·任脉篇》、《黄帝内经太素·知形志所宜篇》参核,互有异同。历来注家对此都有存疑。但从"脏腑为本,经脉为标"的论点来看,则经脉气血之多少,当决定于脏腑气血的多少。数篇中三阳经气血多少是相同的,不同者是三阴经,细审其所以不同,或系手足之不同,如太阴言多血少气者当为足太阴脾,少血多气者为手太阴肺。余少阴、厥阴亦类此。

本 篇 要 点

一、继《阴阳二十五人》的分类方法,以五音、五味之上下左右,来说明手足三阳与五脏阴经的相互关系。同时以五味分五谷、五果、五畜而应五色、五时,以纠正经络之气的偏衰。

二、论述须眉和面色与经脉气血的关系。重点指出妇人、宦者、天宦无须的原理。妇人无须是因数脱血,而冲任之血不荣于口唇;宦者无须是因去其宗筋,损伤了冲脉;天宦无须是属于冲任不盛,宗筋不成,有气无血。

三、指出从观察面色和眉须,可以了解人的禀赋和气血的盛衰。

四、叙述了经脉中气血多少的常数。

百病始生第六十六

题解

本篇论述了疾病发生的原因,有风雨寒暑、清湿,以及喜怒等因素,但其根本原因是人体正气不足。因篇首有"百病之始生也"之语,故以"百病始生"名篇。

黄帝问于岐伯曰:夫百病之始生也,皆生于风雨寒暑、清湿①、喜怒。喜怒不节则伤藏,风雨则伤上,清湿则伤下。三部之气,所伤异类,愿闻其会②。岐伯曰:三部之气各不同,或起于阴,或起于阳,请言其方。喜怒不节则伤藏,藏伤则病起于阴也;清湿袭虚,则病起于下;风雨袭虚,则病起于上:是谓三部。至于其淫泆,不可胜数。

注释

① 清湿:清,即凉的意思。《庄子·人间世》释文:"清,凉也"。清湿,即指偏于寒凉的湿邪而言。

② 会:会通的意思。杨上善:"所伤之类不同,望请会通之也。"

语译

黄帝问岐伯道:大凡许多疾病的发生,都与风雨寒暑、清湿等外邪的侵袭,以及喜怒等情志内伤有关。若喜怒不加节制,

则使内脏受伤;风雨之邪,则伤人体的上部;清湿之邪,则伤人
体的下部。上中下三部所伤之邪气不同,我想知道这些道理。
岐伯说:喜怒、风雨、清湿三种邪气的性质不同,或病先生于阴
分,或病先发生于阳分,请让我讲一讲它的大概情况。凡喜怒
过度的,则内伤五脏,五脏为阴,所以说脏伤则病起于阴;清湿
之邪善于侵袭人体下部虚弱之处,所以说病起于下;风雨之邪
善于侵袭人体上部的虚弱之处,所以说病起于上:这就是所说
的邪易犯的三部。至于邪气在人体浸淫后的发展变化,其复杂
的情况是难以数计的。

　黄帝曰:余固不能数,故问先师,愿卒闻其道。岐伯
曰:风雨寒热,不得虚邪①,不能独伤人。卒然逢疾风暴
雨而不病者,盖无虚,故邪不能独伤人。此必因虚邪之
风,与其身形,两虚相得②,乃客其形;两实相逢③,众人肉
坚。其中于虚邪也,因于天时,与其身形,参以虚实,大病
乃成。气有定舍,因处为名④,上下中外,分为三员⑤。是
故虚邪之中人也,始于皮肤,皮肤缓则腠理开,开则邪从
毛发入,入则抵深,深则毛发立,毛发立则淅然,故皮肤
痛;留而不去,则传舍于络脉,在络之时,痛于肌肉,其痛
之时息,大经乃代⑥;留而不去,传舍于经,在经之时,洒
淅喜惊;留而不去,传舍于输,在输之时,六经不通,四肢
则肢节痛,腰脊乃强;留而不去,传舍于伏冲之脉⑦,在伏
冲之时,体重身痛;留而不去,传舍于肠胃,在肠胃之时,
贲响腹胀,多寒则肠鸣飧泄,食不化,多热则溏出糜⑧;留
而不去,传舍于肠胃之外,募原之间,留著于脉,稽留而不
去,息而成积⑨。或著孙脉,或著络脉,或著经脉,或著输
脉⑩,或著于伏冲之脉,或著于膂筋⑪,或著于肠胃之募

原,上连于缓筋⑫,邪气淫泆,不可胜论。

注释

① 虚邪:致病邪气的统称。《素问·上古天真论》:"虚邪贼风,避之有时。"

② 两虚相得:指疾病的发生,由于人体正气虚弱,又遇虚邪的侵袭,故曰两虚相得。马莳:"然此诸外感者,不得天之虚邪,则不能伤人,又不得人之本虚,亦不能伤人,此以天之虚,人身形之虚,两虚相得,所以诸邪得以客其形耳。"

③ 两实相逢:即指天之四时正常气候与人之健壮的身体相遇。杨上善:"风雨寒暑四时正气,为实风也。众人肉坚,为实形也。两实相逢,无邪客病也。"

④ 气有定舍,因处为名:气有定舍,指邪气侵入人体后,稽留和潜伏在一定的处所。根据其潜伏处所的不同而定其名称,故曰因处为名。

⑤ 上下中外,分为三员:三员,即三部的意思。人体自纵而分,则以上、中、下为三部;自横而言之,则以表、里、半表半里为三部。

⑥ 大经乃代:大经,是经脉,是对络脉而言。大经乃代,指邪气深入,在络脉的邪气,已传入经脉,由经脉代其承受邪气了。

⑦ 伏冲之脉:指冲脉之循行靠近脊柱里面者。张介宾:"伏冲之脉,即冲脉之在脊者,以其最深,故曰伏冲。"

⑧ 溏出麋:泛指泄或痢而言。丹波元简:"麋、糜古通用,乃糜烂也。溏出麋,盖谓肠垢赤白滞下之属。"

⑨ 息而成积:息,长的意思。积,腹中结块。孙鼎宜:"《孟子·告子上》赵注:'息,长也。'言虚邪留著于脉,生长则为积,此积之由也。"

⑩ 输脉:指足太阳经脉而言。杨上善:"输脉者,足太阳脉,以管五藏六府之输,故曰输脉。"

⑪ 膂筋:谓附于脊膂之筋。杨上善:"膂筋,谓肠后脊膂之筋也。"

⑫ 缓筋:泛指足阳明筋。杨上善:"缓筋,谓足阳明筋,以阳明之气主缓。"一指宗筋而言。如丹波元简:"缓筋即宗筋也。王氏《痿论》注云:横骨上下齐两旁竖筋,正宗筋也。此可以证下文云:其著于缓筋也,似阳明之积。乃与《痿论》冲脉者,经脉之海也,主渗灌溪谷,与阳明合于经筋相符。"

语译

黄帝说:我本来对千变万化的病变不能尽数了解,所以请教先生,希望你把其中的道理全部告诉我。岐伯说:正常的风雨寒热,未形成致病邪气,一般是不会伤害人体而致病的。突然遭遇到疾风暴雨而不生病的,就是因为人的身体健壮,正气不虚,故单独有邪气也不能致病的。凡疾病的发生,必然要身体虚弱,又受到了贼风邪气的侵袭,两虚相合,才能发生疾病;如果身体壮实,又遇到四时正常气候,大多数人肌肉坚实而不发生疾病。所以说凡是疾病的发生,决定于四时之气是否正常,以及身体是否虚弱,若正虚邪实,就会发生疾病。邪气一般都根据其性质不同而侵袭人体的一定部位,随其处所的不同,而命以不同的名称,总的不外从纵的分为上、中、下三部,从横的分为表、里、半表半里三部。所以虚邪贼风侵害人体,首先侵犯皮肤,是由于皮肤的松弛而致腠理开泄,腠理开则邪从毛孔而入侵,侵入后则逐渐向深处侵犯,这时会出现寒栗,毛发竖起,皮肤疼痛;邪气滞留不去,则渐渐传入到络脉,邪在络脉的时候,肌肉可出现疼痛,若疼痛时作时止,是邪气将由络脉传到经脉;邪气滞留不去,传入经脉,在经脉之时,就会出现洒淅恶寒,并经常出现惊恐的现象;邪气滞留不去,可传入并伏藏在输脉,当邪气留滞在输脉的时候,因六经之俞穴均在足太阳经,故六经之气因被邪气阻滞而不能通达四肢,因而四肢关节疼痛,腰脊亦强硬不适;邪气滞留不能祛除,则传入脊里的冲脉,邪气侵犯到伏冲之脉时,则出现体重身痛的症状;邪气滞留不能祛除,进一步传入并伏藏在肠胃,邪在肠胃的时候,则出现肠鸣腹胀,寒邪盛则肠鸣而泄下不消化食物,食不消化,热邪盛则可发生泄痢等病;邪气滞留而不能祛除,则传到肠胃外面的膜原之间,留著于血脉之中,滞留不去,邪气就与气血相互凝结,日久生成积块。总之,邪气侵犯到人体后,或留着于孙脉,或留着于络脉,或留着于经脉,或留着于输脉,或留着于伏冲之脉,或留着于膂筋,或留着于肠胃的膜原,或留着于缓筋,邪气浸淫泛滥,是说不完的。

黄帝曰:愿尽闻其所由然。岐伯曰:其著孙络之脉而成积者,其积往来上下,臂手①孙络之居也,浮而缓,不能句积而止之,故往来移行肠胃之间,水凑渗注灌,濯濯有音,有寒则䐜䐜满雷引②,故时切痛。其著于阳明之经,则挟脐而居,饱食则益大,饥则益小。其著于缓筋也,似阳明之积,饱食则痛,饥则安。其著于肠胃之募原也,痛而外连于缓筋,饱食则安,饥则痛。其著于伏冲之脉者,揣之应手而动,发手③则热气下于两股,如汤沃④之状。其著于膂筋在肠后者,饥则积见,饱则积不见,按之不得。其著于输之脉者,闭塞不通,津液不下,孔窍干壅。此邪气之从外入内,从上下也。

注释

① 臂手:臂手,《甲乙经》作"臂乎"。孙鼎宜:"臂,读曰辟。《庄子·桑庚楚》释文引崔注:辟,相著也。《史记·扁鹊仓公列传》索隐:辟,犹聚也。居,犹处也。言积聚著于孙络之处,是为孙络积也。"

② 䐜䐜满雷引:䐜䐜满,指胸腹胀满。雷引,是指肠中雷鸣并有牵引感。

③ 发手:《广雅·释诂一》:"发,举也。"发手,即举手、抬手的意思。

④ 沃:灌的意思。

语译

黄帝说:我希望你将其原由始末讲给我听听。岐伯说:邪气留著在孙络而成的积,能够上下往来活动,这是积聚著于孙络之处,因其孙络浮浅而松弛,不能使其积固定不动,所以可在肠胃间往来活动,若有水出现,则发生濯濯的水声,有寒则出现腹部胀

满、雷鸣、相互牵引,所以不时有刀割样的疼痛。邪气留著在阳明
经脉而成的积,则位于脐的两旁,饱食时则积块显大,饥时则显得
小些。邪气留著在缓筋而成的积,其形状表现与阳明经脉之积相
似,饱食则疼痛,饥时则不疼。邪气留著在肠胃之膜原而成的积,
其疼痛时向外牵连到缓筋处,饱食时则不疼,饥饿时则疼痛。邪
气留著在伏冲之脉而成的积,以手按其积则有跳动的感觉,举手
时则觉有一股热气下行于两股之间,好似用热汤浇灌一样。邪气
留著在脊筋而成的积,在肠胃后方,饥饿时积形可以见到,饱食后
就见不到,也摸不着。邪气留著在输脉而成的积,脉道闭塞不通,
津液不能上下流行,致使毛窍干涩壅塞。这些都是邪气从外部侵
犯到内部,从上部而传变到下部的临床表现。

　　黄帝曰:积之始生,至其已成奈何? 岐伯曰:积之始
生,得寒乃生,厥乃成积也。黄帝曰:其成积奈何? 岐伯
曰:厥气生足悗[1],悗生胫寒,胫寒则血脉凝涩,血脉凝涩
则寒气上入于肠胃,入于肠胃则䐜胀,䐜胀则肠外之汁沫
迫聚不得散,日以成积。卒然多食饮则肠满,起居不节,
用力过度,则络脉伤。阳络伤则血外溢,血外溢则衄血;
阴络伤则血内溢,血内溢则后血;肠胃之络伤,则血溢于
肠外,肠外有寒,汁沫与血相抟,则并合凝聚不得散,而积
成矣。卒然外中于寒,若内伤于忧怒,则气上逆,气上逆
则六输不通[2],温气不行,凝血蕴里而不散,津液涩渗,著
而不去,而积皆成矣。

注释
　　① 厥气生足悗(mán 瞒):厥气,是指厥逆之气,即从下逆上之气。足
悗,是足部痛滞、行动不便的意思。厥气生足悗,就是说寒气从下部侵犯而
逆行向上,致使足部痛滞、行动不利。张介宾:“寒逆于下,故生足悗,谓肢

节痛滞,不便利也。"

② 六输不通:即指六经之输脉不通。

语译

黄帝说:积病开始发生,到它的形成,其原因是怎样的? 岐伯说:积病的开始,是受到寒邪的侵犯而产生的,寒邪逆而上行,遂产生积病。黄帝说:寒邪造成积病的病理过程是怎样的呢? 岐伯说:寒邪造成的厥逆之气,首先使足部痛滞不利,继而由足部的痛滞而发展到胫部寒凉,足胫寒凉,就使得血脉凝涩,血脉凝涩不通则寒气进而向上侵犯到肠胃,肠胃受寒则发生胀满,肠胃胀满就迫使肠胃之外的汁沫聚留不能消散,这样日复一日,就逐渐发展形成积病。又因突然的暴饮暴食,使肠胃过于充满,或因生活起居不能节慎,或因用力过度,均可使络脉损伤。如果上部的络脉受到损伤,则血随伤处外溢,而出现衄血;若下部的络脉受到损伤,则血随伤处内溢,而出现便血;若肠胃之络脉受到损伤,则血流散到肠外,适逢肠外有寒邪,则肠外的汁沫与外溢之血相抟聚,则两者合在一起,凝聚不能消散而发展成积病。如果突然外感寒邪,内伤忧思、郁怒,则气机上逆,气机上逆致使六经的气血运行不畅,阳气温煦的作用受到影响,血液得不到阳气的温煦而形成凝血,凝血蕴里不得消散,津液亦干涩不能渗灌,留着而不得消散,于是积病就形成了。

黄帝曰:其生于阴者奈何? 岐伯曰:忧思伤心;重寒伤肺;忿怒伤肝;醉以入房,汗出当风,伤脾;用力过度,若入房汗出浴则伤肾。此内外三部之所生病者也。

黄帝曰:善。治之奈何? 岐伯答曰:察其所痛,以知其应,有余不足,当补则补,当泻则泻,毋逆天时,是谓至治。

语译

黄帝说:病发生在内脏,又是怎样形成的呢? 岐伯说:忧愁思虑过度,则心脏受伤;外感寒邪再加饮食寒冷,会使肺脏受伤;忿恨恼怒过度,则肝脏受伤;酒醉后行房,汗出而受风,则脾脏受伤;用力过度,或行房后汗出浴于水中,则肾脏受伤。以上就是内外三部发生疾病的一般情况。

黄帝说:你说得好。这些病证怎样治疗呢? 岐伯答道:审察其疼痛的部位,就可以知道病变所在,根据其证候虚实,运用补虚泻实的方法治疗,同时也不要违背四时气候规律,这就是最好的治疗原则。

本 篇 要 点

一、论述疾病发生的原因,有外来致病因素和精神致病因素,而最根本的原因是人体正气的不足,故提出了"两虚相得,乃客其形"的论点。

二、指出外感致病因素致病的传变次序以及由表传里的各种病变。

三、说明精神因素和饮食因素等影响内脏的发病情况。

四、提出对内外三部疾病的治疗原则,特别是"毋逆天时"的治则。

行针第六十七

题解

本篇讨论了人的体质有阴阳偏盛、偏衰的不同,在针刺治疗时会产生不同的反应,因而临证时就要区别对待,针对各种人的不同情况,而采取不同的针刺方法。由于本篇重点是说明针刺操作的正确与否,对于疗效的高低有着密切的关系,所以名曰"行针"。

黄帝问于岐伯曰:余闻九针于夫子,而行之于百姓,百姓之血气各不同形,或神动而气先针行,或气与针相逢,或针已出气独行,或数刺乃知,或发针而气逆,或数刺病益剧。凡此六者,各不同形,愿闻其方。

语译

黄帝问岐伯说:我听先生讲解了关于九针的知识,用九针的技术为百姓治病,发现百姓的血气有盛衰的不同,对针刺后的反应也不一样,有的人精神易激动而针刺入后就有反应,有的人针刺后马上就有得气的感觉,有的人出针后才有反应,有的人针刺数次后才逐渐产生反应,有的人下针后就出现不良反应,有的人针治几次后病情加重。这六种情况,表现各不相同,我希望了解其中的道理。

岐伯曰：重阳之人，其神易动，其气易往^①也。黄帝曰：何谓重阳之人？岐伯曰：重阳之人，熇熇高高^②，言语善疾，举足善高，心肺之藏气有余，阳气滑盛而扬^③，故神动而气先行。黄帝曰：重阳之人而神不先行者，何也？岐伯曰：此人颇有阴者也。黄帝曰：何以知其颇有阴也？岐伯曰：多阳者多喜，多阴者多怒，数怒者易解，故曰颇有阴，其阴阳之离合难，故其神不能先行也。

注释

① 往：至的意思。《广雅·释诂一》："往，至也。"

② 熇熇高高：熇熇（hè 贺），火热炽盛，这是形容有火热般的热情。高高，是形容其不屈人下的样子。马莳："熇熇而有上炎之势，高高而无卑屈之心。"

③ 扬：散的意思。张志聪："扬字含易散意。"

语译

岐伯说：重阳的人，其精神易于激动，针刺时得气很快。黄帝问：什么叫做重阳之人呢？岐伯说：重阳之人，富于感情，就像火一样炽热，性情高傲不屈人下，说话爽朗流利，走路趾高气扬，心肺二脏之气有余，阳气滑利充盛而激扬发越，所以精神易于激动而针后得气很快。黄帝又问道：有些重阳之人，其精神并不易于激动，针刺时得气亦不快，这是什么道理呢？岐伯说：这种人其阴气亦颇多。黄帝问道：怎么知道他阴气亦颇多的呢？岐伯说：多阳者常多喜悦，多阴者常多郁怒，经常发怒但也容易缓解，所以说其人阳中有阴，这种人的阴阳离合困难，因而其神气不易受到激动，神气不能先行。

黄帝曰：其气与针相逢奈何？岐伯曰：阴阳和调，而血气淖泽滑利，故针入而气出，疾而相逢也。

黄帝曰：针已出而气独行者，何气使然？岐伯曰：其阴气多而阳气少，阴气沉而阳气浮者内藏，故针已出，气乃随其后，故独行也。

黄帝曰：数刺乃知，何气使然？岐伯曰：此人之多阴而少阳，其气沉而气往难，故数刺乃知也。

黄帝曰：针入而气逆者，何气使然？岐伯曰：其气逆与其数刺病益甚者，非阴阳之气，浮沉之势也，此皆粗之所败，上之所失，其形气无过焉。

语译

黄帝说：有的人下针后能很适时得气，是什么道理呢？岐伯说：这是由于人的阴阳协调，气血濡润和畅，所以针刺后就会很快地得气。

黄帝说：有的人在出针后才出现反应，这是哪一种气的作用促使这样的呢？岐伯说：这种人多阴而少阳，阴的性质主沉，阳的性质主浮，因阴偏盛，主沉潜敛藏，所以针刺时反应迟缓，当针出后，阳气随其针后而上浮，所以才出现反应。

黄帝说：经过几次针刺后才产生反应，是什么道理呢？岐伯说：这种人多阴而少阳，其气机沉敛而气至难，所以需经过几次针刺后才出现反应。

黄帝说：有的人针刚刺入，即出现晕针等反应，这是什么道理呢？岐伯说：出现气逆的不良反应和经过多次针刺后病情加重的，并不是由于体质的偏阴偏阳，或经气的或浮或沉所造成，而是由于医生的草率，或者技术上的过失，这与病人的形气体质是无关的。

本　篇　要　点

一、提出针刺后可出现六种不同反应的问题,进行探讨。

二、阐明针刺后出现六种不同反应的原因,是在于各人体质的不同和气血的盛衰。

三、最后指出针刺气逆(如晕针)和越刺而病越甚者与病人体质无关,这是由于医生的草率或技术上的过失所造成的。

上膈第六十八

题解

本篇着重阐述膈食证中属于下脘虫积成痈的病因、症状和疗法。文中开始是从"气为上膈"、"虫为下膈"的不同症状进行论述的,所以取"上膈"二字作为篇名。

黄帝曰:气为上膈①者,食饮入而还出,余已知之矣。虫为下膈②,下膈者,食晬时乃出③,余未得其意,愿卒闻之。岐伯曰:喜怒不适,食饮不节,寒温不时,则寒汁流于肠中,流于肠中则虫寒,虫寒则积聚,守于下管④,则肠胃充郭,卫气不营⑤,邪气居之。人食则虫上食,虫上食则下管虚,下管虚则邪气胜之,积聚以留,留则痈成,痈成则下管约。其痈在管内者,即而痛深;其痈在外者,则痈外而痛浮,痈上皮热。

注释

① 上膈:指食后即吐的噎膈证,俗称膈食。膈,指膈膜上下壅塞不通。杨上善:"鬲(膈),痈也。气之在于上管(脘),痛而不通,食入还即吐出。"

② 下膈:指食后经一定时间,仍复吐出的病证,属于反胃之类。但这里是指虫痈为主因的一种膈证。

③ 食晬时乃出:晬(zuì 最),一周时。食晬时乃出,指饮食一昼夜后仍复吐出。

④ 守于下管：管，同"脘"。守于下管，指虫积盘踞在下脘部。

⑤ 卫气不营：卫气，在此指脾胃的阳气。张介宾："卫气，脾气也，脾气不能营运，故邪得聚而居之。"

语译

黄帝问：因气机郁结在上，形成食入即吐的上膈证，我已知道了。至于因虫积在下所形成的下膈证，食入后一周时才会吐出，我还不解其意，希望详尽地告诉我。岐伯说：由于情志抑郁不畅，饮食不能节制，对寒温的气候不能适应，以致脾胃运化功能失常，使寒湿流注于肠中，肠中寒湿流注，使肠寄生虫觉得寒冷，虫得寒湿便积聚不去，盘踞在下脘，因此肠胃形成壅塞，使阳气不得温通，邪气也就稽留在这里。当人在饮食的时候，虫闻到气味，便向上求食，虫上行求食时下脘便空虚，邪气就此乘虚侵入，积聚在内，稽留日久，就形成了内痈，既成内痈，就会使肠道狭窄，传化不利。痈在下脘之内的，痛的部位较深；痈在下脘外面的，痛的部位浮浅，在痈的部位上皮肤发热。

黄帝曰：刺之奈何？岐伯曰：微按其痈，视气所行①，先浅刺其傍，稍内②益深，还而刺之，毋过三行。察其沉浮③，以为深浅。已刺必熨，令热入中，日使热内④，邪气益衰，大痈乃溃。伍以参禁，以除其内⑤，恬憺无为，乃能行气，后以咸苦，化谷乃下⑥矣。

注释

① 视气所行：指通过按诊，以观察病气发展的动向。杨上善："以手轻按痈上以候其气，取知病气所行有三：一欲知其痈气之盛衰；二欲知其痈之浅深；三欲知其刺处之要。故按以视也。"

② 内：同"纳"。《说文·入部》："内，入也"。

③ 沉浮：指深浅。杨上善："沉浮，浅深也。察痈之浅深，以行针也。"

④ 日使热内：使内部阳气日渐温通的意思。

⑤ 伍以参禁，以除其内：伍，配伍。参，参合。通称"参伍"，即互相配合的意思。禁，禁忌。是指治疗应与调理互相配合，使饮食起居调养得宜，切勿犯禁忌，以防止致病因素再伤内脏。张介宾："相参为参，相伍为伍。凡食息起居，必参伍宜否，守其禁，以除内之再伤。"

⑥ 后以咸苦，化谷乃下：张介宾："咸从水化，可以润下软坚：苦从火化，可以温胃。故皆能下谷也。"

语译

黄帝说：怎样刺治这种病证呢？岐伯说：刺治的方法，用手轻按患部，以观察病气发展的动向，先浅刺痈部的周围，入针后稍有感觉，再逐渐深刺，然后照样反复进行刺治，但不可超过三次。主要根据病位的深浅，来确定深刺或浅刺的标准。针刺之后，必须加用温熨法，使热气直达内部，只要使内部阳气日渐温通，邪气就日趋衰退，内痈自然溃散。再配合适当的调理，不要犯各种禁忌，以防止致病因素再伤内脏，清心寡欲，以调养元气，随后再给服咸苦的药物，以软坚化积，使饮食得以消化传下。

本 篇 要 点

一、重点论述了"虫为下膈"的病因病机，是虫积于下脘，使胃气失于下行。

二、说明虫积成痈的症状和针刺治疗方法。强调针刺宜温针以祛其寒，更要注意治疗与调理相配合。

忧恚无言第六十九

题解

本篇主要论述失音证的病因病机和刺治之法,并阐明了各发音器官的功能。文中开始是以突然忧恚引起失音为论题,故篇名"忧恚无言"。

黄帝问于少师曰:人之卒然忧恚①而言无音者,何道之塞,何气出行②,使音不彰? 愿闻其方。少师答曰:咽喉者,水谷之道也。喉咙者,气之所以上下者也。会厌③者,音声之户也。口唇者,音声之扇④也。舌者,音声之机⑤也。悬雍垂者,音声之关⑥也。颃颡者,分气之所泄⑦也。横骨者,神气所使,主发舌⑧者也。故人之鼻洞⑨涕出不收者,颃颡不开,分气失⑩也。是故厌小而疾⑪薄,则发气疾,其开阖利,其出气易;其厌大而厚,则开阖难,其气出迟,故重言⑫也。人卒然无音者,寒气客于厌,则厌不能发,发不能下⑬,至其开阖不致⑭,故无音。

注释

① 恚:怒恨。
② 出行:《甲乙经》作"不行"。
③ 会厌:为软骨组织,位于咽喉交会之处,而覆于气管上口,发声则

开,咽食则阖。张介宾:"会厌者,喉间之薄膜也,周围会合,上连悬雍,咽喉食息之道得以不乱者,赖其遮厌,故谓之会厌。能开能阖,声由以出,故谓之户。"

④ 口唇者,音声之扇:《说文》:"扇,扉也。"即门户。这是形容口唇的开合,好像门扇一样,语言声音从此而出。张志聪:"口开阖而后语句清明,故为音声之扇。"

⑤ 舌者,音声之机:张志聪:"舌动而后能发言,故为音声之机。"

⑥ 悬雍垂者,音声之关:悬雍垂,简称悬雍、蒂丁,俗称小舌。为口腔内软腭游离缘之向下突出者,张口作"啊"音时即可见。张介宾:"悬雍垂者,悬而下垂,俗谓之小舌,当气道之冲,为喉间要会,故谓之关。"

⑦ 颃颡者,分气之所泄:颃颡(杭桑),即后鼻道。张志聪:"颃颡者,腭之上窍,口鼻之气及涕唾从此相通,故为分气之所泄,谓气之从此分出于口鼻者也。"

⑧ 横骨者,神气所使,主发舌:横骨,附于舌根部的软骨。沈彤《释骨》:"牙之后横舌本者,曰横骨。"这是说,附于舌根的横骨,受意识所支配,而能控制舌的运动。张志聪:"横骨者,在舌本内,心藏神,而开窍于舌,骨节之交,神气之所游行出入,故为神气之所使,主发舌者也。盖言横骨若弩,舌之发机,神气之所使也。"

⑨ 鼻洞:即鼻渊。又《中国医学大辞典》:"鼻洞,鼻外孔也。"

⑩ 颃颡不开,分气失:张介宾:"颃颡之窍不开,则清气不行;清气不行,则浊液聚而下出。由于分气之失职也。"

⑪ 疾:《甲乙经》无。

⑫ 重言:即言语謇涩,俗称口吃之类。张志聪:"重言,口吃而期期也。"

⑬ 厌不能发,发不能下:张志聪:"厌不能发,谓不能开也。发不能下,谓不能阖也。"

⑭ 开阖不致:指发声器官开阖失常,不能发挥应有的作用。张介宾:"不致,不能也。寒气客于会厌,则气道不利,既不能发扬而高,又不能低抑而下,开阖俱有不便,故卒然失音。"

语译

黄帝问少师说:有的人因为突然忧郁或愤怒,说话不能发音的,是人体内哪一条道路阻塞?是哪一种气机不通,才使发声不

响亮呢？很想了解其中的道理。少师回答说:咽部下通于胃,是
受纳水谷的必经通路。喉咙下通于肺,是呼吸气息上下出入的要
道;会厌在咽喉之间,能开能阖,相当于发出声音的门户。口唇的
开阖,好像是启发言语音声的门扇。舌的灵活运动,是帮助发出
清晰言语音声的器官。悬雍垂是发音成声的关键所在。颃颡是
口鼻相互通气的窍孔,分泌的鼻涕和唾液,从此而出。附于舌根
的横骨,受神气所支配,为控制舌体运动的枢机。所以人患鼻渊
流涕不止的,多伴有鼻塞声重,这是颃颡不开,分气失职的缘故。
一般来说,凡是会厌薄小的人,呼气畅快,开阖流利,由于出气容
易,所以发音就响亮;若会厌厚大的,就开阖不利,出气迟缓,所以
说话口吃,声音不清。至于突然失音的人,是因为会厌受了风寒,
气道不利,使说话声音的高低不能自如,以至发声器官失去开阖
作用时,就形成了失音证。

　　黄帝曰:刺之奈何? 岐伯曰:足之少阴,上系于舌,络
于横骨,终于会厌。两泻其血脉①,浊气乃辟。会厌之
脉,上络任脉,取之天突②,其厌乃发也。

注释

　　① 两泻其血脉:两,指两次。马莳:"泻其血脉,指泻足少阴肾脉的
血络。"
　　② 天突:穴位,在胸骨上窝正中,属于任脉,也是阴维脉与任脉的会
穴,为主治暴喑、咽肿、喉痹等病常用的有效穴。

语译

　　黄帝说:怎样刺治失音证呢? 岐伯说:足少阴肾的经脉,自足
上行,系于舌根部,联络舌根部的横骨,终止于喉间的会厌。刺治
时,当取足少阴经上联于会厌的血脉,必须泻两次,浊气才能排

除。足少阴经在会厌的脉络,和任脉相联,再刺任脉的天突穴,会厌就可以恢复开阖,发出声音了。

按语

本篇主要阐明暴喑的刺治法。暴喑多实,取法于"泻"。所以指出"两泻其血脉","取之天突"。为后世针疗音哑、气逆咽喉诸证,给予很大启发。

本 篇 要 点

一、首先阐明发音的生理,是由喉咙、会厌、口唇、舌、悬雍垂、颃颡等组织共同形成的。同时论述卒然无音的原因是有寒气客于会厌。

二、其次介绍了卒然无音的刺法,即两泻足少阴之血脉,取之天突。

寒 热 第 七 十

题解

本篇论述瘰疬的成因以及诊断、治疗、预后等。论中认为瘰疬的形成，是由于寒热毒气稽留于经脉之间，并多伴有寒热症状，故以"寒热"作为篇名。

黄帝问于岐伯曰：寒热瘰疬①在于颈腋者，皆何气使生？岐伯曰：此皆鼠瘘②寒热之毒气③也，留于脉而不去者也。

注释

① 瘰疬：是一种顽固性的外科疾患，多生于颈部或腋下，小者为瘰，大者为疬。目前多认为属于淋巴结结核一类的疾病。

② 鼠瘘：《说文》："瘘，颈肿也。"瘰疬破溃后，流脓稀薄，久不收口，即成鼠瘘。张介宾："瘰疬者，其状累然，而历贯上下也，故于颈腋之间皆能有之，因其形如鼠穴，塞其一，复穿其一，故又名为鼠瘘。"

③ 毒气：某些致病因子的统称。古人对足以致病的某些致病因子，常称为毒气，如风毒、寒毒、热毒之类。

语译

黄帝问岐伯说：时发寒热的瘰疬病，多生在颈部和腋下，这是什么原因造成的？岐伯说：这都是鼠瘘证，是寒热的毒气稽留在经脉中不能消除的结果。

黄帝曰:去之奈何? 岐伯曰:鼠瘘之本,皆在于藏,其末上出于颈腋之间,其浮于脉中,而未内著于肌肉而外为脓血者,易去也。

语译

黄帝说:怎样消除它呢? 岐伯说:鼠瘘的病根,都在内脏,它所表现的症状,却上出于颈腋之间,如果毒气仅是浅浮在脉中,还没有内伤肌肉腐化为脓血的,较容易治愈。

黄帝曰:去之奈何? 岐伯曰:请从其本引其末①,可使衰去而绝其寒热。审按其道以予之,徐往徐来②以去之。其小如麦者,一刺知,三刺而已。

注释

① 从其本引其末:本,指发病根源。末,指标志于外的症状。杨上善:"本,谓藏也。末,谓瘘处也。"从其本引其末,就是从病源着手治疗,以引导患部的邪毒,使之消散。

② 徐往徐来:徐,缓慢。指刺治的补泻手法,行针出入宜缓。张介宾:"徐往徐来,即补泻之法。"

语译

黄帝说:怎样治疗呢? 岐伯说:应从致病的根源着手来治疗瘰疬,可以使毒气衰退,停止寒热的发作。要察明主病的脏腑经脉,以便循经取穴,给予刺治,用针缓入缓出,使补泻得当,以达到扶正祛邪的目的。若瘰疬初起,形小如麦粒的,针一次就能见效,针三次就可以痊愈。

按语

《素问·骨空论》有"鼠瘘寒热,还刺寒府"的治法,可与本篇互参。针刺治疗本病,历代针灸书籍多有记载。近代报道用针刺或火针直接刺入病灶处,或加其他疗法,可获得良效。这种简、便、验的针法,应予重视和推广。

黄帝曰:决其生死奈何? 岐伯曰:反其目视之,其中有赤脉,上下贯瞳子。见一脉,一岁死;见一脉半,一岁半死;见二脉,二岁死;见二脉半,二岁半死;见三脉,三岁而死。见赤脉不下贯瞳子,可治也。

语译

黄帝说:对于这种病,怎样判断他的预后好坏呢? 岐伯说:诊断的方法,可以翻开眼皮进行观察,如果眼中有赤脉,从上下贯瞳子的,是病情恶化的征兆。出现一条赤脉的,死期当在一年;出现一条半赤脉的,死期当在一年半;出现两条赤脉的,死期当在两年;出现两条半赤脉的,死期当在两年半;出现三条赤脉的,死期当在三年。如果出现赤脉并没有下贯瞳子,还是可以医治的。

按语

对本文所述反眼视赤脉贯瞳子的预后诊断法,据陈言《三因方》说:"虽有此说,验之病者少有此症,亦难考据。"以后历代医家亦缺乏类此记载;询之现代外科,或专治瘰疬的专家,亦无此经验体会。是临床忽视了这一体征,抑是古人的无稽之谈,读者宜予深思。

本 篇 要 点

一、讨论了瘰疬的成因和治疗方法。

二、说明瘰疬的预后诊断法。

邪客第七十一

题解

本篇主要讨论了邪气侵入人体后,在不同的部位上,能引起各种不同的病证,以及如何运用不同的治疗方法,从而达到祛除外邪的目的。故以"邪客"名篇。

黄帝问于伯高曰:夫邪气之客人也,或令人目不瞑不卧出者,何气使然?伯高曰:五谷入于胃也,其糟粕、津液、宗气分为三隧①。故宗气积于胸中②,出于喉咙,以贯心脉,而行呼吸焉。营气者,泌其津液,注之于脉,化以为血,以荣四末,内注五藏六府,以应刻数③焉。卫气者,出其悍气之慓疾,而先行于四末、分肉、皮肤之间,而不休者也。昼日行于阳④,夜行于阴,常从足少阴之分间⑤,行于五藏六府。今厥气客于五藏六府,则卫气独卫其外,行于阳,不得入于阴。行于阳则阳气盛,阳气盛则阳蹻陷⑥;不得入于阴,阴虚,故目不瞑。

注释

① 三隧:地面下的通道曰隧。张介宾:"隧,道也。糟粕之道,出于下焦;津液之道,出于中焦;宗气之道,出于上焦。故分为三隧。"

② 胸中:此指膻中,为上气海。

③ 以应刻数：古代以一昼夜分作一百刻，用以计算时间，一小时约四刻强。从明代以后才有二十四分法。营气循行于周身，一昼夜为五十周次，恰与百刻之数相应。详见本书《五十营》。

④ 昼日行于阳：卫气白天行于阳分，从足太阳膀胱经开始。

⑤ 夜行于阴，常从足少阴之分间：卫气夜行于阴分，以足少阴肾经为起点。义详本书《卫气行》。

⑥ 阳蹻陷：《黄帝内经太素》、《甲乙经》均作"阳蹻满"。按本书《大惑论》有"阳气满则阳蹻盛"之说。据此，"陷"字似应作"满"。

语译

黄帝问伯高说：邪气侵犯人体，有时使人不能闭目入睡，是什么病机造成的？伯高说：饮食物进到胃中，经过消化，其糟粕、津液、宗气分为三条隧道。宗气积聚在胸中，出于喉咙，贯通心脉，而行呼吸。营气分泌津液，渗注脉中，化为血液，外而营养四肢，内而灌注五脏六腑，循行于周身与昼夜百刻计数相应。卫气是水谷所化的悍气，流动迅猛滑利，首先行于四肢的分肉、皮肤之间，运行不息。白天出表，夜间入里，常以足少阴肾经为起点，循行于五脏六腑。今就病理来说，若有邪气逆乱于五脏六腑，就会迫使卫气只能行于阳分，而不得入于阴分。由于卫气仅行于阳分，便使在表的阳气偏盛，阳气偏盛使阳蹻脉气充塞；卫气不得入通于阴分，而形成阴虚，所以不能闭目入睡了。

按语

本节所论"目不瞑"证，其病机与阴阳蹻脉有关，义见于《脉度》、《大惑论》，前后可以互参。

黄帝曰：善！治之奈何？伯高曰：补其不足，泻其有余①，调其虚实，以通其道②，而去其邪，饮以半夏汤一剂，阴阳已通，其卧立至。

注释

① 补其不足,泻其有余:这里是指针刺的补泻。张介宾:"此针治之补泻也。补其不足,即阴蹻所出,足少阴之照海也。泻其有余,即阳蹻所出,足太阳之申脉也。若阴盛阳而多卧者,自补阳泻阴矣。"

② 以通其道:沟通阴阳经脉交会的隧道。

语译

黄帝说:讲得好! 怎样治疗呢? 伯高说:应当用针刺疗法,补其阴分的不足,泻其阳分的有余,以调理虚实,沟通阴阳交会的隧道,从而消除厥逆的邪气,再服半夏汤一剂,使阴阳经气通调,便可立即安卧入睡。

黄帝曰:善。此所谓决渎壅塞,经络大通,阴阳和得者也。愿闻其方。伯高曰:其汤方以流水千里以外者八升,扬之万遍①,取其清五升,煮之,炊以苇薪②,火沸,置秫米③一升,治半夏④五合,徐炊,令竭为一升半,去其滓,饮汁一小杯,日三,稍益,以知为度。故其病新发者,覆杯则卧,汗出则已矣;久者,三饮而已也。

注释

① 流水千里以外者八升,扬之万遍:后世本草名叫千里水或长流水。取其源远流长,有 疏通下达之意。扬之万遍,煮水常流,用杓高扬至千万遍,使水珠翻滚,名甘澜水。古人认为取此水煎药,可以调和阴阳。

② 炊以苇薪:用芦苇作燃料。李杲说:"炊以苇薪者,取其火烈也。"

③ 秫米:张介宾:"秫米,糯小米也。即黍米之类,而粒小于黍,可以作酒。北人呼为小黄米。其性味甘黏微凉,能养营补阴。"

④ 治半夏:即经过炮制的半夏。

语译

黄帝说:讲得好。这种针药并用的治法,好像决开水道,排除淤塞一样,使经络畅通,阴阳得到调和。希望把半夏汤方告诉我。伯高说:半夏汤方,是用千里长流水八升,用杓扬之千万遍,取其轻浮在上的清水五升,以苇薪作燃料,用急火煮沸后,放入秫米一升,制半夏五合,续用苇火慢慢地煎熬,煎至药汤浓缩到一升半时,去掉药渣,每次饮服一小杯,一日服三次,逐次稍为加量,以见效为度。如果病是新发的,服完药后立即安眠休息,出了汗病就好了;病程较久的,须服至三剂才能痊愈。

按语

本书“目不瞑”证的病机,主要是阳盛于外,阴虚于内,而阳不能入于阴。半夏秫米汤功能交通阴阳,为治疗此病的有效验方。李时珍说:“秫,治阳盛阴虚,夜不得瞑,半夏汤中用之,取其益阴气而利大肠也,大肠利则阳不盛矣。”

黄帝问于伯高曰:愿闻人之肢节,以应天地奈何?伯高答曰:天圆地方,人头圆足方以应之。天有日月,人有两目;地有九州①,人有九窍;天有风雨,人有喜怒;天有雷电,人有音声;天有四时,人有四肢;天有五音,人有五藏;天有六律②,人有六府;天有冬夏,人有寒热;天有十日③,人有手十指;辰有十二,人有足十指、茎、垂④以应之,女子不足二节,以抱人形⑤;天有阴阳,人有夫妻;岁有三百六十五日,人有三百六十五⑥节;地有高山,人有肩膝;地有深谷,人有腋腘;地有十二经水,人有十二经脉;地有泉脉,人有卫气;地有草蓂⑦,人有毫毛;天有昼夜,人有卧起;天有列星,人有牙齿;地有小山,人有小节;地有山石,人有高骨;地有林木,人有募筋;地有聚邑⑧,人有䐃肉;岁有十二月,人有十二节⑨;地有四时不生草,人有无子。此人与天地相应者也。

注释

① 九州：我国古代中原行政区划。如冀、衮、青、徐、扬、荆、豫、梁、雍，为夏制九州。

② 六律：古代六种属阳声的音阶。黄钟、太簇、姑洗、蕤宾、夷则、无射，称为六律。

③ 十日：言十天干，即甲、乙、丙、丁、戊、己、庚、辛、壬、癸。以古代用天干纪日，故十天干又曰十日。

④ 茎、垂：茎，指阴茎。垂，指睾丸。

⑤ 以抱人形：张介宾："抱者，怀胎之义。"

⑥ 五：原无，据《黄帝内经太素》补。

⑦ 草萱(mǐ 密)：遍地丛生的野草。丹波元简："草萱，乃对下文林木，谓地上众草也。"

⑧ 聚邑：人群集聚的地方。

⑨ 十二节：左右腕、肘、肩、股、膝、踝关节的总称。张介宾："四肢各三节，是为十二节。"

语译

黄帝问伯高说：希望听你讲讲人的四肢百节，怎样和自然现象相应的？伯高回答说：天体是圆的，地面是方的，人的头圆足方与天地相应。天空有日月，人有两目；大地有九州，人身有九窍；天有风雨，人有喜怒；天有雷电，人有声音；天有四季，人有四肢；天有五音，人有五脏；天有六律，人有六腑；天有冬夏，人有寒热；天干有十，人的手指有十；地支有十二，人的十趾加上阴茎、睾丸也是十二，女子缺少两节，但能够怀胎；天有阴阳相交，人有夫妻配偶；一年有三百六十五天，人有三百六十五个关节；地有高山，人有肩、膝；地有深谷，人有腋窝和腘窝；地面上有十二条较大的河流，人体有十二条主要的经脉；地下有泉脉流通，人体有卫气运行；地上生丛草，人身有毫毛；天有昼夜，人有起卧；天上有列星，人口有牙齿；地上有小山，人体有小关节；地有山石，人有颧肩膝踝等的高骨；地面上有树木成林，人体内有筋膜密布；地上有人群会集的城镇，人体有肌肉隆起的䐃肉；一年有十二个月，人的四肢有十二大关节；大地有四时不生草木的，人也有终生不能生育的。这些，就是人体和自然界相应的现象。

按语

本节强调人与自然密切相应之理，虽其中有牵强附会处，但这一观点是基本正确的。现在已用科学实验方法研究证实了人体与自然界的关系是十分密切的。并发现人体内许多元素的平均含量和地壳中化学元素含量有明显的一致性。

黄帝问于岐伯曰：余愿闻持针之数，内针之理，纵舍①之意，扞皮②开腠理，奈何？脉之屈折，出入之处，焉至而出，焉至而止，焉至而徐，焉至而疾，焉至而入③？六府之输于身者，余愿尽闻其④序。别离之处，离而入阴，别而入阳，此何道而从行？愿尽闻其方。

注释

① 纵舍：是针刺补泻法的一种。张志聪："纵舍者，迎随也。"

② 扞皮：扞（gǎn 赶），同"擀"。扞皮，就是用手力以伸展肌肤的纹理，并随经取穴，浅刺其皮层，使腠理开泄。这是刺皮而不伤肉的一种针法。

③ 焉至而出……焉至而入：出、止、徐、疾、入，是指五脏经脉腧穴流注的情况。杨上善："举其五义，问五藏脉行处。"

④ 其：原作"少"，据《黄帝内经太素》改。

语译

黄帝问岐伯说：我希望听你谈谈关于用针的技术，进针的原理,补泻迎随的意义,以及扦皮肤开腠理的刺法,究竟是怎样的?
再有五脏经脉的屈折,和经气运行出入之处,在流注过程中,它到
哪里而出,到哪里而止,到哪里而慢,到哪里而快,到哪里而入?
以及流注于六腑的腧穴以至全身情况所有这些,都希望讲给我
听。再如,经脉的支别离合之处,阳经是怎样从腧穴别出走入阴
经,阴经又是怎样由腧穴别出走入阳经,它们之间是通过哪条道
路而沟通的? 希望你详细说明这些道理。

岐伯曰:帝之所问,针道毕矣。黄帝曰:愿卒闻之。
岐伯曰:手太阴之脉,出于大指之端,内屈循白肉际^①,至
本节^②之后太渊,留以澹^③,外屈上于本节下,内屈与阴诸
络会于鱼际,数脉并注,其气滑利,伏行壅骨^④之下,外屈
出于寸口而行,上至于肘内廉,入于大筋之下,内屈上行
臑阴^⑤,入腋下,内屈走肺。此顺行逆数之屈折^⑥也。

注释

① 白肉际:际,分界线。肢体内、外侧的皮肉有赤白之分,其分界处称
赤白肉际。在上肢部内侧(手掌侧)为阴面,皮色较白,其边缘叫作白肉际;
外侧(手背侧)为阳面,皮色较深,其边缘叫作赤肉际。下肢部相同。张介
宾:"凡人经脉阴阳,以紫白肉际为界。紫者在外属阳分,白者在内属阴分,
大概皆然。"

② 本节:即手足指(趾)和掌相连的关节处,在手足背部隆起的地方。
手足各十个本节。

③ 留以澹:张介宾:"澹,水摇貌。脉至太渊而动,故曰留以澹也。"意
思是说脉气流注至太渊穴处,而出现搏动。

④ 壅骨:杨上善:"壅骨,谓手鱼骨也。"指手大指本节后的起骨。

⑤ 臑阴:臑(nào 闹),在肩部以下,肘部以上的部分,即上臂。杨上
善:"臑阴,谓手三阴脉行于臑中,故曰臑阴。"

⑥ 此顺行逆数之屈折:肺经之脉,从脏走手为顺行,从手走肺为逆行。
逆数,指逆行的次序。杨上善:"其屈折从手向身。故曰逆数也。"

语译

岐伯说:你所提到的问题,针刺的道理尽在其中了。黄帝说:请你全部讲给我听。岐伯说:手太阴经脉,出于手大指的尖端,向内屈折,沿着内侧的白肉际,至大指本节后的太渊穴,经气流注于此,而形成寸口动脉,然后屈折向外,上行至本节之下,又屈向内行,和诸阴络会合在鱼际部,由于几条阴经之脉都输注于此,其脉气流动滑利,伏行于大指本节后隆起的壅骨之下,再由此屈折向外,浮出于寸口部循经上行,到达肘内侧,进入大筋之下(尺泽),又向内屈折上行至臑部的内侧进入腋下,向内屈行走入肺中。这是按照手太阴肺经从胸走手的顺行径路,而从逆行次序来说明它的屈折、出入的。

心主之脉,出于中指之端①,内屈,循中指内廉以上,留于掌中②,伏行两骨之间,外屈,出两筋之间,骨肉之际③,其气滑利,上行④二寸,外屈出行两筋之间,上至肘内廉,入于小筋之下,留两骨之会⑤,上入于胸中,内络于心脉。

注释

① 出于中指之端:指中冲(井)穴,五输之一。张介宾:"中指之端,中冲,井也。"

② 留于掌中:指劳宫(荥)穴,五输之一。张介宾:"内屈循中指以上掌中,劳宫,荥也。"

③ 骨肉之际:指大陵(输)穴,五输之一。张介宾:"外屈出两筋之间,骨肉之际,大陵,腧也。"

④ 行:原无,据《黄帝内经太素》补。

⑤ 留两骨之会:指曲泽(合)穴,五输之一。张介宾:"留两骨之会者,曲泽,合也。"

语译

　　心主手厥阴经脉，出于中指尖端，由此向内屈折，沿着中指内侧上行，流注到掌中，伏行在两骨之间，又向外屈行，出于两筋的中间，骨肉的交界处，它的脉气流动滑利，在腕部上行二寸后，向外屈折出行于两筋的中间，上到肘内侧，进入小筋之下，流注于两骨的会合处，再沿臂上行入于胸中，内络于心脉。

按语

　　以上两节，是回答"脉之屈折……焉至而入"等问题，举手太阴、心主二经从手走胸逆行之数（次序），意在说明脏腑五输穴（井、荥、输、经、合）之所在。其内容详见本书《本输》。
　　黄帝曰：手少阴之脉独无腧①，何也？岐伯曰：少阴，心脉也。心者，五藏六府之大主也，精神之所舍也，其藏坚固，邪弗能容也。容之则心伤，心伤则神去，神去则死矣。故诸邪之在于心者，皆在于心之包络。包络者，心主之脉②也。故独无腧焉。

注释

　　① 手少阴之脉独无腧：十二经脉本来各有特定的输穴（井、荥、输、经、合）。但据前《本输》中记载，心经所取的输穴，实际是心包络经之所属。因此有"手少阴之脉独无腧"之说。张介宾："手少阴，心经也。手厥阴，心包络经也。经虽分二，藏实一原。凡治病者，但治包络之腧，即所以治心也。故少阴一经，所以独无腧焉。"
　　② 心主之脉：心包络为心的外卫，而受心所主宰，所以称包络为心主之脉。

语译

　　黄帝说：为什么唯独手少阴经脉没有输穴呢？岐伯说：手少

阴经,是心脉。心是五脏六腑的主宰,又是蕴藏精神的中枢,它的器质坚固,是不容邪气侵入的。假使有邪气侵入,就会损伤心脏,以至神气耗散,人即死亡。因此,凡是各种病邪侵犯心脏的,都在心的包络上。包络,是心主之脉,取其输穴,可以刺治心病。所以唯独手少阴心经没有输穴。

黄帝曰:少阴独无腧者,不病乎? 岐伯曰:其外经病而藏不病[1],故独取其经于掌后锐骨之端[2]。其余脉出入屈折,其行之徐疾,皆如手太阴、心主之脉行也。故本腧者,皆因其气之虚实疾徐以取之,是谓因冲[3]而泻,因衰而补。如是者,邪气得去,真气坚固,是谓因天之序。

注释

① 其外经病而藏不病:张介宾:"凡藏经络,有是藏则有是经。藏居于内,经行于外,心藏坚固居内,邪弗能容,而经则不能无病。"

② 掌后锐骨之端:指手少阴心经的神门穴处。

③ 冲:杨上善:"冲,盛也。"犹实的意思。

语译

黄帝说:手少阴心经没有输穴,难道它不受病吗? 岐伯说:在外的手少阴经脉有病,而内在的心脏是没有病的,所以在治疗时只需取它的本经掌后锐骨之端的神门穴。其余经脉的出入屈折,运行的缓急,都与手太阴、心主二脉循行的情况相似。所以病在心经,可取少阴本经的神门穴作为输穴,而邪入心包的,又当取心主本经的输穴,都要根据经气的虚实缓急,分别进行调治,邪气盛的用泻法,正气虚的用补法。这样,使邪气得以消除,而真气得以坚固,这种治法,是根据生理活动和病理演变的规律进行的。

黄帝曰:持针纵舍奈何? 岐伯曰:必先明知十二经脉之本末①,皮肤之寒热②,脉之盛衰滑涩。其脉滑而盛者,病日进;虚而细者,久以持;大以涩者,为痛痹;阴阳如一③者,病难治。其本末①尚热者,病尚在;其热以④衰者,其病亦去矣。持其尺,察其肉之坚脆、大小、滑涩、寒温、燥湿。因视目之五色,以知五藏而决死生;视其血脉,察其色,以知其寒热痛痹⑤。

注释

① 本末:前者指经脉的起止及所过之处。杨上善:"起处为本,出处为末。"后者指胸腹为本,四肢为末。

② 皮肤之寒热:指触诊所得,患者皮肤寒或热。杨上善:"皮肤热即血气通,寒即脉气壅也。"

③ 阴阳如一:张介宾:"表里俱伤,血气皆败者,是为阴阳如一。刺之必反甚,当舍而勿针也。"

④ 以:通已。

⑤ 察其色,以知其寒热痛痹:视察肤色,可以测知寒热痛痹。这是古代皮肤诊法之一。如《素问·皮部论》说:"其色多青则痛,多黑则痹,黄赤则热,多白则寒,五色皆见则寒热也。"

语译

黄帝问道:持针纵舍是怎样的呢? 岐伯说:首先必须明确十二经脉的起止,以及诊察皮肤的寒热,脉象的盛衰、滑涩,然后才能决定针刺当用或不当用。如脉滑而有力的,是病情日趋严重之象;脉细而无力的,是久病气虚;脉大而涩的,是痛痹;表里俱伤,气血皆败的,病难治。凡胸腹和四肢还在发热的,是病邪未除;热势衰退,是病邪已去除。总之,通过诊尺肤,以观察患者肌肉的坚实或脆弱、大小,皮肤的滑涩、寒温、干燥或湿润。并观察两目的五色,以分辨五脏的病变,判断预后。观察血络反映于外部的色泽,以诊知寒热痛痹病证。

　　黄帝曰:持针纵舍,余未得其意也。岐伯曰:持针之道,欲端以正,安以静,先知虚实,而行疾徐,左手执骨,右手循之,无与肉果①。泻欲端以正,补必闭肤,辅针导气,邪得淫泆②,真气得居。

注释

　　① 无与肉果:果,《甲乙经》作"裹"。是指针刺的注意点,刺时不可用力过猛,以防止病人感应过敏,使肌肤急剧收缩,以致针被肉裹,易于发生弯针、滞针等不良后果。

　　② 淫泆:水满而泛滥外溢之意。这里是指邪气溃散。

语译

　　黄帝说:持针纵舍的操作手法,我还不理解。岐伯说:用针的道理,要端正态度,安静心情,先了解病证的虚实,然后再进行缓急补泻的手法,用左手把握骨骼的位置,右手循穴进针,但不可用力过猛,防止针被肉裹。泻法必须垂直下针,补法出针时必须闭其针孔,并用辅助行针的手法,以导引正气,使邪气溃散,真气得以内守。

　　黄帝曰:扞皮开腠理奈何? 岐伯曰:因其分肉,左别其肤①,微内②而徐端之,适神不散,邪气得去。

注释

　　① 左别其肤:左,《黄帝内经太素》作"在"。杨上善:"肤,皮也。以手按得分肉之穴,当穴皮上下针,故曰在别其肤也。"

　　② 内:同"纳",指进针刺入的意思。

语译

黄帝说：扦皮肤开腠理的刺法，是怎样操作的呢？岐伯说：以手按得分肉的穴位，在当穴的皮上下针，但要用力轻微，慢慢地垂直进针，这种刺皮而不伤肉的针法，可以不致神气散乱，达到祛除病邪的效果。

按语

本节扦皮开腠理的针法，当是指弹刺皮肤的针法，可能即为近代的皮肤针法，如腕踝针之类。

黄帝问于岐伯曰：人有八虚①，各何以候？岐伯答曰：以候五藏。黄帝曰：候之奈何？岐伯曰：肺心有邪，其气留于两肘②；肝有邪，其气流于两腋③；脾有邪，其气留于两髀④；肾有邪，其气留于两腘⑤。凡此八虚者，皆机关之室⑥，真气之所过，血络之所游，邪气恶血，固不得住留；住留则伤筋络骨节，机关不得屈伸，故㽷挛⑦也。

注释

① 八虚：邪气乘虚留注于两肘、两腋、两髀、两腘之间，叫作八虚。杨上善："八虚者，两肘、两腋、两髀、两腘。此处虚，故曰八虚。"

② 肺心有邪，其气留于两肘：肺与心都属于手经，肺经之穴尺泽，心经之穴少海，都在肘间，故邪气乘虚而聚，多在两肘。

③ 肝有邪，其气流于两腋：肝胆经脉行于胁腋，出于期门、渊液等穴，故邪有所聚，多在两腋。

④ 脾有邪，其气留于两髀：髀（bì 婢），即股胯部。脾的经脉从胫股上出冲门、气冲，故邪气留于髀胯之间，病在脾经。

⑤ 肾有邪，其气留于两腘：肾的经脉上行出于腘窝的阴谷等穴，故邪气留于两腘，病在肾经。

⑥ 机关之室：犹言运动的枢纽，气血要会的所在。张介宾："机，枢机也；关，要会处也。"

⑦ 痀挛：痀，音义同"拘"。痀挛，即拘挛。

语译

黄帝问岐伯道：人身有八虚，能分别诊察哪些疾病呢？岐伯说：可以诊察五脏的病变。黄帝说：怎样诊察呢？岐伯说：肺与心有了邪气，能随着它的经脉流注到左右两肘；肝有了邪气，能随着经脉流注到两腋窝；脾有了邪气，能随着经脉流注到两髀；肾有了邪气，能随着经脉流注到两腘。左右肘、腋、髀、腘的八虚部位，都是四肢关节屈伸的枢纽，也是真气和血络通行会合的要处，因此，不能允许邪气恶血停滞在这些部位；如有邪气恶血停留，就会损伤经络筋骨，以致关节不得屈伸，所以发生拘挛的症状。

按语

八虚，又名八溪，为筋骨之间隙，是气血经常流注的所在，故《素问·五脏生成篇》有"四肢八溪"之说。本节所述八虚之部位分属于五脏，是根据经脉循行的径路而实现的。因此，八虚部位不适，可以分候五脏的病变，而且在这些部位上循经取穴，亦可以刺治各脏的疾病。

本 篇 要 点

一、论述不眠是因内脏受邪气干扰，致卫气行于阳而不能入于阴，阳盛阴虚而导致，治以半夏秫米汤。

二、以取象比类法，论述天人相应的观点。

三、根据经络的循行，论述了手太阴肺经、手厥阴心包经的本经输穴部位,以定补正泻邪的刺法。其中并指出心为五脏六腑之大主,不能容邪,容邪则伤神,神伤则死亡的生理特点。

　　四、论述八虚(两肘、两腋、两髀、两腘)可以诊察五脏疾病,并阐明其原理,以八虚为真气所过、血络所游之处。

通天第七十二

题解

本篇根据人的禀赋不同、阴阳属性差异,划分为太阴、少阴、太阳、少阳、阴阳和平五种不同类型,并分别描述了他们在意识、性格、体态上的特征,据此而提出了因人施治的原则。论中认为,人体的素质,有阴阳气血偏多偏少之分,皆出于天然禀赋,所以篇名"通天"。

黄帝问于少师曰:余尝闻人有阴阳,何谓阴人? 何谓阳人? 少师曰:天地之间,六合之内,不离于五,人亦应之,非徒一阴一阳而已也。而略言耳,口弗能遍明也。

语译

黄帝问少师说:我听说人有阴与阳的类别,什么叫做阴性的人? 什么叫做阳性的人? 少师答道:在自然界里,四方上下之内,一切事物都离不开"五"数,人也与它相应,不仅是一阴一阳为限。言阴性阳性人,祇是从其大概方面说的,对于生理禀赋的情况,是很难用语言把它完全说清楚的。

黄帝曰:愿略闻其意,有贤人圣人,心能备而行之乎? 少师曰:盖有太阴之人、少阴之人、太阳之人、少阳之人、阴阳和平之人。凡五人者,其态不同,其筋骨气血各不等。

语译

黄帝说:希望你把它的意义,扼要地讲给我听,比方说贤人和圣人,他们的禀赋是否阴阳兼备,而行无所偏呢?少师说:人大致可分为太阴、少阴、太阳、少阳、阴阳和平五种类型。这五种类型的人,他们的形态不同,筋骨的强弱、气血的盛衰也各不一样。

按语

本节所论阴阳五种类型的人,其意义如《类经》卷四《人有阴阳治分五态篇》说:"太阴、少阴、太阳,少阳者,非如经络之三阴三阳也。盖以天禀之纯阴者曰太阴,多阴少阳者曰少阴,纯阳者为太阳,多阳少阴者曰少阳,并阴阳和平之人,而分为五态也。此虽以禀赋为言,至于气血疾病之变,则亦有纯阴纯阳、寒热微甚及阴阳和平之异也。故阳藏者偏宜于寒,阴藏者偏宜于热,或先阳而后变为阴者,或先阴而后变为阳者,皆医家不可不察也。"

黄帝曰:其不等者,可得闻乎?少师曰:太阴之人,贪而不仁,下齐湛湛①,好内而恶出②,心和而不发③,不务于时,动而后之④。此太阴之人也。

注释

① 下齐湛湛:下,是谦下。齐,是整齐、完备。下齐,是形容表面谦虚,假装正经。湛湛,深貌。这里是形容深藏险恶之心。马莳:"下齐湛湛,内存阴险,外假谦虚,貌似下抑整齐。"

② 好内而恶出:就是好得恶失,喜进不喜出。马莳:"内,同纳。好纳而恶出者,有所得则喜,有所费则怒也。"

③ 心和而不发:指心情和顺而不外露,喜怒不形于色。

④ 不务于时,动而后之:即不识时务,而只知利己,看风使舵,行动后

发制人。张介宾:"不务于时,知有己也。动而后之,不先发也。"

语译

黄帝说:五种类型人的不同点,可以告诉我吗?少师说:太阴型的人,性情是贪而不仁,表面谦虚,假装正经,内心却深藏阴险,好得恶失,喜怒不形于色,不识时务,只知利己,看风使舵,行动上惯用后发制人的手段。具有这些特性的,就是太阴之人。

少阴之人,小贪而贼心,见人有亡①,常若有得,好伤好害,见人有荣,乃反愠怒,心疾而无恩②。此少阴之人也。

注释

① 亡:泛指损失、不幸之事。
② 心疾而无恩:疾,通"嫉"。心疾而无恩,犹言对人心怀妒嫉而忘恩负义。

语译

少阴型的人,喜贪小利而暗藏贼心,见到别人有了损失,他就幸灾乐祸,自己很得意,好搞破坏来伤害人,见到别人有了荣誉,他反感到气愤,心怀嫉妒,对人毫无恩情。具有这些特性的,就是少阴之人。

太阳之人,居处于于①,好言大事,无能而虚说,志发于四野②,举措不顾是非,为事如常自用③,事虽败而常无悔。此太阳之人也。

注释

① 于于:得意自足的样子。《庄子·盗跖》:"卧则居居,起则于于。"

疏:"于于,自得之貌。"

　　② 志发于四野:这里是形容好高骛远。

　　③ 为事如常自用:如,通"而",转接连词。指常常意气用事,而自以为是。

语译

　　太阳型的人,处处喜欢表现自己,而扬扬自得,好说大话,但并没有能力,言过其实,好高骛远,作风草率,不顾是非,常常意气用事,过于自信,虽屡遭失败,也不知悔改。具有这些特性的,就是太阳之人。

　　少阳之人,谥谛①好自贵,有小小官,则高自宜,好为外交而不内附。此少阳之人也。

注释

　　① 谥谛(shì dì 是帝):二字同作"审解"解。张介宾:"谥谛,审而又审也。"就是反复考查研究,做事精细。

语译

　　少阳型的人,做事精细,很有自尊心,稍有小小地位,就高傲自得,喜欢出头露面,善于对外交际,不愿默默无闻地埋头工作。具有这些特性的,就是少阳之人。

　　阴阳和平之人,居处安静,无为惧惧,无为欣欣,婉然从物①,或与不争,与时变化,尊则谦谦,谭而不治②,是谓至治③。

注释

　　① 婉然从物:婉然,和顺的样子。婉然从物,就是善于顺从和适应一切事物的发展变化。

② 谭而不治：谭，同"谈"。谭而不治，就是用说服的方法以德感人，而不是用压服的方法以统治人。

③ 至治：至，极的意思。至治，即极好的治理方法。

语译

阴阳和平型的人，生活安静自处，不介意个人名利，心安而无所畏惧，寡欲而无过分之喜，顺从事物发展变化的自然规律，遇事不与人争，善于适应形势的变化，地位虽高却很谦虚，以理服人，而不是用压服的手段来治人，具有极好的治理才能。

古之善用针艾者，视人五态乃治之，盛者泻之，虚者补之。

语译

古代高明的针灸家，就是根据人的五种形态分别施治，邪气盛的就用泻法，正气虚的就用补法。

黄帝曰：治人之五态奈何？少师曰：太阴之人，多阴而无阳，其阴血浊，其卫气涩，阴阳不和，缓筋而厚皮，不之疾泻，不能移之。

语译

黄帝说：对待五种形态的人，怎样分别治疗呢？少师说：太阴型的人，体质多阴而无阳，他的阴血浓浊，而卫气滞涩，阴阳不能调和，所以形成筋缓而皮厚，刺治这种体质的病人，若不急泻其阴分，就不可能使病情减轻。

少阴之人，多阴少阳，小胃而大肠①，六府不调，其阳明脉小，而太阳脉大，必审调之，其血易脱，其气易败也。

注释

① 小胃而大肠：张介宾："阳明为五脏六腑之海,小肠为传送之腑,胃小则贮藏少,而气必微,小肠大则传送速而气不畜,阳气既少,而又不畜,则多阴少阳矣。"据此,肠是指小肠而言。

语译

少阴型的人,体质是多阴少阳,胃小而小肠大,六腑因而不调,所以足阳明胃经的脉气就微小,手太阳小肠经的脉气就偏大,因气少不能摄血,容易造成血脱、气败的局面,因此,必须详察阴阳盛衰的情况,进行调治。

太阳之人,多阳而少阴①,必谨调之,无脱其阴,而泻其阳,阳重脱者易狂②,阴阳皆脱者,暴死③不知人也。

注释

① 多阳而少阴：据上文："太阴之人,多阴而无阳,"下文"少阳之人,多阳少阴,"此句当作"多阳而无阴"为妥。

② 阳重脱者易狂：虚阳浮越,易发狂躁,为阳气欲脱的先兆。《素问·腹中论》："石之则阳气虚,虚则狂。"

③ 暴死：有二义:一指突然死亡;一指突然不省人事的假死,急救得当,尚能回生。

语译

太阳型的人,体质是多阳而无阴,对这种病人必须谨慎调治,不能泻其阴,以防阴气虚脱,只能泻其阳,但要避免泻之太过,如果阳气过度损伤,就容易导致阳气外脱而发狂,若阴阳都脱,就会暴死或突然不知人事。

少阳之人,多阳少阴,经小而络大①,血在中而气外,实阴而虚阳,独泻其络脉则强,气脱而疾,中气不足,病不起也。

注释

① 多阳少阴,经小而络大：张介宾："经脉深而属阴,络脉浅而属阳,故少阳之人,多阳而络大,少阴而经小也。"

语译

少阳型的人,体质是多阳而少阴,经脉小而络脉大,血深在里,气浅在表,既是多阳少阴,所以在治疗时就当充实其阴而泻其阳,如果单独泻其络脉太过,又会迫使阳气很快地耗散,而形成中气不足,病就难治了。

阴阳和平之人,其阴阳之气和,血脉调,谨诊其阴阳,视其邪正,安容仪,审有余不足,盛则泻之,虚则补之,不盛不虚,以经取之。

此所以调阴阳,别五态之人者也。

语译

阴阳和平型的人,其体质阴阳之气协调,血脉和顺,在治疗时,当谨慎地诊察其阴阳的盛衰,邪正的虚实,并端详其面容的表现,以推断脏腑、经脉、气血有余或不足,然后进行调治,邪气盛的就用泻法;正气虚的就用补法,一般虚实不明显的病证,就从其本经取治。

以上是说明调治阴阳时,要根据五种类型人的不同特性分别施治。

黄帝曰:夫五态之人者,相与毋故,卒然新会,未知其行也,何以别之? 少师答曰:众人①之属,不如五态之人者,故五五二十五人,而五态之人不与焉。五态之人尤不合于众者也。

注释

① 众人:指前阴阳二十五人而言,与五态之人不同。

语译

　　黄帝说:与五种形态的人,素不相识,乍一见面,很难知道他们的作风和性格是属于哪一类型的人,应怎样来辨别呢?少师回答说:阴阳二十五人的分类法,是与五态之人不同的,所以五五二十五人,不包括在五态人之内。因为五态之人是具有代表性的五种类型,他们和众人是不一样的。

　　黄帝曰:别五态之人奈何?少师曰:太阴之人,其状黮黮然①黑色,念然下意②,临临然③长大,腘然未偻④。此太阴之人也。

注释

① 黮黮然:黮(dàn 淡,又读 dǎn 胆),黑色。张介宾:"黮黮,色黑不明也。"是形容面色晦黑的样子。

② 念然下意:指故作姿态,谨虚下气。张介宾:"念然下意,意念不扬也。即上文'下齐'之谓。"

③ 临临然:《广雅·释诂》:"临,大也。"马莳:"临临然,长大之貌也。"

④ 腘然未偻:形容假作卑躬屈膝的姿态,并非真有佝偻病。张介宾:"腘然未偻,言膝腘若屈,而实非伛偻之疾也。"

语译

　　黄帝说:怎样辨别五种形态的人呢?少师说:太阴型的人,面色阴沉黑暗,而假意谦虚,身体本来是长大,可是卑躬屈膝,故作姿态,而并非真有佝偻之病。这就是太阴之人的形态。

少阴之人,其状清然窃然①,固以阴贼,立而躁崄②,行而似伏。此少阴之人也。

注释

① 清然窃然:清然,是形容言貌好像清高的样子。窃然,指行动鬼祟,偷偷摸摸,即上文"贼心"的表现。张介宾:"清然者,言似清也。窃然者,行为鼠雀也。"

② 崄:同"险"。

语译

少阴型的人,外貌好像清高,但是行动鬼祟,偷偷摸摸,深怀阴险害人之贼心,站立时躁动不安,显示出邪恶之相,走路时状似伏身向前。这是少阴之人的形态。

太阳之人,其状轩轩储储①,反身折腘②。此太阳之人也。

注释

① 轩轩储储:形容高贵自尊,骄傲自满的样子。张介宾:"轩轩,高大貌,犹俗谓轩昂也。储储,畜积貌,盈盈自得也。"

② 反身折腘:形容仰腰挺胸时,身躯向后反张,膝窝随之曲折的样子。张介宾:"反身折腘,言仰腰挺腹,其腘似折也,是皆妄自尊大之状。"

语译

太阳型的人,外貌表现出高傲自满,仰腰挺胸,好像身躯向后反张和两腘曲折那样。这是太阳之人的形态。

少阳之人,其状立则好仰,行则好摇,其两臂两肘则常出于背。此少阳之人也。

语译

少阳型的人,在站立时惯于把头仰得很高,行走时惯于摇摆身体,常常反挽其手于背后,这是少阳之人的形态。

阴阳和平之人,其状委委然①,随随然②,颙颙然③,愉愉然④,暶暶然⑤,豆豆然⑥,众人皆曰君子。此阴阳和平之人也。

注释

① 委委然:形容雍容自得的样子。

② 随随然:顺从的意思,指善于适应环境而言。义同上文"婉然从物"。

③ 颙(yóng 庸阳)颙然:形容态度严正而又温和。

④ 愉愉然:和颜悦色的样子。

⑤ 暶(xuán 旋)暶然:形容目光慈祥和善的样子。

⑥ 豆豆然:形容举止有度,处事分明。

语译

阴阳和平型的人,外貌从容稳重,举止大方,性格和顺,善于适应环境,态度严肃,品行端正,待人和蔼,目光慈祥,作风光明磊落,举止有度,处事条理分明,众人都说是有德行的人。这是阴阳和平之人的形态。

按语

本篇把人的体质划分为太阴、少阴、太阳、少阳、阴阳和平五种类型,较之阴阳二十五人的分类法,简明扼要。人的体质与性格是有不同的,由于体质性格上的差异,就能引起发病上有所不同,治疗上也应有所区别。在朝鲜的汉医中也比较重视,如《四象新编》中十分强调分型施治，即同一病证，如体型不同，治疗上就有显著的不同，它的理论就是源出于本篇阴阳五态之人。因此，我们在临床上也应引起重视，有意识地进行对比观察。

本 篇 要 点

一、首先提出人的体质性格可以划分太阴、少阴、太阳、少阳、阴阳和平五种类型，并分别说明五种类型人的特点。

二、其次说明这五种类型人患病治疗上应有所不同，如不注意到生理上的特点，便可能产生严重的副作用。

三、最后又分别说明阴阳五态之人在体态与行动表现上的特征。

官能第七十三

题解

本篇主要讨论运用针灸治病,首先要掌握人的生理和疾病的阴、阳、寒、热、虚、实,然后才能确定针灸补泻的治法,对补泻和针刺方法也作了详细的说明。文中特别强调,传授针刺等技术,必须根据各人的能力、性格、爱好等特点,分别传授不同的技术,学成后才能发挥其才能,尽其所用。官者,任也,任其所能,故以"官能"名篇。

黄帝问于岐伯曰:余闻九针于夫子众多矣,不可胜数。余推而论之,以为一纪[①]。余司诵之,子听其理,非则语余,请其正道,令可久传,后世无患,得其人乃传,非其人勿言。岐伯稽首再拜曰:请听圣王之道!

注释

① 以为一纪:古人以理丝缕而使之不乱的叫做纪。以为一纪,即通过归纳整理,使之完整系统,条理分明。

语译

黄帝问岐伯说:我听你讲解九针的道理很多了,甚至数不清。我推究其中的道理,经过归纳整理,成为系统的理论。现读出来给你听,如果理论上有错误的地方,就告诉我加以修正,使它永远传给后世,以便学习和运用,当然要传教合适的人,不可靠的人不能传。岐伯行礼再拜说:请让我恭敬地听这些神圣的道理吧!

黄帝曰:用针之理,必知形气之所在,左右上下^①,阴阳表里,血气多少,行之逆顺^②,出入之合,谋伐有过。

注释

① 左右上下:杨上善:"肝生于左,肺藏于右,心部于表,肾治于里。男左女右,阴阳上下,并得知之。"

② 行之逆顺:杨上善:"营气顺脉,卫气逆行。"张介宾:"阴气从足上行,至头而下行循臂;阳气从手上行至头,而下行至足。故阳病者,上行极而下;阴病者,下行极而上。反此者,皆谓之逆。"两义俱可参。

语译

黄帝说:用针的道理,必须知道脏腑形气所在上下左右的部位,分别阴阳表里的病机,以及十二经脉气血的多少,营卫经气运行的逆顺,血气出入交会的腧穴,这样才可以作出准确治疗,防止诛伐无过。

知解结,知补虚泻实,上下气门,明通于四海,审其所在,寒热淋露,以输异处,审于调气,明于经隧,左右肢络,尽知其会。

语译

应知道解结的道理,知道补虚泻实的治法,上下腧穴的部位,明确经脉交通四海的路线,观察虚实的所在,以及感受寒热淋雨露风的发病原因,掌握荥输的五行属性,调理气机的方法,还要明确经络与左右支路交会的地方。

寒与热争,能合而调之^①;虚与实邻,知决而通之^②;左右不调,把而行之;明于逆顺,乃知可治;阴阳不奇^③,故知起时。审于本末,察其寒热,得邪所在,万刺不殆。知官九针,刺道毕矣。

注释

① 能合而调之:杨上善:"阴阳之气不和者,皆能和之。"

② 知决而通之:杨上善:"虚实二气不和,通之使平。"孙鼎宜:"此谓虚实疑似之证,当决其是非也。"

③ 阴阳不奇:《周礼·大祝》杜注:"奇,读曰倚。"倚,有"偏"义。阴阳不奇,即阴阳不偏之义。

语译

寒热交争的病,从阴阳来调和它;虚实疑似的病,要辨别清楚而通调平定;左右不协调的病,应左病刺右,右病刺左;要明确经脉循行的顺逆,一般顺的易治,逆的难治;脏腑阴阳调和,就可知病愈之时。审查清楚疾病的标本、寒热,确定邪气所在部位,针刺治疗就不会错误。掌握了九针的不同性能,针刺方法就全面了。

明于五输,徐疾所在^①,屈伸出入,皆有条理^②。言阴与阳,合于五行,五藏六府,亦有所藏^③。四时八风^④,尽有阴阳,各得其位,合于明堂,各处色部,五藏六府,察其所痛,左右上下^⑤,知其寒温,何经所在。

注释

① 明于五输,徐疾所在:马莳:"五脏有井荥俞经合之五俞,六腑有井荥俞原经合之六俞,然六腑之原并于俞,则皆可称为五俞也。徐疾者,针治也。徐而疾则实、疾而徐则虚是也。"

② 屈伸出入,皆有条理:杨上善:"行针之时,须屈须伸,针之入出,条

理并具知之。"马莳:"屈伸出入者,经脉往来也。"对于"屈伸"的解释,前者指行针时的体位,后者指经脉运行的方向。

③ 五藏六府,亦有所藏:杨上善:"五藏藏五神,六府藏五谷。"

④ 八风:杨上善:"八风,八节之风也。"

⑤ 察其所痛,左右上下:杨上善:"察五色,知其痛在五脏六腑,上下左右。"

语译

要明确手足十二经的井、荥、输、经、合穴都有一定的主治范围,徐疾补泻手法的施用,及经脉循行的屈伸出入,也都有一定的规律可循。五脏六腑合于天地阴阳五行,五脏贮藏精气,六腑传化水谷。四季时令,八节之风,都有阴阳之分,邪气侵犯人体哪一个部位,就可在明堂部表现出相应的颜色,同时五脏六腑的病变,也分别在各自相应的颜面部分表现出病色,根据这些就可以知道病痛属寒属热,以及病在哪一经了。

审皮肤之寒温滑涩,知其所苦;膈有上下,知其气所在①。先得其道,稀而疏之,稍深以留,故能徐入之②。大热在上,推而下之;从下上者,引而去之。视前痛者,常先取之。大寒在外,留而补之;入于中者,从合泻之。针所不为,灸之所宜。

注释

① 膈有上下,知其气所在:意指横膈的上下分布着不同的脏器,应该知其病气的在上在下,以进一步察知何脏的病变。

② 稍深以留,故能徐入之:马莳:"先得其经脉之道,然后可以用针。稀者,针之少也;疏者,针之阔也;深者,深入其针也;留者,久留其针也。"

语译

审察皮肤的寒温滑涩,就可知道病的阴阳虚实;审察膈上下的脏腑,可知病气所在部位。先掌握经脉循行的径路,然后可以用针,若正气不足的,用针宜少而进针要慢,进到一定深度,久留其针。热病在上半身的,用高者抑之的治法,使热邪从下而祛;热由下而上的,也应当导引其上逆的邪气逐渐散去。痛分先后,先痛的当先治。大寒在表的,当留针以补阳,助阳以胜寒;如寒邪入于里的,也可以留针补阳,取合穴泻去寒邪。不适宜用针刺的,改用艾灸法为宜。

上气不足,推而扬之;下气不足,积而从之①;阴阳皆虚,火自当之②。厥而寒甚,骨廉陷下,寒过于膝,下陵三里③。

注释

① 上气不足……积而从之:杨上善:"上气不足,谓膻中气少,可推补令盛。扬,盛也。下气不足,谓肾间动气少者,可补气聚。积,聚也。从,顺也。"张介宾:"推而扬之,引致其气,以补上也;积而从之,留针随气,以实下也。"

② 阴阳皆虚,火自当之:马莳:"阴阳皆虚,而针所难用,则用火以灸之。"

③ 下陵三里:指足三里穴。本书《九针十二原》:"取之下陵三里。""下陵",疑为三里旁注,误入正文。

语译

上气不足的,可以用引导推补的方法使膻中之气充盛;肾气虚的,可以用留针随气的方法以补肾气;阴阳两虚的病,不能用针刺法,当用艾灸法。寒气厥逆,寒过于膝部的,或骨边的肌肉下陷的,要灸足三里穴。

阴络所过,得之留止,寒入于中,推而行之①,经陷下者,火则当之②。结络坚紧,火之所治③。不知所苦,两蹻之下④,男阴女阳,良工所禁⑤。针论毕矣。

注释

① 寒入于中,推而行之：张介宾："寒留于络,而入于经,当用针推散而行之。"

② 经陷下者,火则当之：杨上善："火气强盛,能补二虚。"

③ 火之所治：原作"火所治之",据《甲乙经》、《黄帝内经太素》改。

④ 两蹻之下：楼英："两蹻之下,照海、申脉二穴。"

⑤ 男阴女阳,良工所禁：张志聪："不知所苦痛者,当取两蹻于踝下也。男子数其阳,女子数其阴,故男取阴而女取阳,此良工之所禁也。"

语译

寒邪从阴络经过,得之就停留不去,如寒入于经中,当用针行散寒邪,如寒邪凝结,经气陷下的,当用艾火灸之以散寒。若络脉结而坚紧的,也用灸法治疗。有不知确切部位的病痛,当灸阳蹻所通的申脉穴和阴蹻所通的照海穴,男子取阳蹻,女子取阴蹻,若男取阴蹻而女取阳蹻,就犯了治疗上的错误,这是技术精良的医生所禁忌的。懂得了这些,用针的理法就完备了。

用针之服①,必有法则②,上视天光,下司③八正,以辟奇邪④,而观⑤百姓,审于虚实,无犯其邪。是得天之露,遇岁之虚⑥,救而不胜,反受其殃。故曰:必知天忌,乃言针意。法于往古,验于来今,观于窈冥⑦,通于无穷,粗之所不见,良工之所贵,莫知其形,若神髣髴⑧。

注释

① 服：《素问·八正神明论》王冰注："服,事也。"杨上善："服,学习也。用针之服,学习针法也。"

② 法则：王冰："法,象也。则,准也。"犹言方法和准则。

③ 司：丹波元简："司,伺通。"

④ 以辟奇邪：杨上善曰："学用针法，须上法日月星辰之光，下司八节正风之气，以除奇邪。"辟，除之意。

⑤ 观：《汉书·宣帝纪》："观以珍宝"。颜注："观，示也。"

⑥ 得天之露，遇岁之虚：张介宾："天之风雨不时者，皆谓之露。"指气候与时令不符的风雨灾害。岁之虚，指岁气不及所出现的反常气候，如春不温、夏不热等。

⑦ 窈冥：《素问·示从容论》王冰注："窈冥，谓不可见者。"泛指微渺难见的变化。如人体脏腑气血的内在变化。

⑧ 莫知其形，若神髣髴：髣髴，即"仿佛"。杨上善："法于往古，圣人所行。逆取将来得失之验，亦检当今是非之状，又观窈冥微妙之道，故得通于无穷之理，所得皆当。不似粗工以意，唯瞩其形，不见于道，有同良材神使，独鉴其所贵，髣髴于真。"

语译

学习用针治病，必须有一定的方法和准则，首先要了解自然界的各种现象，上观日月星辰的运行规律，下察四时八节的气候变化，以避免奇邪的侵袭，并且要告诉人们，注意防御虚邪与实邪的侵害，以免受邪发病。假如受到与时令不符的风雨侵袭，或者为不正之邪所伤，若不能及时救治，病势就会加重。所以必须知道天时的顺逆宜忌，才可以谈针治的意义。要取法于古代的经验，验之于今天的临床实践，只有仔细观察那些微渺难见的变化，才可以通达变化无穷的疾病，粗率的医生注意不到这些方面，学识经验丰富的医生却十分珍视它，如果诊察不到微小的形迹变化，那么疾病就显得神秘莫测，难以把握了。

按语

《素问·八正神明论》有类似的原文，并曾作了解释，兹录之："法往古者，先知针经也。验于来今者，先知日之寒温，月之虚盛，以候气之浮沉，而调之于身，观其立有验也。观其冥冥者，言形气荣卫之不形于外,而工独知之,以日之寒温,月之虚盛,四时气之浮沉,参伍相合而调之,工常先见之,然而不行于外,故曰观于冥冥焉。通于无穷者,可以传于后世也,是故工之所以异也。然而不形见于外,故俱不能见也,视之无形,尝之无味,故谓冥冥,若神髣髴。"可供参考。

邪气之中人也,洒淅①动形;正邪之中人也,微先见于色,不知于其身,若有若无,若亡若存,有形无形,莫知其情。是故上工之取气,乃救其萌芽;下工守其已成,因败其形。

注释

① 洒(xiǎn 显)淅:寒栗貌。

语译

邪气伤害人体,发病时恶寒战栗,形体振动;劳动时汗出当风的正邪伤害人体,发病后面色微有改变,身上没有什么感觉,似有病又似无病,邪气似消失又似存在,症状也不明显,这样就不容易知道他的病情了。所以高明的医生预取其气,在疾病初期即予以救治;粗率的医生要等到疾病形成才进行治疗,因而导致形体败坏而疾病恶化。

是故工之用针也,知气之所在,而守其门户,明于调气,补泻所在,徐疾之意,所取之处。泻必用员①,切而转之,其气乃行,疾而徐出,邪气乃出,伸而迎之,遥大其穴②,气出乃疾。补必用方③,外引其皮,令当其门,左引其枢,右推其肤,微旋而徐推之,必端以正,安以静,坚心无解,欲微以留,气下而疾出之,推其皮,盖其外门,真气乃存。用针之要，无忘其神④。

注释

① 泻必用员：员，指圆活流利的针法。杨上善："员谓之规，法天而动，泻气者也。"

② 遥大其穴：遥，《甲乙经》、《黄帝内经太素》作"摇"。摇大其穴，是出针时的手法。

③ 补必用方：方，指方正、端静而言。杨上善："方谓之矩，法地而静，补气者也。"

④ 用针之要，无忘其神：指用针的主要关键，切不可忘了调养神气。杨上善："用针之道，下以疗病，上以养神。其养神者，长生久视。此大圣之大意。"

语译

所以医生用针之先，应该知道脉气运行的所在，而守候其出入的门户，还要明白调理气机的方法，宜补还是宜泻，进针时应快还是应慢，以及应取的穴位。如用泻法，必须圆活流利，逼近病所而捻转针身，这样经气就能通畅，快进针，慢出针，以引邪气外出，进针时，针尖的方向迎着经气的运行方向，出针时摇大针孔，邪气就会随针很快地外散。运用补法时，手法必须端静从容而和缓，先按抚皮肤，令其舒缓，看准穴位，用左手按引，使周围平展，右手推循着皮肤，轻轻地捻转，徐徐将针刺入，必须使针身端正，同时术者要静心安神，坚持不懈以候气至，气至后少作留针，待经气流通就快出针，揉按皮肤，掩闭针孔，使真气留存于内而不外泄。用针的主要关键，千万不要忽略了调养神气。

按语

本节补泻方圆，与《素问·八正神明论》的文字正相反。此言"泻必用员,补必用方",是指针术的手法。《素问》所说"泻必用方","补必用员",是指运用补泻方法的时机。各有所指,不可混为一谈。

雷公问于黄帝曰:针论曰:得其人乃传,非其人勿言。何以知其可传? 黄帝曰:各得其人,任之其能,故能明其事。

语译

雷公问黄帝道:你前面在诵读针灸理论时说:遇到合适的人才能传授,不可靠的人不能传。怎样知道谁是可以传授的适当的人呢? 黄帝说:根据各人的特点,从实际工作中考察他的德能,就可以了解是否能够传授给他了。

雷公曰:愿闻官能①奈何? 黄帝曰:明目者,可使视色;聪耳者②,可使听音;捷疾辞语者,可使传论;语徐而安静,手巧而心审谛者③,可使行针艾,理血气而调诸逆顺,察阴阳而兼诸方;缓节柔筋而心和调者,可使导引行气④;疾毒言语轻人者,可使唾痈咒病⑤;爪苦手毒⑥,为事善伤者,可使按积抑痹。各得其能,方乃可行,其名乃彰;不得其人,其功不成,其师无名。故曰:得其人乃言,非其人勿传,此之谓也。手毒者,可使试按龟,置龟于器下而按其上,五十日而死矣;手甘者,复生如故也。

注释

① 官能:各守其职叫做官。官能,因有某些特长而分配某种职事。闵士先:"官之为言司也。言各因其能而分任之,以司其事,故曰官能。"

② 聪耳者:杨上善:"听病人五音,即知其吉凶,此为第二聪听人也。"

③ 语徐而安静,手巧而心审谛者:杨上善:"神清性明,故安静也。动

合所宜,明手巧者。妙察机微,故审谛也。此为第四静慧人也。"

　　④ 缓节柔筋而心和调者,可使导引行气:杨上善:"身则缓节柔筋,心则和性调顺,此为第五调柔人也。调柔之人,导引则筋骨易柔,行气则其气易和也。"

　　⑤ 疾毒言语轻人者,可使唾痈咒病:杨上善:"心嫉毒,言好轻人,有此二恶,物所畏之,故可使之唾祝,此为第六口苦人也。"唾痈咒病,古代祝由治病的方法,为精神疗法之一种。

　　⑥ 爪苦手毒:爪,指甲。苦,指形态粗劣。手毒,手狠的意思。

语译

　　雷公说:怎样根据各个人的才能而分别使用呢? 黄帝说:眼睛明亮视力好的人,可以叫他辨别五色;听觉灵敏的人,可以叫他辨别声音;说话流利,思维敏捷的人,可以让他讲道理发议论;言语缓慢,行动安静,手巧心细的人,可以叫他行针灸,来调理气血的顺逆,观察阴阳盛衰,而兼做处方配药等医疗工作;肢节缓和,筋骨柔顺,心平气和的人,可以叫他担任按摩导引,用运行气血的方法来治病;嫉妒成性,言语恶毒而轻视别人的人,可以叫他唾痈肿,咒邪病;指甲粗劣而手狠,做事经常伤坏器具的人,可用他按摩积聚,抑制痹痛。按照各人的才能,发挥他们的特长,各种治疗方法就能推行,他们的工作做得好,名声就会流传开来;如果使用不当,就不能成功,他老师的声名也会被埋没。所以说:遇到合适的人才能教他,不是合适的人就不能教,就是这个道理。关于手毒的人,可以用按龟作试验,把龟放在一种器具下面,用手按在上面,手毒的人,按五十天龟就死了;手不毒而柔顺的人,即使按五十天,龟还是活着的。

按语

　　文中"得其人乃言,非其人勿传"句,强调了授业的严谨性,至今仍值得借镜。唯其中言手毒手甘者的"试按龟"法,究竟如何按法,是否真有其理? 还须作进一步研讨。

本 篇 要 点

一、说明针刺必须知道形与气的关系,注意左右、上下、阴阳、表里,以及各经气血的多少、运行的顺逆、出入流注交会等,以便取穴针治。

二、掌握五输穴的生理状况,以及阴阳五行、四时八风、五脏六腑等理论,并结合面部的气色,以断定病变的性质和病位所在。

三、说明凡是大寒在里、阴阳俱虚,以及经气下陷等证,都宜用灸治。

四、介绍了针刺补泻的手法。

五、说明带教学生的原则,必须根据各人的能力、性格、志趣等特点,分别传授不同的技术。特别对学生要慎重选择,提出:得其人乃传,非其人勿言。

论疾诊尺第七十四

题解

本篇主要论述了通过诊察尺肤的滑涩、寒热、肉脱、肉弱等不同表现，以从外知内，来测知脏腑和某些部位发病的情况；同时也讨论了诊目、诊齿、诊妇女妊娠及诊小儿病的方法。因篇中多数内容是论述尺肤诊病，且篇首即提出"独调其尺，以言其病"，故以"论疾诊尺"名篇。

黄帝问于岐伯曰：余欲无视色持脉，独调其尺①，以言其病，从外知内，为之奈何？岐伯曰：审其尺之缓急、小大、滑涩，肉之坚脆，而病形定矣。

注释

① 独调其尺：调，此处作诊查解。尺，指尺肤，即自肘至腕部的皮肤。独调其尺，就是不用望色、诊脉等方法，而通过单独诊查尺肤，来判断内在的疾病情况。

语译

黄帝问岐伯说：我想不用望色、切脉的方法，而单独依靠诊查尺肤，来说明所患之病，从外在的表现推测内在的变化，诊尺肤的方法怎样呢？岐伯说：审察尺肤的紧急或弛缓、高起或瘦削、滑润或涩滞表现，以及肌肉的坚实或脆弱，即可确定属于哪种疾病了。

视人之目窠上微痈①,如新卧起状,其颈脉动,时咳,按其手足上,窅而不起者,风水肤胀也。

注释

① 痈:通"壅",肿的意思。张介宾:"痈,壅也,即新起微肿状。"

语译

看到病人眼眶下凹陷处,有轻微浮肿,好像刚刚睡醒起床的样子,颈部人迎脉搏动,时时作咳,若用手按压病人手足,被按之处深陷不起的,这是风水肤胀的证候。

按语

本段经文论述了风水肤胀病。似与诊尺肤内容无直接关系。在《灵枢识》中,丹波元简指出:"此一节,与诊尺之义不相干,疑是他篇错简。"录此以供参考。

尺肤滑,其淖泽①者,风也;尺肉弱者,解㑊②,安卧脱肉者,寒热不治;尺肤滑而泽脂者,风也;尺肤涩者,风痹也③;尺肤粗如枯鱼之鳞者,水泆饮也④;尺肤热甚,脉盛躁者,病温也,其脉盛而滑者,病且出也;尺肤寒,其脉小者,泄、少气;尺肤炬然⑤,先热后寒者,寒热也;尺肤先寒,久持⑥之而热者,亦寒热也。

注释

① 淖(nào 闹)泽:杨上善:"淖泽,光泽也。"

② 解㑊:指身体困倦,四肢懈怠无力的样子。

③ 尺肤涩者,风痹也:张介宾:"尺肤涩者血少,血不能营,故为风痹。"

④ 尺肤粗如枯鱼之鳞者，水泆饮也：张介宾："如枯鱼之鳞，干涩甚也。以脾土衰而肌肉消，肾水得乘，是为泆饮。……泆，溢同。"

⑤ 炬然：形容高热灼手。《甲乙经》作"烧灸人手"，其义亦同。

⑥ 持：原作"大"，据《黄帝内经太素》改。

语译

尺之皮肤滑润且光泽的，是风病；尺部肌肉松软柔弱的，是身体困倦，四肢懈怠的解㑊病，嗜卧，肌肉瘦削的，寒热时发，不易治愈；尺之皮肤滑润如膏脂的，是风病；尺之皮肤涩滞的，为血少营虚的风痹病；尺之皮肤粗糙不润像干枯鱼鳞的，是脾土虚衰水饮不化的泆饮病；尺之皮肤灼热，脉盛大而躁动的，是温病，若脉显盛大而滑利的，是病邪将被驱出，为病将痊愈之象；尺之皮肤寒冷而脉小的，是泄泻与气虚的病；尺之皮肤高热灼手，先发热后发冷的，属寒热往来一类疾病；尺之皮肤先觉寒冷，久按之后感觉发热的，也是寒热往来一类疾病。

肘所独热者，腰以上热；手所独热者，腰以下热①；肘前独热者，膺前热；肘后独热者，肩背热②；臂中独热者，腰腹热③；肘后粗以下三四寸热者，肠中有虫④；掌中热者，腹中热；掌中寒者，腹中寒⑤；鱼上白肉有青血脉者，胃中有寒⑥；尺炬然热，人迎大者，当夺血；尺坚大，脉小甚，少气，悗有加，立死。

注释

① 肘所独热者，腰以上热；手所独热者，腰以下热：张介宾："肘，臂膊之节也。一曰曲池以上为肘。肘在上，手在下，故肘应腰上，手应腰下也。"

② 肘前独热者，膺前热；肘后独热者，肩背热：张介宾："肘前，内廉也，手三阴之所行，故应于膺前；肘后，外廉也，手太阳之所行，故应于肩背。"

③ 臂中独热者,腰腹热:张介宾:"肘下为臂,臂在下,故应腰腹。"

④ 肘后粗以下三四寸热者,肠中有虫:张介宾:"肘后以下三四寸,谓三里以下,内关以上之所。此阴分也,阴分有热,故应肠中有虫。"

⑤ 掌中热者,腹中热;掌中寒者,腹中寒:张介宾:"掌中者,三阴之所聚,故或热或寒皆应于腹中。"

⑥ 鱼上白肉有青血脉者,胃中有寒:张介宾:"鱼上脉青,胃之寒也。"本书《经脉》亦曰:"胃中寒,手鱼之脉多青矣。"

语译

肘部皮肤单独发热的,候腰以上部位发热;手腕部皮肤单独发热的,候腰以下部位发热;肘前部单独发热的,候肩背部发热;肘后部单独发热的,候肩背发热;臂之中部单独发热的,候腰腹部发热;肘后缘以下三四寸的部位发热的,肠中有虫;手掌发热的,候腹中发热;手掌发凉的,候腹中发凉;手鱼际白肉有青色血脉的,是胃中有寒;尺之肌肤高热炙手,颈部人迎脉大的,属热盛,当主失血;尺肤坚大,而脉小甚的,则见于气虚,若加有烦闷现象,会立即死亡。

目赤色者病在心,白在肺,青在肝,黄在脾,黑在肾。黄色不可名者,病在胸中。

诊目痛,赤脉从上下者,太阳病;从下上者,阳明病;从外走内者,少阳病。

诊寒热,赤脉上下至瞳子,见一脉一岁死;见一脉半,一岁半死;见二脉,二岁死;见二脉半,二岁半死;见三脉,三岁死。

语译

目见赤色的病在心,见白色的病在肺,见青色的病在肝,见黄色的病在脾,见黑色的病在肾。黄色而兼见其他色而不能辨明的,主病在胸中。

诊察目痛,有赤色的络脉从上向下的,属于太阳经的病;从下向上行的,属于阳明经的病;从目外眦向内行走的,属于少阳经的病。

诊察寒热往来的病,如果目中有赤脉从上向下贯瞳子,见一条赤脉的,一年死;见一条半赤脉的,一年半死;见两条赤脉的两年死;见两条半赤脉的,两年半死;见三条赤脉的,三年死。

按语

"诊寒热"可参考本书《寒热》篇之内容。其中"赤脉上下至瞳子,见一脉一岁死"等,在诊断上是否有此判断预后价值,还须作进一步探索。

诊龋齿痛,按其阳之来,有过者独热,在左左热,在右右热,在上上热,在下下热。

语译

诊察龋齿痛时,按压阳明之脉,有病变的部位必单独发热,病在左侧的左侧热,在右侧的右侧热,在上的上热,在下的下热。

诊血脉者,多赤多热,多青多痛,多黑为久痹,多赤、多黑、多青皆见者,寒热身痛。而[1]色微黄,齿垢黄,爪甲上黄,黄疸也。安卧,小便黄赤,脉小而涩者,不嗜食[2]。

注释

① 而:《甲乙经》作"面"。
② 安卧……不嗜食:杨上善:"安卧,小便黄赤,脉小涩,脾病,故不嗜食也。"而张介宾以此为"阴疸"。他说:"疸有阴阳,脉小而涩者为阴疸。阴

黄者,脾土弱也,故不嗜食。"

语译

诊察络脉时,若皮肤多赤色络脉的多属热证,多青色的多属痛证,多黑色的是久痹,若赤、黑、青皆多而兼见的,为寒热病,身体疼痛。面色微黄,牙齿垢黄,指甲上也现黄色的,是黄疸病。若嗜卧,小便黄赤,脉小而有涩象的,不嗜饮食。

人病,其寸口之脉与人迎之脉小大等,及其浮沉等者,病难已也。女子手少阴脉动甚者,妊子。婴儿病,其头毛皆逆上者,必死。耳间青脉起者,掣痛。大便赤瓣①,飧泄,脉小者,手足寒,难已;飧泄,脉小,手足温,泄易已。

注释

① 大便赤瓣:是形容排出物形如瓣状,属于消化不良的泄泻。考《脉经》、《甲乙经》,赤,均作"青"。丹波元简:"赤,作青为是,盖小儿有便青乳瓣完出者,即青瓣也。此虚寒之候,故手足寒难已。"

语译

患病之人,手部寸口脉和颈部人迎脉小大以及浮沉相等的,为难治之病。女子手少阴心脉动甚的,为怀孕的征象。婴儿有病时,其头发都向上竖起的,必定死亡。若耳部络脉色青而隆起的,主抽掣疼痛。大便青绿色有乳瓣,泄下完谷不化,再加之脉小弱,手足寒冷的,其病难治;若泄泻脉大,手足温暖的,易治。

按语

本节所述的脉象、症状等,对于妇女妊娠的诊断、婴幼儿疳证和泄泻的预后等,都有很重要的参考价值。

四时之变,寒暑之胜,重阴必阳,重阳必阴。故阴主寒,阳主热。故寒甚则热,热甚则寒。故曰寒生热,热生寒。此阴阳之变也。故曰:冬伤于寒,春生瘅热;春伤于风,夏生后泄肠澼;夏伤于暑,秋生痎疟;秋伤于湿,冬生咳嗽。是谓四时之序也。

语译

一年四季的气候变化,寒暑往复,其规律是阴盛至极则转变为阳,阳盛至极则转变为阴。阴性主寒,阳性主热。所以寒到一定程度就会变热,热到一定程度就会变寒。因此说寒能生热,热能生寒。这是阴阳变化的道理。所以,冬天感受了寒邪不即发病,到了春天就发生温热病;春天感受了风邪不即发病,到了夏天就发生泄泻、痢疾病;夏天感受了暑邪不即发病,到了秋天就容易发生疟疾;秋天感受了湿邪,到了冬天就发生咳嗽病。这是由于四季气候不同,依春、夏、秋、冬的顺序而发生的各种疾病。

本 篇 要 点

一、论述了诊尺肤的范围及其诊断价值。说明从尺肤的滑涩、大小、寒热等不同变化,以“从外知内”的原理,可以了解疾病虚实、寒热的属性,表里、上下的部位等。

二、观察眼睛所现的五色,可以了解病属何脏;从目中赤脉延伸的方向,以了解目痛病属何经;从赤脉出现在瞳子上的多少,以预测寒热病死期的长短。

三、简述龋齿、黄疸、妊娠等的诊断方法,以及血脉变化在诊断上的价值。

四、运用阴阳消长、转化的理论，说明四时寒暑胜复的变化。由于四季各有不同的气候，所以受邪后至下一季节，可以产生不同的病变。

刺节真邪第七十五

题解

本篇主要介绍了刺法中的刺五节（振埃、发蒙、去爪、彻衣、解惑）与刺五邪（持痈、容大、狭小、寒、热）的作用和方法，同时又重点说明了真气和邪气之间的关系。由于篇首论刺五节，篇末论真气与邪气，所以用"刺节真邪"名篇。

黄帝问于岐伯曰：余闻刺有五节，奈何？岐伯曰：固有五节：一曰振埃，二曰发蒙，三曰去爪，四曰彻衣，五曰解惑①。黄帝曰：夫子言五节，余未知其意。岐伯曰：振埃者，刺外经②，去阳病也。发蒙者，刺府输，去府病也。去爪者，刺关节肢络也。彻衣者，尽刺诸阳之奇输也。解惑者，尽知调阴阳，补泻有余不足，相倾移③也。

注释

① 一曰振埃，二曰发蒙，三曰去爪，四曰彻衣，五曰解惑：是指刺"五节"的针法。埃，是微尘；振埃，犹振落尘埃。蒙，是目不明；发蒙，就是开发蒙瞆的意思。爪，指甲；去爪，就是脱去余爪。彻衣，就是脱去衣服。解惑，解除迷惑的意思。

② 外经：指行于肢体浅表的经脉。杨上善："外经者，十二经脉入府藏者，以为内经；行于四肢及皮肤者，以为外经也。"

③ 相倾移：相互反复变化。倾，可释为反复。《淮南子·原道训》：

"持盈而不倾"。高注:"倾,覆也。"移,可释为变化。《文选·洛神赋》:"于是精移神骇。"善注:"移,变也。"阴阳补泻不可拘执,反复变化,故曰相倾移。

语译

黄帝问岐伯说:我听说刺法有五节的名称,具体针法是怎样的呢？岐伯说:刺法的确有五节:一叫振埃,二叫发蒙,三叫去爪,四叫彻衣,五叫解惑。黄帝说:先生所说的五节针法,我还不知道它的意义。岐伯说:振埃的针法,是刺肢体浅表经脉,治疗阳病。发蒙的针法,是刺六腑的输穴,治疗腑病。去爪的针法,是刺关节和四肢的络脉。彻衣的针法,是遍刺诸阳分的奇穴。解惑的针法,是知道调节阴阳的变化,补不足而泻有余,使之反复发生变化,达到治病的目的。

黄帝曰:刺节言振埃,夫子乃言刺外经去阳病,余不知其所谓也,愿卒闻之。岐伯曰:振埃者,阳气大逆,上满于胸中,愤瞋肩息①,大气逆上,喘喝坐伏,病恶埃烟,饐不得息②。请言振埃,尚疾于振埃。黄帝曰:善。取之何如？岐伯曰:取之天容。黄帝曰:其咳上气,穷诎胸痛③者,取之奈何？岐伯曰:取之廉泉。黄帝曰:取之有数乎？岐伯曰:取天容者,无过一里④;取廉泉者,血变⑤而止。帝曰:善哉!

注释

① 愤瞋肩息:是指胸部气满发胀,抬肩而呼吸的临床表现。马莳:"气愤而胀,竦肩而息。"

② 饐不得息:饐(yē 耶阴),古"噎"字。饐不得息,形容咽部被堵塞,呼吸不利。

③ 穷诎胸痛:诎(qū 屈),通"屈"。穷诎胸痛,是指气机不得伸展,语

言难出,而胸部疼痛。

④ 无过一里:里,是寸的意思。无过一里,就是不要超过一寸。杨上善:"一里,一寸也。故《明堂》刺天容入一寸也。"刘衡如:"又穴位在天府下五寸,名曰五里,在膝下三寸,名曰三里,皆可为里字训寸之明证。明、清注家以'如人行一里许'为释,值得商榷。"详文义,刘说为是。

⑤ 血变:是血络通的意思。

语译

黄帝说:刺节中的振埃,先生说的是刺外经治阳病,我不明白其中的道理,请详尽地告诉我。岐伯说:振埃的针法,对于阳气逆上,充满于胸中,胸部胀满,呼吸抬肩,或胸中大气上逆而致气喘有痰声,坐伏不能平卧,厌恶尘埃和烟熏,咽部噎塞,呼吸不畅。所说振埃的含义是比喻疗效很快,治疗这类病比振落尘埃还要快。黄帝说:你讲得很好。取什么穴呢?岐伯说:取天容穴。黄帝说:若其人咳嗽气逆,气机不伸,语言难出而胸痛的,取什么穴呢?岐伯说:取廉泉穴。黄帝说:取穴时针刺深浅有定数吗?岐伯说:取天容穴时,下针不要超过一寸;取廉泉穴时,血络通了就止针。黄帝说:很好!

黄帝曰:刺节言发蒙,余不得其意。夫发蒙者,耳无所闻,目无所见,夫子乃言刺府输去府病,何输使然?愿闻其故。岐伯曰:妙乎哉问也!此刺之大约,针之极也,神明之类也,口说书卷,犹不能及也。请言发蒙耳,尚疾于发蒙也。黄帝曰:善。愿卒闻之。岐伯曰:刺此者,必于日中,刺其听宫,中其眸子①,声闻于耳,此其输也。黄帝曰:善。何谓声闻于耳?岐伯曰:刺邪以手坚按其两鼻窍而疾偃②,其声必应于针也。黄帝曰:善。此所谓弗见为之,而无目视,见而取之,神明相得者也。

注释

① 中其眸子：眸子，即目中瞳子。中其眸子，指针刺的效应可以到达瞳子。这是因为针刺听宫穴，其气与眸子相通的缘故。杨上善："手太阳脉支者至目锐眦，却入耳中；手足少阳脉支者，从耳后，入耳中，出走耳前，至目锐眦。故此三脉，皆会耳目听宫，俱连目中瞳子。"

② 刺邪以手坚按其两鼻窍而疾偃：偃，作闭口怒腹解。丹波元简："盖偃，郾通。郾，怒腹也。又作躽，《巢源》有小儿躽啼候。《主篇》躽体，怒腹也。"这是针听宫时，用手紧捏两鼻孔，然后闭口，怒腹鼓气，使气上走于耳目，以达到治疗耳目疾患的目的。

语译

黄帝说：刺节中所讲的发蒙针法，我还不懂是什么意义。本来发蒙的针法，是治疗耳朵听不见、眼睛看不见的病变的，先生却说针刺腑输去腑病，哪个输穴能治好这耳目病呢？我想听你讲讲其中的道理。岐伯说：你问得太好了！这是针刺中关键的地方，也是针法中最高的技术，必须心领神会，口中说的和书上记载的，还不能把它表达出来。我所说的发蒙，其奏效的迅速，要比开发蒙瞆还快得多。黄帝说：好。希望你把这方面的内容全部告诉我。岐伯说：针刺这种病，必须在中午的时候，刺听宫穴，使针刺感应达到瞳子，并使其针气的声响传到耳中，这就是腑输的作用，也就是刺其输的意思。黄帝说：好。什么叫声闻于耳呢？岐伯说：就是在针刺听宫时，用手紧捏住两鼻孔，然后闭住口，怒腹鼓气使气上走于耳目，耳内就会在针刺的同时出现声响。黄帝说：好。这真是在眼睛看不到形迹之处，而仍能使针刺感应进行传播，不必用眼睛看，就能像探囊取物一样收到明显效果，实在是得心应手，出神入化了。

黄帝曰：刺节言去爪，夫子乃言刺关节肢络，愿卒闻之。岐伯曰：腰脊者，身之大关节也。肢胫者，人之管以趋翔也①。茎垂者,身中之机②,阴精之候,津液之道也。故饮食不节,喜怒不时,津液内溢,乃下留于睾,血道③不通,日大不休,俯仰不便,趋翔不能。此病荣然有水,不上不下④,铍石所取,形不可匿,常不得蔽,故命曰去爪。帝曰:善!

注释

① 肢胫者,人之管以趋翔也:管,张介宾释为"键",一作"枢要"。解见丹波元简引《荀子·儒效篇》注。趋翔,形容走路时人的肢胫活动,有如鸟翼之飞翔。《大戴礼·曾子事父母》:"趋翔周旋。"王聘珍《解诂》:"趋,走也。"孔广森补注:"行而张拱曰翔。"说明肢胫为人体行走、活动的主要器官和支柱。

② 茎垂者,身中之机:茎垂,指阴茎、阴囊睾丸。因它具有生殖的功能,所以称为身中之机。杨上善:"阴茎在腰,故中身;阴茎垂动有造化,故曰机也。"张介宾:"茎垂者,前阴宗筋也。命门元气盛衰,具见于此,故为身中之机。"

③ 血道:《甲乙经》、《黄帝内经太素》均作"水道"。按作水道为是,语译从之。

④ 荣然有水,不上不下:荣然,是水聚的样子。由于水蓄在内,致使上焦不通,下焦不泄。杨上善:"荣然,水聚也。不上者,上气不通;不下者,小便及气不下泄也。"

语译

黄帝说:刺节所说的去爪针法,先生说是刺关节肢络,希望你详尽地讲给我听。岐伯说:腰脊是人体内最大的关节。肢和胫是人体活动、行走的枢要所在。茎、睾为身中之机,精由此泄,尿由此出,故为阴精、津液的通道。若饮食不知节制,喜怒过度,使津液不能正常运行而流溢,聚于睾丸,水道不通,阴囊日渐肿大,使人体俯仰、行动都受到限制。这种病是由于有水蓄积在内,使上下水道不能通调,取用铍针放去其水,以治疗这种外形显露、衣裳也不能遮蔽的阴囊水肿病,就好像修剪掉多余的指甲一样,所以叫去爪。黄帝说:你讲好!

黄帝曰:刺节言彻衣,夫子乃言尽刺诸阳之奇输,未有常处也,愿卒闻之。岐伯曰:是阳气有余而阴气不足,阴气不足则内热,阳气有余则外热,内热相搏①,热于怀炭,外畏绵帛近,不可近身,又不可近席,腠理闭塞则汗不出,舌焦唇槁腊干②嗌燥,饮食不让美恶。黄帝曰:善。取之奈何? 岐伯曰:取之于其天府、大杼三痏,又刺中膂以去其热,补足手太阴以去其汗,热去汗稀,疾于彻衣。黄帝曰:善。

注释

① 内热相搏:内,《甲乙经》作"两"。联系上文以"两"为是。两热相搏,即内热和外热相互搏结。

② 腊干:盐渍鱼肉称为腊。腊干,在此指肌肉干枯。

语译

黄帝说:刺节中所说的彻衣的针法,先生说遍刺诸阳分之奇穴,没有固定的部位,请你详尽地讲给我听。岐伯说:这种刺法是用于阳气有余而阴气不足的病,阴气不足会产生内热,阳气有余会发生外热,两热相搏结,则热甚有如怀抱炭火一样,连衣被等绵帛之物都怕接近,更不敢叫人靠近其身体,甚至连坐席也因怕热而不敢挨近,由于腠理闭塞,不得出汗,热邪不能外散,以致舌焦、唇槁、肌肉枯瘦、咽喉干燥,这时一心想喝水,并不计较饮食的好坏。黄帝说:对。怎样治疗呢? 岐伯说:取天府、大杼穴各刺三次,再刺中膂俞用以泻热,然后补手、足太阴经,使其出汗,待热退汗液减少时,病就痊愈了,其奏效比脱掉衣服还要快。黄帝说:好。

黄帝曰:刺节言解惑,夫子乃言尽知调阴阳,补泻有余不足,相倾移也,惑何以解之? 岐伯曰:大风^①在身,血脉偏虚,虚者不足,实者有余,轻重不得,倾侧宛伏^②,不知东西,不知南北,乍上乍下,乍反乍复,颠倒无常^③,甚于迷惑。黄帝曰:善。取之奈何? 岐伯曰:泻其有余,补其不足,阴阳平复。用针若此,疾于解惑。黄帝曰:善! 请藏之灵兰之室,不敢妄出也。

注释

① 大风:指中风偏枯一类疾病。杨上善:"大风,谓是痱风等病也。"

② 倾侧宛伏:形容半身不遂的病人,身体不能倾斜反侧,不能宛转俯伏。

③ 颠倒无常:颠倒,指起止言。颠倒无常,形容其起止不定。

语译

黄帝说:刺节中所说的解惑针法,先生说要全部知道调整阴阳和运用补泻的道理,使之虚实相互移易变化,怎样才能做到解除其迷惑呢? 岐伯说:人得了中风偏枯病后,血气必有偏虚之处,虚者是指正气不足,实者是指邪气有余,身体感到左右轻重不相称,身体不能倾斜反侧,也不能宛转俯伏,甚者可致神志昏乱,意识模糊,不能辨别东西南北,症状忽上忽下反复多变,颠倒无常,比一般神志迷惑的病还要严重。黄帝说:好。怎样治疗呢? 岐伯说:泻其邪气的有余,补其正气的不足,使之达到阴阳的平衡。这样的针治疗法,奏效就像突然解除迷惑、豁然开朗一样的快。黄帝说:很好! 我一定把这些理论知识著成书,藏在灵兰之室,很好地保存起来。

黄帝曰:余闻刺有五邪,何谓五邪? 岐伯曰:病有持痈者,有容大①者,有狭小②者,有热者,有寒者,是谓五邪。黄帝曰:刺五邪奈何? 岐伯曰:凡刺五邪之方,不过五章③,痈热消灭,肿聚散亡,寒痹益温,小者益阳,大者必去。请道其方。

注释

① 容大:指邪气盛大,即实邪。
② 狭小:指邪气弱小,即虚邪。
③ 五章:章,条的意思。《周髀算经》下:"十九岁为一章。"赵注:"章,条也。"张介宾:"五章,五条也。"

语译

黄帝说:我听说有刺五邪的方法,什么叫五邪呢? 岐伯说:有痈邪,有实邪,有虚邪,有热邪,有寒邪,合称五邪。黄帝说:五邪致病怎样刺治呢? 岐伯说:一般刺治五邪的方法,不过五条,对痈热的病应消灭其痈热,肿聚不散的应当使其消散,寒痹病应助其阳热以温其血气,虚弱者补益之使其强壮,邪盛有余的必须驱除其邪气。请允许我再将具体的针刺方法告诉你。

凡刺痈邪,无迎陇①,易俗移性②,不得脓,脆道更行③,去其乡,不安处所乃散亡。诸阴阳过痈者,取之其输泻之。

注释

① 无迎陇:陇,通"隆",旺盛的意思。无迎陇,就是不可迎着痈邪的旺盛之气以泻其锐势。马莳:"陇,隆同。⋯⋯此承上文而言,肿聚散亡之法也。凡刺痈邪,无迎其气之来隆,所谓避其来锐者是也。"

②　易俗移性：在此指改变治疗方法,耐心地从缓调治。杨上善:"易其常行法度之俗,移其先有寒温之性。"马莳:"如易风俗,如移性情相似,须缓以待之。"

③　脆道更行：脆,《黄帝内经太素》作"诡",似是。诡道更行,指另采用不同的方法进行治疗。

语译

一般刺痈邪的方法,不可迎着痈邪的锐势于痈处妄行针刺或排脓,应耐心地进行调治,这样就会不待其化脓而治愈,若已化脓就需采用不同的方法进行治疗,根据脓之所在排除之,使脓毒不能留聚,邪毒就自行消亡了。所以不论是阳经或阴经有病生痈的,都要循经取穴以泻之。

凡刺大邪,日以小泄,夺其有余,乃益虚。剽其通①,针其邪肌肉亲②,视之毋有,反其真。刺诸阳分肉间③。

注释

①　剽其通：剽,是猛急之意。剽其通,是指针刺去邪宜猛,以使气血流通。张介宾:"剽,砭刺也。通病气所由之道也。"

②　肌肉亲：指邪气被祛除后,肌肉之间就无邪阻滞,而肌肉亲附致密。杨上善:"以针干邪,使邪气得去,肌肉相附也。亲,附也。"

③　刺诸阳分肉间：指实大之邪多在三阳,故宜刺三阳经之分肉间。

语译

一般刺大邪致病的方法,应用泻法,逐渐地泄去其有余的邪气,则邪气日渐虚衰。用砭刺使正气运行的道路开通,通过针刺祛除其邪气,邪气得去,自然肌肉亲附致密,邪气祛除后,肌腠就恢复其通会元真的功能。对这种实邪,宜针刺诸阳经分肉间的穴位。

凡刺小邪，日以大，补其不足，乃无害。视其所在迎之界①，远近尽至，其不得外侵而行之，乃自费②。刺分肉间。

注释

① 界：边际的意思。杨上善："界，畔际也。"
② 费：耗损的意思。杨上善："费，损也。"

语译

一般刺小邪致病的方法，必须使真气逐渐盛大，应补其正气的不足，邪气就不致为害了。同时要审察邪气之所在，当其尚未深入的时候迎而夺之，使远近的真气尽至，外邪就不能入侵而行于体内，体内的邪气亦自行耗散了。刺小邪之法，当取分肉间的穴位。

凡刺热邪越而苍①，出游不归②乃无病，为开道乎③辟门户，使邪得出病乃已。凡刺寒邪日以温，徐往徐来致其神④，门户已闭，气不分，虚实得调，其气存也。

黄帝曰：官针奈何？岐伯曰：刺痈者用铍针，刺大者用锋针，刺小者用员利针，刺热者用镵针，刺寒者用毫针也。

注释

① 越而苍：越，作发散解。苍，《甲乙经》作"沧"。沧，寒凉。越而沧，就是针刺热邪，把邪气发散于外，使身体由热转为寒凉的意思。
② 出游不归：形容病邪被排出后，不再归回作祟。此处指热退之后，不再发热的意思。张介宾："出游，行散也。归，还也。凡刺邪热者，贵于速散，散而不复，乃无病矣。"
③ 道乎：原作"通"，据《甲乙经》改。

④ 徐往徐来致其神：徐来，《甲乙经》、《黄帝内经太素》均作"疾去"。指用徐进疾出的补法，导致神气恢复，达到行血散寒的目的。

语译

凡刺热邪，应把邪气发散于外，使身体由热转凉，外出之邪不再回返就没病了，所以针刺时为邪气疏通道路就要放开针孔，使邪热外泄病才能痊愈。凡刺寒邪，应逐日温养正气，用慢进针快出针的补法，导致神气恢复正常，所以在出针后要揉按针孔，使其闭合，正气才不致分散，虚实能得以调和，真气就固密内存了。

黄帝说：刺五邪，应当用什么针比较合适呢？岐伯说：刺痈疡当用铍针，刺大邪当用锋针，刺小邪当用员利针，刺热邪当用镵针，刺寒邪当用毫针。

请言解论。与天地相应，与四时相副，人参天地，故可为解。下有渐洳①，上生苇蒲，此所以知形气之多少也。阴阳者，寒暑也。热则滋雨而在上，根荄②少汁。人气在外，皮肤缓，腠理开，血气减，汗③大泄，肉④淖泽。寒则地冻水冰，人气在中，皮肤致，腠理闭，汗不出，血气强，肉坚涩。当是之时，善行水者，不能往冰；善穿地者，不能凿冻；善用针者，亦不能取四厥；血脉凝结，坚搏不往来者，亦未可即柔。故行水者，必待天温冰释冻解，而水可行，地可穿也。人脉犹是也。治厥者，必先熨调和其经，掌与腋、肘与脚、项与脊以调之，火气已通，血脉乃行。然后视其病，脉淖泽者刺而平之，坚紧者破而散之，气下乃止。此所谓以解结者也。

注释

① 渐洳：渐，湿的意思；洳（rù 如_去），下湿之地。渐洳，指水湿的地方或低湿的地带。

② 根荄：草根。

③ 汗：原作"汁"，系形近之误，据马注本改。

④ 肉：原作"皮"，据《黄帝内经太素》改。

语译

请让我谈谈解结的理论。人与自然界相适应，与四季的变化相符合，依据人与天地相参的道理，才可以谈到解结，比如下面有水湿的地方，上面才能生长蒲苇，根据这个道理，从人体外形的强弱，就可以测知气血的多少了。阴阳的变化，可以用寒暑的变化来说明。在炎热的时候，地面的水分被蒸腾而成云雨，草木根茎的水分就减少了。人体受了热气的熏蒸，阳气也浮而在外，所以皮肤弛缓，腠理开放，血气衰减，汗液大泄，肌肉滑利。在寒冷的时候，土地冻，水结冰，人的阳气也收藏在内，所以皮肤致密，腠理闭合，汗不出，血气强旺，肌肉坚紧而涩。这个时候，善于行水的人不能在冰上往来；善于穿地的人，也凿不开冻土；善于用针的人，同样不能治疗四肢厥逆的病证。若血脉因寒而凝结，坚聚如冰冻，往来不流畅，是不能立即使它柔软的。所以行水的人，必须等待气候转暖，冰冻开化后，才能在水上行舟，大地才能穿凿。人体的血脉，也是这样的道理。治疗厥逆病，必先用温熨的方法，以调和其经脉，在两掌、两腋、两肘、两脚，以及项、脊等关节交会之处，进行熨灸，待温热之气通达各处，血脉也就恢复正常的运行了。然后再观察病情，如脉气滑润流畅的，可采用针刺的方法使其平复，如脉象坚紧的，可用破其坚实散其结聚的疗法，待厥逆之气下行，才能止针。像这样根据邪之所聚而刺去其邪的治疗原则，就是所谓解结。

用针之类,在于调气。气积于胃,以通营卫,各行其道。宗气留于海,其下者注于气街,其上者走于息道。故厥在于足,宗气不下,脉中之血凝而留止,弗之火调,弗能取之。用针者,必先察其经络之实虚,切而循之,按而弹之,视其应动者,乃后取之而下之。六经调者,谓之不病,虽病,谓之自已也。一经上实下虚而不通者,此必有横络盛加于大经,令之不通,视而泻之。此所谓解结也。

语译

凡用针刺治病,主要在于调气。人受气于谷,谷气先积于胃中,化生的营气和卫气,各走自己循行的道路。宗气留积于胸中而为气之海,其下行的灌注于足阳明胃经的气冲穴处,其上行的走向呼吸道中。所以,当足部发生厥逆时,宗气就不能自气冲循足阳明经脉下行,脉中之血也随着凝滞而留止,若不先用火灸温熨的方法通调气血,也就不适宜取穴进行针刺。针灸医生,必须首先察看经络的虚实,用手循经切按弹动经脉,看到应指而动的部位,然后取针刺入穴内。手足六经经脉调和的,是无病的征象,就是有轻微的病,也可以自愈。若一经出现上实下虚而不通的,这必定是横络的壅盛之气加之于正经,才使其不通的,治疗时找出疾病所在而施行泻法。这就是所说的解结的方法。

上寒下热,先刺其项太阳①,久留之,已刺则熨项与肩胛,令热下合乃止。此所谓推而上之者也。上热下寒,视其虚脉而陷之于经络者取之,气下乃止。此所谓引而下之者也。

注释

① 上寒下热，先刺其项太阳：杨上善："上寒，腰以上寒；下热，腰以下热。"项太阳，指循行于项间的足太阳膀胱经，如大杼、天柱等穴。

语译

腰以上寒冷，腰以下发热的，当先刺项间足太阳膀胱经的穴位，并作较长时间的留针，针刺以后，还要温熨项部及肩胛部，使热气上下相合，才可止针。这就是所谓推而上之的方法。腰以上发热，腰以下寒冷，并看到在下部经络上出现陷下的虚脉，用针刺补法治疗，使其阳气下行后止针。这就是所谓引而下之的方法。

大热遍身，狂而妄见、妄闻、妄言，视足阳明及大络取之，虚者补之，血而实者泻之①，因其偃卧，居其头前，以两手四指挟按颈动脉②，久持之，卷而切推，下至缺盆中，而复止如前，热去乃止。此所谓推而散之者也。

注释

① 虚者补之，血而实者泻之：杨上善："足阳明上实下虚为狂等病，补下虚经也。上之血络盛而实者，可刺去血以泻之。"

② 两手四指挟按颈动脉：马莳："以两手各用大指、食指共四指，挟其颈之动脉而按之，即人迎、大迎处也。"

语译

遍身高热，热极发狂且有妄见、妄闻、妄言等表现的，当察看足阳明经及络脉属虚属实，而后取穴刺之，虚的用补法，有血郁而属实的就用泻法，同时叫病人仰卧，医者在病人的头前，用两手拇指、食指，挟按患者颈部的动脉，挟持的时间要长一些，并用卷而按切的手法，向下推按至缺盆处，再重复上述动作连续进行，等待身热退去方可休止。这就是所谓推而散之的方法。

黄帝曰:有一脉生数十病者,或痛,或痈,或热,或寒,或痒,或痹,或不仁,变化无穷。其故何也? 岐伯曰:此皆邪气之所生也。黄帝曰:余闻气者,有真气①,有正气,有邪气。何谓真气? 岐伯曰:真气者,所受于天,与谷气并而充身者也。正气者,正风也②,从一方来,非实风,又非虚风③也。邪气④者,虚风之贼伤人也,其中人也深,不能自去。正风者,其中人也浅,合而自去,其气来柔弱,不能胜真气,故自去。

注释

① 真气:又叫正气,由先天的元气与后天的谷气相合而成,能充养全身。原文中"真气者,所受于天,与谷气并而充身者也"就是此意。

② 正气者,正风也:此处正气,是指四时正常的气候。正风,也即适时而至的风,如春季的东风、夏季的南风等。

③ 虚风:指非当令所来的风,即失时之风,如春季的南风,夏季的东风等。

④ 邪气:泛指四时不正之气,也即能够伤害人体,带有戕贼性质的虚风。

语译

黄帝说:有一经受邪而发生几十种病证的,或疼痛,或成痈,或发热,或恶寒,或作痒,或痹痛,或麻木不仁,变化无穷。这是什么原因呢? 岐伯说:这都是由不同邪气的伤害而发生的。黄帝说:我听说有真气,有正气,有邪气等不同的名称。什么叫真气呢? 岐伯说:所谓真气,由先天的元气与后天的谷气合并而成,并充养全身。所谓正气,又称正风,是指与季节相适应的正常气候,它是从符合季节时令的一方面而来,不是实风,也不是虚风。所谓邪气,就是带有戕贼性质的能够伤害人体的虚邪贼风,它一旦中伤人体,侵犯的部位是比较深的,也不能自行消散。正风,即使伤及人体,也中于浅部,与体内真气接触后,风气就能自去,这是因为正风来势柔弱,不能战胜体内真气,所以不用治疗就自行散去了。

虚邪之中人也,洒淅动形,起毫毛而发腠理。其入深,内搏于骨,则为骨痹;搏于筋,则为筋挛;搏于脉中,则为血闭不通,则为痈;搏于肉,与卫气相搏,阳胜者则为热,阴胜者则为寒,寒则真气去,去则虚,虚则寒;搏于皮肤之间,其气外发,腠理开,毫毛摇,气往来行,则为痒;留而不去,则痹;卫气不行,则为不仁。

语译

虚邪贼风中伤人体,会出现寒栗怕冷,毫毛竖起,腠理开泄的现象。若邪气逐渐深入而搏结于骨的,就发为骨痹;搏结于筋的,就出现筋挛;搏结于脉中,出现血脉闭塞不通或成为痈;搏结于肌肉的,与体表的卫气相搏,若阳邪偏胜的就出现热象,阴邪偏胜的则出现寒象,由于寒邪偏盛,会迫使真气离去,真气衰退身体呈现虚寒;邪气搏结于皮肤之间,会向外发泄,使腠理开疏,毫毛动摇脱落,致邪气在皮腠间轻微地往来流行,所以皮肤发痒;若邪气留而不去,就成为痹证;若卫气涩滞而不畅行,就成为麻木不仁。

虚邪偏客①于身半,其入深,内居荣卫,荣卫稍衰,则真气去,邪气独留,发为偏枯。其邪气浅者,脉偏痛。

注释

① 偏客:原作"徧容",据《甲乙经》改。

语译

虚邪贼风侵犯身体一侧的深部,在体内居留于营卫之中,致营卫的功能减弱,导致真气离去,而邪气单独存留,就发生半身不遂。若邪气留在表浅部位,也会因血脉不和而发生半身偏痛。

虚邪之入于身也深,寒与热相搏,久留而内著,寒胜其热,则骨疼肉枯,热胜其寒,则烂肉腐肌为脓,内伤骨,内伤骨为骨蚀①。有所疾前筋,筋屈不得伸,邪气居其间而不反,发为筋瘤。有所结,气归之,卫气留之,不得反,津液久留,合而为肠瘤,久者数岁乃成,以手按之柔。已有所结,气归之,津液留之,邪气中之,凝结日以易甚,连以聚居,为昔瘤②,以手按之坚。有所结,深中骨,气因于骨,骨与气并,日以益大,则为骨疽。有所结,中于肉,宗气归之,邪留而不去,有热则化而为脓,无热则为肉疽。凡此数气者,其发无常处,而有常名也。

注释

① 骨蚀:指骨被侵蚀。张介宾:“其最深者,内伤于骨,是为骨蚀,谓侵蚀及骨也。”

② 昔瘤:即宿瘤。张介宾:“昔瘤者,非一朝夕之谓。”

语译

虚邪侵入人体比较深的部位,寒与热相互搏结,久留不去而停着于内,如果寒胜过热的,会引起骨节疼痛,肌肉枯萎,如果热胜过寒的,会发生肌肉腐烂而化为脓,如果向内进一步伤到骨,便成为骨蚀。邪气结聚于筋,使筋屈而不得伸,邪气久留其间而不退,能发为筋瘤。邪气结聚于内,真气趋归于内,局部卫气也停留而不能复出,致津液不能向外输布,留在肠胃与邪气相合成为肠瘤,发展较慢的须数年才能形成,用手按摸是柔软的。邪气结聚而气归于内,津液停留不行,又中邪气,凝结不散,日益加重,接连积聚,便成为昔瘤,用手按摸是坚硬的。邪气结聚停留在深层的骨部,骨与邪气并合,其结聚的部位日益增大,则可发为骨疽。邪气结聚在肌肉而气归于内,邪气留着不去,如有内热可化而为脓,如无热可成为肉疽。上述这几种邪气致病,其发病没有固定的部位,但都有一定的名称。

本 篇 要 点

一、论述针法中刺五节的取穴法及其治疗作用。

二、具体说明刺五节所治的病证和主要穴位。

三、介绍了刺五邪的作用和刺法。

四、说明铍针、锋针、员利针、镵针等各种针具使用的适应证。

五、详述了真气的来源与功能;对正气、邪气与疾病的关系进行了分析;列举正不胜邪,经脉受病,可产生的疼痛、痈、骨疽、肉疽等十五种病证和病机。

卫气行第七十六

题解

本篇主要介绍了卫气在人体循行的概况以及与针刺治疗的关系。所以用"卫气行"名篇。

黄帝问于岐伯曰：愿闻卫气之行，出入之合，何如？岐伯曰：岁有十二月，日有十二辰，子午为经，卯酉为纬①。天周二十八宿，而一面七星，四七二十八星。房昴为纬，虚张为经②。是故房至毕为阳，昴至心为阴③，阳主昼，阴主夜。故卫气之行，一日一夜五十周于身，昼日行于阳二十五周，夜行于阴二十五周，周于五藏。

注释

① 子午为经，卯酉为纬：在十二地支分配的方位中，子居北位，午居南位，卯居东位，酉居西位。经是直线，纬是横线，因子午为南北直线，卯酉为东西横线，所以说子午为经，卯酉为纬。张介宾："天象定者为经，动者为纬。子午当南北二极，居其所而不移，故为经；卯酉常东升西降，列宿周旋无已，故为纬。"

② 房昴为纬，虚张为经：在周天二十八宿中（二十八宿的意义可参阅本书《五十营》），房宿居东位，昴宿居西位，东西为横线，故称房昴为纬；虚宿居北位，张宿居南位，南北为直线，故称虚张为经。

③ 房至毕为阳，昴至心为阴：这是把二十八宿分为属阴、属阳的两方面，每一方面包括十四宿。房宿居东方，从房宿起始，经过南方而至西方的

毕宿,共十四宿,其位在十二地支中为卯、辰、巳、午、未、申六个时辰,即为由日出到日落属于白昼的时间,因为白昼为阳,所以说房至毕为阳。昴宿在西方,从昴宿起始,经过北方而至东方的心宿,共十四宿,其位在十二地支中为酉、戌、亥、子、丑、寅六个时辰,即为由日落到日出以前属于夜晚的时间,因为夜晚属阴,所以说昴至心为阴。

语译

黄帝问岐伯说:我希望听你谈谈卫气的运行,是怎样出入于阴阳表里,怎样相会的? 岐伯说:一年有十二个月,一天有十二个时辰,子午分别位居南北,成直线为经,卯酉分别位居东西,成横线为纬。天周有二十八个星宿,分布在东南西北四方,每一方各有七个星宿,四方共合二十八个星宿。房宿居东方,昴宿居西方,所以房昴为纬;虚宿居北方,张宿居南方,所以虚张为经。从东方的房宿,经过南方再向西方的毕宿,其位在十二地支中为卯、辰、巳、午、未、申六个时辰,这六个时辰是白昼,属阳,所以房至毕为阳;从西方的昴宿,经过北方再向东方的心宿,其位在十二地支中为酉、戌、亥、子、丑、寅六个时辰,这六个时辰是夜晚,属阴,所以昴至心为阴。卫气的运行,在一日一夜之中,要循行于全身五十周次,白天行于阳分二十五周次,夜间行于阴分二十五周次,并周行于五脏之间。

是故平旦阴尽,阳气出于目[①],目张则气上行于头,循项下足太阳,循背下至小指之端。其散者[②],别于目锐眦,下手太阳,下至手小指之端[③]外侧。其散者,别于目锐眦,下足少阳,注小指次指之间。以上循手少阳之分,下至小指次指[④]之间。别者以上至耳前,合于颔脉,注足阳明,以下行至跗上,入五指之间。其散者,从耳下下手阳明,入大指之间,入掌中。其至于足也,入足心,出内踝下,行阴分,复合于目,故为一周。

注释

① 阳气出于目:阳气,此指卫气。目,指目内眦的睛明穴。阳气出于目,是指卫气在黎明时,行阴分已尽,开始从足太阳经起点的睛明穴,周行于手足三阳经。张介宾:"太阳始于睛明,故出于目。"

② 其散者:散,是散行的意思。因为卫气的运行,并不是按照十二经脉先后承接的顺序相传,而是从头部起始,分向各经散行。例如,卫气始于足太阳经的目内眦,下行至足,而其散行的手太阳经,是始于目锐眦,下行至手小指外侧端。

③ 端:原作"间",据《黄帝内经太素》改。

④ 下至小指次指:原作"侧下至小指",据《黄帝内经太素》改。

语译

卫气昼行于阳,夜行于阴,到黎明平旦之时,卫气在阴分已行尽二十五周次,出于目,眼睛张开,卫气开始从目内眦(睛明穴)上行于头部,沿项后足太阳经的通路下行,再沿着背部向下,到足小趾外侧端(至阴穴)。其散行的,从目锐眦别出,向下沿手太阳经,下行至手小指外侧端(少泽穴)。另一条散行的,亦从目锐眦别出,沿着足少阳经,向下行至足小趾、第四趾之间(窍阴穴)。再向上循手少阳经之分,下行到小指、无名指之间(关冲穴)。从手少阳别行的行至耳前,合于颔部经脉,注于足阳明经,向下行至足背,入五趾间(厉兑穴)。又一条散行的,从耳下向下,沿手阳明经,入手大指次指端(商阳穴),再络入掌中。至于卫气从足阳明经抵达足部的,进入足心,出内踝,入足少阴经,由足少阴经行于阴分,循少阴之别蹻脉,上行复合于目,交会于足太阳经(睛明穴),这是卫气运行一周的顺序。

是故日行一舍①,人气行一周与十分身之八;日行二舍,人气行三②周于身与十分身之六;日行三舍,人气行于身五周与十分身之四;日行四舍,人气行于身七周与十分身之二;日行五舍,人气行于身九周;日行六舍,人气行于身十周与十分身之八;日行七舍,人气行于身十二周在身与十分身之六;日行十四舍,人气二十五周于身有奇分与十分身之二③,阳尽于阴,阴受气矣④。其始入于阴,常从足少阴注于肾,肾注于心,心注于肺,肺注于肝,肝注于脾,脾复注于肾为周。是故夜行一舍,人气行于阴藏一周与十分藏之八,亦如阳行之二十五周,而复合于目。阴阳一日一夜,合有奇分十分身之二,与十分藏之二,是故人之所以卧起之时有早晏者,奇分不尽故也。

注释

① 日行一舍:古人认为地球之上均匀地环绕分布着二十八个星宿,并以地球为中心观察二十八宿的运行。一舍,即一宿,也就是转过一个星宿。日行一舍,指白昼转过一个星宿。因古人认定,每昼夜转过二十八宿周天,而同时每昼夜卫气行身五十周,所以每转过一个星宿(即一舍),则卫气行身的周数为二十八分之五十,计为1.7857周有余,古人以四舍五入法概定为1.8周。日行二舍,则再加1.8周,成3.6周。余类推。

② 三:原作"二",据《甲乙经》:"于身三周"之意改为"三"。

③ 日行十四舍,人气二十五周于身有奇分与十分身之二:日行十四舍,为周天之半,卫气当行身二十五周,因每舍将实际周数的1.7857有余概为1.8,即略有增加,若以每舍以1.8周计算,至十四舍则超出二十五周而成14×1.8=25.2周,所以这里说,日行十四舍,人气二十五周于身,有奇分与十分身之二。奇分,即余数。这里多余的十分之二周,本来是因为使用四舍五入的概算法而造成的误差,但古人却以此作为实际的运行周数,严格地说,这是不确当的。

④ 阳尽于阴,阴受气矣:卫气白昼行阳二十五周,接着行阴二十五周,所以当十四舍之后,行阳分完毕,而阴分受气。这里的阳阴,指人体的阳分

和阴分。

语译

在白昼当日行一舍时,卫气行身一又十分之八周;运行二舍时,卫气行身三又十分之六周;运行三舍时,卫气行身五又十分之四周;运行四舍时,卫气行身七又十分之二周;运行五舍时,卫气行身九周;运行六舍时,卫气行身十又十分之八周;运行七舍时,卫气行身十二又十分之六周;运行十四舍时,卫气行身二十五又十分之二周,这时卫气行于阳的部分就结束,而进入阴的部分,阴的部分开始承受卫气。开始进入阴分时,通常是由足少阴肾经传注于肾脏,由肾脏注入心脏,由心脏注入肺脏,由肺脏注入肝脏,由肝脏注入脾脏,由脾脏再传到肾脏,为一周。夜间运行一舍的时间,卫气行于阴分也是一又十分之八周,也和行于阳分的二十五周一样,在目部会合。阴分阳分一日一夜本应运行五十周,可是按每宿卫气运行一又十分之八周来计算,行于阳分的多出十分之二周,行于阴分的也多出十分之二周,所以人睡和醒的时间有或早或晚的不同,就是这些余数造成的。

按语

把昼与夜分别等同于醒和睡,这是不切实际的。一年之中,除少数天之外,并不是昼夜各占每天时间的一半;同样,醒和睡的时间也不是各占每天的一半。所以卫气行阴行阳不能以醒、睡的时间机械地对应起来。

黄帝曰:卫气之在于身也,上下往来不以期,候气而刺之,奈何? 伯高曰:分有多少[①],日有长短,春秋冬夏,各有分理[②],然后常以平旦为纪,以夜尽为始。是故一日一夜,水下百刻,二十五刻者,半日之度也,常如是毋已,日入而止,随日之长短,各以为纪而刺之。谨候其时,病可与期,失时反候者,百病不治。故曰:刺实者,刺其来也;刺虚者,刺其去也。此言气存亡之时,以候虚实而刺之③。是故谨候气之所在而刺之,是谓逢时。病④在于三阳,必候其气于于阳而刺之;病在于三阴,必候其气在阴分而刺之。

注释

① 分有多少:分,指天的阴分阳分,也即昼夜之分。多少,是说昼夜阴阳的多少不等。

② 春秋冬夏,各有分理:四季各按一定的节气而有昼夜长短变化的规律,如春分、秋分日,昼夜相等,夏至日昼最长,冬至日昼最短。分理,指节气划分的规律。

③ 气存亡之时,以候虚实而刺之:气存亡,指邪气的退去或存留。本书《小针解》:"察后与先,若存若亡者,言气之虚实,补泻之先后也,察其气之已下与常存也"。了解了邪气的去留,而决定补泻手法之施用。

④ 病:原无,据《黄帝内经太素》补。

语译

黄帝说:卫气在人体内的循行,上下往来的时间不固定,怎样候气而针刺呢? 伯高说:昼夜阴阳的多少不同,有时天长,有时天短,春夏秋冬四季,各有不同的节气,因而昼夜长短都有一定的规律,可根据太阳初出的时候为准,此时标志着夜尽昼出,为卫气行于阳分的开始。一昼夜之中,计时的水漏下百刻,所以二十五刻恰是半天的度数,卫气就是依着时间的推移而环周不止,到了日入,白昼结束,根据日出日入来确定昼与夜的分野,再根据昼夜长短来判断卫气的出入情况,以作为针刺候气的标准。针刺时,要仔细候其气至再下针,疾病才可如期而愈,若失去时机,违反了候气的原则,则任何疾病都不能治愈。所以说,候气而刺的方法,对于实证,是迎其气之来而刺,属于泻法;对于虚证,是随其气之去而刺,属于补法。这是针对邪气的盛衰留去,诊候疾病的虚实而进行针刺的。所以,谨慎地候察气的所在而进行针刺,就叫做逢时。病在三阳经,必候气在阳分时针刺;病在三阴经,必候气在阴分时针刺。

水下一刻,人气在太阳①;水下二刻,人气在少阳;水下三刻,人气在阳明;水下四刻,人气在阴分②。水下五刻,人气在太阳;水下六刻,人气在少阳;水下七刻,人气在阳明;水下八刻,人气在阴分。水下九刻,人气在太阳;水下十刻,人气在少阳;水下十一刻,人气在阳明;水下十二刻,人气在阴分。水下十三刻,人气在太阳;水下十四刻,人气在少阳,水下十五刻,人气在阳明;水下十六刻,人气在阴分。水下十七刻,人气在太阳;水下十八刻,人气在少阳;水下十九刻,人气在阳明;水下二十刻,人气在阴分。水下二十一刻,人气在太阳;水下二十二刻,人气在少阳;水下二十三刻,人气在阳明;水下二十四刻,人气在阴分。水下二十五刻,人气在太阳,此半日之度也。从房至毕一十四舍,水下五十刻,日行半度,回行一舍,水下三刻与七分刻之四③。《大要》曰:常以日之加于宿上也,人气在太阳,是故日行一舍,人气行三阳行与阴分,常如是无已,天与地同纪,纷纷盼盼④,终而复始,一日一夜,水下百刻而尽矣。

注释

① 水下一刻,人气在太阳:刻,为古代计时单位。古代无时钟,以铜壶

滴水,漏下的水面刻度作计时标志,每昼夜滴水百刻,相当于二十四小时。一刻合十四分二十四秒。人气,即卫气。太阳,指手足太阳经。

②人气在阴分:阴分,指足少阴肾经。

③回行一舍,水下三刻与七分刻之四:天体运行每昼夜二十八舍,每舍运行时间为一百刻除以二十八,即得三刻又七分刻之四。

④纷纷盼盼:纷,乱的意思。盼(pā 趴),整齐,有条理。纷纷盼盼,即在纷乱之中而有条理。张介宾:"纷纷盼盼,言于纷乱丛杂之中而条理不乱也,故终而复始,昼夜循环,无穷尽矣。"

语译

从平旦开始,水下一刻的时间,卫气行于手足太阳经;水下二刻,卫气行于手足少阳经;水下三刻,卫气行于手足阳明经;水下四刻,卫气行于足少阴肾经。水下五刻,卫气行于手足太阳经;水下六刻,卫气行于手足少阳经;水下七刻,卫气行于手足阳明经;水下八刻,卫气行于足少阴肾经。水下九刻,卫气行于手足太阳经;水下十刻,卫气行于手足少阳经;水下十一刻,卫气行于手足阳明经;水下十二刻,卫气行于足少阴肾经。水下十三刻,卫气行于手足太阳经;水下十四刻,卫气行于手足少阳经;水下十五刻,卫气行于手足阳明经;水下十六刻,卫气行于足少阴肾经。水下十七刻,卫气行于手足太阳经;水下十八刻,卫气行于手足少阳经;水下十九刻,卫气行于手足阳明经;水下二十刻,卫气行于足少阴肾经。水下二十一刻,卫气行于手足太阳经;水下二十二刻,卫气行于手足少阳经;水下二十三刻,卫气行于手足阳明经;水下二十四刻,卫气行于足少阴肾经。水下二十五刻,卫气行于手足太阳经,这是半日中卫气运行的度数。从房宿到毕宿运转一十四舍,经过整个白昼,水下五十刻,日行半个周天,每当日行周列一宿,需时水下三刻又七分之四刻。《大要》上说:通常是以日行环周二十八宿的每一宿之时,卫气也运行在手足太阳经,所以日行一宿的时间,卫气也恰恰运行过三阳分与三阴分,经常这样周行不已,它同自然界的变化是同一规律,卫气在人体内的运行,虽然纷繁,但却是有条不紊的,终而复始,一日一夜水下百刻的时间,卫气在体内完成了五十周的运行。

本 篇 要 点

一、说明卫气在人体昼夜运行的概况和循行于经脉的次序。

二、指出针刺治疗时掌握卫气运行规律的重要性,提出了"谨候其时,病可与期,失时反候者,百病不治"的观点。

三、具体说明在一日一夜水下百刻的时间内,卫气运行在人体三阳、三阴经的时刻。

九宫八风第七十七

题解

本篇从人与自然密切相应的观念出发,根据天体的运行规律,提出了九宫图说。其方法是:确立中央和四正、四隅的九个方位,用以测定"四立"、"二分"、"二至"八个节气循序交替的日期,从而推知来自八方气候变化的正常或异常,及其对人体的不同影响,示人预防疾病有所依据。由于文中论述了先立九宫,而后知八方的风向,所以篇名"九宫八风"。

合八风虚实邪正

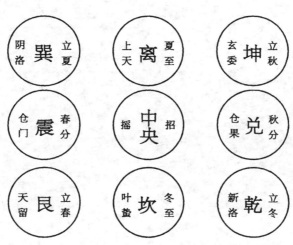

立夏 四 阴洛东南方	夏至 九 上南天方	立秋 二一 玄委西南方
春分 三 仓门东方	招摇 五 中央	秋分 七 仓果西方
立春 八 天留东北方	冬至 一 叶蛰北方	立冬 六 新洛西北方

按语

　　以上即为九宫的图示。图上的"合八风虚实邪正",是指这九宫方位与后面提到的八风虚实邪正相合。根据各宫位所标志的方向和节气,可以推测四时风向的差异,因此也可作为八风来路的图解。

　　九宫图的中央一宫(中宫),是周围八宫的指导核心。古人观察天象,认为北极星(古称"太一")位,恒居北方,可以作为测定方向的唯一标准。因为确认了北方,其对立面就是南方,然后左东,右西,以及四隅,自然形成了四面八方。所以九宫图确立北极星为中宫。如《管窥辑要》说:"北极虽名中宫,实居子(北)位,对午(南)方。"此外,中宫并以北斗星围绕北极星旋转运行的规律,作为测定方向的指针,根据"斗柄"旋指的八宫方位,便能推知四时节气的变迁,以及来自八方气象的变化。所以古有"斗柄指东,天下皆春"的谚语。总之,北极星位为定向的标准,北斗星(斗柄)为指向的指针,二者一"体"一"用",主持中宫(另详后"太一"注释中)。

　　图中周围各圈内所排列的:乾、坎、艮、震、巽、离、坤、兑字样,是《周易》八卦的名称,在此作为八个方位的特征,以标示一年之中阴阳消长、升降、进退的不同阶段,来说明四时气候的变迁。八卦的位置,是按照其五行属性,分列于八个方位。坎卦属水,位居北方。离卦属火,位居南方。震卦属木,位居东方;巽卦亦属木,位居东南方。兑卦属金,位居西方;乾卦亦属金,位居西北方。坤卦属土,位居西南方;艮卦亦属土,位居东北方。图中各圈内的右侧标有不同的节气名称,这也与八卦的阴阳五行属性有关。震卦在东方,应春分节;离卦在南方,应夏至节;兑卦在西方,应秋分节;坎卦在北方,应冬至节;艮卦在东北方,应立春节;巽卦在东南方,应立夏节;坤卦在西南方,应立秋节;乾卦在西北方,应立冬节。(图的方向上南、下北、左东、右西,恰与现代地图的表示法相反)

圈内左侧的字样,如"阴洛"、"仓门"等,分别为九宫名称,其意义与各宫所代表的不同时序有关。如倪仲玉说:"坎宫名叶蛰者,冬令主蛰封藏,至一阳初动之时(冬至节),蛰虫始振,故名曰叶蛰。艮宫名天留者,艮为山,止而不动,因以为名。震宫为仓门者,仓,藏也,天地万物之气收藏,至东方春令而始震动开辟,故名仓门。巽宫名阴洛者,洛书以二、四为肩,巽宫位居东南,而主四月,因以为名。离宫名上天者,日月丽天,主离明在上之象,因以为名。坤宫名玄委者,坤为地,玄幽远也,委随顺也,地道幽远柔顺,是以名之。兑宫名仓果者,果,实也,万物至秋而收藏成实,是以名之。乾宫名新洛者,新,始也,洛书戴九履一,一乃乾之始也。此九宫之位应于八方四时,各随时而命名也。"(见《医部全录·灵枢经》)

图下于每一宫各标有一个数字,其排列的形式是:"上九下一,左三右七,二四为肩,六八为足,五居中央",这叫做"洛书九宫数",出于《尚书·洪范》。这些数字中,一、三、五、七、九为奇数,亦称阳数;二、四、六、八为偶数,亦称阴数。阳数为主,位居四正(东、南、西、北),代表天气;阴数为辅,位居四隅(东南方,西南方,西北方,东北方),代表地气;"五"居一、三、七、九的中间,属于土气,为五行生数之主,位于中宫,而寄旺四隅。如《运气论奥谚解·论生成数第十》说:"土居中央而寄位四维","四维者,四隅也"。这些数字的多寡,标示着四时气候寒温的变化和一天昼夜光热的强弱。因此,对于八方风向的来路及其性质的刚柔、寒热、燥湿等差异,也就推测有方了。

太一常以冬至之日,居叶蛰之宫四十六日①,明日居天留四十六日②,明日居仓门四十六日③,明日居阴洛四十五日④,明日居天宫四十六日⑤,明日居玄委四十六日⑥,明日居仓果四十六日⑦,明日居新洛四十五日⑧,明日复居叶蛰之宫,曰冬至矣。

注释

① 太一常以冬至之日,居叶蛰之宫四十六日:张介宾:"太一,北辰也。按《西志》曰:中宫,天极星,其一明者,太一之常居也。盖太者,至尊之称;一者,万数之始,为天元之主宰。故曰太一,即北极也。北极居中不动而斗运于外,斗有七星,附者一星,自一至四为魁,自五至七为杓,斗杓旋指十二辰,以建时节,而北极统之,故曰北辰。……斗杓所指之辰谓之月建,即气令所旺之方。如冬至节,月建在正北,故云太一居叶蛰之宫。叶蛰,坎宫也。惟周岁日数,分属八宫,则每宫得四十六日,惟乾巽天门、地户两宫,止四十五日,共计三百六十六日,以尽一岁之数。后仿此。坎宫四十六日,主冬至、小寒、大寒三节。"

② 明日居天留四十六日:张介宾:"明日,即上文四十六日之次日,谓起于四十七日也。后仿此。天留,艮宫也,主立春、雨水、惊蛰三节,……连前共九十二日而止。"

③ 明日居仓门四十六日:张介宾:"仓门,震宫也,自九十三日起,当春分、清明、谷雨三节,共四十六日,至一百三十八日而止。"

④ 明日居阴洛四十五日:张介宾:"阴洛,巽宫也,自一百三十九日起,主立夏、小满、芒种三节,共四十五日,至一百八十三日而止。"

⑤ 明日居天宫四十六日:天宫,即上天。张介宾:"天宫,离宫也,主夏至、小暑、大暑三节,共四十六日,至二百二十九日而止。"

⑥ 明日居玄委四十六日:张介宾:"玄委,坤宫也,主立秋、处暑、白露三节,共四十六日,至二百七十五日而止。"

⑦ 明日居仓果四十六日:张介宾:"仓果,兑宫也,主秋分、寒露、霜降三节,共四十六日,至三百二十一日而止。"

⑧ 明日居新洛四十五日:张介宾:"新洛,乾宫也,主立冬、小雪、大雪三节,共四十五日,至三百六十六日,周一岁之全数而止。"

语译

太一(北极星)是测定方位的中心,而以北斗星围绕其旋转作为指针,在每年中依次移行,常从冬至日开始,指向居于正北方叶蛰宫(主冬至、小寒、大寒三个节气)计四十六天;期满之后的下一天,交到立春,就移居东北方天留宫(主立春、雨水、惊蛰三个节气)计四十六天;期满之后的下一天,交到春分,就移居正东方仓门宫(主春分、清明、谷雨三个节气)计四十六天;期满的下一天,交到立夏,就移居东南方阴洛宫(主立夏、小满、芒种三个节气)计四十五天;期满的下一天,交到夏至,就移居正南方上天宫(主夏至、小暑、大暑三个节气)计四十六天;期满的下一天,交到立秋,就移居西南方玄委宫(主立秋、处暑、白露三个节气)计四十六天;期满的下一天,交到秋分,就移居正西方仓果宫(主秋分、寒露、霜降三个节气)计四十六天;期满的下一天,交到立冬,就移居西北方新洛宫(主立冬、小雪、大雪三个节气)计四十五天;期满后的下一天,其指向重回居叶蛰宫,就又到了冬至日。

按语

丹波元简说:"上文太一所移之日,但八宫而无居中央招摇之日,似可疑。然郑玄云:四季乃入中央,则四季每十八日在中宫也。"可参考。

本节所叙述的太一依次移居方位,术语叫做"太一游宫"。实际也可把它理解为北斗围绕北极星旋指十二辰,以交移二十四节气,其所指的方位也就是各节气当令之时。如张介宾说:"一岁四时之候,皆统于十二辰。十二辰者,以斗纲所指之地,即节气所在之处也。正月指寅,二月指卯,三月指辰,四月指巳,五月指午,六月指未,七月指申,八月指酉,九月指戌,十月指亥,十一月指子,十二月指丑,谓之月建。天之元气,无形可观,观斗建之辰,即可知矣。斗有七星,第一曰魁,第五曰衡,第七曰杓,此三星谓之斗纲。假如正月建寅,昏则杓指寅,夜半衡指寅,平旦魁指寅。

余月仿此。"(见《类经图翼·斗纲解》)

又《类经图翼·二十四气斗纲图说》说:"五日谓之一候;积三候十五日有零谓之一(节)气;积六(节)气九十日有零为一时;积四时三百六十五日二十五刻为一岁。"

据经文所指太一移居各宫,共为三百六十五日二十五刻,但与现代历法的计算,稍有差距。阳历一个"回归年",计365天5小时48分46秒。其连年积差,自有阳历的闰年或阴历的闰月,作为调整的方法。

附太一游宫图外圈排列的十二辰月建,作为补充,可供参考。

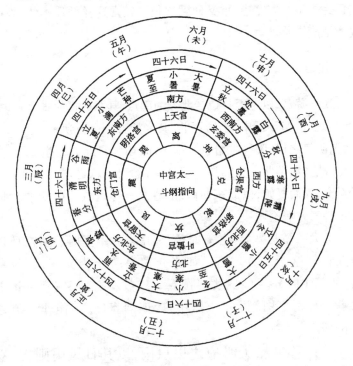

太一游宫图

太一日游,以冬至之日,居叶蛰之宫,数所在,日从一处,至九日,复反于一①。常如是无已,终而复始。

注释

① 至九日,复反于一:张介宾:"此结上文而总其义也。太一始于坎,终于乾,乃八宫之日也,八尽而九,则复反于一,而循环无已矣。"

语译

太一游宫的规律,开始于冬至日,居于正北叶蛰(坎)宫,以这作为第一天的起点,来推算其逐日移居所在之处,到了第九天,它已经周游八宫完毕,重又回到坎位。经常这样循环不休,终而复始地旋转着。

按语

太一游宫,以冬至日位居北方为起点,其意义正如张介宾说:"天地之气,始于子中,子居正北,其名朔方。……朔者,尽也,初也,谓阴气之极,阳气之始也。邵子曰,阳气自北方而生,至北方而尽,故尧典谓北方为朔易。朔易者,除旧更新之谓也。盖其自子至亥,周而复始,以成东西南北、春夏秋冬之位。"(见《类经附翼·卦气方隅论》)

又太一游居八宫,各有时位,而中宫并不主时、主位,所以至九日复返于北方坎宫。如张介宾说:"土为充气,其位象君,故不主时分。"(见《类经图翼·气数总论》)又《运气论奥谚解·日刻之图》说:"土居中宫,四隅寄旺,不能作一方之主位。"

太一移日①,天必应之以风雨,以其日风雨则吉,岁美民安少病矣。先之则多雨,后之则多旱②。

注释

① 太一移日：是指太一从一宫转向下一宫的第一天，也就是交换节气的日期。张介宾："移日，交节过宫日也。"

② 先之则多雨，后之则多旱：张介宾："风雨先期而至，其气有余，故多雨；风雨后期而至，其气不足，故多旱。"

语译

太一从一宫转向下一宫的第一天，也就是每逢交节的日子，天气必相应出现风雨，如果当天风调雨顺，是吉利的象征，这样的年景，必然谷物丰收，民众安居，很少生病。假若交节之前有风雨，是气候有余，就会多雨；交节之后出现风雨，是气候不足，就会多旱。

太一在冬至之日有变①，占②在君；太一在春分之日有变，占在相；太一在中宫之日③有变，占在吏；太一在秋分之日有变，占在将；太一在夏至之日有变，占在百姓。所谓有变者，太一居五宫之日④，病风折树木，扬沙石。各以其所主占贵贱。

注释

① 有变：指气候有暴变。

② 占：预测的意思。

③ 太一在中宫之日：中宫属于土气，寄位于四隅，故四隅当令之时，即是"太一在中宫之日"。张介宾："中宫属土，旺在四维。"

④ 太一居五宫之日：张介宾："太一居五宫之日，言所重者，在子、午、卯、酉四正之节，及中宫之应，即四季土旺用事之日者是也。"

语译

太一在交冬至的那一天，气候有暴变，预测其反应在君；在交春分的那一天,气候有暴变,预测其反应在相;在中宫土旺主令的那一天,气候有暴变,预测其反应在吏;在交秋分的那一天,气候有暴变,预测其反应在将;在交夏至的那一天,气候有暴变,预测其反应在百姓。所谓气候有暴变,是指太一在四正之节(二分、二至)和土旺用事的交节之日,气候突变,出现折断树木,飞沙走石的狂风。这种气候出现在不同的节气,其伤害性各有所主,因此推测受病者的身份也各有不同。

按语

本节所言气候变化带来的灾害,以及对不同阶层的预测,颇涉唯心之论,实不足取。

因视风所从来而占之。风从其所居之乡来为实风①,主生,长养万物;从其冲后来为虚风②,伤人者也,主杀、主害者。谨候虚风而避之,故圣人日避虚邪之道,如避矢石然,邪弗能害,此之谓也。

注释

① 所居之乡来为实风:所居之乡,指太一所居的方位。是说在每一季节中所出现当令的风向,如春多东风、夏多南风之类。实风,指有利于万物生长的正常气候。张介宾:"所居者,太一所居之乡也,如月建居子,风从北方来,冬气之正也;月建居卯,风从东方来,春气之正也;月建居午,风从南方来,夏气之正也;月建居酉,风从西方来,秋气之正也。四隅十二建,其气皆然,气得其正者,正气王也,故曰实风。"

② 冲后来为虚风:冲,指时令与风向互相冲突的意思。例如十一月(居北方子位)刮南风(南在午位),子午相冲;二月(居东方卯位)刮西风(西在酉位),卯酉相冲等。虚风,指有害于万物的反常气候。张介宾:"冲者,对冲也。后者,言其来之远,远则气盛也。如太一居子,风从南方来,火反胜也;太一居卯,风从西方来,金胜木也;太一居午,风从北方来,水胜火也;太一居酉,风从东方来,木反胜也。气失其正者,正气不足,故曰虚风。"

语译

当察风向的来路,作为预测气象的依据。凡是风来自当令的方位,与季节相适应的气候,叫做实风,主生长,养育万物;若风从当令相对的方位而来,与季节相抵触的气候,叫做虚风,它能够伤人致病,主摧残,是有害于万物的。测知这种气候,必须注意预防,所以对养生之道素有高度修养的人,深知及时防避虚邪贼风,要像躲避箭矢石块一样,从而使外邪不能侵害,就是这个意思。

是故太一入徙,立于中宫^①,乃朝八风,以占吉凶也。

注释

① 太一入徙,立于中宫:张介宾:"此正以明太一即北极也。盖中不立,则方隅气候皆不得其正,故太一立于中宫,而斗建其外,然后可以朝八风,占吉凶。"

语译

所以北极星移居中宫,确立它为定向的标准,然后根据斗星旋转的指向,以定八风的方位,来推测气象的变化及其对万物有利或不利的影响。

风从南方来,名曰大弱风。其伤人也,内舍于心,外在于脉,气主热。

语译

从南方来的风,名叫大弱风。它伤害到人体,内可侵入于心,外在于血脉,其气主热性病。

风从西南方来,名曰谋风。其伤人也,内舍于脾,外在于肌,其气主为弱。

语译

从西南方来的风,名叫谋风。它伤害到人体,内可侵入于脾,外在于肌肉,其气主衰弱的病。

风从西方来,名曰刚风。其伤人也,内舍于肺,外在于皮肤,其气主为燥。

语译

从西方来的风,名叫刚风。它伤害到人体,内可侵入于肺,外则留于皮肤之间,其气主燥病。

风从西北方来,名曰折风。其伤人也,内舍于小肠,外在于手太阳脉,脉绝则溢,脉闭则结不通,善暴死。

语译

从西北方来的风,名叫折风。它伤害到人体,内可侵入小肠,外在于手太阳经脉,若其脉气竭绝,则阴寒之气充满流溢,若其脉气闭塞,则结聚不通,往往会突然死亡。

风从北方来,名曰大刚风。其伤人也,内舍于肾,外在于骨与肩背之膂筋,其气主为寒也。

语译

从北方来的风,名叫大刚风。它伤害到人体,内可侵入于肾,外在于骨骼和肩背的膂筋部,其气主寒性病。

风从东北方来,名曰凶风。其伤人也,内舍于大肠,外在于两胁腋骨下及肢节。

语译

从东北方来的风,名叫凶风。它伤害到人体,内可侵入大肠,外在于两胁腋骨下及上肢关节部。

风从东方来,名曰婴儿风。其伤人也,内舍于肝,外在于筋纽[1],其气主为身湿。

注释

[1] "筋纽":筋的相结处。丹波元简:"筋纽,筋所乘也。"

语译

从东方来的风,名叫婴儿风。它伤害到人体,内可侵入于肝,外在于筋的相结之处,其气主身为湿困的病。

风从东南方来,名曰弱风。其伤人也,内舍于胃,外在肌肉,其气主体重。

语译

从东南方来的风,名叫弱风。它伤害到人体,内可侵入于胃,外在肌肉,其气主身体沉重的病证。

此八风皆从其虚之乡来,乃能病人。三虚[1]相搏,则为暴病卒死。两实一虚,病则为淋露[2]寒热。犯其雨湿之地,则为痿。故圣人避风如避矢石焉。其[3]有三虚而偏中于邪风,则为击仆[4]偏枯矣。

注释

[1] 三虚:杨上善:"三虚,谓年虚、月虚、时虚。"详见后《岁露》篇。

② 淋露：作疲困解。《研经言·释露》：“按‘淋露’，即羸露。古者以为疲困之称。”

③ 其：同“若”。

④ 击仆：犹“仆击”(见《素问·通评虚实论》)，即骤然颠仆的病证。

语译

上述的八风，凡是从当令季节相对的方向而来的，都属于虚邪，所以它能使人生病。逢到天气三虚(乘年之衰，逢月之空，失时之和)，就会得暴病，突然死亡。如果三虚之中只犯一虚，也能发生疲困，寒热相间的病证。或在雨湿之地，邪伤筋肉，便会发生痿病。所以深知养生之道的人，避免虚邪贼风侵袭，好像躲避矢石的射击那样。不然的话，如果逢到三虚，就有可能偏中于邪风，发生突然昏仆倒地，或引起半身不遂一类的病证。

按语

本节论述八风致病各有所主的情况，主要是以阴阳五行为理论基础，以说明人与自然界密切相应的关系。兹将张介宾《类经》有关这一方面的论述，摘录如下，以供参考：

南方离，火宫也。凡热盛之方，风至必微，故曰大弱风。其在于人，则火藏应之，内舍于心，外在于脉，其病为热。心病则包络在其中矣。

西南方坤，土宫也。阴气方生，阳气犹盛，阴阳去就，若有所议，故曰谋风。其在于人，则土藏应之，故内舍于脾，外在于肌，脾恶阴湿，故其气主为弱。

西方兑，金宫也。金气刚劲，故曰刚风。其在于人，则金藏应之，内舍于肺，外在皮肤，其病气主燥也。

西北方乾，金宫也。金主折伤，故曰折风。凡风气伤人，南应在上,北应在下,故此小肠手太阳经受病者,以小肠属丙,为下焦之火府。而乾亥虚风,其冲在巳也。然西方之金,其气肃杀,北方之水,其气惨冽,西北合气,最伐生阳,故令人善暴死。

北方坎,水宫也。气寒则风烈,故曰大刚风。其在于人,则水藏应之,内舍于肾,外在于骨。肩背膂筋,足太阳经也。言肾则膀胱亦在其中,而病气皆主寒也。

东北方艮,土宫也。阴气未退,阳和未盛,故曰凶风。其在于人,则伤及大肠,以大肠属庚,为下焦之金府,而艮寅虚风,其冲在申也。两胁腋骨下,大肠所近之位。肢节,手阳明脉气所及。

东方震,木宫也。风生于东,故曰婴儿风。其在于人,则木藏应之,故病舍于肝,外在于筋纽。肝病则胆在其中矣。风本胜湿,而其气反为身湿者,以东南水乡,湿气所居,故东风多雨,湿征可见矣。

东南方巽,木宫也。气暖则风柔,故曰弱风。东南湿胜,挟水侮土,故其伤人也,则内舍于胃,外在肌肉,其病气主体重也。

本 篇 要 点

一、论述北斗星围绕北极星(太一)旋转,在一年中,从中央和八方的九宫方位按次移行,每一方各合三个节气,约46天弱,八方共为全年的二十四节气,365天强。

二、论述交换节气之日,如当天和前后几天的气象有变化,可预测风雨是否调顺,水旱等灾害是否发生,以及可能流行的某种疾病。

三、说明八风有符合季节时令的实风,主长养万物;有与季节时令相反的虚风,主收杀万物。

四、指出三虚相搏为害的严重性,强调避免虚风的侵袭,提出了"圣人避风,如避矢石"的论点。

九针论第七十八

题解

本篇以阐述九针的起源、命名、形状，以及其适应证和禁忌证等为主要内容，所以篇名"九针论"。

黄帝曰：余闻九针于夫子，众多博大矣，余犹不能寤①，敢问九针焉生？何因而有名？岐伯曰：九针者，天地之大数也，始于一而终于九②。故曰：一以法天，二以法地，三以法人，四以法时，五以法音，六以法律，七以法星，八以法风，九以法野③。

注释

① 寤：同"悟"。

② 天地之大数也，始于一而终于九：大数，指一般规律。大，有普遍性的含义。一，是数字的起始，九，是数字的终止，九加一为十，又变成一数新的起点。所以说"始于一而终于九"的数理，是一切事物由少到多的自然发展规律。

③ 九以法野：野，是分野。古代九州区域的划分，叫做"九野"。

语译

黄帝说：我听你讲解了九针，真是学识渊博，内容丰富，但我还有些不能领悟，请问九针是怎样产生的？根据什么而定名的？

岐伯说:九针的产生,取法于自然界的一般规律,从一起始,到九而终止。所以说第一针取法于天,第二针取法于地,第三针取法于人,第四针取法于四时,第五针取法于五音,第六针取法于六律,第七针取法于七星,第八针取法于八风,第九针取法于九野。

按语

本节首先提出"余闻九针于夫子",是指前面《九针十二原》等篇而说的。所以本篇下述有关九针方面的内容,应与前《九针十二原》、《官针》以及《素问·针解篇》等篇,互相参看。

黄帝曰:以针应九之数奈何? 岐伯曰:夫圣人之起天地之数也,一而九之,故以立九野,九而九之,九九八十一,以起黄钟①数焉,以针应数也。

注释

① 黄钟:六律之一,是古代矫正音律的一种乐器,用竹制成,长九寸,每寸恰当九纵黍长,九寸合八十一纵黍。以九针应此数,言其变化很多,能适应多种疾病。纵黍,即黍粒的长度。古代以秬黍(黑黍)定分寸,作为度量衡的标准,以制音律。一粒纵黍为一分,用黍九粒,直径相累,合为一寸。

语译

黄帝说:为什么针和九数相应呢? 岐伯说:圣人创立了天地的数理,是从一到九,因此把大地定为九个分野,若九九相乘,等于八十一,从而建立黄钟之数,九针正与此数相应。

一者,天也。天者,阳也,五藏之应天者肺。肺者,五藏六府之盖①也。皮者,肺之合也,人之阳也。故为之治针,必以大其头而锐其末,令无得深入而阳气出。

注释

① 肺者,五藏六府之盖：盖,又叫"华盖",指封建帝王专用的车盖或伞。肺位最高,覆盖着五脏六腑,状如伞盖,所以孙思邈称"肺为五藏之华盖"。

语译

一数,比象于天。天属阳,在人体五脏中,肺主呼吸,外与天气相应。肺位最高,为五脏六腑的华盖。肺,外合皮毛,皮毛浅在体表,属于阳分。因此制成鑱针,针的式样必须针头大,针尖锐利,适于浅刺而限制深刺,用于治疗邪在皮肤的病证,以开泄阳气,解表退热。

二者,地也。人之所以应土者,肉也。故为之治针,必筩其身而员其末①,令无得伤肉分,伤则气得竭。

注释

① 筩其身而员其末：筩,"筒"的异体字。《一切经音义》引《三苍》郭注："筩,竹管也。"筩其身,是指针身圆而直,形如竹管。员其末,指针尖为卵圆状。张介宾："员针,如卵形,以利导于分肉间,盖恐过伤肌肉,以竭脾气,故用不在锐,而主治分间之邪气也。"

语译

二数,比象于地。在人体应于脾,脾属土,主肌肉。因此制成员针,针的式样是针身圆直如竹管状,针尖呈卵圆形,适用于治疗邪在肌肉的病证,刺时不得损伤分肉,若过伤肌肉,易使脾气衰竭。

三者,人也。人之所以成生者,血脉也。故为之治针,必大其身而员其末,令可以按脉勿陷,以致其气,令邪气独出。

语译

三数,比象于人。人的生命形成,赖于血脉输给营养。所以为了适应治疗血脉的病证,制成锃针,取其针身大,针尖圆,微尖而钝,可以按摩穴位,疏通血脉,引导正气得以充实,则邪气自然外出,不致因刺入过深,而引邪内陷。

四者,时也。时者,四时八风之客于经络之中,为瘤①病者也。故为之治针,必筩其身而锋其末,令可以泻热出血,而瘤病竭。

注释

① 瘤:原作"瘤",据《甲乙经》改。

语译

四数,比象于四时。若四时八方的风邪侵入人体的经络中,能使血脉留滞瘀结,而渐成顽固性的病证。因此制成锋针(即三棱针),取其针身长直,针尖锋利,用以刺络放血,泻其瘀热,能使顽固病证得以根除。

五者,音也。音者,冬夏之分,分于子午①,阴与阳别。寒与热争,两气相抟,合为痈脓者也。故为之治针,必令其末如剑锋,可以取大脓。

注释

① 音者,冬夏之分,分于子午:音,指五音。冬至阴极阳生,月建在子;夏至阳极阴生,月建在午。所以说"冬夏之分,分于子午"。五音比象五数,位于一到九数的中间。根据九宫数的位置:一为坎宫,位于北方,其时令为冬至,地支在子;九为离宫,位于南方,其时令为夏至,地支在午;五数位居中

宫,正当坎、离二宫之间,阴阳由此可分(参看前《九宫八风》篇)。

语译

五数,比象于五音。音为五数,位于一、九两数的中间,如暑往寒来,阴阳消长的变迁由此可分。在人体如果寒热不调,两气搏结,形成痈肿化脓。所以制成铍针,取其针头锋利如剑,可以刺破痈疽,排出脓血。

六者,律也。律者,调阴阳四时而合十二经脉。虚邪客于经络而为暴痹者也。故为之治针,必令尖如氂①,且员且锐,中身微大,以取暴气。

注释

① 氂(máo 毛):马尾。这里是形容针细而有韧性,刺入可以稍深。张介宾:"毛之强者曰氂。取法于氂者,用其细健可稍深也。"

语译

六数,比象于六律。六律调节声音,分为阴阳,应于四时十二辰,合于人体十二经脉。如虚邪贼风,侵入人体经络,使阴阳失调,气血壅闭,就会暴发痹证。因此制成圆利针,取其针尖状如马尾,又圆又锐利,针身略粗大,适用于刺治急性病。

七者,星也。星者,人之七窍①。邪之所客于经,而为痛痹,舍于经络者也。故为之治针,令尖如蚊虻喙,静以徐往,微以久留,正气因之,真邪俱往,出针而养者也。

注释

① 星者,人之七窍:北斗有七星,古多据为典例。天有七星比拟人有

七窍,其义可引申为天空星辰密布,人的通身孔窍也很多。张介宾:"七以法星,而合于人之七窍,举七窍之大者言,则通身空窍皆所主也。"

语译

七数,比象于七星。七星,在人体应于七窍。若邪从穴孔侵入经络之间,久留不去,就能发生痛痹。所以制成毫针,取其针尖微细,好像蚊虻嘴那样,刺时要静候其气慢慢地进针,轻微地提插,留针的时间要长,从而使正气得到充实,只要是邪气消散,真气也就随着恢复,出针以后还要继续疗养。

八者,风也。风者,人之股肱八节①也。八正之虚风②,八风伤人,内舍于骨解腰脊节腠理之间,为深痹也。故为之治针,必长其身,锋其末,可以取深邪远痹。

注释

① 八节:马莳:"人之手足,各有股、肱关节计八,故谓八节。"这里所指的八节,有概括通身关节的含义。

② 八正之虚风:八正,指立春、立夏、立秋、立冬、春分、秋分、夏至、冬至。虚风,就是四时反常的气候。

语译

八数,比象于八风。八风,在人应于八处大关节。如果四时的气候反常,虚邪贼风就会侵袭人体,深入而留止在骨缝腰脊关节与腠理之间,而成为邪深在里的痹证。所以制成长针,取其针身长而针尖锋利,可以刺治邪深病久的痹证。

九者,野也。野者,人之节解,皮肤之间也。淫邪①流溢于身,如风水之状,而溜不能过于机关大节②者也。故为之治针,令尖如挺③,其锋微员,以取大气之不能过于关节者也。

注释

① 淫邪：邪气过盛，蔓延为害，叫做淫邪。

② 溜不能过于机关大节：溜，即流注。不能过于机关大节，指水气流注，不能通过大关节，而积水成肿。本书《官针》："病水肿不能通关节者，取以大针。"

③ 挺：作"杖"解，义见本书《九针十二原》。

语译

九数，比象于九野。九野，在人应于周身关节骨缝和皮肤之间。如邪气过盛，蔓延于身，出现浮肿，状似风水病，这是由于水气流注，不能通过大关节所致。因此制成大针，取其针形尖如杖，针锋微圆，针身粗大，适用于泻法，治疗水气不能通过关节的积水病证。

黄帝曰：针之长短有数乎？岐伯曰：一曰镵针者，取法于巾针，去末半寸，卒锐之①，长一寸六分，主热在头身也。二曰员针，取法于絮针②，筩其身而卵其锋，长一寸六分，主治分间气。三曰锃针，取法于黍粟之锐，长三寸半，主按脉取气，令邪出。四曰锋针，取法于絮针，筩其身，锋其末，长一寸六分，主痈热出血。五曰铍针，取法于剑锋，广二分半，长四寸，主大痈脓，两热争者也。六曰员利针，取法于氂针，微大其末，反小其身，令可深内也，长一寸六分，主取痈痹者也。七曰毫针，取法于毫毛，长一寸六分，主寒热痛痹在络者也。八曰长针，取法于綦针③，长七寸，主取深邪远痹者也。九曰大针，取法于锋针，其锋微员，长四寸，主取大气不出关节者也。

针形毕矣。此九针大小长短法也。

注释

① 卒锐之：指镵针在相距末端约半寸许，就尖锐突出，状如箭头。丹波元简："卒，暴也。此针之制，长寸六分，其去末五分之所暴锐之，其刺浅而泻表阳气也。"

② 絮针：孙鼎宜："絮针，古者缝絮之针也。"

③ 綦针：綦（qí 其），指缝纫用的长针。《说文·金部》："鈚，綦针也。从金，术声。"《管子·轻重乙》："一女必有一刀、一锥、一针、一鈚。"房注："鈚，长针也。"

语译

黄帝问：针的长短有一定度数吗？岐伯说：第一种叫镵针，摹仿巾针的式样制成，其针头大，在距离针的末端约半寸许，就尖锐突出，状如箭头，针的长度为一寸六分，主治热在头身的病证。第二种叫员针，摹仿絮针的式样制成，针身圆直如竹管状，针尖卵圆形，长一寸六分，主治邪在分肉间的疾病。第三种叫锓针，仿照黍粟的形状，圆而微尖，长三寸半，用它按摩经脉（穴位），行气活血，以驱邪外出。第四种叫锋针，摹仿絮针的式样制成，针身圆直，针长锋利，长一寸六分，主治痈疡热毒之证，刺络放血。第五种叫铍针，取其针尖锋利如剑，宽二分半，长四寸，主治寒热两气搏结，形成痈肿化脓的病证。第六种叫员利针，针的形状细长如马尾，针尖稍大，针身反小，能使深刺，长一寸六分，主治痈肿和痹证。第七种叫毫针，取其纤细形如毫毛，长一寸六分，主治邪在于络的寒热痛痹。第八种叫长针，摹仿綦针（缝纫用的长针）的式样制成，长七寸，主治邪深病久的痹证。第九种叫大针，针的形状是摹仿锋针制作，针长略圆而粗大如挺，长四寸，主治水气不能通过关节，积水成肿的病证。

以上所述,九针的式样已尽在其中了。这也是九针大小长短制法的根据。

按语

张介宾说:"按以上九针之用,凡所取者,皆言有余之实邪,则针不宜于治虚也,从可知矣。"可备一说。

黄帝曰:愿闻身形应九野①奈何？岐伯曰:请言身形之应九野也。左足应立春,其日戊寅己丑;左胁应春分,其日乙卯;左手应立夏,其日戊辰己巳;膺②喉首头应夏至,其日丙午。右手应立秋,其日戊申己未;右胁应秋分,其日辛酉;右足应立冬,其日戊戌己亥;腰尻下窍应冬至,其日壬子。六府膈下三藏应中州③,其大禁④,大禁太一所在之日及诸戊己⑤。凡此九者,善候八正所在之处⑥,所主左右上下。身体有痈肿者,欲治之,无以其所直之日溃治之,是谓天忌日⑦也。

注释

① 九野:指九宫的位置。义见上篇《九宫八风》中。

② 膺:前胸部两侧的肌肉隆起处。

③ 六府膈下三藏应中州:张介宾:"此膈下应中宫也。膈下,腹中也。三藏,肝、脾、肾也。六府三藏俱在膈下腹中,故应九州。"

④ 大禁:大,普遍、重要之义。禁,指禁忌针刺的日期。

⑤ 太一所在之日及诸戊己:是指四时交换八节的那一天,也就是太一移居于各宫之日(详见前《九宫八风》)。戊、己二天干,在五行属土,土为中央,所以在日干中,到了每一个戊日或己日,都代表中宫土旺用事的时候,也就是太一还居中宫之中。张介宾:"盖戊己属土,虽寄王于四季,而实为中宫之辰,故其气应亦如太一……此节乃言中宫太一所在之日,意者于八宫太一数中,凡值四季土王用事之日,即中宫太一之期也。"

⑥ 八正所在之处：八正，这里是指八方的正位，以代表八个节气（四立、二分、二至）。八正所在之处，是八方风向的来处。张介宾："八正，即八方旺气之所在，太一之谓也。九宫定，则八正之气可候矣。

⑦ 天忌日：根据时令节气，不适宜针刺的日期，叫做天忌日（参看注④、⑤）。

语译

黄帝问：人的身形怎样和九野相应呢？岐伯说：请让我讲身形应九野的情况。春夏属阳，阳气从左而升，自下而上，所以人的左足应于艮宫（东北方），在节气应于立春，在日辰正当戊寅、己丑；左胁应于震宫（正东方），在节气应于春分，在日辰正当乙卯；左手应于巽宫（东南方），在节气应于立夏，在日辰正当戊辰、己巳；前胸、咽喉、头面应于离宫（正南方），在节气应于夏至，在日辰正当丙午。秋冬属阴，阴气从右而降，自上而下，所以右手应于坤宫（西南方），在节气应于立秋，在日辰正当戊申、己未；右胁应于兑宫（正西方），在节气应于秋分，在日辰正当辛酉；右足应于乾宫（西北方），在节气应于立冬，在日辰正当戊戌、己亥；腰、尻、下窍应于坎宫（正北方），在节气应于冬至，在日辰正当壬子。六腑和肝、脾、肾三脏，都在膈下腹中的部位，应于中宫，它属于大禁，所谓大禁，是指正交八节（四立、二分、二至）的太一所在之日，以及各个戊、己日。掌握了人体九个部位和九个方位的相应关系，就可以测候八方当令节气的所在，及其相应于形体左右上下的各部位。身体某部发生了痈肿，进行治疗时，不要在"太一所在"及"戊己"所值之日用溃破法治之，所以把不宜针刺的日期，叫做天忌日。

按语

上述"身形应九野"，当与前篇《九宫八风》互相参考。这是古人根据形体与节气相应的关系,提出在刺治上的禁忌日期,意在示人"攻邪"切忌"伤正"之法,临床是否如此,值得进一步验证。

形乐志苦,病生于脉,治之以灸刺。形苦志乐,病生于筋,治之以熨引①。形乐志乐,病生于肉,治之以针石②。形苦志苦,病生于咽喝③,治之以甘药。形数惊恐,筋脉不通,病生于不仁,治之以按摩醪药④。是谓形⑤。

注释

① 熨引:就是用药温熨导引。

② 石:即石针,通称"砭石"。为古代切刺皮肤、排脓放血的手术工具。

③ 咽喝:杨上善:"形志俱苦劳气,客邪伤气,在于咽喝,肺之应也。喝,肺喘声也。"《素问·血气形志篇》作"咽嗌"。咽嗌指部位,可从。

④ 醪(láo 劳)药:即药酒。

⑤ 是谓形:《素问·血气形志篇》作"是谓五形志也"。可从。

语译

形体安逸,但精神苦闷的人,生病多在于脉,治疗宜于针灸。身形过于劳苦,但精神愉快的,生病多在于筋,宜用温熨导引的治法。形体和精神都很舒适,好逸恶劳的人,生病多在于肌肉,宜用针砭刺治。形体劳苦,精神也苦闷的人,生病多在于咽喉,宜用甘药调治。若屡受惊恐,神形不安的,易使筋脉之间气血不通,以致肢体麻木不仁,宜于按摩和药酒治疗。这就是五形志生病各有所在,治法各不相同。

按语

上述五形志生病各有所在,义与五脏所属相关。如心藏神,主血脉,志苦则劳神耗血,而病生于脉;肝主筋,为"罢极之本",形苦则多劳,而病生于筋;脾主肌肉,形神过逸则气血不运,而病生于肉;肺主气,上通咽喉,形苦过劳则伤气,志苦多忧则气郁,故病生于咽喉;肾在志为恐,多恐则气下,营卫不通于筋脉,故病多麻木不仁,甚则肢体偏瘫。

五藏气:心主噫^①,肺主咳,肝主语,脾主吞,肾主欠。

注释

① 心主噫:噫(ài 爱),指嗳气。张介宾:"噫者,饱食之息,即嗳气也。"饱食后,噫气出于胃,为生理现象,而胃之大络上属于心,故心气不舒,也能使胃气郁阻,上逆为噫。张介宾:"阳明络属心,故曰上走心为噫也……是心、脾、胃三脏,皆有是证,盖由火土之郁,而气有不得舒伸,故为此证。"

语译

五脏之气失调,各有所主的病证:心气不舒发为嗳气,肺气不利发为咳嗽,肝气郁结发为多语,脾气不和发为吞酸,肾气衰惫发为呵欠。

六府气:胆为怒,胃为气逆为哕,大肠小肠为泄,膀胱不约为遗溺,下焦溢为水。

语译

六腑之气失调,各有所主的病证:胆气郁而不舒易于发怒,胃失和降气逆为吐、为哕,小肠清浊不分、大肠传导不固则为泄泻,膀胱气虚不能约束则为遗尿,下焦水道不通水溢皮肤为水肿。

五味:酸入肝,辛入肺,苦入心,甘入脾,咸入肾,淡入胃^①。是谓五味。

注释

① 淡入胃：甘味极薄为淡，故淡附于甘，同属五行土气。凡五谷皆具淡味，而受纳于胃，所以说"淡入胃"。

语译

五味入胃后，按其属性各归其所合的脏腑：酸味属木入于肝，辛味属金入于肺，苦味属火入于心，甘味属土入于脾胃，咸味属水入于肾，淡味亦附属于土，先入于胃。这就是五味各有所入。

五并①：精气并肝则忧，并心则喜，并肺则悲，并肾则恐，并脾则畏。是谓五精之气并于藏也。

注释

① 五并：《素问·宣明五气篇》叫做"五精所并"。并，是合并、聚在一处的意思。指五脏精气相乘并于一脏，化生实邪为病。吴崑："并，合而入之也。五脏精气，各藏其脏则不病，若合而并于一脏，则邪气实之，各显其志。"

语译

五脏精气相并各有其所生的病证：精气并于肝则肝气抑郁，而生忧虑；并于心则心气有余，而生喜笑；并于肺则气郁胸窄，而生悲哀；并于肾则肾气虚衰，而生恐惧；并于脾则痰盛中虚，而生畏怯。这是五脏精气相并，邪气入于受病之脏，而发生的情志病证。

五恶①：肝恶风，心恶热，肺恶寒，肾恶燥，脾恶湿。此五藏气所恶也。

注释

① 恶（wù 误）：憎厌。

语译

　　五脏随其不同的性能,各有所厌恶:肝厌恶风,心厌恶热,肺厌恶寒,肾厌恶燥,脾厌恶湿。这是五脏之气各有所恶。

　　五液:心主汗①,肝主泣,肺主涕,肾主唾②,脾主涎③。此五液所出也。

注释

　　① 心主汗:津液渗入脉中,转化为血液,归于心所主,而血中之津液,又可渗出于脉外,其中随卫气外泄的部分,就是汗。所以说"心主汗"。张介宾:"心主血,汗则血之余也。"

　　② 肾主唾:张介宾:"唾生于舌下,足少阴肾脉,循喉咙,挟舌本也。"

　　③ 脾主涎:涎,口液。杨上善:"脾足太阴脉,通于五谷之液,上出廉泉,故名为涎。"

语译

　　五脏化生五液:心主汗液,肝主泪液,肺主涕液,肾主唾液,脾主涎液。这是五液各从其脏所出。

　　五劳①:久视伤血,久卧伤气,久坐伤肉,久立伤骨,久行伤筋。此五久劳所病也。

注释

　　① 五劳:指劳逸过度,积久形成的五种劳伤。

语译

　　五种劳逸过度所致的损伤:久视伤心血,久卧伤肺气,久坐伤肌肉,久立则伤骨,久行则伤筋。这是五种久劳所伤的病位。

　　五走:酸走筋,辛走气,苦走血,咸走骨,甘走肉。是谓五走也。

语译

　　五味各有走向:酸味入肝而走筋,辛味入肺而走气,苦味入心而走血(脉),咸味入肾而走骨,甘味入脾而走肉。这叫做五味所走。

　　五裁①:病在筋,无食酸;病在气,无食辛;病在骨,无食咸;病在血,无食苦;病在肉,无食甘。口嗜而欲食之,不可多也,必自裁也。命曰五裁。

注释

① 裁: 节制的意思。

语译

　　饮食五味的节制:酸性收敛,病在筋不喜收,所以不能多食酸味;辛能发散,病在气不喜散,所以不能多食辛味;咸能软坚,病在骨不喜软,因此不宜多食咸味;苦能化燥,病在血不喜燥,因此不能多食苦味;甘能壅满助湿,病在肉不喜壅滞,所以不宜多食甘味。即使嗜好而欲食,也不可多食,必须自己加以节制,适可而止。这叫做五裁。

　　五发:阴病发于骨,阳病发于血,以味发于气①,阳病发于冬,阴病发于夏②。

注释

① 以味发于气:《素问·宣明五气篇》作"阴病发于肉"。

② 阳病发于冬,阴病发于夏: 指肝为阳脏,其病发源于冬;肺为阴脏,其病发源于夏。王子律:"肝为牡脏,逆冬气则奉生者少,春为痿厥,故肝脏

之阳病发于冬。肺为牝脏,逆夏气则奉收者少,秋为疟疾,故肺脏之阴病发于夏。"

语译

五脏有阴阳之分,其发病的部位和季节各有不同:肾为阴脏而主骨,发病也多在骨骼;心为阳脏而主血脉,发病也多在血脉;饮食五味伤脾,发病多为精气不足;阳虚而病,多发于冬季;阴虚而病,往往发于夏季。这叫做五发。

五邪:邪入于阳,则为狂[①];邪入于阴,则为血痹[②];邪入于阳,转[③]则为癫疾[④];邪入于阴,转[③]则为瘖[⑤];阳入之于阴,病静;阴出之于阳,病喜怒。

注释

① 邪入于阳,则为狂:杨上善:"热气入于阳脉,重阳故为狂病。"

② 邪入于阴,则为血痹:杨上善:"寒邪入于阴脉,重阴故为血痹。"

③ 转:辗转。

④ 癫疾:癫,作"巅"解。癫疾,指头部疾患,如头痛、眩晕,甚至昏仆等证。马莳:"癫,当为巅。正以阳气上升,故顶巅有疾。如头痛、眩晕等证也。"

⑤ 邪入于阴,转则为瘖:张介宾:"邪搏于阴,则阴气受伤,故声为音哑。阴者,五脏之阴也。盖心主舌,而手少阴心脉上走喉咙,系舌本;手太阴肺脉,循喉咙;足太阴脾脉,上行结于咽,连舌本,散舌下;足厥阴肝脉,循喉咙之后,上入颃颡,而筋脉络于舌本;足少阴肾脉,循喉咙,系舌本。故皆主病瘖也。"

语译

邪扰五脏的病变:阳邪入于阳分,使阳盛热极,则发为狂;阴邪入于阴分,使血脉凝涩,则发生痹证;邪入于阳,邪气辗转搏结于上,就发为头部疾患;邪入于五脏阴经,辗转而不去,就会导致音哑;阳气敛降,入于阴分,其病态多静;阳气上逆,由阴出阳,其病态激动好怒。

五藏:心藏神,肺藏魄,肝藏魂,脾藏意,肾藏精志也。

语译

五脏对精神意识活动各有所藏:心藏神,为生命活动的主宰;肺藏魄,体现形体动作的反应能力;肝藏魂,体现精神意识的感应能力;脾藏意,体现人的思考想像能力;肾藏精与志,精能化髓而通于脑,脑为志所居,体现人的记忆能力。

五主:心主脉,肺主皮,肝主筋,脾主肌,肾主骨。

语译

五脏各有所主:心主宰全身的血脉,肺主宰全身的皮毛,肝主宰全身的筋膜,脾主宰全身的肌肉,肾主宰全身的骨骼。

阳明多血多气,太阳多血少气,少阳多气少血,太阴多血少气,厥阴多血少气,少阴多气少血。故曰:刺阳明出血气,刺太阳出血恶气,刺少阳出气恶血,刺太阴出血恶气,刺厥阴出血恶气,刺少阴出气恶血也。

语译

手足各经生理上有气血多少的不同,阳明经多血多气,太阳经多血少气,少阳经多气少血,太阴经多血少气,厥阴经多血少气,少阴经多气少血。所以说,刺阳明经可以出血与气,刺太阳经只能出血不能出气,刺少阳经能出气而不能出血,刺太阴经能出血不能出气,刺厥阴经能出血不能出气,刺少阴经能出气而不能出血。

按语

六经气血多少的论述,并见于前《五音五味》及《素问·血气形志篇》。该三篇论三阳经皆同,而于三阴经气血的多少略异。六经气血多少的理论,对指导针刺治疗和药物治疗,均有一定的参考价值。

足阳明太阴为表里[①],少阳厥阴为表里,太阳少阴为表里,是谓足之阴阳也;手阳明太阴为表里,少阳心主为表里,太阳少阴为表里,是谓手之阴阳也。

注释

① 表里:指内外阴阳的相互联系。凡阳经行于四肢外侧,主表;阴经行于四肢内侧,主里。

语译

足阳明胃经与足太阴脾经为表里,足少阳胆经与足厥阴肝经为表里,足太阳膀胱经与足少阴肾经为表里,这是足三阳经与足三阴经的表里配合;手阳明大肠经与手太阴肺经为表里,手少阳三焦经与手厥阴心包经为表里,手太阳小肠经与手少阴心经为表里,这是手三阴经与手三阳经的表里配合。

按语

以上各节的论述,是以五脏为中心,提示了各有所属的功能和病变。对于临床实践,多数具有指导意义的。

本 篇 要 点

一、叙述九针的不同形状及其性能,并列举九针在治疗上不同的适应证候。同时,又从天人相应的观点出发,用取象类比的方法,说明人与自然的关系。

二、指出治疗上应根据病情及生活环境的不同,分别采用针灸、导引、砭石、甘药、按摩、药酒等治法,才能获得较好的疗效。

三、以五脏为中心,联系到周身各组织器官等,说明其生理功能和病理变化。

四、叙述三阳、三阴经气血多少的生理,并指出在针刺治疗时,必须根据各经气血多少的特点进行针治。

岁露论第七十九

题解

本篇论述的内容颇多,总的认为"风是天之气,雨是天之露",一岁之中,风雨不调,多能使人发病;篇中特别提到如果在新岁中不是风和日暖,气候调和,而出现风雨交加的反常现象,就叫做"岁露"。故以"岁露"名篇。

黄帝问于岐伯曰:经言夏日伤暑,秋病疟。疟之发以时,其故何也?岐伯对曰:邪客于风府①,病循膂②而下,卫气一日一夜,常大会于风府,其明日日下一节③,故其日作晏。此其先客于脊背也,故每至于风府则腠理开,腠理开则邪气入,邪气入则病作,此所以日作尚晏④也。卫气之行风府,日下一节,二十一日下至尾底⑤,二十二日入脊内,注于伏冲之脉,其行九日,出于缺盆之中⑥,其气上行,故其病稍益至⑦;其内搏于五藏,横连募原⑧,其道远,其气深,其行迟,不能日作,故次日乃稽⑨积而作焉。

注释

① 风府:穴名,在项部中央入发际一寸大筋内,属于督脉。
② 膂(lǚ 旅):张介宾:"夹脊两傍之肉曰膂。"
③ 节:在此义同"椎",指脊椎。王冰:"节,谓脊骨之节。"

④ 日作尚晏：晏，晚的意思。日作尚晏，指疟疾发作的时间，天天向后推迟。尚，《诸病源候论》改为"常"。

⑤ 尾底：通称尾骶骨，又名尾闾或穷骨。即脊骨的最末一节。脊骨共二十一节，卫气逐日自上向下移一节，所以说"二十一日下至尾底"。张介宾："前《疟论》云：'二十五日下至骶骨，二十六日入于脊内'，与此不同。盖彼兼项骨为言，此则单言脊椎也。"

⑥ 缺盆之中：指左右两缺盆穴的中间，即任脉天突穴的所在（缺盆在天突穴旁开四寸处）。本书《本输》："缺盆之中，任脉也，名曰天突。"

⑦ 其病稍益至：益至，《素问·疟论》、《甲乙经》均作益早。是说发病的时间，逐渐提前，一天早于一天。

⑧ 募原：募，通"膜"。募原，指胸腹腔脏腑之间的系膜。丹波元简："膜，本取义于帷幕之幕，膜间薄皮，遮隔浊气者，犹幕之在上，故谓之幕。因从肉作膜，其作募者，幕之讹也。"

⑨ 稸：通"蓄"，积聚的意思。

语译

黄帝向岐伯问道：医经中曾说夏天伤了暑气，到了秋天会发生疟疾。但疟疾的发作有一定时间，是什么原因呢？岐伯回答说：邪气侵入风府之后，就沿着脊椎下行，人体卫气循行的常规，是一日一夜在风府为会合点，然后循着脊椎逐日下行一节，这样卫气与邪气相遇，就一天晚于一天了，因此，疟疾的发作时间，也就天天向后推迟。这就是说，邪气先已侵入脊背，每当卫气运行到风府时，则腠理开，腠理开则邪气便乘隙侵入，邪气一经侵入与卫气相搏，病就发作，由于这种原因，所以疟疾发作的时间，常常逐渐推迟。卫气运行至风府，沿着脊椎每日下行一节，经二十一日，就行至最下的尾骶骨，至二十二日，入于脊内，流注于伏冲之脉，由此转为上行，行至九日，上出于左右两缺盆的中间，由于气上行逐日升高，因此发病的时间，就一天早于一天。至于邪气内迫于五脏，横连于募原的，是邪气已深入于里，其道路距离体表已远，行动亦较迟缓，不能当日外出与卫气相搏而发病，所以要积至第二天(或隔一天)才会发作一次。

黄帝曰:卫气每至于风府,腠理乃发,发则邪入焉。其卫气日下一节,则不当风府奈何? 岐伯曰:风府无常①,卫气之所应,必开其腠理,气之所舍节,则其府也。

注释

① 风府无常:是说风邪侵入人体没有固定的部位。风府,是指风邪潜伏的处所,不是指的风府穴。

语译

黄帝说:卫气每当运行到风府时,就使腠理开发,邪气便乘隙侵入而发病。但卫气逐日下移一节,有时不在风府处,为什么疟疾也发作呢? 岐伯说:风邪的侵入并没有固定部位,只要是卫气行到邪气所在之处,引起正邪相搏就有反应,必使腠理开而病发作,所以凡是邪气留止的地方,就是发病的所在。

黄帝曰:善。夫风之与疟也,相与同类,而风常在,而疟特以时休何也? 岐伯曰:风气留其处,疟气随经络沉以内搏①,故卫气应乃作也。帝曰:善。

注释

① 沉以内搏:沉,深的意思。搏,原作"抟",《黄帝内经太素》作"薄",今据文义改作"搏"。沉以内搏,是形容疟邪随从经络而深入,内迫于五脏。

语译

黄帝说:讲得好,伤于风邪的病和疟疾相似而同类,但是,外感风邪的病证,常常持续存在,而疟疾的发作却有时间歇,这是什么原因呢? 岐伯说:因为风邪常停留在肌表,而疟邪能随经络深入,搏结于内,所以遇到卫气行至疟邪所在之处时,引起抗御病邪的反应,疟疾就发作,黄帝说:讲得好。

按语

以上各节仅是论述疟疾的发病时间,其病机在于"卫气应乃作"。至于疟疾的病因、病理、症状、治法等,详见于《素问·疟论》,可以互参。

黄帝问于少师曰:余闻四时八风之中人也,故有寒暑,寒则皮肤急而腠理闭,暑则皮肤缓而腠理开。贼风邪气,因得以入乎?将必须八正虚邪,乃能伤人乎?少师答曰:不然。贼风邪气之中人也,不得以时[1]。然必因其开也,其入深,其内极病,其病人也卒暴;因其闭也,其入浅以留,其病也徐以迟。

注释

① 贼风邪气之中人也,不得以时:张介宾:"凡四时乖戾不正之气,是为贼风邪气。非如太一所居,八正虚邪之有常候。此则发无定期,亦无定位,故曰不得以时也。"

语译

黄帝问少师说:我听说四时八风伤害人体,本来有寒暑气候的不同,寒冷时人的皮肤紧张、腠理闭合,暑热时人的皮肤松缓、腠理开泄。在这些情况下,贼风邪气是乘人体皮腠的开泄而侵入的呢?还是必须遇到四时八节的虚邪才会伤人呢?少师回答说:不尽是这样。有的贼风邪气伤人,发无定期,并不依据四时八风的规律。但必须借人体在皮腠开泄时,才会乘虚深入,邪气深入于里,病就严重一些,所以发病也急暴;若在皮腠闭合时,即使邪气侵入,只能逗留在浅表部位,其发病也比较迟缓。

黄帝曰:有寒温和适,腠理不开,然有卒病者,其故何也? 少师答曰:帝弗知邪入乎? 虽平居,其腠理开闭缓急,其故常有时也。黄帝曰:可得闻乎? 少师曰:人与天地相参也,与日月相应也。故月满则海水西盛①,人血气积,肌肉充,皮肤致,毛发坚,腠理郄,烟垢著②。当是之时,虽遇贼风,其入浅不深。至其月郭空③,则海水东盛①,人气血虚,其卫气去,形独居,肌肉减,皮肤纵,腠理开,毛发残,膲理④薄,烟垢落。当是之时,遇贼风则其入深,其病人也卒暴。

注释

① 海水西盛、海水东盛:这是根据海水受日月引力的影响,指出潮水的涨落盛衰,都有一定的时间。杨上善:“日为阳也,月为阴也;东海阳也,西海阴也。月有亏盈,海水之身随月虚实也。月为阴精主水,故月满西海盛也。……月空东海盛者,阴衰阳盛也。”

② 烟垢著:是形容体肥表固的人,皮肤易生脂垢。张介宾:“烟垢,垢腻如烟也,血实则体肥,故腻垢着于肌肤,表之固也。血虚则肌瘦,故腻垢剥落,类于风消,表之虚也。此所以关于卫气者也。”

③ 月郭空:《释文》:“郭,本作廓。”月郭空,是指月的轮廓亏缺(半月形)的时候。

④ 膲理:膲,通“焦”。膲理,指皮肤肌肉的纹理。张志聪:“理者,肌肉之文理,乃三焦通会之处,故曰焦理。”

语译

黄帝说:有的人能够适应寒温气候的变化,腠理也不开泄,但仍有突然得病的,那是什么缘故? 少师回答说:你不知道邪气侵入的原因吗? 人们虽在平时生活中,但腠理的开闭缓急,也都有一定时间的。黄帝说:你可以讲给我听听吗? 少师说:人与自然界密切相关,与日月的运行是常常相应的。所以当月圆满的时候,海水西盛,相应地人的血气也滑利,多盛行于体表,因此肌肉充实,皮肤致密,毛发坚韧,腠理闭合,皮脂多而表固。在这个时候,即使遇到贼风的侵入,也是浅而不深的。若到了月亮亏缺的时候,海水东盛,相应地人的气血较虚,体表卫气衰少,外形虽然如常,但其肌肉消减,皮肤弛缓,腠理开泄,毛发摧残,肌肤的纹理疏薄,皮脂剥落。在这个时候,若遇到贼风的侵袭,邪气就能深入于里,发病也急暴。

黄帝曰:其有卒然暴死、暴病者,何也? 少师答曰:三虚①者,其死暴疾也;得三实者,邪不能伤人也。黄帝曰:愿闻三虚。少师曰:乘年之衰,逢月之空,失时之和,因为贼风所伤,是谓三虚。故论不知三虚,工反为粗。帝曰:愿闻三实。少师曰:逢年之盛,遇月之满,得时之和,虽有贼风邪气,不能危之也。黄帝曰:善乎哉论! 明乎哉道! 请藏之金匮,命曰三实②。然此一夫之论③也。

注释

① 三虚:指下文"乘年之衰,逢月之空,失时之和"。乘年之衰,指当年的岁气不及。逢月之空,指月缺无光的时候。失时之和,就是四时气候反常,如春不温、夏不热等。张介宾:"三虚在天,又必因人之虚,气有失守,乃易犯之,故为贼风所伤,而致暴死、暴病。使知调摄避忌,则邪不能害,故曰'乘'、曰'逢'、曰'失'者,盖兼人事为言也。"

② 命曰三实:疑为错简,当移至上文"不能危之也"之后。

③ 一夫之论:张介宾:"一夫之论,以一人之病为言也。"

语译

黄帝说:有的人突然死亡,或突然生病,这是什么原因? 少师回答说：因为人体本来虚弱，而在自然环境里，又遇到三虚，内外相因，所以出现暴病暴死的情况；若逢三实的环境，就不会为邪气所伤害了。黄帝说：希望听你讲讲三虚。少师说：正值当年的岁气不及，又遇到月缺无光的黑夜，以及时令出现反常的气候，在这样的自然环境里，容易感受贼风的侵袭，这就叫三虚。所以不了解三虚致病的理论，便是没有学识的粗工。黄帝说：希望听听三实。少师说：正逢岁气旺盛之年，又遇到月亮圆满的时候，再得到调和的气候，虽有贼风邪气，也不能危害人体，这就叫三实。黄帝说：你讲得很好！说理也很明确！请把它保存在金匮之中。不过，这只是指一人发病的情况而说的。

黄帝曰：愿闻岁之所以皆同病者，何因而然？少师曰：此八正①之候也。黄帝曰：候之奈何？少师曰：候此者，常以冬至之日，太一立于叶蛰之宫，其至也，天必应之以风雨者矣。风雨从南方来者，为虚风，贼伤人者也。其以夜半至也，万民皆卧而弗犯也，故其岁民少②病。其以昼至者，万民懈惰而皆中于虚风，故万民多病。虚邪入客于骨而不发于外，至其立春，阳气大发，腠理开，因立春之日，风从西方来，万民又皆中于虚风，此两邪相搏③，经气结代④者矣。故诸逢其风而遇其雨者，命曰遇岁露⑤焉。因岁之和，而少贼风者，民少病而少死；岁多贼风邪气，寒温不和，则民多病而死矣。

注释

① 八正：张介宾："四正、四隅，谓之八正，即八宫也。"

② 少：原作"小"，据《黄帝内经太素》改。

③ 两邪相搏：指新邪合并伏邪，两感为病。张介宾："冬至中之，立春又中之，此两邪也。"

④ 经气结代：结，指邪气留结。代，有代替的意思。指经脉之中所受的伏邪，并非当令的病气，所以叫做"代"。张介宾："邪留而不去，故曰结。当其令而非其气，故曰代。"

⑤ 岁露：指岁中风雨兼至的反常气候。杨上善："露有其二：一曰春露，主生万物者也。二曰秋露，主衰万物者也。今岁有贼风暴雨以衰于物，比秋风露，故曰岁露焉。"张志聪："风者，天之气；雨者，天之露。故逢其风而遇其雨者，命曰遇岁露焉。"

语译

黄帝说：在一年之中，有许多人都得相同的病，是什么原因造成的呢？少师说：这要观测八方气候的常变。黄帝说：怎样观测呢？少师说：这种观测气象的方法，通常是以冬至日为起点，北极星恒在北方，正是交换节气的时候，到了这一天，必有风雨气候出现。若风雨从南方来的，叫作虚风，是能够伤害人体的。如果风来正在半夜，这时人们都已入睡，邪气不易侵犯，所以当年人们很少生病。若风雨出现在白昼，由于人们防护松懈，就容易被虚风所中伤，因此生病的人较多。假使在冬季感受了虚邪，深入至骨，而不及时发病，到了立春，阳气逐渐旺盛，膑理开泄，伏邪待机发动，倘再遇到立春那一天，刮来了西风，人们又会被这种反常气候所中伤，因此，伏邪合并新邪，留结在经脉之中，两邪交替而发病。所以遇到风雨无常的年月，这叫做"遇岁露"。总之，一年之中气候调和，很少贼风的出现，人们患病的就少，死亡的也少；一年中多有贼风邪气出现，气候冷热不调，人们患病的就多，死亡的也较多。

黄帝曰：虚邪之风，其所伤贵贱①何如？候之奈何？少师答曰：正月朔日②，太一居天留之宫，其日西北风，不雨，人多死矣。正月朔日，平旦北风，春，民多死。正月朔日，平旦北风行，民病多者，十有三也。正月朔日，日中北风,夏,民多死。正月朔日,夕时北风,秋,民多死;终日北风,大病死者十有六。正月朔日,风从南方来,命曰旱乡③,从西方来,命曰白骨,将国有殃,人多死亡。正月朔日,风从东方来,发屋,扬沙石,国有大灾也。正月朔日,风从东南方行。春有死亡。正月朔日④,天利温不风,籴贱⑤,民不病;天寒而风,籴贵⑤,民多病。此所谓候岁之风,峻⑥伤人者也。二月丑不风,民多心腹病。三月戌不温,民多寒热。四月巳不暑,民多瘅病。十月申不寒⑦,民多暴死。诸所谓风者,皆发屋,折树木,扬沙石,起毫毛,发腠理者也。

注释

① 所伤贵贱:物以稀为贵,多则为贱,所以这里的贵贱,是指多少或轻重而言。所伤贵贱,是说虚邪贼风为害程度的轻重,患病的人数有多有少。

② 朔日:指阴历每月初一。

③ 旱乡:《汉书·天文志》:"南方谓旱乡。"

④ 日:原无,据《甲乙经》补。

⑤ 籴贱、籴贵:籴(dí 狄),买进粮食。籴贱、籴贵,是指买粮的价格低廉或昂贵,实即指年景的丰收或歉收。

⑥ 峻:《黄帝内经太素》作"贼",可从。贼,残害之意。

⑦ 二月丑不风……十月申不寒:这是从月建上推测气象的变化,凡不符合时令的反常气候,都能成为各种疾病流行的因素。张介宾:"二三四月,以阳旺之时,而丑日不风,戌日不温,巳日不暑,阴气胜而阳不达也,故民多病。十月以阴旺之时,而申日不寒,阳气胜而阴不藏也,故民多暴死。"

语译

黄帝说:属于虚邪的风,伤人的轻重多少,怎样来判断? 又怎样来预测? 少师回答说:在新春正月初一日,绕着北极星旋转的北斗星指向东北方,这一天如果起西北风而不下雨,人多生病死亡。这一天若在黎明的时候刮北风,到了春季,患病的人多死。这一天若在黎明的时候刮北风,患病的人多,约占十分之三。这一天若在中午刮起北风,到了夏季,人多病死。这一天若在傍晚刮起北风,到了秋天,人多病死;若整天的刮北风,人患大病而死的约有十分之六。正月初一日,若风从南方来,叫做旱乡,风从西方来,叫做白骨,流行病遍及全国,人多死亡。这一天若风从东方来,飞沙走石,掀屋折树,会给人民造成严重的灾害。这一天若风从东南方来,春天人多病死。正月初一日,气候温和,不起风,这是丰收年景的先兆,粮价贱,人们也少病;如果天气寒冷有风,这是歉收年景的先兆,粮价贵,人们也多病。这就是说,可以在正月初一日观察风向,以预测当年虚邪伤人后发病多少的概况。二月丑日,若不起风,人们多患心腹病。三月戌日,气候不温暖,人多患寒热病。四月巳日不热,人多患黄疸病。十月申日不冷,人多暴死。以上所说的风,都是指能损房屋、折树木、飞沙走石的大风,所以能使人体毫毛竖起,腠理开发,而多发生疾病。

按语

　　本节所述是根据阴历正月初一日的风向,来预测这一年中各个季节疾病的流行情况,以及造成的自然灾害。这一论说,《汉书·天文志》亦有类似记载,如元旦占八风。但以今天的认识来分析,自然气候的变化,对人体的生理活动、疾病的发生,以及自然界其他生物的变化,是有一定的影响;可是仅从阴历正月初一这一天的风向变化,来预测全年疾病的流行情况和产生的其他自然灾害,这是不符合实际情况的。

本 篇 要 点

一、阐述了疟疾的病机,并说明疟疾发作时间有迟有早的原因。

二、论述贼风邪气的戕贼人体,以及寒风、暑气能伤形;提出三虚、三实的概念,并对外邪在疾病发生中的作用,作了确当的说明。

三、从正月朔日的各种风向,来预测一年中人体可能发生的流行性疾病,以及造成的自然灾害。

大惑论第八十

题解

本篇主要论述登高时发生神志眩惑的机理;眼睛的组织结构与五脏精气输注的关系;健忘、易饥、嗜睡、不眠等病的病机与治则。因为这些异常表现,往往一时难以理解,故以"大惑"名篇。

黄帝问于岐伯曰:余尝上于清冷之台①,中阶而顾,匍匐而前②,则惑。余私异之,窃内怪之,独瞑独视,安心定气,久而不解。独博独眩,披发长跪,俯而视之,后久之不已也。卒然自上③,何气使然?岐伯对曰:五藏六府之精气,皆上注于目而为之精④。精之窠为眼⑤,骨之精为瞳子⑥,筋之精为黑眼⑦,血之精为络⑧,其窠气之精为白眼⑨,肌肉之精为约束⑩。裹撷⑪筋骨血气之精,而与脉并为系,上属于脑,后出于项中。故邪中于项,因逢其身之虚,其入深,则随眼系以入于脑,入于脑则脑转,脑转则引目系急,目系急则目眩以转矣。邪其精,其精所中,不相比也则精散⑫,精散则视歧,视歧见两物。目者,五藏六府之精也,营卫魂魄之所常营也,神气之所生也。故神劳则魂魄散,志意乱。是故瞳子、黑眼法于阴,白眼、赤脉法于阳也,故阴阳合传而精明也。目者,心使⑬也。心者,神之舍也。故神精乱而不转,卒然见非常处,精神魂魄,散不相得,故曰惑也。黄帝曰:余疑其然。余每之东苑,未曾不惑,去之则复,余唯独为东苑劳神乎? 何其异也? 岐伯曰:不然也。心有所喜,神有所恶,卒然相惑[14],则精气乱,视误故惑,神移乃复。是故间者为迷,甚者为惑。

注释

① 清冷之台:是指台之高甚者。张介宾:"台之高者,其气寒,故曰清冷之台。"

② 匍匐而前:匍匐,以手伏地而行曰匍匐。意思是说俯伏着身体向前行走。

③ 卒然自上:上,《甲乙经》、《黄帝内经太素》均作"止"。卒然自止,意即突然之间自动地停止。

④ 为之精:精,在此指眼睛的视觉功能。张介宾:"为之精,为精明之用也。"

⑤ 精之窠为眼:指内脏精气汇聚于目的意思。张介宾:"窠者,窝穴之谓。眼者,目之总称。五脏六腑之精气,皆上注于目,故眼为精之窠,而五色具焉。"

⑥ 骨之精为瞳子:肾主骨,骨之精即肾之精。瞳子即瞳孔。

⑦ 筋之精为黑眼:肝主筋,筋之精即肝之精。黑眼指瞳孔外围黑色的部分。

⑧ 血之精为络:心主血,血之精即心之精。络,指眼内外眦的血络。

⑨ 其窠气之精为白眼:窠,就是眼窠。肺主气,气之精即肺之精。白眼,指眼球的白色部分。

⑩ 肌肉之精为约束:脾主肌肉,肌肉之精即脾之精。约束,指眼胞,因其能开能合,故名约束。

⑪ 裹撷:裹,包罗的意思。撷(xié 胁),张介宾:"以衣衽收物谓之撷。"裹撷,意思是把许多东西包罗在一起。

⑫ 邪其精,其精所中,不相比也则精散:《甲乙经》:"邪中之精,则其精所中者不相比,不相比则精散。"张志聪:"比,周密也。邪其精,其精为邪

所中,则不相比密,而精散矣。"

⑬ 目者,心使:使,指使的意思。目者心使,意指眼睛视物的功能,是为心所指使的。

⑭ 惑:《黄帝内经太素》作"感"。

语译

黄帝问岐伯说:我曾经在登上高台的时候,走到台的中层时向后看了一下,而后再俯伏向前走时,就觉得神魂不定,视物模糊。我心里很为惊异,暗暗感到奇怪,于是就独自把眼闭住再张开,平心静气的想了好久,还是没有消除。反而看得愈远愈眩得厉害,只好披发久跪在台上,俯视着下面,但是眩惑很久不能停止。后来又突然地自动停止了,这是什么原因造成的?岐伯回答说:五脏六腑的精气都上输而汇聚于目,从而产生了视觉的功能。精气汇集之处,合并而成眼,其中骨(肾)之精是注于瞳孔的;筋(肝)之精是注于黑眼的,血(心)之精是注于血络的;气(肺)之精是注于白眼的;肌肉(脾)之精是注于眼胞的。包罗了筋、骨、血、气等的精气,与脉合并便成为"目系",它上行联属于脑,向后行则至于项中。当邪袭于项,因逢身体虚弱,邪气沿着目系深入于脑,从而发生脑转,脑转又会牵引目系抽急,以致两目眩转。这种现象是由于邪气伤害了内脏之精,因而内脏之精便不能普遍输注,而使精气耗散,精散则发生"视歧",所谓视歧,就是本是一件东西,却看作是两件。眼睛能看东西,是由于五脏六腑精气的输注,它也是营、卫、魂、魄经常营运之处,是神气反映的部位。所以当精神劳累之后,会使魂魄散乱,志意失常。大凡瞳孔、黑眼是属阴的,白眼、赤脉是属阳的,所以阴阳之精相合,就能使眼睛产生视觉。眼睛辨物的功能,又是为心指使的;心是神居的场所,当神乱而使精气不能如常地输注于目时,如突然看到非常的事物,精神魂魄散乱而不安,所以就发生眩惑。黄帝说:我对你所讲的道理仍然有些怀疑。我每次到东苑去，没有一次不发生眩惑的，一离开便又恢复了正常，难道我只有到东苑去才劳神过度吗？怎样会出现这种特殊现象的呢？岐伯说：不是的。譬如到一个地方，心里虽是喜爱的，但是精神上不相适应，这样突如其来的内外不协调的结合，就会使精与神发生紊乱，出现视觉错乱，感到眩惑，一俟精神转移就恢复正常。所以对这种情况，轻的称为"迷"，重的称为"惑"。

按语

　　经文中阐述眼睛各组织与内脏的关系，具体地说明了五脏精气和眼睛各部分的联系。这是后世眼科学理论的基础，如眼科学中的基本理论——五轮学说，就是在这一基础上发展起来的，这对临床诊断治疗具有重要的指导意义。

　　黄帝曰：人之善忘者，何气使然？岐伯曰：上气不足，下气有余，肠胃实而心肺虚。虚则营卫留于下，久之不以时上，故善忘也。

　　黄帝曰：人之善饥而不嗜食者，何气使然？岐伯曰：精气并于脾，热气留于胃，胃热则消谷，谷消故善饥。胃气逆上，则胃脘寒①，故不嗜食也。

　　黄帝曰：病而不得卧者，何气使然？岐伯曰：卫气不得入于阴，常留于阳。留于阳则阳气满，阳气满则阳蹻盛，不得入于阴则阴气虚，故目不瞑矣。

　　黄帝曰：病目而不得视者，何气使然？岐伯曰：卫气留于阴，不得行于阳。留于阴则阴气盛，阴气盛则阴蹻满，不得入于阳则阳气虚，故目闭也。

　　黄帝曰：人之多卧者，何气使然？岐伯曰：此人肠胃大而皮肤湿②,而分肉不解焉。肠胃大则卫气留久,皮肤湿则分肉不解,其行迟。夫卫气者,昼日常行于阳,夜行于阴,故阳气尽则卧,阴气尽则寤。故肠胃大,则卫气行留久;皮肤湿②,分肉不解,则行迟。留于阴也久,其气不清③,则欲瞑,故多卧矣。其肠胃小,皮肤滑以缓,分肉解利,卫气之留于阳也久,故少瞑焉。

黄帝曰:其非常经④也,卒然多卧者,何气使然? 岐伯曰:邪气留于上焦,上焦闭而不通,已食若饮汤,卫气留久于阴而不行,故卒然多卧焉。

黄帝曰:善。治此诸邪⑤奈何? 岐伯曰:先其藏府,诛其小过⑥,后调其气,盛者泻之,虚者补之。必先明知其形志之苦乐,定乃取之。

注释

① 寒:《甲乙经》作“塞”。塞,可作不通畅解。
② 湿:《甲乙经》、《黄帝内经太素》均作“涩”。涩,为不通利。
③ 清:《甲乙经》作“精”。
④ 常经:就是“经常”的意思。
⑤ 诸邪:邪,在此泛指病变而言。诸邪,张介宾:“统言本论八证也”。
⑥ 诛其小过:诛,消除的意思。小过,指轻微的病变。

语译

黄帝说:有的人经常健忘,是什么原因形成的? 岐伯说:由于人的上部之气不足,下部之气有余,也就是肠胃气实而心肺气虚。心肺气虚,就使营卫之气稽留在下部,久而不能按时上行,所以发生健忘。

黄帝说:有的人易饥饿但又不想吃东西,这是什么原因形成的？岐伯说：精气停滞于脾，热气蕴留于胃，胃热太甚就易于消化水谷，水谷易消所以容易饥饿。由于胃气上逆，胃脘塞而不通，所以又不想吃东西。

黄帝说：人病不能安卧，是什么原因形成的？岐伯说：这是卫气不能入于阴分，而经常滞留于阳分的缘故。稽留在阳分则阳气甚，阳气甚使阳蹻脉的脉气偏盛，不得入阴分则阴分虚，因此不能闭目入睡。

黄帝说：有病闭目而不想看东西，是什么原因形成的？岐伯说：这是卫气稽留在阴分，而不能运行于阳分的缘故。稽留在阴分则阴盛，阴气盛使阴蹻脉盈满，不行于阳分则阳分气虚，所以闭目而不张。

黄帝说：有人时常要睡眠，是什么原因形成的？岐伯说：由于这种人肠胃宽大，皮肤涩滞，肌肉不滑利的缘故。肠胃大则使卫气停留的时间长，皮肤涩滞则肌肉不滑利，卫气的运行就迟缓。卫气是白天行于阳分，夜间行于阴分的，所以卫气在阳分行尽就要睡眠，在阴分行尽就醒了。因此，肠胃大，卫气稽留过久；皮肤涩滞，分肉不滑利而卫气运行缓慢。停留在阴分的时间长，卫气不能如常运行而达于阳分，则使两眼闭而多睡。假使肠胃小，皮肤滑利而弛缓，分肉也解利，卫气停留在阳分的时间较长，两眼就少闭而不想睡眠。

黄帝说：有的不是经常好睡，而是突然发生的多睡现象，这是什么原因形成的？岐伯说：邪气留滞在上焦，使得上焦闭塞不通，若在饱食之后，又饮汤水，使卫气久留在阴分而不能外达，所以会突然发生多睡的现象。

黄帝说：讲得很好。治疗这些病变用哪些方法？岐伯说：在治疗之前，首先要明确疾病所属的脏腑，祛除轻微的邪气，然后再调理营卫之气，实证用泻法，虚证用补法。但必须首先了解形体和情志的苦乐情况,决定以后才能进行治疗。

本 篇 要 点

一、论述了产生"迷惑"的机理。

二、说明眼睛的功能是渊源于五脏六腑之精的,同时又指出了眼睛的各部组织结构与五脏的联系。

三、叙述了健忘、善饥、嗜睡、不眠等病的症状,并阐述了其病机和治疗原则。

痈疽第八十一

题解

本篇阐述了痈疽的病因和病机，以及上自头部，下至足部各种痈疽的症治及预后，最后说明痈与疽的鉴别等。因本篇内容是专论痈疽病的，故以"痈疽"名篇。

黄帝曰：余闻肠胃受谷，上焦出气①，以温分肉，而养骨节，通腠理；中焦出气如露，上注溪谷，而渗孙脉，津液和调，变化而赤为血。血和则孙脉先满溢，乃注于络脉，皆盈②，乃注于经脉。阴阳已张③，因息乃行④，行有经纪，周有道理，与天合同，不得休止。切而调之，从虚去实，泻则不足，疾则气减，留则先后。从实去虚，补则有余，血气已调，形气乃持⑤。余已知血气之平与不平，未知痈疽之所从生，成败之时，死生之期，有远近，何以度之？可得闻乎？岐伯曰：经脉留行不止，与天同度，与地合纪⑥。故天宿失度，日月薄蚀，地经失纪，水道流溢，草萱⑦不成，五谷不殖，径路不通，民不往来，巷聚邑居，则别离异处。血气犹然，请言其故。夫血脉营卫，周流不休，上应星宿，下应经数。寒邪客于经络之中则血泣，血泣则不通,不通则卫气归之,不得复反⑧,故痈肿。寒气化为热,热胜则腐肉,肉腐则为脓。脓不泻则烂筋,筋烂则伤骨,骨伤则髓消,不当骨空⑨,不得泄泻,血枯空虚,则筋骨肌肉不相荣,经脉败漏,熏于五藏,藏伤故死矣。

注释

① 上焦出气:张介宾:"宗气也。宗气出于喉咙而行呼吸,其以温分肉、养骨节、通腠理者,是卫气化于宗气也。"实质上就是指的卫气,因卫气是宗气的分属,宗气在胸中,位属上焦,故曰上焦出气。

② 皆盈:《甲乙经》、《千金要方》此前有"络脉"二字。

③ 阴阳已张:意谓阴经和阳经都已得到补给。

④ 因息乃行:息,指呼吸。因息乃行,意谓营卫之气随呼吸而运行。

⑤ 形气乃持:形气,《甲乙经》作"神气",《千金翼》作"形神"。张介宾:"持,定也。"

⑥ 经脉留行不止,与天同度,与地合纪:留,应作"溜",流动的意思。与天同度,与地合纪,意谓气血的运行有其一定的次序,它和天上二十八宿三百六十度,地上十二经水的运行相似,同样有它的规律性。

⑦ 草萱:萱,宜作蒉。本书《邪客》有:"地有草蒉,人有毫毛"句。考《甲乙经》亦作"蒉"。蒉,瑞草。

⑧ 卫气归之,不得复反:张志聪:"归,还也。盖荣行脉中,卫行脉外,交相逆顺而行者也。荣血留泣不行,则卫气亦还转而不得复反其故道,故痈肿也。"

⑨ 骨空:在此指骨之孔隙。丹波元简:"髓充骨空,今髓消而不当骨空,骨空无髓之可泄泻,则筋骨枯矣。"

语译

黄帝说:我听说肠胃受纳水谷,经过消化吸收以后,至上焦化为卫气,它的作用是温煦肌肉,营养骨节,通利腠理;在中焦化为营气,像雾露一样自上而下地输注到肌肉所会的溪谷,渗入到孙脉,与津液调和后,便变成为红色的血液。血和则先将孙脉充满,

然后注入于络脉,孙脉络脉充满后再传注于经脉。这样阴经阳经
都得到补给,随着呼吸有节奏地运行,遍及全身的经脉,进行着有
规律性的运行,它同自然界事物一样地不断运动而没有停止。发
病后可以按脉调息来了解病情,凡是实证,可以用去实的泻法,泻
后便可使本来有余的邪气而去除,如用快速针法便能使邪气衰
减,如用留针法就不能泻邪而病情先后如一。如果是虚证要消除
这种虚的现象,便须采用补法,补后便可使不足的正气充实起来,
血气调和,从而使器质和机能活动恢复正常。我已经懂得了血气
的调和与否与疾病的关系,但不知道痈疽是怎样发生的? 其形成
与恶化过程以及痊愈或死亡的时间各有远近,又如何预测的呢?
关于这些问题可以讲给我听听吗? 岐伯说:经脉的运行不息,与
天之星宿地之经水一样,有它一定的法度。所以天上的星宿运行
一旦失去常度,则有日蚀或月蚀,地上的经水流行失其常规,则会
泛滥为灾,而致草蓂不成,五谷不长,甚或道路不通,人们不相往
来,或巷而居,形成别离异处,互不通气。人身血气的运行同样也
是如此,让我谈谈其中的原理。人的血脉和营卫是周流不息的,
上应二十八宿,下应十二经水之数。如寒邪侵袭于经络里,血行
就会凝涩不通,不通则卫气运行受到阻碍而停在血行不通之处,
影响它的循环往反,从而发生痈肿。寒邪逐渐化热,热盛就会腐
蚀肌肉,肌肉腐蚀就会化脓。脓不得排泄就会烂筋,筋烂就会进
一步伤骨,骨伤则骨髓消耗,如脓毒不在骨节的空隙处,脓液就无
从排泄,这样就会引起营血虚亏,从而筋骨肌肉都得不到营养,经
气血脉因之衰败损伤,当毒气染及五脏时,五脏受到严重伤害就
会死亡了。

　　黄帝曰:愿尽闻痈疽之形,与忌、日、名①。岐伯曰:
痈发于嗌中,名曰猛疽②。猛疽不治,化为脓,脓不泻,塞
咽,半日死。其化为脓者,泻则合豕膏,冷食,三日而已。

发于颈，名曰夭疽③。其痈大以赤黑，不急治，则热气下入渊腋④，前伤任脉，内熏肝肺。熏肝肺十余日而死矣。

阳留大发，消脑留项⑤，名曰脑烁。其色不乐⑥，项痛而如刺以针。烦心者，死不可治。

发于肩及臑，名曰疵痈⑦。其状赤黑，急治之，此令人汗出至足，不害五藏。痈发四五日，逞焫之。

发于腋下赤坚者，名曰米疽⑧。治之以砭石，欲细而长，疏砭之，涂以豕膏，六日已，勿裹之。其痈坚而不溃者，为马刀、挟瘿⑨，急治之。

发于胸，名曰井疽⑩。其状如大豆，三四日起，不早治，下入腹，不治，七日死矣。

发于膺，名曰甘疽⑪。色青，其状如谷实蒌薮，常苦寒热，急治之，去其寒热，十岁死，死后出脓⑫。

发于胁，名曰败疵⑬。败疵者，女子之病也，灸之，其病大痈脓，治之，其中乃有生肉，大如赤小豆，剉蘦翘草根⑭各一升，以水一斗六升煮之，竭为取三升，则强饮，厚衣坐于釜上，令汗出至足已。

发于股胫，名曰股胫疽⑮。其状不甚变，而痈脓搏骨，不急治，三十日死矣。

发于尻，名曰锐疽⑯。其状赤坚大，急治之，不治，三十日死矣。

发于股阴，名曰赤施⑰。不急治，六十日死。在两股之内，不治，十日而当死。

发于膝，名曰疵痈⑱。其状大痈，色不变，寒热，如坚石,勿石,石之者死,须其柔,乃石之者生。

诸痈疽之发于节而相应者⑲,不可治也。发于阳者百日死,发于阴者三十日死。

发于胫,名曰兔啮⑳。其状赤至骨,急治之,不治害人也。

发于内踝,名曰走缓㉑。其状痈也,色不变,数石其输,而止其寒热,不死。

发于足上下,名曰四淫㉒。其状大痈,急治之,百日死。

发于足傍,名曰厉痈。其状不大,初如小指发,急治之,去其黑者,不消辄益,不治,百日死。

发于足指,名脱痈㉓。其状赤黑,死不治;不赤黑,不死。不衰,急斩之,不则死矣。

注释

① 忌、日、名:忌,指禁忌。日,原作"曰",据《黄帝内经太素》改。指愈期或死期。名,指病名。

② 猛疽:张志聪:"嗌乃呼吸出入之门,发于嗌中,其势甚猛,故名猛疽。"

③ 夭疽:寿命短折曰夭,以其疽险恶,容易致人死亡,故曰夭疽。

④ 渊腋:在此指腋窝深部。

⑤ 阳留大发,消脑留项:留,《黄帝内经太素》作"气"。张志聪:"阳气大发者,三阳之气并发也。三阳者,太阳也。太阳经脉入于脑,出于项,故阳气大发,留于项,名曰脑烁。"

⑥ 其色不乐:《素问·五脏生成篇》:"心之合脉也,其荣色也。"张介宾:"色有不乐,伤于心也。"意思说脸部表现不愉快的神色。

⑦ 疵痈:亦称肩中痈。张志聪:"此痈生浮浅,如疵之在皮毛,故名疵痈,而不害五藏。"疵(cī 雌),《说文》:"病也"。

⑧ 米疽:薛己:"腋疽一名米疽,又名疚疽。发于肬肢窝正中,初起之

时,其形如核,由肝脾二经,忧思恚怒气凝血滞而成。”张志聪:“米者,言其小也。”

⑨ 马刀、挟瘿:张介宾:“此即瘰疬也。”生于腋下,形似马刀的,叫马刀;生于颈部的,叫挟瘿。

⑩ 井疽:王肯堂:“心窝生疽,初起如黄豆,肉色不变,名曰井疽。”李中梓:“井者,喻其深而恶。发于胸者近犯心主,治之宜早。”

⑪ 甘疽:李中梓:“膺,在胸傍高肉处,逼近在乳上也,穴名膺窗,足阳明胃之脉也。土味甘,故曰甘疽。”

⑫ 死后出脓:张志聪:“死后出脓者;谓至将死之候,然后出脓而死,此即乳岩、石痈之证也。”

⑬ 败疵:李中梓:“胁者,肝之部也。妇人多郁怒,故患此疮。”

⑭ 蔆翘草根:《甲乙经》此下有“及赤松子根”五字。李中梓:“蔆,菱也。翘,连翘。二草之根俱能解毒。”

⑮ 股胫疽:张介宾:“股胫,大股也。状不甚变,言外形不显也。痈脓搏骨,言脓着于骨,即今人之所谓贴骨痈也。毒盛而深,能下蚀三阴阳明之大经,故不为急治则死矣。”胡公弼:“贴骨痈即附骨疽,生大腿外侧骨上,高不见高,肿不见红,痛深至骨者是也。”

⑯ 锐疽:《疡医大全》称为“鹳口疽”。《外科正宗》:“鹳口疽发在尾闾之穴,高骨头尖,初起形如鱼胞,久则突如鹳嘴。”

⑰ 赤施:王肯堂以此为“股阴疽”。张志聪:“股阴者,足三阴之部分也。以火毒而施于阴部,故名曰赤施。”

⑱ 疵痈:《甲乙经》作“疵疽”。薛己:“膝痈生膝盖,色红焮肿疼痛,属气血实。疵痈亦生在膝盖,肿大如痈,其色不变,寒热往来,属气血虚。和柔为顺,坚硬如石者逆。两膝俱生,属败证,不可治也。”

⑲ 诸痈疽之发于节而相应者:张介宾:“诸节者,神气之所游行出入也,皆不宜有痈毒之患,若其相应,则发于上而应于下,发于左而应于右,其害尤甚,是为不治。然发于三阳之分者,毒浅在府,其死稍缓;发于三阴之分者,毒深在藏,不可出一月也。”

⑳ 兔齧:齧(niè 聂),“啮”的异体字,咬的意思。王肯堂:“足跟生疽何如?曰是名兔齧。以其状如兔齧,故以为名。”《医宗金鉴》:“亦名足跟疽,此症生于足跟,俗名脚挛根。”

㉑ 走缓:张志聪:“痈疽之变,有病因于内而毒气走于外者,有肿见于外而毒气走于内者。此邪留于脉而不行,故名走缓。”

㉒ 四淫:张介宾:“阳受气于四末,而大痈淫于其间,阳毒之极盛也。

时气移易,则真阴日败,故逾三月而死。"按《疡医大全》列本证于足发背门。

㉓ 脱痈:《甲乙经》作"脱疽"。张介宾:"六经原腧皆在于足,所以痈发于足者,多为凶候。至于足指,又皆六井所出,而痈色赤黑,其毒尤甚。若无衰退之状,则急当斩去其指,庶得保生,否则毒气连藏,必至死矣。"

语译

黄帝道:我想全面了解痈疽的形状,以及禁忌、预后和名称。岐伯说:痈发生在咽喉部的,叫做猛疽。此病不及时治疗,则易化脓,脓液不能排出,堵塞咽喉,半天即死。其已经化脓的,排出脓液,可配合猪油冷服,三天可以痊愈。

发生在颈部的,名叫夭疽。其范围大而颜色赤黑,不及时治疗,则可使热毒下移至渊液部,前伤任脉,内而熏灼肝肺。如熏灼肝肺,则在十几天内可以导致死亡。

阳邪亢甚,消烁脑髓,而毒邪留结在项部形成的疮疡叫做脑烁。其神色惨淡,项部痛如针刺。假使出现心烦,便是死证。

发生在肩、臂部的,名叫疵痈。其疮色赤黑,要赶紧治疗,对这种痈的治疗,要使之汗出至足,才可以不伤五脏。痈发四五天后,可施用灸法。

发生在腋下,色赤而坚硬的,叫做米疽。治以细长的砭石,用稀疏的砭刺法,再涂上猪油,六天能愈,不需包扎。如果坚硬不溃时,是马刀、挟瘿,要赶紧治疗。

发生在胸部的,叫做井疽。其初起形似大豆,在三四天内,不及早予以医治,邪毒内陷入腹,便成绝证,七天会死亡。

发生在膺部的,叫做甘疽。皮色发青,其状如谷粒或瓜蒌,常发寒热,要赶紧治疗,退去寒热,即使缠延到十年的,仍然是死证,往往到将死的时候才出脓。

发生于胁部的,名叫败疵。败疵多属妇女的疾病,误用灸法可以变成大痈,治疗后,其中有赤小豆样的新肉生长,当用菱草和连翘的根各一升,加水一斗六升,煮取三升,乘热饮服,饮后多穿衣服坐在热釜上熏蒸,使汗出至足便愈。

发生在股胫部的,名叫股胫疽。其外形不甚明显,但化脓后能内蚀骨膜,不赶紧治疗,三十天内会死亡。

发生在尾骶骨部的,名叫锐疽。其色赤坚硬而大,必须急治,如果不治,三十天内可以致死。

发生在大腿内侧的,名叫赤施。不赶紧治疗,六十天内会死亡。假使两股同时发生,不急治,当在十天内死亡。

发生在膝部的,名叫疵痈。其疮形很大,患处皮色不变,有寒热,坚硬如石,此时不可用砭法,若误用砭法则会引起死亡,必须等它柔软时,然后用砭石治之则可救。

凡痈疽生在关节上下左右相对称的,都是不治之证。生在阳分的一百天死亡,生在阴分的三十天死亡。

发生在足胫的,叫做兔啮。其疮形色红而深至骨,要赶紧治疗,不治是要危及生命的。

发生在内踝部的,名叫走缓。其形状像痈而皮色不变,经常用砭石刺其肿处,退去寒热,可以不死。

发生在足部上下的,名叫四淫。其形如大痈,应赶紧治疗,往往一百天内可能致死。

发生在足旁的,名叫厉痈。其疮形不大,初起如小指大,发现以后,要赶紧治疗,把已发黑的部分去掉,如果还不能消散,而会很快加重的,是不治之证,一百日内可致死亡。

发生在足趾上的,名叫脱痈。其外现赤黑色的,为不治死证;不见赤黑色的不死。如病不退的赶快截除,不截除的话,就不能免于死亡。

黄帝曰:夫子言痈疽,何以别之? 岐伯曰:营卫稽留于经脉之中,则血泣而不行,不行则卫气从之而不通,壅遏而不得行,故热。大热不止,热胜则肉腐,肉腐则为脓。然不能陷,骨髓不为燋枯,五藏不为伤,故命曰痈。

黄帝曰:何谓疽? 岐伯曰:热气淳盛,下陷肌肤,筋髓枯,内连五藏,血气竭,当其痈下,筋骨良肉皆无余,故命曰疽。疽者,上之皮夭以坚,上如牛领之皮;痈者,其皮上薄以泽。此其候也。

语译

黄帝道:先生所说的痈和疽,怎样辨别呢? 岐伯说:营卫稽留在经脉之中,则血液凝涩而不行,不行则卫气因之而不能通畅,阻塞而不得流行,所以郁而生热。大热不止,热胜则使肌肉腐烂而化脓。但不能内陷,不会使骨髓焦枯,五脏也不受其损伤,故命名为痈。

黄帝问道:什么叫做疽? 岐伯说:热毒甚重,陷入肌肤,使筋髓枯,又影响到五脏,使气血耗竭,在痈肿部分的筋骨和肌肉全都败坏无余,故命名为疽。疽证的患部皮色枯暗,坚如牛颈项上的皮;痈的患部皮薄,其色光亮。这就是痈和疽证候的鉴别点。

按语

本篇对外科痈与疽的病机(包括形成和化脓)作了一般论述。所记载的十八种病证,以分布部位来看,从头部一直到脚趾,比较全面;在治疗上,有外治、内服,有砭石、熏蒸、截除等方法,亦可说是初具规模;特别关于十八种外科病证的预后诊断,对业外科者确有借鉴之处,但其决死生之期,只能作为参考,不能机械地作为依据,况当代的外科技术与治疗方药,都有长足的进步。即以脱痈(疽)为例,文中指出:"其状赤黑,死不治;不赤黑,不死。

不衰,急斩之,不则死矣。"所述脱痈的症情,实乃今之所称"闭塞性脉管炎"。据现代研究,对之进行分型治疗,内服外治,基本上可免截肢之苦,也并非死证。最后对痈疽的外形鉴别,亦是要言不繁,一语中的。因此,本篇确是外科学的嚆矢,也是后世外科学的基础。

本 篇 要 点

一、以取象类比的方法,说明人体经脉气血的运行概况。

二、指出痈肿形成的病因、病机以及化脓过程。

三、分别叙述了自头项至足部十八种外科病证的症状、治法及预后概况。

四、对痈与疽的鉴别,作了概括的说明。